全国中医药行业高等教育"十四五"规划教材

全国高等中医药院校规划教材（第十一版）

中医文献学

（新世纪第三版）

（供中医学类、中药学类等相关专业用）

主　编　陈仁寿　宋咏梅

U0364303

中国中医药出版社

·北 京·

图书在版编目（CIP）数据

中医文献学 / 陈仁寿，宋咏梅主编 . — 3 版 . —北京：
中国中医药出版社，2023.8
全国中医药行业高等教育"十四五"规划教材
ISBN 978-7-5132-8291-8

Ⅰ . ①中… Ⅱ . ①陈… ②宋… Ⅲ . ①中医学—文献学—高等
学校—教材 Ⅳ . ① R2

中国国家版本馆 CIP 数据核字（2023）第 129088 号

融合出版数字化资源服务说明

全国中医药行业高等教育"十四五"规划教材为融合教材，各教材相关数字化资源（电子教材、PPT 课件、
视频、复习思考题等）在全国中医药行业教育云平台"医开讲"发布。

资源访问说明

扫描右方二维码下载"医开讲 APP"或到"医开讲网站"（网址：www.e-lesson.cn）注
册登录，输入封底"序列号"进行账号绑定后即可访问相关数字化资源（注意：序列号
只可绑定一个账号，为避免不必要的损失，请您刮开序列号立即进行账号绑定激活）。

资源下载说明

本书有配套 PPT 课件，供教师下载使用，请到"医开讲网站"（网址：www.e-lesson.cn）认证教师身份后，
搜索书名进入具体图书页面实现下载。

中国中医药出版社出版

北京经济技术开发区科创十三街 31 号院二区 8 号楼
邮政编码　100176
传真　010-64405721
河北联合印务有限公司印刷
各地新华书店经销

开本 889×1194　1/16　印张 22.25　字数 592 千字
2023 年 8 月第 3 版　2023 年 8 月第 1 次印刷
书号　ISBN 978-7-5132-8291-8

定价　83.00 元
网址　www.cptcm.com

服 务 热 线　010-64405510　　微信服务号　zgzyycbs
购 书 热 线　010-89535836　　微商城网址　https://kdt.im/LIdUGr
维 权 打 假　010-64405753　　天猫旗舰店网址　https://zgzyycbs.tmall.com

如有印装质量问题请与本社出版部联系（010-64405510）
版权专有　侵权必究

全国中医药行业高等教育"十四五"规划教材
全国高等中医药院校规划教材（第十一版）

《中医文献学》
编委会

主 编

陈仁寿（南京中医药大学） 宋咏梅（山东中医药大学）

副主编（按姓氏笔画排序）

王　鹏（安徽中医药大学） 任玉兰（成都中医药大学）

刘　鹏（广州中医药大学） 李应存（甘肃中医药大学）

杨奕望（上海中医药大学） 崔　为（长春中医药大学）

编　委（按姓氏笔画排序）

尹德辉（海南医学院） 邓　亮（山西大同大学）

叶　磊（河南中医药大学） 刘　珊（浙江中医药大学）

江　玉（西南医科大学） 李　硕（辽宁中医药大学）

李柳骥（北京中医药大学） 李培硕（山西中医药大学）

吴娅娜（湖南中医药大学） 张净秋（首都医科大学）

陈　聪（山东中医药大学） 陈蕾蕾（贵州中医药大学）

范崇峰（南京中医药大学） 罗彦慧（宁夏医科大学）

孟永亮（内蒙古医科大学） 段鸣鸣（江西中医药大学）

贺志伟（长沙医学院） 耿晓娟（天津中医药大学）

高　静（新疆医科大学） 韩彦华（黑龙江中医药大学）

学术秘书

赵君谊（南京中医药大学）

《中医文献学》
融合出版数字化资源编创委员会

全国中医药行业高等教育"十四五"规划教材
全国高等中医药院校规划教材（第十一版）

主　编

陈仁寿（南京中医药大学）　　　　　　宋咏梅（山东中医药大学）

副主编

任玉兰（成都中医药大学）　　　　　　王　鹏（安徽中医药大学）

刘　鹏（广州中医药大学）　　　　　　李应存（甘肃中医药大学）

杨奕望（上海中医药大学）　　　　　　崔　为（长春中医药大学）

编　委（按姓氏笔画排序）

王一童（成都中医药大学）　　　　　　尹德辉（海南医学院）

邓　亮（山西大同大学）　　　　　　　叶　磊（河南中医药大学）

刘　珊（浙江中医药大学）　　　　　　江　玉（西南医科大学）

李　硕（辽宁中医药大学）　　　　　　李柳骥（北京中医药大学）

李培硕（山西中医药大学）　　　　　　吴娅娜（湖南中医药大学）

张净秋（首都医科大学）　　　　　　　陈　聪（山东中医药大学）

陈蕾蕾（贵州中医药大学）　　　　　　范崇峰（南京中医药大学）

罗彦慧（宁夏医科大学）　　　　　　　孟永亮（内蒙古医科大学）

段鸣鸣（江西中医药大学）　　　　　　贺志伟（长沙医学院）

耿晓娟（天津中医药大学）　　　　　　殷　鸣（成都中医药大学）

高　静（新疆医科大学）　　　　　　　韩彦华（黑龙江中医药大学）

学术秘书

赵君谊（南京中医药大学）

全国中医药行业高等教育"十四五"规划教材
全国高等中医药院校规划教材（第十一版）

专家指导委员会

名誉主任委员

余艳红（国家卫生健康委员会党组成员，国家中医药管理局党组书记、局长）

主任委员

张伯礼（天津中医药大学教授、中国工程院院士、国医大师）

秦怀金（国家中医药管理局党组成员、副局长）

副主任委员

王永炎（中国中医科学院名誉院长、中国工程院院士）

陈可冀（中国中医科学院研究员、中国科学院院士、国医大师）

严世芸（上海中医药大学教授、国医大师）

黄璐琦（中国中医科学院院长、中国工程院院士）

陆建伟（国家中医药管理局人事教育司司长）

委　员（以姓氏笔画为序）

丁中涛（云南中医药大学校长）

王　伟（广州中医药大学校长）

王　琦（北京中医药大学教授、中国工程院院士、国医大师）

王耀献（河南中医药大学校长）

石学敏（天津中医药大学教授、中国工程院院士）

田金洲（北京中医药大学教授、中国工程院院士）

仝小林（中国中医科学院教授、中国科学院院士）

匡海学（教育部高等学校中药学类专业教学指导委员会主任委员、黑龙江中医药大学教授）

吕晓东（辽宁中医药大学党委书记）

朱卫丰（江西中医药大学校长）

刘松林（湖北中医药大学校长）

孙振霖（陕西中医药大学校长）

李可建（山东中医药大学校长）

李灿东（福建中医药大学校长）

杨　柱（贵州中医药大学党委书记）

余曙光（成都中医药大学校长）

谷晓红（教育部高等学校中医学类专业教学指导委员会主任委员、北京中医药大学教授）

冷向阳（长春中医药大学校长）

宋春生（中国中医药出版社有限公司董事长）

陈　忠（浙江中医药大学校长）

季　光（上海中医药大学校长）

赵继荣（甘肃中医药大学校长）

郝慧琴（山西中医药大学党委书记）

胡　刚（南京中医药大学校长）

姚　春（广西中医药大学校长）

徐安龙（教育部高等学校中西医结合类专业教学指导委员会主任委员、北京中医药大学校长）

高秀梅（天津中医药大学校长）

高维娟（河北中医药大学校长）

郭宏伟（黑龙江中医药大学校长）

彭代银（安徽中医药大学校长）

戴爱国（湖南中医药大学党委书记）

秘书长（兼）

陆建伟（国家中医药管理局人事教育司司长）

宋春生（中国中医药出版社有限公司董事长）

办公室主任

周景玉（国家中医药管理局人事教育司副司长）

张岠宇（中国中医药出版社有限公司副总经理）

办公室成员

陈令轩（国家中医药管理局人事教育司综合协调处副处长）

李秀明（中国中医药出版社有限公司总编辑）

李占永（中国中医药出版社有限公司副总编辑）

芮立新（中国中医药出版社有限公司副总编辑）

沈承玲（中国中医药出版社有限公司教材中心主任

全国中医药行业高等教育"十四五"规划教材
全国高等中医药院校规划教材（第十一版）

编审专家组

组　长

余艳红（国家卫生健康委员会党组成员，国家中医药管理局党组书记、局长）

副组长

张伯礼（天津中医药大学教授、中国工程院院士、国医大师）

秦怀金（国家中医药管理局党组成员、副局长）

组　员

陆建伟（国家中医药管理局人事教育司司长）

严世芸（上海中医药大学教授、国医大师）

吴勉华（南京中医药大学教授）

匡海学（黑龙江中医药大学教授）

刘红宁（江西中医药大学教授）

翟双庆（北京中医药大学教授）

胡鸿毅（上海中医药大学教授）

余曙光（成都中医药大学教授）

周桂桐（天津中医药大学教授）

石　岩（辽宁中医药大学教授）

黄必胜（湖北中医药大学教授）

前　言

为全面贯彻《中共中央 国务院关于促进中医药传承创新发展的意见》和全国中医药大会精神，落实《国务院办公厅关于加快医学教育创新发展的指导意见》《教育部 国家卫生健康委 国家中医药管理局关于深化医教协同进一步推动中医药教育改革与高质量发展的实施意见》，紧密对接新医科建设对中医药教育改革的新要求和中医药传承创新发展对人才培养的新需求，国家中医药管理局教材办公室（以下简称"教材办"）、中国中医药出版社在国家中医药管理局领导下，在教育部高等学校中医学类、中药学类、中西医结合类专业教学指导委员会及全国中医药行业高等教育规划教材专家指导委员会指导下，对全国中医药行业高等教育"十三五"规划教材进行综合评价，研究制定《全国中医药行业高等教育"十四五"规划教材建设方案》，并全面组织实施。鉴于全国中医药行业主管部门主持编写的全国高等中医药院校规划教材目前已出版十版，为体现其系统性和传承性，本套教材称为第十一版。

本套教材建设，坚持问题导向、目标导向、需求导向，结合"十三五"规划教材综合评价中发现的问题和收集的意见建议，对教材建设知识体系、结构安排等进行系统整体优化，进一步加强顶层设计和组织管理，坚持立德树人根本任务，力求构建适应中医药教育教学改革需求的教材体系，更好地服务院校人才培养和学科专业建设，促进中医药教育创新发展。

本套教材建设过程中，教材办聘请中医学、中药学、针灸推拿学三个专业的权威专家组成编审专家组，参与主编确定，提出指导意见，审查编写质量。特别是对核心示范教材建设加强了组织管理，成立了专门评价专家组，全程指导教材建设，确保教材质量。

本套教材具有以下特点：

1.坚持立德树人，融入课程思政内容

将党的二十大精神进教材，把立德树人贯穿教材建设全过程、各方面，体现课程思政建设新要求，发挥中医药文化育人优势，促进中医药人文教育与专业教育有机融合，指导学生树立正确世界观、人生观、价值观，帮助学生立大志、明大德、成大才、担大任，坚定信念信心，努力成为堪当民族复兴重任的时代新人。

2.优化知识结构，强化中医思维培养

在"十三五"规划教材知识架构基础上，进一步整合优化学科知识结构体系，减少不同学科教材间相同知识内容交叉重复，增强教材知识结构的系统性、完整性。强化中医思维培养，突出中医思维在教材编写中的主导作用，注重中医经典内容编写，在《内经》《伤寒论》等经典课程中更加突出重点，同时更加强化经典与临床的融合，增强中医经典的临床运用，帮助学生筑牢中医经典基础，逐步形成中医思维。

3.突出"三基五性"，注重内容严谨准确

坚持"以本为本"，更加突出教材的"三基五性"，即基本知识、基本理论、基本技能，思想性、科学性、先进性、启发性、适用性。注重名词术语统一，概念准确，表述科学严谨，知识点结合完备，内容精炼完整。教材编写综合考虑学科的分化、交叉，既充分体现不同学科自身特点，又注意各学科之间的有机衔接；注重理论与临床实践结合，与医师规范化培训、医师资格考试接轨。

4.强化精品意识，建设行业示范教材

遴选行业权威专家，吸纳一线优秀教师，组建经验丰富、专业精湛、治学严谨、作风扎实的高水平编写团队，将精品意识和质量意识贯穿教材建设始终，严格编审把关，确保教材编写质量。特别是对32门核心示范教材建设，更加强调知识体系架构建设，紧密结合国家精品课程、一流学科、一流专业建设，提高编写标准和要求，着力推出一批高质量的核心示范教材。

5.加强数字化建设，丰富拓展教材内容

为适应新型出版业态，充分借助现代信息技术，在纸质教材基础上，强化数字化教材开发建设，对全国中医药行业教育云平台"医开讲"进行了升级改造，融入了更多更实用的数字化教学素材，如精品视频、复习思考题、AR/VR等，对纸质教材内容进行拓展和延伸，更好地服务教师线上教学和学生线下自主学习，满足中医药教育教学需要。

本套教材的建设，凝聚了全国中医药行业高等教育工作者的集体智慧，体现了中医药行业齐心协力、求真务实、精益求精的工作作风，谨此向有关单位和个人致以衷心的感谢！

尽管所有组织者与编写者竭尽心智，精益求精，本套教材仍有进一步提升空间，敬请广大师生提出宝贵意见和建议，以便不断修订完善。

国家中医药管理局教材办公室

中国中医药出版社有限公司

2023 年 6 月

编写说明

　　中医文献学是研究中医文献学术源流及整理和利用中医文献的方法与理论的一门学问。中医文献学课程即培养学生掌握研究和利用这门学问能力的中医基础类课程，其内容主要包括中医文献学知识与中医文献源流两大部分。

　　其中，中医文献学知识主要为中医文献的载体与形制、目录学、版本学、校勘学及文献的辨伪与辑佚，中医文献的源流以医经、伤寒金匮、温病、诊法、本草、方书、内科、外科、骨伤科、妇科、儿科、五官科、针灸推拿科、养生、医案医话医论为类别，按年代逐一介绍各历史时期的中医文献发展源流及主要文献的作者、成书年代、主要内容、特点、学术价值等内容，同时书中还简要介绍中医文献的现代应用与研究、数字化建设等情况，从而加强学生的中医文献根基，扩大中医文献知识面，了解中医药知识的收载与传承情况。

　　全国高等中医药院校规划教材《中医文献学》自2002年出版以来，被全国30多家中医药院校与医药院校使用，并受到相关院校中医药专业师生的广泛好评，此次又被列入全国中医药行业高等教育"十四五"规划教材，由中国中医药出版社组织全国相关专家进行修订编写。

　　本次修订以普通高等教育"十一五"国家级规划教材和全国中医药行业高等教育"十二五"规划教材《中医文献学》为底本，按照全国中医药行业高等教育"十四五"规划教材总体编写原则和要求，并根据《中医文献学》学科的发展与知识更新，对教材内容进行了适当的删减、增补、规范等，力求编纂出一部适用于培养坚持"传承精华，守正创新"的新时代中医药人才的精品教材。

　　本次修订主要做了以下几个方面的工作：

　　1. 结构调整为上、中、下三篇，上篇为"中医文献学基本理论与方法"，中篇为"中医各类文献源流"，下篇为"中医文献的研究与利用"。

　　2. 上、中篇内容是要求学生必须掌握的部分；下篇内容主要拓展学生的知识面，培养学生研究与利用文献的能力。

　　3. 中篇新增"养生类文献"一章；下篇"中医文献的辨伪与辑佚"一章由上一版教材上篇移入，"中医文献的现代应用与研究"一章为新增内容。

　　4. 对教材中的书名、人名及表述方式进行统一规范；改正原书中字、词、句、标点、文献顺序及学术评价等方面的不妥或不当之处。

　　5. 对少数章节的内容进行调整或重写，以求全书体例与格式统一。

　　6. 增加了十余年来中医文献研究的重要成果，如中医文献整理方法、校勘或编纂的重要文献等。

7. 中篇每章后的"主要著作及推荐版本"保留现存有多种版本的中医古籍，择其善者；书末"参考文献"改成"主要参考书目"，主要为编写过程中参考的文献学及其相关著作，一些已在正文中有介绍或推荐的文献则予删除。

本教材编写过程中，编委会全体成员通力协作，倾注了大量的心血，专家们为提高教材质量多方查阅资料，认真撰稿和审稿，并提出宝贵的建议。具体分工如下：概论由陈仁寿编写，第一章由王鹏编写，第二章由崔为编写，第三章由刘鹏编写，第四章由杨奕望编写，第五章由孟永亮编写，第六章由李应存编写，第七章由任玉兰编写，第八章由耿晓娟编写，第九章由韩彦华、刘珊编写，第十章由李硕、邓亮编写，第十一章由贺志伟、高静、尹德辉编写，第十二章由罗彦慧编写，第十三章由陈蕾蕾编写，第十四章由吴娅娜编写，第十五章由李培硕编写，第十六章由李柳骥编写，第十七章由叶磊编写，第十八章由段鸣鸣、陈仁寿编写，第十九章由江玉编写，第二十章由范崇峰、张净秋编写，第二十一章由宋咏梅、陈聪编写。赵君谊负责稿件的分发、收集、整理和协调等工作。王鹏、任玉兰、刘鹏、李应存、杨奕望、崔为6位副主编分别承担稿件的初审工作，陈仁寿、宋咏梅两位主编负责总审和定稿工作。薛昊、李煜、王家豪三位同志参加了后期统稿工作，马晓峰和李春两位编辑一直给予耐心指导，在此一并谨表谢意！

本教材含配套融合出版数字化资源，使教材内容生动形象，旨在增进学生的学习兴趣，方便理解与记忆。

尽管我们做了较大的努力，但因水平有限，书中难免存在不足之处。为进一步提高本教材质量，以利于教学，我们殷切希望各位同道和读者提出宝贵意见，以便今后进一步修订完善。

《中医文献学》编委会
2023 年 4 月

目　录

扫一扫，查阅
本书数字资源

下篇　中医文献的研究与利用

第二十章　中医文献的辨伪与辑佚

第二十一章　中医文献的现代应用与研究

概　论

扫一扫，查阅本章数字资源，含PPT、音视频、图片等

一、中医文献学及其研究对象与内容

中医文献学是中医药学与中国古典文献学相互渗透的一门交叉学科，它是以古典文献学理论为基本框架，以中医药古籍文献为具体内容构建起来的。

（一）古典文献的基本概念

"文献"一词，最早见于儒家经典《论语》。《论语·八佾》记载了孔子的话："夏礼吾能言之，杞不足征也；殷礼吾能言之，宋不足征也。文献不足故也。足，则吾能征之矣。"东汉郑玄注："献，犹贤也。我不能以其礼成之者，以此二国之君文章、贤才不足故也。"宋代朱熹注："文，典籍也；献，贤也。"（《四书章句集注》）综合古人注义，文献之"文"指文章典籍，"献"指能传述典章制度的贤士。古代学者所谓"征文考献"，就是说要了解一个时代的典章制度（礼），就必须取证于典籍的记载，同时采访熟知典章礼制的耆旧宿贤。宋末元初学者马端临首先以"文献"二字自名其书——《文献通考》，虽仍分别"文""献"，但"献"已由贤人衍变为贤者的议论记录。后来"文献"一词渐渐不再分释，而专指各种图书资料。明初编纂的大型类书《永乐大典》，初名《文献大成》，即取该书包含各类图书之义。

社会发展至今日，文献的概念比其原义大大扩展，1984年4月1日国家标准局公布实施的文献标准定义是——"文献：记录有知识的一切载体。"（中华人民共和国国家标准《文献著录总则》）根据此定义，文献含有三大要素：记录有知识、依附于一定的载体、有一定的记录手段或方式。此定义内涵颇广，除书籍、期刊等出版物外，凡载有文字的甲骨、金石、简帛、卷轴、拓本、图谱、照片等，皆属文献范畴。随着现代信息技术的迅猛发展，文献的形式又有了很大的变化。现代文献的概念已不局限于传统的文字图书资料，以现代信息存贮技术为记录手段的文献，如缩微胶片，各类视盘，光盘，电子书等，尤其是计算机数据库文献，已越来越占据重要地位。

古典文献专指古籍而言。数千年来，我们的祖先创造出丰富而灿烂的各类文化硕果，主要存录于浩如烟海的古代图书典籍之中，这些就是古典文献。而其中与某一学科知识范畴相关的图书资料，就是该学科的文献。发掘、搜集、整理、研究这些图书资料，使之为各个学科、各个层次的专业工作者所了解、掌握和利用，并在此基础上传承、创造新的科学文化，进而为全人类作出贡献，这就是古典文献学的任务。

（二）古典文献的作用

文献与人类社会的进步、发展关系密切，概括起来，其作用主要体现在以下几方面：

第一，文献是人们获取、传承知识的重要媒介。文献是人类文化发展到一定阶段（即具有可记录的内容与工具、手段时）的产物，并随着人类文明的进步而不断发展。人类认识社会与自然界的各种知识的积累、总结、贮存与提高，主要是通过文献的记录、整理、传播与研究实现的。文献能使人类的知识突破时间、空间的局限而传之久远。

第二，文献与人类社会相互依存，共同向前发展。文献记述的内容，反映了人们在一定社会历史阶段的知识水平；同时文献的存在形式（诸如记录手段、书写材料、构成形态与传播方式等），又受当时社会科技文化发展水平的影响与制约。如在纸发明以前，我国的古人只能在甲骨、金石、简帛上作记录；在雕版印刷术发明之前，古人只能凭手工抄刻来记录文献。然而，正是在文献的初级原始阶段经验积累的基础上，我们的祖先才发明了纸与雕版印刷术，使得文献的记录方式和传播速度发生了飞跃。人们又从文献中汲取、利用知识贡献于社会，从而极大地推动了社会文化的进步与发展。由此可见，社会的发展水平决定了文献的内容与形式，而文献的继承、传播与创造性的运用又反作用于社会，成为社会向前发展的推动力。苏联著名作家高尔基的名言"书是人类进步之梯"就是从这个意义上说的。

第三，文献可以为科学研究服务。任何一种科学研究都必须广泛搜集文献资料，在充分占有资料的基础上，分析其中的信息，探求其内在的联系，进而可作更深入的研究。如现代科学非常重视对太阳黑子的研究，因为大量的太阳黑子能干扰无线电通信。我国古典文献中有关太阳黑子的记录，是世界上最早、最准确、最丰富的。我国现代气象、地理学家竺可桢广泛搜集古典文献中的古代天文、气象资料，从中整理出自公元前43年（西汉元帝永光元年）至1637年（明思宗崇祯十年）间，有关"太阳黑子"的文献记载共106条。在此基础上，通过研究，推算出太阳黑子的活动周期为（10.6±0.43）年。国外学者也纷纷利用我国古典文献研究太阳黑子。如德国弗立茨根据我国古典文献的有关记载，研究太阳黑子与地磁感应的周期性；英国萧夫引证我国古典文献的有关资料，探讨太阳黑子与地球极光的关系；日本神田茂综合中国古典文献的记载，编制了太阳黑子表。

综上所述，文献对人类的文明、社会的进步至关重要。事实证明，从事任何一门学科研究，都需凭借既有的相关文献。无论古今中外，概莫能外。古典文献在许多学科的现代研究中发挥着越来越重要的作用，日益受到人们的关注。相信在现代信息社会中，充分运用现代科技手段，古典文献定会发挥出更大的作用。

（三）中医文献学的研究对象与内容

知识范畴属于中医学领域的文献，即为中医文献。中医文献包括古代中医文献和现代中医文献。

中医文献学是探究中医文献的学术源流，探究整理、研究、利用中医文献的方法及其理论的一门学问。中医文献学主要研究中医文献的著录、考订与整理，以目录、版本、校勘为核心内容。在现代信息社会中，作为中医药信息的开发利用，中医文献学的研究内容应包括历代中医文献传承嬗变的概况，各类中医文献的学术源流，中医文献整理研究的方法（包括古代文献的整理和现代文献的处理），中医文献的利用价值与利用规律等。

二、学习《中医文献学》的目的、意义和方法

（一）目的和意义

中医药专业开设的中医文献学课程，需针对培养目标，为培养目标服务。鉴于中医药专业本

科生的培养目标主要是中医药应用型人才，因此，本课程内容在扼要概述中医文献学理论的基础上，较多地联系中医药实际，介绍各类中医文献的学术源流，突出切合实用的宗旨，指引研读、利用中医文献的门径。

中医文献是中医学术的载体，事实证明，中医文献不但在构建和发展中医药学术体系的过程中发挥了重要作用，而且至今仍具有很强的临床实用价值。中医药学是个伟大的宝库，由于历史的原因，古代劳动人民与疾病斗争中长期积累的大量宝贵知识和经验，尚未得到很好的总结和开发利用。现行中医教材由于受篇幅、内容及教学课时所限，尚难以全面涵盖中医各家的学术特色和防病治病的经验。古今中医文献就是能够囊括这些内容的最重要的资源宝库。开发利用中医文献，是全面继承中医学的基础性工作。作为高等中医院校培养的高级中医药人才，不能仅仅满足于掌握中医专业教科书的内容，还应该深入研习古今中医药文献原著。通过中医文献学的学习，可以掌握研读、整理、利用古今中医文献的方法，开阔学术视野，更全面地了解中医学；还可以依循门径，由表及里，由浅入深，登堂入室，为今后中医学某一门类的深造打好基础。

中医文献学是一门培养中医药专业学生研读利用中医文献能力的重要课程，它引导学生如何从浩瀚的中医药文献中甄别、选择和阅读中医药文献，从古今中医药文献中发掘宝藏，汲取营养，提高自己的专业知识水平。因此，中医文献学应当是每个中医药专业学生的必修课程。

（二）学习要点与方法

中医药专业开设的中医文献学课程，是让学生在了解载体、目录、版本、校勘等文献学理论知识的基础上，掌握历代中医各科文献源流的概况，知道什么学科该读什么书，各书的特点和价值何在。至于文献整理的理论与方法，应该是中医文献专业学生重点学习的内容。对非文献专业的学生来说，主要是学会如何甄别、利用文献整理的成果。因此，在学习方法上，应当围绕这一目标来抓重点。比如学习版本时，重点不在版本鉴别的方法，而在选用版本的原则，学会选用善本医籍；学习校勘时，重点了解校勘的意义及各种不同校本的特点，学会选用精校本等。

中医文献学是对中医学文献的系统介绍，不是文献选读，故本教材不可能对中医文献的原文作直接讲解。但要学好中医文献学，必须配合一定数量的文献原著阅读，才能获得较好的体会和效果。介绍各类文献源流时，需尽量多接触文献原著，先对原著的概况有一基本了解，以便今后查检和研读。由于古医籍在中医文献中占有极重要的地位，因此，提高医古文的综合阅读能力是学好中医文献学的基础。

中医文献中蕴含了历代劳动人民与疾病斗争的丰富知识和经验，是对中医药专业教科书的重要补充。通过中医文献学的学习，要掌握中医临床各科文献的脉络要略，以便今后深入研读、发掘、利用文献原著，开发中医文献资源来解决临床各科的疑难问题，拓展治病思路，丰富治病方法，提高中医的临床水平。

学习中医文献学，要着重了解各类中医文献的著作系统和学术源流，所谓"辨章学术，考镜源流"，这就势必联系到中医各家学说。中医各家学说以医家和学派为研究单元，以学说为中心，引文献而证学说；而中医文献学的主要任务是整体阐述中医各类文献的概况，借助各家学说来揭示文献间的学术源流。两者是相辅相成的，学习中需互相联系，互相印证。

中医药专业教材中的中医药学术体系是建立在对传统中医药文献进行整理研究的基础上的。学习中医文献学，应联系中医基本理论，更好地把握中医药学术体系，并比较和发掘中医文献中与教材论述有差异的地方，以启发研究思路，补充和发展中医药理论。

三、历代中医药文献概况

中医药学知识的传布流通在经历了一个漫长的口耳相传的时期之后，随着文字的发明及各种文献载体的先后运用，扩大了这些知识在时间和空间上的传递范围，也为后人都能把过去的思想与经验积累起来创造了条件，大大推动了中医药学科的发展。

《礼记·曲礼》谓："医不三世，不服其药。"孔颖达引旧说云："三世者，一曰《黄帝针灸》，二曰《神农本草》，三曰《素女脉诀》……若不习此三世之书，不得服食其药。"这是我国最早的有关中医文献的记载，同时也标志着中医药学经过不断积累，开始出现类似总结性文献。自秦汉以后，著书立说，蔚然成风，据 2007 年 12 月出版的《中国中医古籍总目》所载 150 家图书馆（博物馆）收藏的截至 1949 年以前出版的中医药图书即达 13455 种，此外尚有大量亡佚的著作。

（一）先秦两汉时期

就现存传世古医籍而言，尚未见秦代及其之前的作品，是否与秦始皇焚书有关亦不得而知。"汉兴，改秦之败，大收篇籍，广开献书之路。迄孝武世，书缺简脱，礼坏乐崩，圣上喟然而称曰：'朕甚闵焉！'于是建藏书之策，置写书之官，下及诸子传说，皆充秘府。至成帝时，以书颇散亡，使谒者陈农求遗书于天下。诏光禄大夫刘向校经传、诸子、诗赋，步兵校尉任宏校兵书，太史令尹咸校数术，侍医李柱国校方技。每一书已，向辄条其篇目，撮其旨意，录而奏之。会向卒，哀帝复使向子侍中奉车都尉歆卒父业。歆于是总群书而奏其《七略》。"上述可见，汉朝兴起，采取了极为有效的措施，广泛搜集整理流存于民间的各种书籍。这是第一次由国家组织的大规模文献整理活动，"侍医李柱国校方技"，也是我国首次由官方进行的医籍文献整理工作。由于统治阶级认识到"书缺简脱，礼坏乐崩"，故将整理文献与治理朝政紧密联系起来。如此，一方面加强了对古籍文献的搜集整理工作，另一方面则推动了各个专业的杰出人才著书立说，有力地促进了包括古典医籍在内的各种文献的传布流通。

据《汉书·艺文志·方技略》所载秦汉间的医药著述：医经类有《黄帝内经》《（黄帝）外经》《扁鹊内经》《（扁鹊）外经》《白氏内经》《（白氏）外经》《（白氏）旁篇》，计 7 家；经方类有《五藏六府痹十二病方》《五藏六府疝十六病方》《五藏六府瘅十二病方》《风寒热十六病方》《泰始黄帝扁鹊俞拊方》《五藏伤中十一病方》《客疾五藏狂颠病方》《金创瘲疭方》《妇人婴儿方》《汤液经法》《神农黄帝食禁》，计 11 家；房中类有《容成阴道》《务成子阴道》《尧舜阴道》《汤盘庚阴道》《天老杂子阴道》《天一阴道》《黄帝三王养阳方》《三家内房有子方》，计 8 家；神仙类有《宓戏杂子道》《上圣杂子道》《道要杂子》《黄帝杂子步引》《黄帝岐伯按摩》《黄帝杂子芝菌》《黄帝杂子十九家方》《泰壹杂子十五家方》《神农杂子技道》《泰壹杂子黄冶》，计 10 家。以上医药古籍共 4 类、36 家。

1973 年，在湖南省长沙市马王堆三号汉墓中出土了大量的帛书和简策，其中有古医书 14 种，涉医帛画 1 种。原件大多未题写书名，亦无序、跋及著者姓名。为整理和研究工作的需要，帛书整理小组据原书主题拟定书名如下：《足臂十一脉灸经》、《阴阳十一脉灸经》（甲本、乙本）、《脉法》、《阴阳脉死候》、《五十二病方》、《却谷食气》、《养生方》、《杂疗方》、《胎产书》、《十问》、《天下至道谈》、《合阴阳》、《杂禁方》、《导引图》。

基本可以肯定，马王堆医书与《汉书·艺文志》所载均属西汉及其以前作品，其中医经类是阐述人体生理、病理等基础理论及用针石汤火诸法治病的著作；经方类是阐述药物配制及调剂处方的著作；房中类是研究性医学、性保健方面的著作；神仙类是研究养生、按摩、导引等方面的著作。虽然《汉书·艺文志·方技略》所列医籍已大部分亡佚，但从其书目及马王堆汉墓出土的简帛足以窥见此一时期的医学发展及文献著述概况。

在这一时期，中医学经典著作《黄帝内经》《难经》《神农本草经》及《伤寒杂病论》相继编撰完成，不仅使中医学从认识人体的生理、病理、诊断、治疗的片断知识发展到形成系统的基础理论，而且使药物治疗经验上升为本草学理论，更重要的是在理论与实践的结合中创立了辨证论治的体系。上述几部专著的问世，标志着中医基本理论体系初步形成，奠定了后世中医药学发展的基础。

（二）晋唐时期

魏晋南北朝的文化中心南迁及释、道两教的兴盛，直接或间接地促进了包括医学在内的科学文化的发展。杨坚建立的隋朝统一了中国，其后唐代的强盛则使社会经济文化出现了空前繁荣的局面，医学也获得了迅猛发展，取得了显著的成就，医学文献的编撰整理亦出现了可喜的局面。仅从三部记录这一时期图书流传情况的史志目录所载，即可窥其一斑。

《隋书·经籍志》著录医书 256 部、4510 卷。其内容包括医经、针灸明堂、脉经脉诀、五脏、病源、辨证、女科养胎、痈疽、疟论、养性养生等 62 部、326 卷，本草、食经服饵 41 部、337 卷，经验方书 124 部、3633 卷，炼丹服石 20 部、197 卷，兽医 9 部、17 卷。

《旧唐书·经籍志》著录医书 136 家、3962 卷。其内容包括医经、针灸明堂、脉经脉诀、脏腑等 26 家、173 卷，医术本草、食经、养生、病源、经验方书等 110 家、3789 卷。

《新唐书·艺文志》著录医书 155 部、4277 卷。其中包括明堂经脉类（医经、针灸明堂、脉经脉诀、脏腑及图等）35 部、231 卷。医术类（五脏论、病源、伤寒论、痈疽疮肿论、消渴论、脚气论、口齿论、养性摄生、房中秘术、名医传记、本草、食经食疗、经验方书、炼丹服石等）120 部、4046 卷。

上述 3 部书目所载内容虽有重复，其中大部分亦已亡佚，但据此可证晋唐时期的中医药文献出现了如下几个特点：医学分科逐渐向基础理论和各科临床拓展，如医经注释、脏腑理论、病因病机、诊法辨证、养性摄生、本草食经及内科、外科、女科等有关病证（如消渴、脚气、痈疽、胎产）均有专书论述。尤为值得注意的是此时出现了我国历史上第一次大规模搜集整理经验方书的高潮，据不完全统计，诸家所集方书几乎达 1 万卷。

另外，根据对现存古医籍的研究，这一时期由于官方的重视，敕令编修了多种堪称标准典范的医书。不少著名医家也开始整理注释流存于世的古典医籍，搜集编撰的经验方书也成为这个时代中医文献的标志，不少专科内容开始从综合性著作中分离出来而以专门著作问世。

1. 医学典籍的整理 古医籍文献辗转流传，难免讹误，特别是在手工抄刻的过程中，往往会出现脱文讹字、衍文增句、妄删误改、缺页错简等问题，即所谓"书三写，鱼成鲁，虚成虎"。加之时代的变迁及语言文字的变化，诸多古典医籍的词语文义已难尽解。凡此等等，导致古医籍文献义理混淆，影响了医学理论的普及与发展。不少著名医家、学者开始关注和参与，开创了古典医籍的整理注释工作。流传至今或部分内容保留下来的著作主要有晋代王叔和搜集整理的《伤寒杂病论》、南朝梁陶弘景的《本草经集注》、隋唐时期杨上善的《黄帝内经太素》、唐代王冰次注的《黄帝内经素问》、唐代杨玄操据三国时吕广《黄帝众难经》而注的《难经》等。经过各个医家的整理注释，几部经典著作得以保存下来，为后世的不断研究、发挥提供了较为真实可靠的资料。

2. 官方编修的医书 隋唐时期，官方重视医药的表现之一，即由官方组织编撰多种医书以颁行天下。隋文帝敕撰《四海类聚方》2600 卷，开后世官方编修巨型方书之先河，其后隋炀帝敕撰《四海类聚单要方》300 卷、唐玄宗撰《广济方》、唐德宗敕撰《广利方》，惜均已散佚。现存于世者有隋代巢元方、吴景贤等奉敕而撰的《诸病源候论》，隋唐时期杨上善奉敕撰注的《黄帝内经太素》，唐代李勣、苏敬等奉敕编纂的《新修本草》。官修医书多由名医大儒主纂，基本代表当时的医学水平，不仅能为本朝提供范本医籍，对后世医学发展也有较大影响。

3. 本草文献的分化 晋唐也是本草学大发展时期，相关著作的种类及数量均较前代剧增。如《隋书·经籍志》著录本草、食经服饵著作 41 种、337 卷；《旧唐书·经籍志》著录本草著作 25 种、131 卷，著录食经服饵著作 14 种、231 卷；《新唐书·艺文志》著录本草著作 39 种、303 卷，著录食经服饵著作 19 种、257 卷。透过这些数字并参考各部史书所载，可以考见本草学在向下一级学科分化，出现了诸如药用植物学类的《种植药法》《种神芝》《种芝经》《本草图经》《灵秀本草图》《芝草图》等，药物采集类的《入林采药法》《太常采药时月》《四时采药及合目录》《四时采取诸药及合和》等，药物炮炙类的《雷公炮炙论》，药物命名及分类的《药类》《药目要用》《石尔雅》《诸药异名》《本草音义》等，药性药用类的《本草药性》《本草用药要妙》等，食物本草及服法类的《食经》《老子禁食经》《食馔次第法》《四时御食经》《食疗本草》等，甚至还有《疗痈疽耳眼本草要妙》等专科用药的著作。上述绝大多数文献已经亡佚，其内容被收录在当时及后世编撰的一些本草著作之中。

现存于世者，除《本草经集注》《新修本草》之外，尚有南朝刘宋雷敩的《雷公炮炙论》，唐代梅彪的《石药尔雅》，五代李珣的《海药本草》。

4. 经验方书的编撰 从《汉书·艺文志》所载经方 11 家及马王堆汉墓出土的《五十二病方》等可看出，人们在长期的医疗实践中，为了不断提高疗效，十分重视经验的积累与搜集，整理编撰经验方书具有悠久的历史。魏晋至隋唐时期，不仅官方重视，民间从事这项工作的也大有人在，上述史书书目所载即是明证。当代任应秋教授仅从现存医学文献中粗略考证，此一时期亡佚而其部分内容尚可考见者就有 26 种、510 多卷。流传至今的经验方书主要有晋代葛洪的《肘后备急方》，唐代孙思邈的《备急千金要方》《千金翼方》，唐代王焘的《外台秘要》。这几部经验方书，不仅反映了当时的医学水平，而且保存了大量亡佚的唐以前古医籍文献。

5. 专科著作的问世 人们在防治各种疾病的过程之中，积累了丰富的经验，从而带动了对医学理论的深入钻研，并逐渐认识到医学内容的复杂性，医学分科已渐明显。

首先是在综合性医书中单列专章，论述有关专科的内容。如早期《金匮要略》中的妇人三篇，其后《诸病源候论》《备急千金要方》《千金翼方》《外台秘要》等，均分别列有内、外、妇、儿、五官、针灸、骨伤科及基础理论等专章。

随着一些医学专科的相对成熟，有关著作亦应运而生。诸如《隋书·经籍志》《旧唐书·经籍志》《新唐书·艺文志》所载，即为明证。

《隋书·经籍志》：王琛撰《推产妇何时产法》、不著撰人《黄帝素问女胎》《黄帝养胎经》《六甲贯胎书》《产乳书》《产经》《推产法》《杂产书》《产图》《杂产图》《小儿经》《华佗观形察色并三部脉经》《三部四时五脏辨诊色决事脉》《辨病形证》《五脏决》《五脏论》《疟论并方》《彭祖养性经》《墨子枕内五行纪要》《养生注》《养生术》《引气图》《导引图》《养身经》《养生要术》《养生传》《素女秘道经》《郯子说阴阳经》《徐大山房内秘要》《玉房秘诀》《新撰玉房秘诀》及葛氏撰《序房内秘术》。

《旧唐书·经籍志》：《三部四时五脏辨候诊色脉经》、张湛《养生要集》、葛氏《玉房秘术》、冲和子《房秘禄诀》。

《新唐书·艺文志》：《延年秘录》、崔知悌《产图》《黄帝十二经脉明堂五脏图》、段元亮《病源手镜》、甘伯宗《名医传》、王超《仙人水镜图诀》、吴竞《五脏论应象》、裴琎《五脏论》、刘清海《五脏类合赋》、裴王廷《五色傍通五脏图》、张文懿《脏腑通元赋》、段元亮《五脏镜源》、喻义《疗痈疽要诀》《疮肿论》、沈泰之《痈疽论》、青溪子《消渴论》《脚气论》《岭南脚气论》、郑景岫《四时摄生论》、邵英俊《口齿论》《排玉集》。

专科著作的问世，一方面说明该专科的成熟程度，另一方面也为其不断发展奠定了基础。这一时期流传至今的医籍，大致分为以下两类。

基础理论类：东汉华佗《中藏经》《内照法》，晋代王叔和《脉经》，敦煌卷子残本《明堂五脏论》《张仲景五脏论》，隋代巢元方《诸病源候论》。

临床类：针灸学专著，如晋代皇甫谧《针灸甲乙经》；外科专著，如南齐龚庆宣《刘涓子鬼遗方》；妇产科专著，如唐代昝殷《产宝》；儿科专著，如唐代佚名氏《颅囟经》；骨伤科专著，如唐代蔺道人《仙授理伤续断秘方》。

（三）两宋金元时期

宋代印刷术的普及和造纸业的发达，促进了印刷事业的发展，为新书著述和文献传布提供了极为有利的条件。仅《宋史·艺文志》所载医书即达 509 部、3327 卷，其种类大大超越了前代。宋政府注重医学人才的选拔与培养，在建立并完善医学教育和医生考试制度的过程中，精选了相应的教科书，为当时及后世保留了不少堪称范本的医药书籍。宋元理学流派的学术研究之风，对医学理论的探讨也产生了很大影响，金元医学流派的学术争鸣及学术融合，带动了整个医学的进步，新理论、新观点的相继涌现，促使大量有影响、有价值的著作纷纷问世。这一时期的医学文献著述情况，主要有以下几个特点。

1. 官方整理编撰的医书　宋代官方对医药颇为重视，不仅在医籍的整理与校勘方面作出了很大的贡献，而且还组织了大量人员编写医药书籍。

（1）**医籍的整理校勘**　据有关文献记载，自开宝六年（973 年）重订《神农本草经》20 卷起，曾进行过 5 次较大规模的医书校勘工作，其中尤以嘉祐年间（1056～1063 年）的校勘影响最为深远。当时各地医书极缺，流传民间者除经天圣四年（1026 年）集贤院校正的《黄帝内经素问》《难经》《诸病源候论》外，余皆多有讹误。正如时任枢密院使的韩琦所言："医书如《灵枢》《太素》《甲乙经》《广济》《千金》《外台秘要》之类，本多讹舛。《神农本草》虽开宝中尝命官校定，然其编缉，尚有所遗。"可见抑或是北宋前期校定颁行的医书亦有讹漏。因此，诏令编修院设置校正医书局，命掌禹锡、林亿等人并为校正医书官，先后详细校勘了《黄帝内经素问》《伤寒论》《金匮要略方论》《金匮玉函经》《脉经》《针灸甲乙经》《诸病源候论》《备急千金要方》《千金翼方》《外台秘要》等书，以"官方定本"的形式颁行全国。经过这次考校与整理，使"学方有所本"。

（2）**医药著作的编纂**　宋代朝廷还几次组织医官与医家编纂医药书籍，内容涉及多个方面。如除已经亡佚的贾黄中等奉诏编纂的千卷巨著《神医普救方》及专为治疗南方疫病而撰的《庆历善救方》之外，太平兴国中王怀隐奉敕所编《太平圣惠方》、政和御制《圣济总录》则是流传至今的集方剂学及治疗学之大成的大型方书；大观中陈承、裴宗元、陈师文等奉敕所撰《太平惠民和剂局方》，为官方颁布的医方制剂规范；两宋先后撰集的《开宝本草》《嘉祐补注本草》《大观本草》《政和本草》《绍兴本草》等，相当于各个时期的国家药典；宋徽宗御制的《圣济经》，系诏颁天下学校教学所用的基础理论类医籍；王惟一奉旨所撰《铜人腧穴针灸图经》，则大大方便了针灸教学与临床。

由官方组织整理编纂医药书籍并颁行全国，有利于中医药学朝着规范化方向发展。

2. 民间编纂的医籍　除了宋臣编校医药书籍，社会上很多的专业人员参与医籍文献的整理、编撰。较具代表性的著作有高若讷《素问误文阙义》、不著撰人《素问医疗诀》、刘温舒《内经素问论奥》、不著撰人（当为侯自然）《秦越人难经疏》、宋庭臣《黄帝八十一难经注释》、庞安时《难经解义》、高若讷《伤寒类要》、不著撰人《伤寒要法》、朱肱《南阳活人书》、成无己《注解伤寒论》、严器之（当为成无己）《伤寒明理论》、初虞世《古今录验养生必用方》、沈括与苏轼《苏沈良方》、沈括《良方》、娄居中《食治通说》、郑樵《食鉴》、不著撰人《制药论法》、不著撰人《用药须知》等。此外，两宋金元时期研究发掘古典医籍与搜集整理民间验方已蔚然成风，其中著名者有刘完素《素问药注》、李浩《素问钩玄》、罗天益《内经类编》、朱震亨《素问纠略》、李駉《黄帝八十一难经纂图句解》、张元素《药注难经》、钱乙《伤寒指微论》、李辰拱《伤寒集成方法》、郑樵《鹤顶方》、危亦林《世医得效方》、不著撰人《日华子诸家本草》、寇宗奭《本草衍义》、忽思慧《饮膳正要》、吴瑞《日用本草》等。上述可见，在继承前人广泛搜集整理本草验方的基础上，人们对中医理论的研究力度也在加大，特别是对《黄帝内经》《难经》及《伤寒论》等古医经进行的深入研究，只可惜部分著作已经亡佚。

3. 专科著作的发展　宋代医学理论研究的深入及治疗技术的提高，使医学分科较隋唐更加精细，相关著作的刊行出现了种类多、数量大、质量高的特点。如《宋史·艺文志》载有藏象、病源、诊法、运气、养生等基础理论类著作84种、228卷。《中国医籍考》则更录有吴简《欧希范五脏图》、杨介《存真图》、朱肱《内外二景图》等解剖学专著。两部书目中收录的内、外、妇、儿、眼、口腔、针灸等科著作，亦较前代有大量增加。

王冰次注《黄帝内经素问》将"七篇大论"补入之后，运气学说便开始引起后世医家的重视。宋代官纂《圣济总录》及《圣济经》收录了有关内容，进一步推动了对其学习研究的深入。刘温舒《素问入式运气论奥》的系统阐述，则为后世言运气者所本。《中国医籍考》所录赵从古《六甲天元运气钤》、亡名氏《五运六气玉锁子》、刘完素《内经运气要旨》等十余部专著，虽然大部分已经亡佚，但基本反映了当时对五运六气研究的概况。理论研究的深入，则是与实践的紧密结合，诸如成无己的《注解伤寒论》、刘完素的《素问玄机原病式》、张元素的《医学启源》、马宗素《伤寒钤法》等，都将运气学说运用于医学说理之中，从而影响到当时整个医学界。

流传至今的临床各科专著，更能代表当时医学发展的水平。钱乙《小儿药证直诀》明证识候、设方用药，初步使儿科学形成体系。陈自明《妇人大全良方》"采摭诸家之善，附以家传经验方"，使妇产科学初具规模。陈自明《外科精要》"采摭群言，自立要领"，对痈疽的病因、病机、诊断与治疗都进行了全面而精要的论述。王惟一《铜人腧穴针灸图经》、王执中《针灸资生经》、滑寿《十四经发挥》相继问世，不仅确立了"十四经络"系统及腧穴定位的标准，而且总结了大量临床经验，针灸之学"至是始略备"。宋慈"于牢狱案审之又审，博采近世诸书，自《内恕录》以下凡数家，荟萃厘正，增以己见"，撰成我国第一部法医学专著《洗冤集录》。诸如此类的标志性著作，不仅是当时医学的系统总结，而且为中医各个学科的发展奠定了坚实的基础。

4. 学术争鸣与著书立说　两宋金元名医辈出，著述如林。河间、易水两大医学流派的崛起，不仅开创了学术争鸣的新局面，而且推动了医学理论研究的深入开展。金元四大家及其弟子撰写了大量独具特色的医学文献，据诸家书目所载：刘完素著有《素问玄机原病式》《黄帝素问宣明论方》《素问病机气宜保命集》《内经运气要旨论》《伤寒标本心法类萃》《伤寒直格》《三消论》《保童秘要》等8种，张元素著有《医学启源》《珍珠囊》《药注难经》《洁古注叔和脉诀》《家珍》《脏腑标本寒热虚实用药式》《产育保生方》等7种，张从正著有《儒门事亲》，李杲著有《脾胃论》《内外伤辨惑论》《兰室秘藏》《用药法象》《脉诀指掌病式图说》《医学发明》《伤寒会要》《伤寒治法举要》《活法机要》《东垣先生用药心法》等10种，朱震亨著有《格致余论》《局方发挥》《金匮钩玄》《本草衍义补遗》《素问纠略》《丹溪本草》《丹溪脉诀》《伤寒发挥》《外科精要发挥》《产宝百问》《丹溪活幼心方》《治痘要法》等12种，另有后人所集《丹溪脉因证治》《丹溪心法》《丹溪心法附余》《丹溪心法类纂》《丹溪手镜》《丹溪纂要》《丹溪心要》《丹溪脉法》《丹溪发明》《丹溪适玄》《丹溪医论》《丹溪药要》《丹溪医案》《丹溪治法语录》《丹溪秘传方诀》《丹溪随身略用经验良方》《丹溪集》等17种。虽然上述所载医书间有亡佚，但已足见当时诸家各张其说、学术纷争的繁荣局面。除此之外，他们的弟子马宗素、镏洪、常德、张璧、王好古、罗天益、戴思恭、王履等人也相继著书立说，发前人之所未发，为中医药学伟大宝库增添了不少新的财富。

5. 医学丛书的创编　丛书亦称丛刊、丛刻、汇刻及全书等。我国的丛书编辑始于《道藏》。《道藏》为道教经典的总名，道经的汇集从六朝开始，汇辑成"藏"则在唐开元中。藏经刊印始于宋徽宗政和中的《万寿道藏》，后来金元各藏都以此为蓝本。明代的《正统道藏》和《万历续道藏》为现今的通行本。《道藏》为综合性丛书，其中包括《黄帝内经素问》《备急千金要方》等医书及有关养生书的内容。医学专科性丛书则晚出于综合性丛书，元代杜思敬编辑的《济生拔粹》是现存最早的中医丛书。其择要辑录金元时期诸家医籍19种，包括《针经节要》《云岐子论经络迎随补泻法》《窦太师流注指要赋》《针经摘英集》《云岐子七表八里九道脉诀论并治法》《洁古老人珍珠囊》《医学发明》《脾胃论》《洁古家珍》《海藏老人此事难知》《医垒元戎》《阴证略例》《云岐子保命集论类要》《海藏癍论萃英》《田氏保婴集》《兰室秘藏》《活法机要》《卫生宝鉴》与《杂类名方》等。除《杂类名方》为杜氏所撰外，其他则从浩繁的医籍中"择其尤切用者，节而录之，门分类析，有论有方，详不至冗，简不至略……虽于大方之家无所发挥"，但对业医者，"亦未必无所补也"。该书的最大特点是，将张元素及其弟子的主要著作几乎全部收录，因此给学习和研究易水学派的学术理论提供了较为方便的条件。此后，编纂医学丛书日益增多，仅民国时期出版的医学丛书就不下300余种，对保存和利用古医籍起到了很大的作用。

（四）明清时期

明清两朝都有一段国家统一、政局稳定、经济繁荣、文化兴盛、科技进步的时期，因此也带动了中国医学的发展，医学著述更加丰富多彩。仅《中国医籍考》收录的明清著作即达1448种，内容涉及基础理论到临床各科的所有方面。明清的科举制度及清代大兴文字狱使考据之学盛行，整理古典医籍成为时尚。中医药学的历史积累及众多医家结合实践着力验证，催化产生了一批不朽的中医名著。温疫的流行及外感病的变异，使一些医家在理论研究和临床实践方面有了新的发明和创见，论治温热病的著作大量问世，促成了温病学说的完善。医学书籍的不断积累，给管理和使用都带来极大的困难，医籍书目应运而生，使医书编目从《七略》问世以来的综合模式独立出来，开编撰医学专科书目之先河。凡此等等，构成了这一时期中医文献的如下几个特点。

1. 经典医籍的研究　明清两代整理研究经典医籍达到了一个新的高峰。据《中国医籍考》所载，有关《黄帝内经》的整理研究著作凡53种、234卷（其中25种未注明卷数），整理研究《难经》的著作有15种、35卷（其中8种未注明卷数），整理研究《伤寒论》的著作达138种、

481 卷（其中 49 种未注明卷数），整理研究《金匮要略方论》的著作为 16 种、91 卷（其中 8 种未注明卷数）。虽然上述文献有所亡佚，但是从那些流传至今的著作中，不难看出经学派的考据之风对整理古医籍的影响，更可感觉到科学的研究方法被逐渐推广应用。其整理的方法不外乎校订注释、分类研究及专题发挥等 3 个方面。经过众多医家的不懈努力，使辗转抄刻的古典医籍中的一些讹误得到纠正。历代名家对经典著作的注释疏通解决了其曲高和寡的问题，促进了医学理论知识的普及与提高。

2. 本草方书的成就　仅《中国医籍考》收录明清出版的本草食疗类著作即达 102 种、563 卷（其中 20 种未注明卷数），可见研究者不乏其人。李时珍《本草纲目》的成就尤为突出，其参阅历代医药文献 800 余种，历时近 30 年，纠正了历代本草书籍中不少错讹之处，新增药物 374 味，共收录本草 1892 味，实集明以前本草学之大成。只因卷帙浩博，不便初学，故有"削其繁芜，节其要略"者相继刊出。明代王纶的《本草集要》按药物作用进行分类，开后世药物科学分类之先河。

明代朱橚《普济方》收载方剂 61739 首，可谓采摭繁复。然医方浩瀚，泛览为难，当由博返约，以便搜求。于是一大批简便方书问世，其中最富代表性的是清代汪昂的《医方集解》。该书按功效类分方剂，一破世人以病证类分方剂的传统模式，奠定了现代方剂学分类的基础。

3. 温病文献的创编　明代吴又可在诊治温疫的过程中逐渐发现，盲目地使用仲景之方很难奏效，通过对其病因病机、感邪途径、传变过程、临床症状等方面的深入研究，寻找到了相宜的治疗方药，从而形成了新的理论——温疫学说，并撰《温疫论》对此进行了系统的总结。清代阐扬其说者大有人在，终成一派学说。叶桂、薛雪、吴瑭、王士雄等人则指出温病不同于伤寒，并详加辨析，在确立卫气营血辨证及三焦辨证体系的基础上，分别据证处方，使温病学从《伤寒论》的范畴中彻底分离出来，形成了一个独立的学科。温病学著作的大量出现，为明末清初之后中医书籍出版的一道独特的风景线。

4. 专科著作的特色　明清两代的基础理论文献主要有藏象、骨度、诊法及运气等内容。早期的藏象、骨度类文献多继承传统之说，清代中后期则开始融入一些西洋解剖、生理学方面的内容。这一时期医家诊病已从历代的注重论脉到四诊合参，加之辨治温病极重看舌，因此有关诊法的著作更趋于全面。自宋代运气学说普及于医学领域，至明清之际则有了进一步发展，张介宾、汪机、熊宗立、余霖等为主要代表。

明清时期临床医学文献的编撰，虽然尚未脱离此前历代方书的模式，但已出现综合性医籍和专科性著作相辅相成的局面。综合性临床著作如张介宾的《景岳全书》、张璐的《张氏医通》等。专科性论著中的杂病专著已由过去泛论各科疾病，转向专论内科杂证。其中较具代表性的有王肯堂《杂病证治准绳》、沈金鳌《杂病源流犀烛》、李用粹《证治汇补》等。医案类的著作虽源于宋代许叔微的《伤寒九十论》，但金元之际少有医案专著问世，直至明代江瓘《名医类案》的编纂印行，才使此类专著盛行不衰，相继出版了《石山医案》《孙文垣医案》及《临证指南医案》等。至于其他各科专著则在历代所论的基础上，亦得到不断的丰富、完善。

5. 医学书目的编纂　医家之有目录专书，不知始于何代，宋绍兴年间《秘书省续编四库阙书目》已载有《医经目录》《大宋本草目》二书，可能在 12 世纪以前已有专目行世，惜此二书均已失传。现存最早的一部单行医书目录为明代医家殷仲春所编《医藏书目》，其后尚有清代曹禾所撰《医学读书志》及日本人丹波元胤所辑《中国医籍考》等。目录书的编纂将浩繁的医籍"按类相分，依次相从"，使一堆死材料变为取之不尽、用之不竭的无价之宝，为读者"辨章学术、考镜源流"、指示读书门径、检索图书提供了可资利用的工具。

（五）20 世纪以来

20 世纪初，伴随西学东渐，西洋医学传入我国，中医内部涌现出中医改进说与中医科学化的主张，"中西汇通"类著作风靡一时。面对国民政府摧残中医的逆行，不少仁人志士创办中医院校、撰写中医药学著作、编辑出版中医孤本秘籍，为中医的生存与发展呕心沥血。

1949 年之后，党和政府制定了"团结中西医，正确地发挥中医的力量为人民保健事业服务"的卫生工作方针，并发出"继承发扬中医药学遗产"的指示。为落实中央的指示精神，整理编辑出版中医药古籍成为当务之急。1981 年 9 月，中共中央下发《中共中央关于整理我国古籍的指示》。同年 12 月，国务院决定恢复"古籍整理出版规划小组"。1982 年 6 月，卫生部成立中医古籍整理出版办公室，全国范围内有领导有组织的中医古籍整理事业重新启动。据有关资料统计，1949～1988 年，全国除台湾省外共出版中医药图书（初版）4620 种，其中中医药古籍 1022 种，中医药现代著作 3598 种。2007 年，国务院发布《关于进一步加强古籍保护工作的意见》，全国大力实施"中华古籍保护计划"，其中包括中医药古籍。2012 年党的十八大以来，习近平总书记十分重视中医药传承与创新发展，提出"要加强古典医籍精华的梳理和挖掘"。2018 年 12 月，国家中医药管理局"中医药古籍保护与利用能力建设项目"通过验收。目前，文化和旅游部与国家中医药管理局共同主办的《中华医藏》编纂工作正在进行中，预计将有近 2300 种中医药古籍影印出版。中医药文献出版呈现一派欣欣向荣的局面。

1. 中西汇通的论著　明末清初随着西方传教士的来华，西洋医学也逐渐传入我国，一些西洋医学书籍相继被译成汉文。开始接受西说的中医药学家，在其专著中频频引用泰西医学有关药物、制药露法及"人之记性，皆在脑中"等论说。至清末民国初年，西洋医学像潮水般涌来并在我国获得发展之时，中医界中的仁人志士在"上可损益乎古今，下可参酌乎中外"的主张下，摒弃疆域之见，努力探索以西医的见解来沟通和发展中医学术，"中西汇通"的著作风行一时，唐宗海、张锡纯、恽树珏、陆彭年等为其代表。由于历史条件的限制，诸家关于"中西汇通"所论亦存在不少错误，但是他们勇于接受新知、意在取长补短的精神还是可取的。

2. 医学丛书的盛行　面对因海禁开放、西医东渐、中医衰落、异说横流之势，不少中医名家为普及中医知识、提高中医学术水平，汇览群书，精选中医典籍中的珍本、孤本、钞本而编纂大型中医丛书。较为著名的有恽树珏纂《药盦医学丛书》、裘庆元纂《三三医书》《珍本医书集成》、曹炳章纂《中国医学大成》、陈存仁纂《皇汉医学丛书》等。

1949 年以来，为抢救鲜为人知而行将失传的孤本、善本中医药古籍，人民卫生出版社、中国中医药出版社、中医古籍出版社及各地出版社先后出版了一系列大型古籍丛书。如人民卫生出版社出版《中医古籍整理丛书》、中国中医药出版社出版《明清名医全书大成》《唐宋金元名医全书大成》《中国古医籍整理丛书》、中医古籍出版社出版《中医古籍孤本大全》《中医珍本丛书》《珍本医籍丛刊》《北京大学图书馆馆藏善本医书》、上海古籍出版社出版《四库医学丛书》、浙江科学技术出版社出版的《近代中医珍本集》、上海科学技术出版社出版《明清中医珍善孤本精选》《中医古籍珍稀抄本精选》等。无论是出版数量还是所据底本质量均较此前为佳。

3. 中医药教材的编写　民国初年各地陆续出现了一些民办的中医教育机构，其中影响较大的是丁甘仁创立的上海中医专门学校、张山雷创办的浙江兰溪中医专门学校等。各校极为重视教材建设，但由于没有行政上的支持和组织，民国年间尚未出现全国统一编写的教材。1928 年，中医教育界第一次交流经验，试图统一教材，但因学制、课程各行其是，加之对教材编辑的指导思想意见各异，终无结果。1929 年 7 月再次在上海中国医学院召开中医学校教材编辑委员会，到会学校有 9 所。此次议决的医学课程有生理、病理、内科、药物、外科、方剂、诊断、解剖、妇科、医经、幼科、伤科、喉科、眼科、针灸、医学通论、卫生、细菌学、医学史、推拿、法医学、花柳病学、产科、医化学等，并将各科时数、教法议定。会上交流了各校的教材，全国医药团体总会负责收集新教材分发各校参考，而后再集中修改，定为课本。这两次教材编辑会议标志着近代中医教育已经成熟。

1949 年以来，中医院校的教材建设，大致经历了两个阶段：一是 1949～1961 年，各校根据学制、课程设置与教学大纲的要求，组织校内教师分科编写；一是 1961 年后，由卫生部及国家中医药管理局根据学制、课程设置与教学大纲的要求，组织国内大批学者分科编写，经统一审定后，由相关出版社出版。至今，全国统编高等中医院校教材已出至第 11 版。

4. 中医古籍的整理 1949 年以来，对古医籍的整理大致有以下几种形式。

（1）**注释语译** 1958 年人民卫生出版社出版、山东省中医研究所（今山东省中医药研究院）研究班主编的《黄帝内经素问白话解》，是我国第一部将医经译作现代口语的尝试性作品。此后，南京中医学院（今南京中医药大学）又以注释加语译的方式先后编辑出版了《黄帝内经素问译释》《伤寒论译释》《金匮要略译释》《难经译释》，其他作者的相类著作亦不断问世，这些都为初学者学习古医经提供了极大的帮助。

（2）**校勘整理** 1963 年起人民卫生出版社先后校勘出版了《黄帝内经素问》及《灵枢经》，为人们提供了更为接近古籍原貌的版本。卫生部于 1982 年制定了校勘、整理出版 600 余部中医典籍的 10 年规划。其后在卫生部和国家中医药管理局的领导下，人民卫生出版社在组织中医专家、学者和研究人员在最佳版本基础上整理古医籍的同时，委托 11 位著名中医专家，对规划内的《黄帝内经素问》《灵枢经》《难经》《神农本草经》《伤寒论》《金匮要略》《脉经》《中藏经》《黄帝内经太素》《针灸甲乙经》《诸病源候论》等 11 部重点中医古籍分工进行整理研究，并列入卫生部与国家中医药管理局文献研究方面的科研课题。最后编著成校注本 10 种、语译本 8 种、辑注本 1 种。

（3）**影印古本** 影印古籍是抢救、保护与整理古籍的重要方式，能使珍本、善本化身千百，分藏于各地，促进古籍善本最大限度的传播和利用。1949 年以来，各出版机构影印出版濒于失传的中医古籍善本的工作取得显著成果。中华人民共和国成立初期，人民卫生出版社影印出版了《素问》《灵枢》等经典著作。1978 年后，中医古籍出版社影印了《中医珍本丛书》（52 种）、《文渊阁四库全书医家类》（97 种）、《春湖医珍》（8 种）、《中医古籍孤本大全》（300 种）等诸多善本、孤本医书。20 世纪 90 年代以来，大批真善古医籍影印出版，如华夏出版社的《中国本草全书》、中医古籍出版社的《海外回归中医古籍善本集萃》、中华书局的《海外中医珍善本古籍丛刊》、湖南科学技术出版社的《中医珍本集成》等。

（4）**辑复佚书** 人为的毁坏与自然的损伤而致大量的古籍文献佚逸，在亡佚的古籍中有不少颇具价值者，因此辑佚古籍就成为人们十分关注的课题。我国历代许多学者都非常重视辑复佚书的工作，使一些经过辑补得较为接近古籍原貌的文献资料流布于世。中医古籍的辑佚需要深厚的文献学与中医学学术积淀，现代辑佚古医籍的代表性人物有尚志钧教授，辑有《唐·新修本草》《补辑肘后方》《名医别录》等 20 余种，此外，马继兴教授辑有《神农本草经》，高文柱辑有《小品方》。

5. 工具书的编纂 工具书是在已有的大量图书资料的基础上，以特定的编排形式和检索方法，为人们迅速提供某方面的基本知识或资料线索，专供查阅的特定类型的图书。

20 世纪以来，我国中医药工具书的编写和出版开创了一个新局面。编纂的工具书涉及如下几个方面。

（1）辞典　民国时期中医学界有识之士面对"医家理论，诚不逮西医之翔实。古今医籍，汗牛充栋，或奥质而难明，或讹夺而莫正；又论或囿于一地，识遂陷于一偏；或意求浩博，失之驳杂而不纯；或思骛虚玄，遂至茫昧而难解；又或持同异之论，非两造具备，则是非不明；或以羽翼为心，非后海先河，则源流或昧。兼览则若涉大海，茫无津涯，偏主则墨守一家，诒讥姝媛，此承学虽多，通才卒少"等医学不昌之原，"有志补救此弊"。如谢观先生在"举要删繁，莫如辞典"的思想指导下，动员上海中医专门学校师生，历六七年之久，编纂完成《中国医学大辞典》，成为近现代中医辞典类工具书的奠基之作，其后又有陈存仁等编纂的《中国药学大辞典》等，这些工具书的编纂为中医药学术水平的提高及后人学习中医药学提供了极大的帮助。

1949 年以来，江苏新医学院（今南京医科大学、南京中医药大学于 1970 ～ 1978 年合并时期的校名）编辑出版的《中药大辞典》、中国中医研究院（今中国中医科学院）与广州中医学院（今广州中医药大学）主编的《中医大辞典》、安徽中医学院（今安徽中医药大学）与上海中医学院（今上海中医药大学）合编的《针灸学辞典》、彭怀仁主编的《中医方剂大辞典》、李经纬主编的《中医人物词典》、广州中医学院编的《汉英常用中医词汇》、余瀛鳌主编的《中医文献辞典》、韩成仁主编的《中医病症名大辞典》等，无论是数量，还是质量，均比前代有较大的提高。

（2）书目　书目系收录一批相关的图书、按照一定的次序和格式编排成册、专供了解和检索图书信息的工具书。20 世纪以来编撰的中医书目主要有曹炳章所纂《中国医学大成总目提要》，日本冈西为人所集《宋以前医籍考》，丁福保、周云青编著《四部总录·医药编》，中国中医研究院、北京图书馆合编《中医图书联合目录》，中国中医研究院图书馆主编《全国中医图书联合目录》，郭霭春主编《中国分省医籍考》，严世芸主编《中国医籍通考》，薛清录主编《中国中医古籍总目》等，为人们读书治学提供了便捷的途径。

（3）古医籍索引　这是以古医籍中的语词、文句为标目，供查检古医籍中的语词、文句出处的工具书。又称"通检""备检""引得"。任应秋主编的《伤寒论索引》与《黄帝内经章句索引》、顾植山主编的《中医经典索引》、日本学者所编《素问临床索引集》《灵枢经临床索引集》，段逸山编制的《素问通检》《灵枢通检》《伤寒论通检》《金匮要略通检》《神农本草经通检》《诸病源候论通检》《千金要方通检》，等等，可以省却学者许多背诵和翻检的时间，提高人们获取知识和收集资料的效率。

（4）类书　类书是指辑录各种书中的相关知识，分门别类编撰而成的工具书。历代本草、方书、病证类古籍很多属于类书性质，其作用可概括为以下几个方面：①有利于较系统地了解和掌握中医药学的有关内容；②有利于查找有关文献的出处；③是辑佚和校勘古医籍的重要资料。

1990 年国务院批准启动的《中华大典》是现代中国首部古代典籍的巨型类书，收集古籍达 20000 种，上自先秦，下迄"五四"时期，在内容上收入了新发现的古籍版本和考古学的新成果。具体分为哲学、宗教、政治、军事、经济、法律、教育体育、语言文字、文字、艺术、历史、历史地理、其他社会科学、数学物理化学、天文地学、生物学、医药卫生、农业水利、林业、工业、交通、文献目录等 22 个一级典，复分 96 个分典，预计约 8 亿字，涵盖了现存全部的古代文化典籍，是我国历史上继《艺文类聚》《太平御览》《永乐大典》《古今图书集成》等之后最大的类书，字数超过历代类书的总和。其中《医药卫生典》包括《医学分典》《药学分典》《卫生学分典》共 5000 万字。《医药卫生典》不仅在规模上超过历史上任何一部医学类书，而且充分体现了当代医学文献专家学者全面、客观、系统认识和研究中国古代中医药防治疾病的科学成果。当代中医药类书还有如南京中医药大学主编的《中华本草》《中华医方》《中医临床病证大典》等。

（5）**百科全书**　百科全书是概要记述人类一切知识或某一门类知识、以辞典形式编排的大型工具书。百科全书与辞典不同，辞典是以解释单字和词语为主，只具有一般的释义功用。"百科全书"（encyclopaedia）一词，起源于古希腊文 enkykliospaideia，原意是"各方面（全面）的教育"。它搜集社会科学与自然科学各科专门术语，重要名词（人名、地名、物名与事件名称），分列条目，进行全面的、系统的、详尽的阐释，并且着重介绍最新的研究成果，因此，它是一个国家和一个时代科学文化发展水平的标志，是一个系统、完备、权威的知识体系，常被誉为"没有围墙的大学"。百科全书不但具有解答疑难的功能，而且还兼有指导学习的作用，这是一般辞典所不能比的。

中医药学内容已被编入《中国大百科全书》及《中国医学百科全书》中，并占有很大比重，使得我国的百科全书在世界上独树一帜，其中《中国医学百科全书·中医学》《中国大百科全书·中国传统医学》《中华医学百科学书·中医药学类》的出版代表了 20 世纪末以来中医药的学术水平。

（6）**年鉴**　年鉴是汇辑一年内的重要时事文献和统计资料、并按年度出版的连续性出版物。其收集材料主要依据当年的政府公报和文件，以及国家重要报刊的报道和统计资料。它所反映的内容，有较大总结、统计意义和连续参考价值。另外，由于年鉴是按年度出版的，在某种程度上又可弥补百科全书不能经常修订的不足。由国家中医药管理局主办、中国中医药出版社（行政卷）与上海中医药大学（学术卷）承办的《中国中医药年鉴》（其前身名为《中医年鉴》从 1983 年起每年出版一册，至 2003 年分为行政和学术两卷出版）忠实地记录中医学术和中医事业发展的基本情况，为人们及时地提供全面系统的资料。

（7）**大成**　《礼记·学记》曰："九年知类通达，强立而不反，谓之大成。"即云经受九年（现可理解为约数，犹言多年）国学之教，当考校之时，知义理而事类通达无疑，专强独立临事则不惑，不违师教之道，学问取得了大的成就。以"大成"为书籍题名，始于 20 世纪 30 年代曹炳章先生所辑《中国医学大成》，但其为丛书。近年来，"大成"则是以能全面反映某一学科的研究资料和研究成果、以利于读者了解这一学科的研究水平与动态、极为方便地获取相关的全面而系统的基础资料为特色的一种特定类型的工具书。如北京中医药大学王洪图主编的《黄帝内经研究大成》即将国内外学者对《黄帝内经》各种研究资料与成果汇编而成。2021 年石学敏、王旭东主编的《中国针灸大成》属于中医古籍丛书类著作。

（8）**手册、汇编**　手册是汇集某一方面经常需要查考的文献资料，以供读者随时翻检的一种工具书。其内容通常是简明扼要地概述某一方面的基本知识，有的比较注重图表，只附以简要的文字说明。其编辑体例，一般是分类排列，具有类例分明、资料具体、叙述简练等特点。手册亦称指南、便览、一览、必备等。如安徽中医药大学所编的《中医临床手册》、北京中医药大学等单位编写的《实用中医临床手册》、成都中医药大学编写的《中医内科临床手册》、叶显纯所编《常用中成药》、周仲瑛主编的《常见病中医临床手册》等，都是为便利临床工作而出版的一种工具书，可以向临床工作者提供最基本的专门知识或资料，比较切合实际应用。

汇编就是将许多分散的资料汇辑成册，便于读者翻检，实际上也具有手册的性质。比较著名的有陈邦贤的《二十六史医学史料汇编》、谢宗万主编的《全国中草药汇编》。

（9）**表谱**　表谱大体上分为年表、历表和专门性表谱 3 类。年表、历表是查考历史年、月、日的工具书，其中年表是查考历史年代和检查历史大事的工具书，历表是查考和换算不同历法年、月、日的工具书；专门性表谱包括人物表谱、职官表、地理沿革表及专科年表等，是辅助历史科学研究的工具。郭霭春编撰出版的《中国医史年表》，其以年表形式，按时间顺序将并行或连续发生的各项有关医史事件编排起来，以便了解中医药学发展过程和各个事件之间的相互联系。

6. 中医文献学专著　20 世纪 80 年代之后，中医文献学作为一门独立的学科开始形成。近 40 年来，相继有一批专著问世，兹按出版先后列述如次：秦玉龙编著《实用中医文献学》于 1987 年由南开大学出版社出版，薛凤奎主编《中医文献学》于 1989 年由湖南科学技术出版社出版，马继兴著《中医文献学》于 1990 年由上海科学技术出版社出版，张如青等编著《中医文献学纲要》于 1996 年由上海中医药大学出版社出版，张灿玾著《中医古籍文献学》于 1998 年由人民卫生出版社出版，赵国平、陈仁寿主编的《中医文献研究与利用》于 2005 年由上海科学技术出版社出版，严季澜等主编的《中医文献学》教材第一、二版先后于 2002 年、2011 年由中国中医药出版社出版。上述诸家或从实用的角度介绍和讨论中医文献学中广泛研究的一些主要问题，目的是提高人们更有效地使用中医文献的能力；或着重介绍中医文献专业的基础知识和研究方法，为中医文献的整理研究工作奠定基础，二者各从不同的角度充实了中医文献学的内容。

7. 中医文献新载体　近 20 年来，随着计算机技术的日新月异，中医文献的存储能力也不断提高。20 世纪 90 年代中期开始出版 CD‑ROM 及 VCD 等音像制品，其发展之快，大有与传统媒介一争高下之势。目前，各种电子书如《中华医典》，以及各种数据库如中医药珍善本古籍多媒体数据库、中医典海等大大方便了古籍查阅。另外，自 20 世纪 70 年代末起，尚有不少音像磁带、缩微复制品等中医药文献载体出现，从而丰富了中医文献的馆藏。

【复习思考题】

1. 文献的概念与范畴是什么？
2. 历代官方编修的主要医书有哪些？
3. 明清时期中医药文献整理的状况如何？
4. 如何描述中医药古籍整理工作的现状？

上　篇
中医文献学基本
理论与方法

第一章
中医文献的载体与形制

扫一扫，查阅本章数字资源，含PPT、音视频、图片等

文献载体是指用来记录文献的物质材料。从出土文献及传世古文献的记载考察，我国古代文献的载体是随着时代的变迁、社会的发展而变化的。在殷商时期，人们在龟甲兽骨上镂刻文字、符号，来记录某些史料、事件，甲骨就是那个时期的文献载体。西周时期，青铜冶炼已达到很高的工艺水平，人们在铸造青铜器物时，将文字浇铸在器物上，于是青铜器就成为那个时代的文献载体。自春秋至两汉，人们主要用竹木简、缣帛作载体来记录各种文献，世称简策、帛书。东汉以后，随着纸的发明和推广应用，纸成了主要的文献载体，又逐渐形成卷轴。唐代以降，由于雕版印刷术的发明，各种文献逐渐由手抄改为刻印，由卷轴形式演进为册叶，并进而装订成册，又经过不断地演变、改进，最后定型为中国古文献的主流形式——线装书。我国古代中医药文献的载体和形制，也大致经历了这一发展变化过程。

甲骨、金石、简帛、卷轴等文献载体与形制，现存的多为出土文献，这些出土文献中包括不少医学文献。100多年来，我国各地先后出土了大量的古代文献，其中涉及医学的文献数量也颇为可观。纵观这些出土的医学文献，大致有如下五方面特点。

1. 时间跨度大　最早可上溯到公元前1000多年（殷商时期），最迟在1200年左右（宋、金、西夏时期）。

2. 载体种类多　几乎涵括了纸质线装书之前的所有文献载体，具体有甲骨、金石、缣帛、简牍、卷轴（纸质卷子）、册叶（经折装、蝴蝶装、线订粘叶装）等。

3. 内容涉及广　包括古代环境卫生、原始的中医理论、中医经典的原始"祖本"、卜筮祝由、房中理论与方法、养生理论与方法、医政、法医、脉法、胎产、经络灸法、针灸腧穴、方剂药物、中医临床各科病证方与治等。

4. 学术价值大　这些出土医学文献由于长期埋藏于地下，从载体形制到文字内容均真实地保存了古代文献的原貌，因此可从中发现、发掘新的有价值的医学资料，也可利用这些原始医学文献对传世古医籍进行校勘，或对亡佚的古医籍进行辑佚。

5. 阅读研究难　由于这些出土医学文献成书于1000~3000多年之前，因此载体破损严重。如汉代及汉以前简帛，埋藏日久，霉变剥蚀，导致文字漫漶，脱简夺文、坏字讹文比比皆是。又因这些出土医学文献时间跨度大，用字情况复杂，且不说一般人难以辨认的甲骨文、金文、籀书，仅以战国、秦汉简帛为例，就有六国古文、秦篆、秦隶、汉隶、章草等字体，加上字体漫漶、缺损，因此释读难度不小；又如六朝、隋唐卷子因掺入了大量当时民间流行的俗体字、异构字、自创字，给文献阅读造成了障碍，对正确释读文本，进而深入研究增添了难度。

一个世纪以来，经过古文字学、历史学、古文献学领域众多专家学者的不懈努力，在出土文献释读整理方面已取得丰硕成果，但由于出土医学文献的特殊性、复杂性，难以毕其功于一役，

需要反复研究、探索，而使之逐步臻于完善。

第一节　甲骨、金石

一、甲骨

中国文字的雏形大致可以追溯到新石器时代陶器上的象形文字。而真正意义上最早的中国文字，则是殷商时代的甲骨文，因甲骨文已经脱离了图形的阶段，向着线形发展，并已具备了中国文字书法的三个基本要素——用笔、结字、章法。

由于甲骨文是在殷商时代用坚硬的契刀凿刻于龟甲或兽骨上的，故甲骨文又称为"契""契文""殷契""殷文"等；又因当时刻写在甲骨上的文字内容主要为与占卜祭祀有关的纪事，故又称"卜辞"。

甲骨文的被发现和受到重视，是中医医疗活动中一个具有历史意义的意外收获。1899 年清代国子监祭酒、金石学家王懿荣因患疟疾而服用中药，不经意中发现药剂中有一块龙骨上面竟然刻有文字，于是派人至药铺高价选购了一些文字比较清晰的龙骨，经仔细考订，推断这是一种比西周铭文还要早的古文字。从此，深埋地下 3000 多年的殷商甲骨文得以昭然于世，并由此开启了甲骨文研究之先河。

自王懿荣率先对甲骨文进行辨识之后，目前已发现的甲骨文单字约有 4500 个，已经辨识的近 2000 字。2008 年 2 月，人民卫生出版社出版了由彭邦炯编著的《甲骨文医学资料释文考辨与研究》，对甲骨文中的医学资料进行了较为全面系统的收集、整理和研究，分上编、下编、附编三部分。上编为释文与考辨，下编为殷商生育与疾病研究，附编为选片图版，共选 865 片，基本囊括了迄今发现的甲骨文中有关生育与疾病的所有涉医资料。

古代将医术与卜术归为同类，《三字经》谓"医卜相，皆方技"。据《史记·秦始皇本纪》所载，始皇焚书时，医药、卜筮、种树之书不在其列。据此可以测知古时医药、占卜是相近的学科门类。唐代孙思邈《备急千金要方·大医习业》曰："凡欲为大医，必须谙《素问》《甲乙》《黄帝针经》……及灼龟五兆、《周易》六壬，并须精熟，如此乃得为大医。"《隋书·经籍志》著录葛洪《龟决》2 卷，《新唐书·艺文志》著录孙思邈《龟经》1 卷，可见古代名医多精于此道。

据著名甲骨学者胡厚宣 1944 年所撰《殷人疾病考》统计，"殷人之病，凡有头、眼、耳、口、牙、舌、喉、鼻、腹、足、趾、尿、产、妇、小儿、传染等一十六种"，并与今日之分类加以比较，认为"具备今日之内、外、脑、眼、耳鼻喉、牙、泌尿、妇产、小儿、传染诸科"。而在其后更多的甲骨文献中作进一步统计，卜辞中载有各种疾病达 40 种左右。此外，与医学有关的内容还包括药物名、针灸按摩等治法、个人与环境卫生等多个方面。每一条涉医卜辞，大都记载了一则病例，故可视作医案的最早源头，比《庄子》中的医案雏形及《史记》所载仓公"诊籍"要早 1100 ~ 1300 年。

二、金石

我国古代称铜为"金"，所以"金文"主要是指青铜器上的铭文。石指刻石，大至摩崖，中至碑碣，小至玉版、玉佩，皆可属之。

1. 金文　夏商周三代是我国历史上的青铜时代，青铜器的铸造代表了物质文明的最高水平，其时凡重大的历史事件，大多要铸造青铜器并刻以铭文记载。

青铜器主要分为礼器、乐器两大类。金文多铸于乐器钟、礼器鼎，故又称"钟鼎文"。其中大多是凹下的阴文，称为"款（刻）"；也有一些是凸出的阳文，称为"识（zhì，记）"。

商代的金文铭辞字数较少，一般只记载作器者名、族氏和祭祀对象等，如出土的目前已知体量最大的商代"后母戊鼎"，腹内壁仅有铭文"后母戊"三字。而西周时期青铜铭文得到了高度发展，西周三大青铜器——毛公鼎、虢季子白盘、散氏盘，均以其长篇铭文和精美的书法著称于世。

现存金文中的医药内容较为少见，仅有一些单独的涉医文字。历史上有两件与医药有关的铜器：一件是汉代的医工铜盆，出土于河北满城汉墓，铸有"医工"二字铭文；另一件是北宋王惟一主持铸造的针灸铜人，体表上铸有穴位名称。严格地说，这两件器物属医史文物，只能算广义的医药文献。

2. 玉文　玉版上刻字，较早期的可见于商代"甲子表"。在传世玉刻文献中，有一件与中医关系较为密切的战国时期的气功文物——《行气铭》，为十二面棱柱形小玉柱（即玉佩，故又称此物为"行气玉佩"），中空不穿顶，每面阴刻篆文 3 字，连重文共计 45 字。郭沫若释读："行气，深则蓄，蓄则伸，伸则下，下则定，定则固，固则萌，萌则长，长则退，退则天。天几春在上，地几春在下。顺则生，逆则死。"此段文字描述吐纳呼吸的一个回合过程，这是迄今发现的有关气功的最早文字记录。值得一提的是，2008 年北京奥运会纪念银盘特将此段文字铸于背面，从一个侧面说明了其在养生方面具有代表意义。

3. 石文　战国末年，青铜器的铸造衰落，代替金文而起的是石刻文。现存最早的石刻文献是文字刻在十个形如鼓状石上的石鼓文，因其内容为纪颂秦王游猎之事，故又称"猎碣"，是秦始皇统一文字前大篆的典型代表，现存北京故宫博物院。

汉代碑刻盛行，其中一类是门生故吏为府主歌功颂德之作，最常见的是墓碑和祠庙碑，长方形的刻石称"碑"，圜首形或形在方圆之间、上小下大的刻石则称之为"碣"，现一般往往"碑碣"通称；另一类是摩崖石刻，用以记录劈山开路、修治水利等重大工程。由蔡邕等倡议发起并用标准八分隶书书写的《熹平石经》，则是石刻经书的典范之作，其后有《正始石经》（三国魏）。

唐代石文著名的《开成石经》，用楷书刻《周易》《尚书》《毛诗》《周礼》《仪礼》《礼记》《春秋左氏传》《公羊传》《谷梁传》《孝经》《论语》《尔雅》等十二种儒家经典，故又称《石刻十二经》，现存陕西西安碑林。其后历代陆续刻有《孟蜀石经》（五代）、《嘉祐石经》（北宋）、《绍兴御书石经》（南宋）、《卜三经石碑》（清）等。

4. 石刻医药文献　古代贤德之士好集方书，不仅书诸笔墨，且往往刻石以传。先贤们认为，药剂等分，差之毫厘，谬以千里；轻重之舛，生死系焉。而版刻或写本，极易讹传，故刻之于碑碣崖石之上，既可昭示天下，又传之弥久而不易磨灭，可谓用心良苦，其价值意义与东汉树立标准的《熹平石经》异曲同工。

医方刻石并无定式，或刻于碑碣，或刻于洞窟，或刻于山崖，或刻于祠堂，还有的刻于厅壁，等等。

（1）**南北朝、唐代石刻医方**　龙门石窟药方在石刻医药文献中具有重要地位，位于河南洛阳南郊龙门石窟之药方洞口过道两壁的岩石上，其凿刻年代有北齐说、隋唐说、唐代说等不同版本（张瑞贤《龙门药方释疑》定为唐高宗永徽初年）。据不完全统计，药方洞刻有药方约 140 首，其中属于灸法的约为 23 方，药物治疗 117 方；能看清的病名 46 种，如疟、反胃、心痛、消渴、癫狂、小便不通、疰病等；剂型有丸、散、膏、汤（张瑞贤《龙门药方释疑》统计为59种疾病、153首处方）；用药方式有内服、外敷、洗、熏等多种。

唐末黄巢起义时，从南齐医家褚澄墓中掘得褚氏医书刻石18片，为萧广所得，萧广去世后，其子萧渊据此刻印百本散之，并作序将得石经过补刻一石，连同原石复埋其父墓中；南宋时萧氏后人自墓中掘出刻石，经僧义堪誊抄，刘义先雕版付印，即今之所见《褚氏遗书》，但此书刻石原物未见保存流传。

唐代还有经脉灸法刻石，据《苏沈良方·卷一·灸二十二种骨蒸法》所载："《崔丞相灸劳法》……毗陵郡有石刻最详。"可知北宋时刻石尚存，后佚，部分佚文可见于唐《外台秘要》和宋《幼幼新书》中。崔丞相，即唐代崔知悌。

（2）宋代刻石医方　北宋医官王惟一创制针灸铜人，于天圣四年（1026年）先撰《铜人腧穴针灸图经》，又以大字刻于碑碣，立于汴京相国寺。元世祖至元元年（1264年）将此石移至大都（北京）。1965～1983年，北京曾先后发现宋碑残石7方，现藏于首都博物馆。其他宋代石刻医方有：宋代洛阳县兴国寺立有该寺无际禅师所传治疗骨科疾病之《换骨丹药方碑》；宋宣和四年（1122年）吕渭刻《养气汤方》于广西临桂刘仙岩壁；宋代宣和六年（1124年）郭思将《千金宝要》刻碑于华州公署；明代隆庆六年（1572年）秦王朱守中再次将《千金宝要》刻石，立碑于耀州真人洞（今陕西铜川耀州区药王洞）前，同时又另刻《海上方》碑，等等。

石刻医方甚至可以起到改变医疗观念的巨大作用。宋代岭南等地普遍忌医讳药，如苏东坡"书柳子厚《牛赋》后"中说："（琼州黎人）病不饮药，但杀牛以祷……间有饮药者，巫辄云神怒，病不可复治。亲戚皆为却药禁医，不得入门，人牛皆死而后已。"《宋史·列传第八》载宋代陈文忠（尧叟）曾为官广西转运使，因见当地有患病不服药而惟祷神的习俗，于是将《集验方》刻石后置于桂州驿馆，自此以后，始有服药者。宋代范质（子旻）任邕州（今南宁）知州时，因见当地民俗好淫祀，轻医药，重鬼神，遂下令禁之，且用自己俸金购药以给病者，治愈者数以千计。复刻《疗病方书》于宣化厅壁之上，以宣传医药知识，感化民风。

第二节　缣　帛

缣——细绢。《释名》："缣：兼也。其丝细致，数兼于绢。"

帛——丝织品的总称，包括缟、素、绡、缯、缣等。

缣帛质地轻薄柔软，书写容易着色，可按文章长短任意裁剪，折叠自如，便于翻阅，易于携带收藏。帛书应用的历史很长，但易朽烂，难以长久保存。1973年马王堆3号汉墓出土大批帛书，皆折叠成长方形，储藏于漆奁之中，共28种。按《汉书·艺文志》的分类，其中属方技类的有10种：《足臂十一脉灸经》《阴阳十一脉灸经（甲本、乙本）》《脉法》《阴阳脉死候》《五十二病方》《养生方》《杂疗方》《胎产书》《却谷食气》《导引图》；医学简书4种，共14种出土医书，总计约24000余字。经释读加注后编成《马王堆汉墓帛书》（肆），由文物出版社1985年3月出版（线装加帙套）。这些书大多抄于战国末至秦代（字体为六国古文、秦篆），少数抄于西汉初（字体为隶书）。

1.《足臂十一脉灸经》　此书与《阴阳十一脉灸经》（甲本）、《脉法》、《阴阳脉死候》、《五十二病方》同抄在一幅长帛上，共34行，在帛书上端空白处有"足""臂"两个篇目。"足"部包括下肢六条经脉：足泰阳脉、足少阳脉、足阳明脉、足少阴脉、足泰阴脉、足泰（厥）阴脉。"臂"部包括上肢的五条脉：臂泰阴脉、臂少阴脉、臂泰阳脉、臂少阳脉、臂阳明脉。

特点：①与传世的《灵枢·经脉》记载的 12 经脉相比，缺臂（手）厥阴一脉。②11 脉的循行方向全部都是向心的。③治疗全用灸法，且只提灸某某脉，无穴位名。④载 78 病，病候描述原始、简单。⑤诸脉均无理论和治则上的阐述。⑥足厥阴脉一节后有疾病生死预后的记述。

2.《阴阳十一脉灸经》 此书分甲、乙两本，甲本较完整，乙本残缺严重。甲本用小篆，乙本字体近隶。按先阳脉后阴脉的顺序，依次为足钜（太）阳脉、足少阳脉、足阳明脉、肩脉、耳脉、齿脉、足太阴脉、足厥阴脉、足少阴脉、臂钜阴脉、臂少阴脉共 11 条。同样缺臂厥阴一脉。

特点：①脉的总数为 11 条，亦缺臂厥阴一脉。但手三阳脉的名称分别为"肩脉""耳脉""齿脉"，似为遗存的原始名称。②排列以阴阳为序，阳脉在前，阴脉在后。与《足臂十一脉灸经》以足、臂分前后不同。③将"温"字改作"脉"字。④脉的循行方向出现 2 条远心性循行：肩脉、大（太）阴脉。⑤所主病证从《足臂十一脉灸经》的 78 病增至 147 病，几乎增加一倍。⑥出现"是动病""所产（生）病"的名称。⑦足少阴脉一节后附调摄法。

《足臂十一脉灸经》与《阴阳十一脉灸经》两种古脉灸经，列举了人体 11 条经脉的循行走向、所主疾病与灸治方法，是我国已知最早的有关人体经脉理论和灸治方法的文献。将这两种出土文献与传世的《灵枢·经脉》作对照分析，不难发现它们之间有着许多相似、相同之处，这证明它们之间具有密切传承关系。

3.《五十二病方》 此书为我国现存最早的医方书。此帛书原无标题，因卷首列有 52 种病症目录，故整理者仿《汉书·艺文志·方技略·经方》之书名，命名为《五十二病方》。全书记载 52 类（今实存 45 类）疾病，具体包括内、外、妇、儿、五官等各科疾病 103 种。现存医方 283 首（估计原数在 300 首以上），用药达 247 种。此书真实地反映了我国西汉以前的临床医学及方药学的发展水平。书中外科（含伤科、皮肤科）疾病及方治所占比例较大，其成就也比较突出。

第三节　简　牍

有些学者认为，我国最早的正式书籍，应当是用竹木加工而成的简策写成的文献。而此前有文字记录的甲骨、金石还不能算是正式的书籍。这里的竹，是指劈成长而窄的竹片，叫"简"，也称作"策"；木，既可指削成的长而窄的木片（即木简），也可指做成的较宽的木板，叫"方"，也称为"牍"。

为了使竹简成为记录文字的专用材料，并能预防虫蛀，长久保存，古人在制作竹简之初，将其先放在火上炙烤，滴尽竹沥，这道加工程序名曰"汗青"，又名"杀青"。简牍的书写多用刀刻和笔写。用丝、麻或牛皮制成的编绳将一枚枚简牍编连起来，就成为简策——古代正式的书籍。《史记·孔子世家》载："（子）晚喜《易》……读《易》，韦编三绝。"韦编指熟牛皮制成的皮绳，用来编连简牍。孔子晚年喜读《周易》，因反复翻阅，牛皮绳多次磨断，可知其用功之勤。一般编简成策的方法是用一根带子，将简的上下编连起来，再把剩余的带头，将简捆扎成为一束，这就是一册书。一册书是内容首尾完整的文字，又叫作"篇"。要卷起存放，所以也称卷。《尚书·多士》载周公旦告诫殷商遗民说："惟尔知，惟殷先人有册有典。"甲骨文中"册"字像简牍编连状，"典"字像册置于几案上。《墨子·明鬼》说："书之竹帛，传遗后世子孙。"可见先秦时期简牍已常用，简牍作为主要文献载体的历史大约有 1000 多年（约从春秋战国至西晋）。

最近 100 多年来，随着考古学的兴起和发展，大量古代简牍多次成批出土，其中有不少医学文献。

一、流沙坠简

清光绪三十四年（1908 年），匈裔英国人马克·奥莱尔·斯坦因（Marc Aurel Stein）（1862—1943）在新疆尼雅、甘肃敦煌境北疏勒河一带汉代长城故垒及小驿站掘得两汉至魏晋木简 1000 余枚，盗运至伦敦，由法国巴黎法兰西学院教授爱德华·沙畹（Edouard Chavannes）（1865—1918）整理出版。1910 年中国学者罗振玉与王国维一起根据沙畹寄来的木简照片图形进行研究考释，释录其中 598 枚木简，凡三册（第一、三册为罗振玉考释；第二册为王国维考释），名之曰《流沙坠简》，1914 年日本京都东山学社出版，1934 年校正重印。1993 年中华书局再次重印。其中《方技书》中有医方 11 简（残），记有治疗人、马、牛的医方，还有记载药物的残简 4 枚。

二、居延汉简

居延，位于今甘肃北部、内蒙古额尔济纳旗东南，古称"黑城""弱水流沙"。汉武帝时为防御匈奴，派重兵于此屯戍。1930 年，中瑞西北科学考察团成员之一，瑞典人贝格曼（F. Bergmen）在"黑城"附近汉代烽燧遗址中掘出两汉木简万余枚，这是 1949 年之前出土简牍最多的一次。木简实物先运抵北京，后因抗日战争爆发，再辗转经天津、青岛迁移至香港，入藏香港大学图书馆。1941 年，因太平洋战争爆发，居延汉简再次由海路迁移至美国，入藏美国国会图书馆。二战结束后，经胡适向美国国会图书馆交涉，居延汉简才得以归还，现藏于我国台湾省台北南港"中央研究院"历史语言研究所。

1957 年台湾省"中央研究院"根据美国归还的实物，出版了《居延汉简图版之部》。1959 年，中国科学院考古研究所根据留存于大陆的 2555 枚居延汉简影印件，编成《居延汉简甲编》（科学出版社出版）。在以上基础上，中国社会科学院考古研究所于 1980 年出版了《居延汉简甲乙编》（中华书局出版），使历经艰难曲折的出土简牍文献——《居延汉简》终成完帙。《居延汉简甲乙编》中与医药有关的简牍约有 100 枚。记录了数百名戍边士卒的病案、死亡报告书及医方、药物等。

三、武威医简

1972 年 11 月，甘肃武威旱滩坡出土一座东汉土圹墓，经清理，发现简牍 92 枚，其中木简 78 枚，木牍 14 方，内容皆为治病医方。1975 年经中医研究院有关专家整理，由甘肃省博物馆、武威县文化馆合编成《武威汉代医简》一书，由文物出版社出版。

《武威医简》共载录较完整的医方 31 首，其中内科 14 首、外科 11 首、五官科 2 首、妇科 1 首、针灸 1 首、其他 2 首；用药 100 种，其中植物药 63 种、矿物药 16 种、动物药 12 种、其他 9 种；剂型 7 种（汤、丸、散、膏、醴、滴、栓）；赋形剂 4 种（白蜜、猪脂、乳汁、骆酥）；内服法 4 种（酒饮、酢浆饮、豉汁饮、含咽汁）；外治给药法 7 种（敷目、塞耳、指摩、涂、灌鼻、塞鼻、敷傅）；载录穴位 3 个（三里、肺俞、泉水）。其中有些医方与治法具有西北地域特色。

四、马王堆医简

1973 年在湖南长沙马王堆 3 号汉墓（西汉轪侯利苍之子墓）发掘出大批医学简帛，其中有医简 200 枚。经马王堆汉墓帛书整理小组整理成 4 种医书，分别定名为《十问》《合阴阳》《天下至道谈》（以上为竹简）、《杂禁方》（木简）。3 种竹简书是古代房中类著作，木简《杂禁方》

是禁祝方术，属古代祝由科。

《十问》一书共 101 简，是 4 种书中篇幅最长者。全书假托上古帝王、诸侯与方家术士互相质疑问难（共 10 组问答），探讨顺应阴阳四时、注意饮食起居、操练气功导引、注重房中养生（性保健）等问题。讨论的重点在于预防疾病，追求健康长寿。

《合阴阳》一书共 32 简，出土时与《十问》合成一卷，《十问》在内，本书在外。因简首有"凡将合阴阳之方"一语，故以"合阴阳"名之。本书属古代方技类书中的房中文献，集中讨论了男女阴阳交合之事，皆属性医学、性保健的内容。

《天下至道谈》一书共 56 简，主要讨论房中养生之道。其中对"七损八益"等问题的详尽阐述，解决了中医学中的千古疑案。

《杂禁方》11 简讨论如何用符咒法（巫术）来调理夫妻不和、妇姑相斗、婴儿啼哭、多恶梦、犬善吠等，反映了古代祝由咒禁法的一些特点，属古代祝由科文献，其内容又与汉代当时的民俗有一定的关系。

五、云梦秦简

1975 年末于湖北云梦县睡虎地发掘出 12 座战国至秦代的墓葬，11 号秦墓中出土竹简 1155 枚，虽非医书，但也有涉及医政、法医的内容。如有聚居麻风病患者的"疠迁所"的记载，比史书记载南梁简文帝天保七年设置的"疠人坊"早 700 余年。其中还有关于麻风病患者症状的详细描述。

六、阜阳汉简

1977 年安徽阜阳市城郊西南双古堆一号汉墓出土 200 多件文物，其中有一批竹、木简牍。经有关专家整理，得 10 多种古书，其中有涉医古书两部：一为《万物》，是药物学文献，据考证，约成书于战国时期；二为《行气》，是气功类文献。《万物》残简共 133 枚，叙事记物一句为一段，每段之间用墨点隔开，文义不相连贯。以文字可辨认者统计，载药物 70 多种，主治疾病 30 多种，涉及今之内、外、五官、神经科疾病。

七、张家山汉简

1983 ～ 1984 年，湖北江陵县张家山发掘出三座西汉墓，出土竹简 1000 余枚，经整理得 8 部古书及遗册，内容为律书、历法、术数、方技，其中有两部古医书——《脉书》《引书》。

《脉书》内容较为庞杂，经马继兴研究员研究整理，认为可将其分为 5 种医书，并分别命名为《病候》《阴阳十一脉灸经》《阴阳脉死候》《六痛》《脉法》。其中《阴阳十一脉灸经》《阴阳脉死候》《脉法》3 书，与马王堆出土的 3 种同名医学帛书的内容基本相同，是一种医书在同一时代的不同传写本。

《引书》共 113 枚竹简。《素问·血气形志》注"引，谓导引"。此书阐述导引养生疗病的理论方法，载录 35 个导引术的名称及动作要领，还论述了导引养生防治疾病的方法，是一部系统的导引专著。全书分三部分：第一部分阐述四季的养生之道；第二部分论述导引术招式及导引术治疗疾病的方法；第三部分说明导引术养生治病的理论。

八、天回医简

2012 年，四川成都北郊天回镇老官山发现一座西汉墓葬，考古人员在 3 号墓中发现了大量医学竹简，被命名为"天回医简"。根据竹简形制、堆叠状况、字体差异、简文内容等，经整理拼接后，得到医简930支、木牍50余枚，共载汉字2万余个。经考古和学术研究，医简被分为《脉书·上经》《脉书·下经》《逆顺五色脉藏验精神》《犮理》《刺数》《治六十病和齐汤法》《经脉》《疗马书》等8种医书，涉及医学理论、治法、成方制剂文献等内容。与医简同时出土的还有一具木胎髹漆经脉人像，高约14厘米，头面、四肢、关节、胸腹、腰背处镌刻有111个点和"心、肺、肝、胃、肾"等20个铭文，体表有彩绘经脉线11条、刻划经脉线12条，另有"间别脉"线40余条，纵横交错，遍布全身。髹漆经脉人像是迄今为止我国发现的最早、最完整的经穴人体医学模型，与墓葬出土的经脉医书相参照，对研究中医药学经脉针灸理论的起源和发展具有重要意义。

第四节　卷　轴

卷轴是纸张（纸卷、卷子）发明至雕版印刷术发明之间盛行于六朝隋唐时期的文献载体和书籍形式。涉医的卷子主要在敦煌卷子中，故有必要对20世纪初甘肃敦煌莫高窟出土卷子写本概况作一介绍。

一、藏经洞的发现

1900年5月26日清晨，敦煌莫高窟下寺道士王圆箓在清除石窟甬道中的积沙时，偶然发现一个堆满大量经卷、文书、绢画、法器等物的耳洞（世称"藏经洞"）。王道士从洞室中取出几卷卷子，交敦煌县令汪宗瀚鉴别。汪氏凭其政治地位向王道士索要了一批画像和写本，又将这些文物作为官场结交的礼品。于是一小部分敦煌文献流至兰州、新疆、北京。甘肃学台叶昌炽通过汪宗瀚获得不少敦煌藏品。叶氏曾向省藩台衙门建议，将这批文物运到省城来保存，但估算运费要五六千两银子，清政府认为银子比废故纸值钱，便未予采纳，只令王道士仍旧封闭保存。

二、石窟宝藏的来历

汉武帝打通河西走廊，建河西四郡——武威、张掖、酒泉、敦煌。敦煌郡当时领六县，11200户、38300人，成为丝绸之路上的重镇。据唐武周圣历元年（698年）"重修莫高窟佛龛碑"载：前秦建元二年（366年），西域僧乐僔于此凿窟一龛。后又有僧法良在侧更凿营建，故有"伽蓝之建，肇于二僧"的说法。后来地方统治者、王公贵族、商人、市民、手工业者、从良妓女……纷纷在此修建起大大小小的佛窟。时至唐代，莫高窟已是拥有1000多个石窟的佛教圣地了，故又称"千佛洞"。莫高窟从前秦（东晋）历经隋唐以至宋初，先后700年，得到不断的扩建充实。壁画、塑像、经卷写本、织锦刺绣、拓片、法器（皆属寺院所有）极为丰富。10世纪的某一年，一支外族军队占领敦煌。莫高窟僧人在逃难前将不便携带的经卷、文书、绢画、法器等都集中封存于一个洞窟的复室（耳洞）里，外面用泥壁封好，绘上壁画，使人看不出封闭的痕迹。后来战乱平息，这些僧人一去不复返，这个密室就成了一个永久的秘密。

三、石窟宝藏遭劫

洞窟中写本约有5万件，内容包括佛道经文、经史、诗赋、小说、医药、天文、地理、户籍、账簿、契据、信札、状牒、祭文等，还有大量绢画、法器。这些珍贵文物先后为英国人斯坦因、法国人伯希和、俄国人奥登堡、日本人吉川小一郎和橘瑞超、美国人华尔纳等"文盗"骗购、劫掠，大量流往国外。

　　敦煌卷子中涉医学文献超过 100 种，在已知出土医学文献中是最丰富的。敦煌文献凡编号是 S（斯坦因姓氏第一个字母）开头的，为英藏敦煌文献，今藏于英国伦敦；凡编号是 P（伯希和姓氏第一个字母）开头的，为法藏敦煌文献，今藏于法国巴黎；凡编号是"龙"开头的，为日藏敦煌文献，今藏于日本龙谷大学；编号是"天"开头的，今藏于日本天理大学；编号是 Φ 或 ДХ 开头的，为俄藏敦煌文献，今藏于俄罗斯圣彼得堡。

　　1988 年中国中医研究院马继兴研究员综合各处所藏敦煌医学卷子进行分类编目，共分为医经、五藏论、诊法、伤寒论、医术、医方、本草、针灸、辟谷眼石杂禁方、佛家道家医方、医史资料等 11 类。以上前 8 类均为专门医学著作，第 9 类是有关古代养生、祝由的文献，第 10 类是佛经道经中的医学内容，第 11 类是有关医学史的各种资料。1998 年马继兴、王淑民、樊正伦等编撰的《敦煌医学文献辑校》又重新将敦煌医学文献分为医经诊法古籍、医术医方古籍、针药治法古籍、其他医术古籍等 4 大类。

四、敦煌医学卷子的价值

　　1. 大大丰富了隋唐前后的医学文献　据史志目录记载，魏晋南北朝至唐末五代时期医书种类及数量相当繁多，约有三四百种，但传存至今的却仅有屈指可数的七八部，如《肘后备急方》《诸病源候论》《备急千金要方》《千金翼方》《外台秘要》《经效产宝》《刘涓子鬼遗方》等，故敦煌医学卷子的出土弥补了这一时期传世医书的空白，极大地丰富了这一历史时期的医学文献。此外，敦煌医学卷子大多未见史志著录，这说明当时收入史志中的医学书目是有局限的，而散布、流传于民间的医书则非常广泛。

　　2. 保存了古卷轴的原始面貌，具有极高的文物价值　敦煌卷子医书都是在雕版印刷发明以前的古人真迹，真实地展现了古卷轴的型制、纸张、用墨、字体、书写格式。尤其是本草类著作中的"朱墨间书"及各种符号标识，保存了古代本草文献的原貌，是后世宋、元刻本医书无法比拟的。

　　3. 为古医籍的校勘、辑佚提供了重要原始资料　因为敦煌医学卷子是 10 世纪前的文献，早于所有现存的传世古医籍刊本，更接近古书原貌，故可为多种传世古医籍的校勘提供早期的依据。如 P. 3481《病形脉诊》可作校勘传世本《灵枢·邪气脏腑病形》的参考；Дx 00163《黄帝内经素问卷六》（残卷）可作校勘传世本《素问·玉机真脏论》的参考；S. 5614《平脉略例》甲本、P. 2115《平脉略例》乙本及 P. 3477《玄感脉经》等，可供校勘传世本《脉经》的参考。此外，敦煌医学卷子中还保留着不少失传古医书的佚文，这些佚文为辑佚复原古医书提供了重要的原始资料。如唐代国家药典《新修本草》，自宋以后即失传，仅有部分佚文散见于历代本草著作及其他文献中。而敦煌卷子医书中《新修本草》残卷就有 4 种：S. 4534、P. 3714、S. 3822 及李盛铎旧藏残卷，是《新修本草》早期不同的传写本，均可供辑佚参考。

　　4. 反映了六朝隋唐时期的医学成就　敦煌卷子医书中理论性专著较少，除两三种医经类卷子外，尚有数种论述五脏、经脉、腧穴、生理、病理的卷子，大多在《内经》的理论基础上进一步发挥补充。但其中也有一些异于通行诸说的内容，如 P. 2115（背面）《张仲景五脏论》："天有五星，地有五岳，运有五行，人有五脏。所以肺为将军，脾为丈夫，心为帝王，肝为及相，肾为列女。"再如 P. 3477《玄感脉经》：指出头角具有精神意识（精识）作用，这一记载在已知的中医文献资料中是最早的。此外，敦煌卷子医书保存了我国唐以前 4 种重要本草著作的早期传本，如《本草经集注》《亡名氏本草序例》《新修本草》《食疗本草》，尽管皆为残卷，却弥足珍贵。

敦煌卷子医书中保存的医方达 1200 首左右，大都是六朝、隋唐时期医家通过长期临床实践的验方、效方，其治病范围涉及内科、外科、妇产科、儿科、五官科等，另外还有许多外用方（膏摩、药浴、灌肠、坐药、磁疗等）、解金石中毒方、祝由法、纳息（气功）法、辟谷法等，都是珍贵的医史研究资料。

5. 保存古佚"经方"，提示名方渊源出处　先秦文献多有"四方神兽"之名：东方——青龙，西方——白虎，北方——玄武，南方——朱雀。这些名称原来自天上星宿，以后又扩大用于其他方面。

今传世本《伤寒论》中有大小青龙汤、白虎汤、真武汤（即玄武汤，宋代避讳，改玄为真），四神兽有三，独缺朱雀汤。且除青龙汤外，白虎汤、真武汤均无大小之分。敦煌文献《辅行诀脏腑用药法要》中保存了大、小朱鸟汤，而且青龙、白虎、玄武诸汤均大小齐全。此外该书还保存了佚失已久的经方——大小阳旦汤、大小阴旦汤。

又，S. 5598 是一件唐写本佛经，末尾附一佛家养生方毗沙门天王奉宣和尚神妙补心丸方。此方把干薯蓣、干地黄等 17 味药研末，将白沙蜜用火融化，和药末制成丸，以供医用，有健骨补髓，安神定惊，开心益智，久服驻颜等功效。今传世医方有"天王补心丹"，二者方名、配伍、主治基本相同，只有几味药物有所出入。由此可见，敦煌补心丸方是天王补心丹最早的祖方。

6. 解决了医学文献撰年的争议问题　由于敦煌卷子医书的抄写年代下限不晚于五代末期，故可以此为依据，判定一些医学文献长期争议未决的撰年问题。如《王叔和脉诀》是一部流传较广的传世古医籍，书中虽题有魏晋医家王叔和之名，但因其内容、体例均与王叔和编撰的《脉经》迥异，故历代医家皆认为此书是后世托名之作。但在其撰年问题上又有三说：一为六朝说，以宋代陈言、元代王好古为代表；二为五代说，以明代吴崑、李时珍为代表；三为北宋熙宁以后说，以元代谢缙翁为代表。而敦煌卷子医书 P. 3655《七表八里三部脉》《青乌子脉诀》中的七言歌诀，其体裁、文字均与传世本《王叔和脉诀》相同，足证《王叔和脉诀》的撰年当在五代以前。又如《雷公炮炙论》的撰年有隋代说、唐末说、宋代说、10 世纪说。今据敦煌 P. 2115《张仲景五脏论》（唐初）"雷公妙典咸述炮炙之宜"，足证此书唐以后成书诸说皆为失考。

第五节　册叶与线装

为了避免散乱，将各种载体的文献加工装订成一定的形式，便于阅读保存，这就是文献的装订制度，又称书籍制度。根据中医文献的具体历史情况，古医籍的装订制度可分为简策、卷轴、册叶三种。简策制度是将竹木简牍用编绳串联成策，予以保存的制度；卷轴制度是将帛书或纸叶用书轴卷成卷子，予以保存的制度。这两种书籍制度在以上章节已作了介绍。册叶制度是将纸卷、写叶或印叶用各种方法装订为整册，予以保存的制度。后世在此基础上演进为线装。

卷轴的使用有两大不便：一是展读不便，需左右手同时施用，读毕还须从尾至首重新卷好；二是查阅不便，唐代已出现长篇的类书和字书，如欲查检其中某段资料，需从头展卷，循序检阅，费时费力，极为不便。为方便阅读，唐代即有人开始将绵长的卷子折叠成叶。宋代欧阳修《归田录》云："唐人藏书皆作卷轴，其后有叶子，其制似策子，凡文字有归检用者，卷轴难以卷舒，故以叶子写之。"

宋代陈师道《后山谈丛》称："古书皆为长卷，至唐始有叶子，今称为册。"所谓"叶"，即纸之散叶，相当于现代书籍的"页"，将纸叶折叠粘连，则为"册"，总称"册叶"，亦作"册页"。由于装订的方法不同，"册叶"又分为以下几种形式。

一、经折装

将一幅长卷向左、右反复折叠，形成一个宽度相等的长方形的折子，首叶、尾叶分别裱上厚纸或木板，作为封面和封底。因其外形酷似古印度传人的梵文贝叶经，故又称"梵夹装"。其优点为体积小，节约空间；查阅方便，可随手翻检。但也有缺点：翻阅时容易散开，折叠处易断裂。经折装的古医籍最早见于敦煌医书，如 P. 3655 共 8 折，18 叶，正背两面连续抄录 3 书：《明堂五藏论》《七表八里三部脉》《青乌子脉诀》。P. 5614 共 14 折，15 叶，连续抄录 4 书：《张仲景五藏论》（乙本）、《平脉略例》（甲本）、《五藏脉候阴阳相乘法》（甲本）、《占五藏声色源候》。上二件皆抄录于唐代初期。又如 S. 5435 共 18 折，19 叶，抄录《不知名医方第四种》，其撰年在五代时期。后世一些石刻拓本，也采用经折装装订，如明代秦王朱守中于隆庆六年将宋代郭思所刻《千金宝要》重新刻石，同年拓印，以经折装形式托裱装订。又如近人黄维翰《医圣张仲景灵应碑》拓本、日本《瓦版药师经》拓本皆用经折装装订而成。

二、旋风装

经折装避免了卷轴舒卷的麻烦，但翻阅时易于散乱、断裂。为此，后人又在此基础上作了改进：将首、尾两张纸改用一张整纸，同时粘贴于首叶与尾叶（并列）。首尾固定后，翻阅时可从前至后，从后到前，来回翻转，"宛转如旋风"，又不易断裂脱落，故称"旋风装"。宋代张邦基《墨庄漫录·卷三》称："今世间所传《唐韵》，犹有旋风叶，字画清劲，人家往往有之。"今故宫博物院所藏宋代装订的唐代吴彩鸾手书《唐韵》，即为旋风装。旋风装的中医药书籍迄今尚未发现。

三、蝴蝶装

经折装、旋风装的书册，其折叠处容易断裂。为了克服这一缺点，至唐末五代（约 10 世纪）时又出现了一种新的装订形式：将雕版印刷的一叶有文字的一面，在版心中缝处对折（版心向里），再将各叶折口中缝对齐，粘连于一张包背纸上。这样，即使折缝断裂，也不会脱落。翻开时，一张完整的印叶便呈现眼前，而印叶的中心又粘于书背，揭开时犹如蝴蝶展开双翅，故称"蝴蝶装"，又因其采用将每叶折缝粘连的方法，故又称"粘叶装"。其粘连的一侧称为"书背"（又称"书脊""书脑"），散开的一侧称作"书口"，书的上端称为"书首"，其下端称作"书根"。上架时，书背朝上，书口朝下，书根向外。书背或书根上往往写有书名、卷次，以便查检。后世一些线装书仍有仿用这些名称和形式的。蝴蝶装的优点有二：一是中缝粘连，不易脱叶；二是即便书叶四周受损，也不致影响到版心文字。此式起始于唐末五代，盛行于宋。日本涩江全善、森立之《经籍访古志·补遗》载：《眼科龙木总论》（10 卷）有一种日本应永二十七年的旧抄粘叶本，"此本为狩谷望之旧藏，册不线订，纸心粘装，宋人所谓蝴蝶装也"。已知蝴蝶装医书还有敦煌医书 P. 3930《不知名医方第十种》（马继兴考证属唐人写本），明嘉靖刻本《圣散子方》1 卷，明石刻拓本《铜人腧穴针灸图经》、清彩绘《导引图》（中国中医科学院图书馆藏），明彩绘《本草图谱》（中国国家图书馆藏）。

四、包背装

蝴蝶装的书籍不易脱落，但也有缺点：展书披阅时，经常会翻到未印文字的书叶背面；读完一版，必须连翻两叶，方能接着阅读，甚为不便。于是到南宋后期，有人又加以改进，将书叶有字的一面对折，把散开的书边依次逐叶粘连在包背纸上，使原先内向的版心向外成为书口。这样，在展读时，打开书本都是有字的书叶，可逐叶阅读，不致间断。书的首尾用厚硬纸粘贴，或再包以绫绢，作为封面封底。包背装在元、明、清时期盛行，现存包背装的医书主要见于明代《永乐大典》与清代《四库全书》中的医籍。当年《永乐大典》和《四库全书》的书籍就是用包背装的形式装订的。

五、线装

至明代中期，在包背装的基础上又进行改进：不用整纸包背，而是将书口与边栏理齐后，用纸捻在近书背空白处穿孔订成书身，封面及封底再各加一叶厚纸。或将封面及封底与正叶理齐，然后在近书背处打孔穿线，订成一册。普通用 4 眼装订，也有用 6 眼或 8 眼的。最外层的书皮称"书衣"，多用黄褐色或磁青色厚纸，考究的则用缣帛丝织品。书衣左侧贴有"书签"，上题书名。书衣里边一般衬一空白纸叶，（经特殊处理可防虫蛀），称为"护叶"或"副叶"。护叶下面一页题有书名，有时还题撰人姓名及刊印地点或姓氏，这叶纸称作"封面"或"内封"（相当于现代的书名页或扉页，与今之"封面"概念不同）。全册正文之后还衬有一张护叶，最后是封底。线装是我国古籍的主要装订形式，现存古医籍绝大部分是线装书。

【复习思考题】

1. 历代存世的重要石刻医学文献有哪些？
2. 马王堆汉墓出土的简牍和帛书医学文献是什么？
3. 敦煌医学卷子文献的重要价值有哪些？
4. 书籍册页制度的主要装订形式有哪些？

扫一扫，查阅本章数字资源，含PPT、音视频、图片等

目录在我国有着悠久的历史，它是在文献著述日益增多，人们为便于查找和利用图书的基础上产生和发展起来的。我国古代有关目录方面的专著很多，历代中医文献大都收录于各种目录书中，明清以来中医目录专著也多有面世。目录学是治学的重要工具和途径，掌握目录学方面的基本知识，是读书治学的必备条件，对临床和科研工作有指导性作用。

第一节　概　述

一、目录与目录学

（一）目录

目录是著录一批相关文献，并按一定的次序编排而成的一种揭示与报导文献的工具。"目录"二字连称，始于汉代。据《汉书·叙传下》载："刘向司籍，九流以别；爰著目录，略序洪烈。"可见目录与刘向等人校书密切联系在一起。西汉末年，汉成帝命刘向、刘歆父子校书，"每一书已，向辄条其篇目，撮其指意，录而奏之。"这里所说的目录，目是篇目，即一书的篇卷名称和次第；录是叙录，即根据书的内容、作者的事迹、书的评价、校勘的经过等写成的文字。目录一词在后来的使用中，其含义逐渐有了分化，常作为一书的篇卷章节名称，或作为著录图书的工具（又称作书目），这里的目录、目录学，多是指后者而言。

（二）目录学

目录学是研究目录的形成和发展规律的一门科学。目录学的研究内容是根据文献的内容和性质，揭示其内在联系，并进行合理编排，以达到辨章学术、考镜源流、指示读书门径的目的。我国现代目录学家姚名达先生说："目录学者，将群书部次甲乙，条别异同，推阐大义，疏通伦类，将以辨章学术，考镜源流，欲人即类求书，因书究学之专门学术也。"就是这个意思。目录学的宗旨是：将众多的书籍分门别类，编出简明的目录，让读者据目录以寻求书籍；向读者介绍和推荐图书，使读者通过书目，了解书属于什么流派、学术宗于哪家等。

二、目录学的意义

中医药文献汗牛充栋，是我国古代文化遗产的重要组成部分，除历代散佚者外，现存近万种。人们要从浩如烟海的古医籍中理出头绪，全面系统地了解所需文献，并能顺利找到相关资

料，只有利用目录学成果，按类求书。因此，目录学无论在过去还是现在，对于深入研究某门学术或读书学习，都是必不可少的知识。目录学的意义是多方面的，大致归纳如下。

1. 纲纪群籍，部属甲乙，便于寻检　目录工作者运用目录学的理论为指导，将众多的图书进行整理，编制成目录。读者通过目录，可以清晰地看到各科各类图书被编排得井井有条，可根据自己的需要因类索书，因书求学，不至于漫无边际，大海捞针。

2. 辨章学术，考镜源流，学有所承　我国古代的许多书目具有学术史的性质，如《汉书·艺文志》《隋书·经籍志》《四库全书总目提要》等书目的总序和类序，对于某一部类古籍和某一流派的学术起源、发展、转变都有简要的说明，让读者清楚书之属于何家，学术之属于何派。目录所著录的图书，还能反映出各个时代某种学术的发展水平。如《汉书·艺文志》著录的主要是经书和子书，而不立史书的例目，将《春秋》附于经书之中，这反映出秦以前至汉代，经学占统治地位，且数量众多。同时，由于诸子蜂起，百家争鸣，纷纷著书立说，促进了中国古代文化、哲学等学科的发展，而史书却很少，故不列类目。到了晋代，目录的分类方法发生了改变，创立了四部分类法，单立史部以著录史籍，反映出汉以后学者重视历史研究，史籍大量增加。《隋书·经籍志》著录有《婆罗门天文经》《婆罗门算经》《婆罗门药方》等书，则反映出魏晋南北朝以后，中国与印度等国进行文化交流的情况。可见，目录兼有学术史的性质。

3. 指示要籍，提要钩玄，学有侧重　某些解题、提要性目录，将书的内容写成简明的提要，书的梗概一目了然，读者借此可以了解书籍价值如何，以便确定是精读还是粗读。图书文献浩如烟海，再有精力的人也不可能读遍。学习时必须要选择性地阅读。一些提要性目录、推荐目录可以起指导作用。

第二节　目录的结构与类型

一、目录的结构

目录由前言、目次、正文、辅助资料 4 部分组成。

（一）前言

前言又称序言、引言、编辑说明、编者的话等，是目录的重要组成部分。它简明扼要、提纲挈领地说明目录编制目的、性质、用途、结构特点、读者对象，收录文献的范围及时限，文献的编排，目录使用方法等问题。

有些目录除前言外，尚有凡例，凡例又称序例、编例、编写条例等，主要介绍目录的编制体例、检索方法及使用注意等。我们在利用目录之前，要先仔细地阅读前言及凡例，了解目录的这一特点，才能做到运用自如。

（二）目次

目次是反映书目内容的大纲，通过目次，可以直接迅速地了解书目的内容、结构及其体例的纲要。

（三）正文

正文是一部目录的主体，由著录、提要和小序 3 部分组成。

1. 著录 著录即是记录、登记的意思，是目录学中记录图书的专用词。现代目录著录项有书名、版本、真伪、存佚、著者等项。书名项包括书名和卷数、篇数、回数。版本项著录版本的特征、类别、源流、收减等情况。真伪项注明图书的真伪，以确保文献的真实性和可靠性。存佚项著录古书的存佚情况，大体分存、佚、未见、阙4种形式。著者项，在古籍中反映著者情况的记载很复杂，有名、字、号等不同的问题，应加以注意。

2. 提要 提要也称叙录、解题、书录，是用以揭示与报道图书文献的有效方法之一。其内容包括作者简介、内容提要、学术思想及评价等，使读者了解作者和全书的梗概。古代目录提要的形式由于取材内容和撰写方法不同，可分为3种类型。

（1）叙录体提要 每书介绍其时代与作者生平，论其内容主旨与作用，兼述其学术渊源，记录其校勘异本情况。叙录体提要始创于西汉刘向的《别录》，到了宋代晁公武的《郡斋读书志》和陈振孙的《直斋书录解题》益趋成熟，至《四库全书总目》论述更为完善。《中国医籍提要》属叙录体医学书目。

（2）传录体提要 此种目录仅于每书之下记作者之小传，对该书的内容不加评述。可能寓有"知人明书"之意，了解其人，可因人以求书。《中国分省医籍考》属传录体医学书目。

（3）辑录体提要 即于书目之下，广泛收集与作者及该书有关的资料，诸如历代各种书目对该书的著录情况、作者传略、序跋、版本、考证、内容提要及各家之评述等，间或附以编者之按语。充分揭示其内容，对该书的来历、流传情况与学术价值，均有所论及。《中国医籍考》属于辑录体医学书目。

3. 小序 小序是指各种分类编排的目录书中的部序和类序，是和总序（前言）相对而言的。小序之体，萌于刘歆《七略》之"辑略"，班固《汉书·艺文志》则将"辑略"之文分载于各类之后，每一部类，皆剖析源流，阐明要旨，以便观览，后来目录之书多仿此体例。

我国的目录学家十分重视小序的作用。在小序中往往对某一部类图书的学术流派、演变和特点加以论述，并对某部类图书的分类沿革及类目变更、设置及缘由等加以说明，能起到"辨章学术、考镜源流"的作用。同时小序阐明了编目者的思想观点和编制目的，对于掌握和了解这类图书能起到提纲挈领、鸟瞰全局的作用。

（四）辅助资料

辅助资料是附录在目录正文之后的各种资料。一般包括辅助索引（人名索引、书名索引）、作者年表等，以便检索。

前言、目次、辅助资料都是为正文服务的，帮助读者进一步了解和利用正文。上述4个部分互相联系、相互配合，构成一部完整的目录，以完成向读者揭示图书、指导学习的任务。

二、目录的类型

目录是揭示和报道文献的工具，它是将一批相关的文献（主要是图书）根据一定要求著录下来，并按一定次序加以编排，以供人们查阅。各种类型的目录，反映了人们研究文献的不同目的和需要。

（一）古代目录的类型

我国目录学家曾从不同角度，对古代目录进行分类，但每一种分类方法都不够完善。

1. 官修目录 官修目录是由政府组织人员调查国家藏书之后修撰的国家藏书目录。我国自西汉刘向开始，几乎每个朝代都有在政府主持下修撰的国家藏书目录。官修目录的特点是著录完备，包罗宏富，且多是综合性目录，篇幅较大，收录较全。宋以前的官修目录已基本亡佚，其内容大都收录在该朝的史书中。清代的《四库全书总目》是官修目录的代表。

2. 史志目录　史志目录包括史书目录和方志目录。

史书目录是指史籍中含有的目录。我国古代史学家著书，力图全面反映一朝一代的历史面貌，所以书中有记录文化学术的内容，其中记录图书情况的称"艺文志"或"经籍志"。史书目录又可分为正史目录、国史目录、专史目录3种，其中最有代表性的是正史目录。

正史目录是指正史中记录典籍书目的专门篇章。"正史"共有二十四部，称二十四史。其中东汉班固删《七略》以成篇籍，列入《汉书》，名为《汉书·艺文志》，创史书目录之先河。后世史家仿此，于史书中设艺文志或经籍志，以记一代藏书之盛或一代著述之盛。二十四史中，原有史志目录者共为6部。清代以来，许多学者以正史目录阙甚为憾，纷纷为作补志，所缺各代史志都有了补编，对于已编各志，也有补正加注。这些后补的艺文志，都汇入《二十五史补编》。正史目录是古代目录的大宗，已构成我国两千年来系统完整的典籍目录，反映了从古至清的图书概况和我国古代学术的兴起与发展源流，是中国文化科技发展史之缩影。此外，郑樵《通志·艺文略》、马端临《文献通考·经籍考》也属于史志目录，值得参考。

方志即地方志。它所记录的是某一区域内一定时期的事物和人物等。许多地方志仿正史体例，设有艺文志或经籍志，记述本区域内的藏书及著述，此为方志目录。它可以补充正史艺文志的不足或遗漏。郭霭春编《中国分省医籍考》，就利用了大量的方志目录资料。

3. 私家目录　私家目录是指个人编撰的私人藏书目录。我国历史上最早编修私人藏书目录的是南朝刘宋时期王俭的《七志》和梁代阮孝绪的《七录》。隋唐继有所作，但多亡佚。宋代以后，由于印刷术的进步，书籍大量出版，私人藏书家增多，私家编目之风日盛，私人藏书目录亦形成一个系列，与官修目录、史书目录并称。

私家目录的编撰各有特点，有偏于藏书者，有偏于版本者，有偏于鉴赏者，有偏于治学者。私人藏书目录可以补充官修目录、史书目录之不足。

（二）现代目录的类型

现代目录类型划分的标准主要根据书目的内在特征和外部特征。内在特征主要是指书目编制的目的和社会职能、收录文献的范围，反映文献的范围和收藏情况；外部特征主要是指书目的编制体例和物质形态。

1. 根据目录的编制目的和社会职能分　可分登记书目、通报书目、推荐书目、研究书目、书目之书目5种基本类型。

（1）**登记书目**　是全面登记和反映一个时期、一定范围或某一类型文献的出版和收藏情况而编制的书目。国家书目是登记书目的主要类型之一，是全面系统地揭示与报导一个国家出版的所有文献的总目。如《全国总书目》《古籍目录》等。

（2）**通报书目**　及时准确地提供新出版、待出版，或者新入藏文献的情况，一般多采取连续出版物的形式。如北京图书馆编印的《外文科技新书通报》。

（3）**推荐书目**　针对一定的读者对象，围绕某一专题，选择有关文献而编成的指导学习的一种书目。如《书目答问》等。

（4）**研究书目**　为学术研究和文献研究提供参考的书目。这类书目在收录内容和著录项目上要比其他书目更为完善，是科研工作者常用之书目。如《中国善本书提要》等。

（5）书目之书目　专门汇辑和介绍各种书目、索引、文摘等检索工具的书目。如周贞亮等编的《书目举要》。

2. 根据著录文献的内容范围分　可分综合性书目、专科书目、地方文献书目和个人著述书目。综合性书目收录的文献涉及各个学科领域和知识门类，国家书目即属于综合性目录；专科书目是全面系统地揭示和报道某一学科或某一专门研究课题的书目（又名专题目录），是为一定范围的读者服务的，专科书目对于科研具有较大的参考价值和指导作用，中医药图书目录即属此类；地方文献书目是以某一地区为范围，收录这一地区的图书文献而编制成的一种目录，地方志中的艺文志或经籍志属于地方文献目录的范围；个人著述书目是专门揭示与报道某个作者的全部著作、翻译、编辑、校阅等著述活动的书目，如《任应秋著述书目》。

3. 根据目录反映的收藏情况分　可分馆藏目录和联合目录。馆藏目录报道的是某一个馆所收藏的文献及其馆藏位置（索书号），这是图书馆开展馆内借阅和馆际交流的重要工具。一般专业图书馆都编有本专业的馆藏目录，这些目录基本上都是非公开出版物。联合目录报道的是全国或某一地区、某一系统若干个图书馆收藏的文献，如《全国中医图书联合目录》。读者要想了解某一中医文献收藏在哪些单位（见收藏馆代号）或某一馆收藏有哪些中医文献，通过联合目录和馆藏目录便可解决。

4. 根据著录内容分　分为两种：一种是单纯书目，只载书名、作者、卷册和出版情况，如《中国中医古籍总目》等；一种是提要式书目，除一般著录外，还扼要地介绍书的内容和作者生平，考证版本，详述书的价值等，如《中医古籍珍本提要》等。

5. 根据目录编制的体例分　可分为书名目录、著者目录、分类目录和主题目录。

6. 根据目录的载体形式分　可分为卡片式目录、书本式目录、缩微目录和机读目录等。

总之，目录类型的划分有各种不同的标准，不同类型的书目具有不同的作用和社会价值。一部书目可以从不同角度来划分而兼属数种类型，如《全国总书目》既是国家书目，又是综合性书目；《全国中医图书联合目录》既是联合目录，又是专科目录。在实际使用时不要拘泥于类型，应灵活运用。

第三节　综合性目录

一、《四库全书总目》

清代乾隆年间，统治者为了实行文化统治，建立"四库全书馆"，向全国征集图书，并组织学者进行编纂和整理。历经十余年，于乾隆四十七年完成了大型丛书——《四库全书》的编纂工作。

《四库全书总目》是由《四库全书》总纂官纪昀等人遵照乾隆的旨意，将编纂《四库全书》过程中所撰写的采入和未采入的古籍提要汇编而成。全书200卷，其中著录收入《四库全书》的古籍3461种，79309卷，未收入《四库全书》的存目书6793种，93551卷。本书卷一百零三至一百零四子部十三至十四为医家类书目，著录医书97部，1816卷。子部十五为医家类存目，著录医书94部682卷。

《四库全书总目》著录的书籍，基本上包括了清代乾隆以前中国古代的著作，是总结过去目录学成就、反映当时文化水平的巨著。《四库全书总目》的分类，是正统的四部分类法。在划分部类子目方面，参考了过去的各种公私书目，斟酌去取，使四部分类法更适用于著录一切旧籍以及当时兴起的一些新著，达到了更为切合实用、更为完善的境地。《四库全书总目》的分类法分部、类、属三级，计分经、史、子、集4部，44类，65属。如子部之下有儒家类、医家类、术数类等14类，术数类之下又分数学之属、占候之属、占卜之属、阴阳五行之属等7属。

其后还有许多补充、订正、研究《四库全书总目》的书目，如清人邵懿辰撰、近人邵章续录的《增订四库简明目录标注》，清人阮元的《四库未收书目提要》，今人余嘉锡的《四库提要辨证》等，都是重要的参考书。

二、《四库全书简明目录》

清代于敏中等编。《四库全书总目提要》卷帙浩繁，使用不便，而且存目太多，与四库藏书实际情况不符。因此，乾隆又命四库馆另编《简明目录》。全书二十卷，其特点是①删去存目部分；②著录书籍3470种，比总目略多；③提要内容概括精简，故使用起来比《总目提要》方便。1957年9月上海古典文学出版社据清同治年间广东刻本出版标点重排印本，书后附有四角号码书名和著作索引。

三、《续修四库全书提要》

王云五主持编撰，1972年台湾省"商务印书馆"据日本京都大学人文学科研究所油印本影印。共20册，附有按四角号码编排的书名索引。1925年，日本在华成立东方文化事业委员会，以日本退还的庚子赔款为经费，组织人员续修四库全书目录，专收《四库全书》未收录的图书及清乾隆以后刊印的著作，后因战争未能按计划全部完成。现行刊本已有相当规模，全书体例大体维持旧制，仍以四部分类，增加"外国史、西方格致"等若干小类。共提要著录古籍10070种，不列存目，相当于《四库全书总目提要》的近三倍，其中史部增加12倍之多，医学类在子部，分医理、医方、药理三个部分，共收医书417种。

本书特点：一是参加撰写提要的85人，基本上都是海内各科著名学者；二是提要撰写比较统一、规范，大体上包括作者、内容提要、附录及述评等，各条目大都附有提要撰写者姓名；三是兼收海外藏书，其中包括大英博物馆、巴黎博物馆及日本内阁文库之馆藏；四是所采图书均附有版本记载。本书对于了解、考证《四库全书总目提要》以外的古籍，具有一定的学术参考价值。

四、《贩书偶记》《贩书偶记续编》

《贩书偶记》由孙殿起编于1936年，收录了作者经营书店一生中所见的清代乾隆以后刊印的著述，同时也兼收少量四库以前未被《四库全书总目提要》收录的著作，以及辛亥革命以后至抗战前夕的著作，每书著录书名、卷帙、著者、版本等项，不著提要。全书按经、史、子、集四部分类，医家类在卷九，不再分细目，共收医书153种，本书可作《四库全书总目提要》之补编。孙氏在《贩书偶记》出版后，又积累资料5000余条，但孙氏于1958年去世，后由其助手雷梦水加以整理出版，名为《贩书偶记续编》，该书编制体例悉依原书，医家类在卷九，下分细目22个，共收医书92种。本书可作为《贩书偶记》的补充。

五、《中国丛书综录》

上海图书馆编，1959～1962年由上海中华书局出版。本书是我国目前最完善的一部丛书目录，它收录了全国各大城市的41个主要图书馆实际馆藏的历代丛书2797种，包括古籍38891

种，其规模之宏大、体例之严谨，皆为前所未有。

全书分三册：第一册是"总目分类目录"，即将 2700 多部丛书分类编排。全册分"汇编"和"类编"两个部分，"汇编"分杂纂、辑佚、郡邑、氏族、独撰 5 类；"类编"分经、史、子、集 4 类，各类之下再分若干细目。子类医家类中，共收医学丛书 130 种。每种丛书列书名、编者及版本。其子目著录书名、卷数与作者。书后附《全国主要图书馆收藏情况表》，具有联合目录性质，又附《丛书书名索引》，按四角号码排列。

第二册是"子目分类目录"，收录子目 7 万多条，以子目为单位，分经、史、子、集四部，部下又分类属。每书著录其书名、卷数、著者及所属丛书，某些子目本身又包括几种著作，另编《别录》，附于四部之后。医家类在子部，下分 22 大类，内科、外科、五官科等又加以细分，共载录医书 1357 种。

第三册是为第二册服务的工具，包括"子目书名索引""子目著者索引"，均按四角号码排列，书前附有"四角号码检字法""索引字头汉语拼音检字"，以便读者多途径检索。

六、《中国近代现代丛书目录》

上海图书馆编，本书共分目录一册，索引两册，1979 ～ 1982 年由上海图书馆出版手抄影印本。本书收录上海图书馆馆藏 1902 ～ 1949 年出版的中文丛书（线装古籍除外），计有 5549 种，含子目图书 30940 种，凡《中国丛书综录》已收者不录。过去还无人编过中国近代现代丛书目录，本目录虽属馆藏目录，但从检索角度来看，填补了这项空白。

目录正文按丛书名称首字笔画顺序排列，各条目下列该丛书之子目。正文前编有《丛书书名首字索引》，按笔画排列。书末附有《丛书出版年表（1902 ～ 1949 年)》，分年将丛书列出。出版年不详者，则集中排在最后。《子目索引》分上下两册，上册为"子目书名索引"，下册为"子目著者索引"和"丛书编者索引"，均按笔画排列。下册还附录"中国作者名字、号、别名、笔名录""外国著者汉文译文异名表"。

本书不足之处是缺少子目分类目录，不能满足读者从学科或专题角度检索图书之需要。

七、《古籍目录》

国家出版局版本图书馆编，1980 年 8 月中华书局出版。本书收录 1949 ～ 1976 年底我国出版的各类古籍，包括"五四"以前的著作、"五四"以后对古籍整理加工的著作，以及古籍的今译、新注和选本。全书分综合、学术思想、历史、文化教育、语言文字、文学艺术、农书、医药、其他科技共 9 类。其中医药类收有医籍 524 种，分为 16 个大类，每种书著录书名、作者、出版者、出版年月、开本、字数、单价、印刷次数和印刷量。部分书附有版本及内容简要说明。通过本目录可以全面了解这二十多年间的古籍整理和出版情况。

八、《中国古籍总目》

中国古籍总目编纂委员会联合编写，2009 ～ 2013 年由中华书局、上海古籍出版社出版。该书可称得上是著录古籍最多的目录著作。编纂体例参照《中国古籍善本书目》，分为经、史、子、集、丛五部，以及各部下的类、属名目及内容的分类。著录内容有书名项、著者项、版本项、附注项、图书馆业务注记（收藏图书馆简称）、分类标记等。《中国古籍总目》的编纂，完成了迄今最大规模的调查与著录，第一次将中国古籍书目著录为约二十万种。

第四节　中医专科目录

一、中医专科目录源流

综合性目录起源于西汉，而中医专科目录的出现要晚很多。南宋绍兴年间的《秘书省续编到四库阙书目》上载有《医经目录》和《大宋本草目》。可惜这两部书目均已亡佚，无法查考其著录内容。据明代黄虞稷撰《千顷堂书目》记载，明嘉靖年间李濂撰《李嵩诸医书目录》4卷，惜亦未见。现存最早的中医专科目录是明末殷仲春撰《医藏目录》。

清代以后，医学书目逐渐增多，已知的有王宏翰撰《古今医籍考》，余鸿业撰《医林书目》，董恂撰《古今医籍备考》，邹澍撰《医经书目》，改师立撰《医林大观书目》。但上述书目均已亡佚，其著录内容和分类方法亦不可知。

现存的清代中医专科目录，国内医家编撰的有1852年曹禾撰《医学读书志》2卷，1892年凌奂撰《医学薪传》，1910年丁福保撰《历代医学书目提要》；日本医家编撰的有1694年向井富撰《商舶载来医家书目》1卷，1723年服活斋、服敬之撰《东都官库医籍目录》1卷，1752年望月三英撰《医官玄稿》3卷，1819年丹波元胤撰《医籍考》80卷。

民国时期，又有多种中医专科目录问世，国内的有1924年裘庆元撰《三三医书书目提要》，1936年又撰《珍本医书集成总目》及《续编》，1936年曹炳章撰《中国医学大成总目提要》，1936年陈存仁撰《皇汉医学丛书总目》及续编。日本的有1913年佐藤恒二撰《和汉医籍小观》，1936年黑田源次等撰《宋以前医籍考》，1941年又与冈西为人共撰《中国医学书目正续编》，1948年冈西为人撰《宋以前医籍考》。

中华人民共和国成立后，随着中医事业的迅猛发展，中医专科目录的编撰亦达到一个新的高潮。编纂了一批很有价值的目录书，如1955年丁福保、周云青撰《四部总录·医药编》，1961年中医研究院、北京图书馆合编《中医图书联合目录》，1991年薛清录主编新版《全国中医图书联合目录》，1991年严世芸主编《中国医籍通考》，1994年李茂如撰《历代史志书目著录医籍汇考》，2007年薛清录主编《中国中医古籍总目》。还有一些提要性目录，如贾维诚撰《三百种医籍录》，孙继芬等撰《中国医籍提要》，吴枫主编《中华古文献大辞典·医药卷》等。郭霭春主编的《中国分省医籍考》是考查地方中医文献的参考书目。

1949年以后编写的中医专科目录，不仅继承了古代目录学"辨章学术，考镜源流"的宗旨，又汲取了现代目录学的精华，从编写体例、内容等方面都各具特点，更适应现代中医药研究的需要。

二、常用中医专科目录

（一）《医藏书目》

明代殷仲春撰，1955年上海群联出版社据汤溪范氏所藏明崇祯刊本影印。本书刊行于明万历四十六年（1618年），是我国现存最早的一部医学专科书目。全书按所采录的医书内容分为20函（类）。每函仿照佛经《如来法藏》的名称取名，并冠以小序，介绍该函内容，共载医书449部（包括重出）。各函书目仅著录书名和作者，无提要，较为简单。

本书所录之书，均经撰者目验，不臆录转录，比较可靠，对于了解明代医籍的流传情况具有一定的参考价值。

（二）《中国医籍考》

（日本）丹波元胤撰于 1819 年。《中国医籍考》原名《医籍考》，1936 年陈存仁《皇汉医学丛书》收入此书，并改书名为《中国医籍考》，1956 年人民卫生出版社据《皇汉医学丛书》本重印出版。该书收辑我国自秦汉至清道光年间历代医书 2383 种（据目次统计）。全书分为医经、本草、食治、藏象、诊法、明堂经脉、方论、史传、运气等 9 大类。大类之下再分小类，每小类所列医书以时代先后为序。每书之下，注明其出处、卷数、存佚，并详列该书序跋、著者传略、诸家述评、历史考证等资料，有的还附有编者按语，按语大多是论述古医籍版本方面的问题。该书的编写虽受历史条件的限制，有不少遗漏和存佚不确之处，但对研究与查考中医古籍仍是一部具有较高实用价值的工具书。书后附有书名、人名索引，便于检索。

（三）《医学读书志》

清代曹禾撰，1981 年中医古籍出版社整理重印出版。该书分上、下两卷，并有《附志》1 卷。曹氏以史志所载，志其第次，收录历代名医 110 家，涉及书目 487 部，7717 卷。以历代名医为纲，罗列著作，提示内容，兼评得失。书目的编次虽不甚科学，但亦别出心裁。书中有些观点虽有需商榷之处，但对研究中医文献仍有参考价值。

（四）《四部总录·医药编》

丁福保、周云青编，1955 年商务印书馆出版。该书是《四部总录》中有关医药书目部分的单行本。收录各种书目中有提要的现存中医书 450 种（其书虽存，但无书目提要者不收）。分经脉、专科、杂病、药学、方剂、医案、养生、杂录 8 类加以汇编。每一书目后记述该书现存之版本、书之序跋和各家述评。书末附有"现存医学书目总目""现存医学丛书总目""中国医学大辞典著录医学书目"、王重民的"善本医籍经眼录"及"四角号码书名、人名索引""单字笔画检字表"等。附录的 4 种书目共收书 1000 余种，除"善本医籍经眼录"外，均无提要。该书辑录历代公私诸家书目及清人各种补志中的丰富资料，是一本资料搜集较全面的辑录体医学书目，对研究和整理古代医学文献有重要的参考价值。

（五）《中国医学大成总目提要》

曹炳章辑，1936 年上海大同书局铅印出版。本书为《中国医学大成》之总目，共辑录魏晋至明清历代重要医籍及少数近代和日本医家著作 365 种。该书后因抗日战争爆发未能按原计划出完，实际仅出版 135 种，但此书仍不失为一种较好的中医提要书目。全书分医经、药物、诊断、方剂、通治、外感、内科、外科、妇科、儿科、针灸、医案、杂著 13 类。

本书除对每个类目予以说明外，还对 365 种医书的内容分别予以介绍和评论，其中有些医著附有历代医家评注，为读者了解这些医著提供了很大的方便，书前有分类总目，以供读者检索。

（六）《宋以前医籍考》

（日本）冈西为人编，1958 年人民卫生出版社出版。该书收集我国宋代以前（包括两宋、辽、金）已佚和现存的医书 1860 种，按内容分为内经、运气、难经、脉经、五藏、针灸、女科、幼科、外科、口齿、眼科、养生、月令、按摩导引、房中、祝由、兽医、医史医制、仲景方论、医经、经方、本草、食经等 23 类。每一条目之下辑录该种古医籍的出典、考证、序跋、版本等项，可供全面查考某一中医古籍的出处、卷数、存佚、作者、内容等情况。该书资料主要辑自历代医书、文史、书目、地志、博物、笔记杂录等。不少内容比《中国医籍考》更全面详细，版本一项尤为突出。书后附有参考书志、书目 400 多种及书名、人名笔画索引。该书是研究我国宋以前中医古籍的一部很有参考价值的专科目录。

（七）《现存本草书录》

龙伯坚编著，1957 年人民卫生出版社出版。历代本草学专著，为数众多，不下数百种。此书搜集上自《神农本草经》（辑佚本），下迄近代之存世本草学文献书目计 278 种。分成 7 类：神农本草经、综合本草、单味药本草、食物本草、炮制、歌诗便读、杂著。每类书目均按时代先后排列；每种书记其卷数、作者、刊行年代、版本及内容提要。

（八）《三百种医籍录》

贾维诚编著，1982 年黑龙江科学技术出版社出版。本书选择自《内经》至清末的中医著作 300 种（由于某些医籍为丛书，故实际数为 344 种），均是我国医史上实用价值较高、流传较广的主要医籍。全书分 12 大类。每种书均提要介绍全书具体内容，对主要医籍还分章、分节加以介绍，并注意提示学术特点；其次述及作者生平和历代经籍志、艺文志、私家书目著录辑要；对著名医家还介绍其学术思想，最后标明该书国内现存主要版本。书末附有书名索引和著者索引。

本书具有一定学术水平，对选读医籍、研究医史和开展图书馆藏业务等，均有较高的参考价值。

（九）《中医学重要著作选介》

邱德文、李铁君、胡滨、李扬编著，1984 年贵州人民出版社出版。本书精选中医学重要著作 500 余种，按中医基础及临床各科的需要分为 21 类。每类先作概要说明，重点介绍该类书籍的发展源流、主要著作及在学术史上的地位和贡献。然后分列主要书目和参考书目，每一书目均著录有书名、作者、成书年代、常见版本等项。主要书目还撰有提要。书末附有书名、人名索引。

本书各类所附的说明，继承了我国古代目录撰写小序的优良传统，对于了解各类文献起到了提纲挈领、入门引径的作用。

（十）《中国针灸荟萃·现存针灸医籍》

郭霭春主编，1985 年湖南科学技术出版社出版第 1 版，1993 年出版修订本。该书是《中国针灸荟萃》丛书的第二分册，是一部针灸专科的辑录体书目。修订本收录上自先秦、下至 1989 年针灸医籍共计 355 种。所录书籍分为两类：一为"针灸专科医籍"，即全书内容均为针灸或以针灸为主兼及相关学科的；二为有针灸内容的"综合性医籍"。每类之下，按其成书年代先后编排，每书先介绍书名、成书年代、作者；再详录该书序跋、目录、提要评介、现存主要版本。书后附有书名索引和作者索引。

该书著录详悉，资料丰富，序跋目次全文照录，为针灸医疗、科研、教学人员提供专题资料，具有一定的学术价值。

(十一)《中国分省医籍考》

郭霭春主编，上、下册，1984 年、1987 年由天津科学技术出版社出版。该书以全国各省地方志所载为据，收录医籍 8000 余种，按省区为单位分类编排。书中囊括了全国包括台湾省在内的 30 个省、自治区、直辖市（其中北京、天津、上海分别隶属于河北和江苏）的著作。在每省之下，又分医经（附运气、藏象）、伤寒（附金匮、温病）、诊法、本草（附食疗）、针灸（附按摩、推拿）、方论（分内、外、妇、儿、眼、喉等科）、医史、医话医案、养生、法医、兽医、杂录等类，每类书目依历史朝代及作者生卒年代为序编列，上自先秦，下至清末。每种书目不仅著录了书名、卷数、朝代、作者、出处等，而且著录作者生平及学术思想。该书上册包括河北、河南、山东、江苏、浙江、江西 6 省，下册包括除上述省以外的全部省和自治区。书末附有人名、书名索引，是一部很有价值的现代中医目录书。

(十二)《中国医籍提要》

孙继芬等编，吉林人民出版社 1984 年、1988 年分别出版上、下册。该书上册共撰写了 504 部医籍的提要，主要是清代以前的著作，兼采日本、朝鲜几部比较著名的中医著作。下册共撰写 402 部，主要是清代至现代（1960 年以前）的中医著作。上、下册均分基础理论（包括医经、诊断、本草、方书、伤寒、金匮、温病），临床各科（包括内科、妇科、儿科、外科、五官科、伤科、针灸、按摩），综合（包括综合性医书、医案、医话医论、丛书、全书），以及医史、法医、养生 4 大类。对每部医书，著录书名、成书年代、作者生平、内容提要和版本。丛书则在内容提要后面分列子目。每书提要，按原著卷目、章节、内容要点、学术成就、学术思想、对后世的影响、作者生平传略，分段阐述。书末附有书名索引、人名索引及参考书目。

(十三)《历代中药文献精华》

尚志钧、林乾良、郑金生等编著，1989 年科学技术文献出版社出版。该书是一部内容丰富、全面的本草学专门书目，共分上、中、下 3 编。上编为"本草概要"，概述我国药学文献发展历史，划分为酝酿萌芽期（先秦）、草创雏形期（秦汉魏晋六朝）、搜辑充实期（隋唐五代）、校刊汇纂期（宋）、药理研究期（金、元）、整理集成期（明）、整理普及期（清）及近现代等 8 个阶段。中编为"本草要籍"，重点介绍《神农本草经》《桐君采药录》《雷公药对》《李当之本草》《吴普本草》下迄《植物名实图考》《本草思辨录》等 77 种名著，分述其命名、作者、成书、卷数、流传、存佚、版本及内容提要与评价等。下编为"本草大系"，广泛搜集自南北朝以前下迄清代见诸各种著录的本草学文献，一般均有简要的介绍，总数达 700 余种。书末附作者、书名索引，是学习、研究我国药物学的重要工具书。

(十四)《全国中医图书联合目录》

薛清录主编，1991 年中医古籍出版社出版。该书是在 1963 年版《中医图书联合目录》基础上修订而成，是一部全国性的中医图书联合目录，收录了全国 113 个图书馆 1949 年前出版的中医药图书 12124 种。该书的编写体例，采用分类编年的方法，在目录的整体结构上能够反映出中医学术发展的历史源流。其分类体系的确立是根据现存中医古籍的实际状况，以学科分类为主，兼顾中医古籍的体裁特征，将医书分为医经、基础理论、伤寒金匮、诊法、针灸按摩、本草、方书、临证各科、养生、医案医话医论、医史、综合性著作 12 大类。大类之下又分成若干小类，有的还进一步展开形成 3 级类目。各书的著录顺序依次为总序号、书名（包括卷数、异名、附录）、成书年代、著者（包括朝代、姓名、字、号、别名、著作方式）、版本（出版时间、地点、出版者、版本类别）、馆代号等。

该书前有收藏馆代号表，后附书名笔画索引检字表、书名笔画索引、书名音序索引，著者笔画索引检字表、著者笔画索引、著者音序索引。该联目基本上反映了 1949 年以前出版的中医图书的现存状况，对检索中医古籍、研究医史文献、交流中医学术、共享文献资源发挥了积极作用。

（十五）《中医古籍珍本提要》

余瀛鳌、傅景华主编，1992 年中医古籍出版社出版。中医古籍版本珍稀，收藏甚秘，难以为中医学界所充分利用。该书为 1085 种中医珍本古籍以提要形式概述著者生平、学术价值、内容梗概、主要版本等，并注明其收藏单位。内容按四部分列，首为经典著作，含内经难经、伤寒金匮、温病；次为诊法、本草、方书；然后为针灸推拿、临床各科、养生、综合性医书；最后为医案医话、医论、医史、丛书、工具书等，共 14 类，每类之下以成书年代为序。书前有"全国部分图书馆代号表"，书后附有"书名笔画索引""著者笔画索引"。

（十六）《中国医籍通考》

严世芸主编，1990 ～ 1994 年上海中医学院出版社出版。该书是目前规模最大的一部中医古籍目录，体例与《中国医籍考》相仿，都是采用辑录体形式。该书收辑上溯出土文物，下迄清末，旁及日本、朝鲜的中医古籍，凡见载于文献者，皆竭力搜罗，共收书 9000 余种，其数量已数倍于《中国医籍考》。全书分 4 卷，另有索引 1 册。第 1 卷为医经、伤寒、金匮、藏象、诊法、本草、运气、养生；第 2 卷为温病、针灸、推拿、方论一至四；第 3 卷为方论四（续）至六；第 4 卷为方论七至九、医案医话、丛书、全书、史传、书目、法医、房中、祝由、补编。方论为临床著作（包括方书），按综合、妇科、儿科、外科、伤科、五官科顺序编排。每书大体按书名、作者、卷帙、存佚、序跋、作者传略、载录资料、现存版本等项著录，部分书还附有编者所作考证的按语。索引包括书名索引和作者索引，均以笔画为序。

该书规模宏大，资料丰富，为研究我国古代医学文献提供了很大的方便。但该书在整体编制上尚有不足之处，如缺少编写体例和目录总纲，书后未附引用书目，旁及非书目文献不够等。

（十七）《历代史志书目著录医籍汇考》

李茂如等编著，1994 年人民卫生出版社出版。该书是考溯历代医籍流传存佚的工具书，汇采历代史志、公私书目，以及诸家文集、札记、论说等文献 183 种，按其类属析为史志、书目、广录 3 篇。各篇所统各种文献，按所属时代之先后，排次标目著文为述。其有后出之辑佚、补编、续编或考证、注释等书，则一律随次于初目之后。各篇所举各种文献，均分别著录，首述撰人生平、书旨大要、篇目卷次，以及其中有关医书之著录概况，间附按语说明。次则辑录其中有关医学诸书之著录原文，务求详备无遗，以供医家之检索讨究。本书辑录医书原文，除全采医门诸书而外，亦广采法家、农家、谱录诸门中有关法医、兽医、食养诸书。

由于该书的资料排列以所属时代之先后为序，故对我们从总体上考察历代医籍的流传演变情况有较大帮助。但该书未编制书名索引与作者索引，查检起来颇感不便，是为不足。

（十八）《中国中医古籍总目》

薛清录主编，2007 年上海辞书出版社出版。《中国中医古籍总目》收录了全国 150 个图书馆（博物馆）馆藏的 1949 年以前出版的中医图书 13455 种，是迄今为止收录范围最广、种类最多的中医书目。比《全国中医图书联合目录》增加了 2263 种（原《全国中医图书联合目录》中有 929 种因重复著录或遗失注销而删除）。此外，该书所收古籍版本的数量，较《全国中医图书联合目录》增加了 3652 个，其中不乏明以前的珍稀善本图书，如被业内专家评定为国宝级的明宫廷彩绘本《补遗雷公炮制便览》和宋代杨介撰《存真图》等，均为未见史志记载的珍稀孤本。为了最大限度地满足查询中医古籍的需要，该书还收录了一批流失海外在国内已经失传的中医古籍的影印本、复制本，并收录了祝由科的著作。在该书的编撰后期，又收集到台湾省 6 家图书馆馆藏中医古籍目录，以附录形式列于书后，供读者参考。

【复习思考题】

1. 为什么说目录学具有"辨章学术，考镜源流"的作用？
2. 如何理解中国古典目录学的发展源流？
3. 中国古典目录由哪些内容组成？
4. 常用中医专科目录有哪些？试举 3 部目录著作，并简述其特点。
5. 简述《四库全书总目》的主要内容和分类。

第三章
中医文献的版本

扫一扫，查阅本章数字资源，含PPT、音视频、图片等

第一节　概　述

我国古代文献，经过了以甲骨、金石、竹简、木牍、缣帛、纸为文字载体的过程。在没有雕版印刷之前，知识的传布与普及受到很大影响。雕版印刷术的发明，是中国文化与科技史上的一个伟大的里程碑，对文化的发展有十分重要的作用。同时，随着雕版印刷术的发展，也逐渐形成了关于版本的学问。

考察中医文献的版本，是为了了解形成古代医书的物质基础，主要包括古籍形态沿革与版本制度、古医书的版本种类、医书写本与版刻的变迁、鉴定版本的方法与意义等。

一、版本与版本学

（一）版本

版，《说文解字·片部》释曰："判也，从片，反声。"即剖成片状的木板。又《说文解字·片部》："牍，书版也。"段玉裁注："牍，专谓用于书者，然则《周礼》之版、《礼经》之方，皆牍也。"可见，版通常指用以书写的木片和木版。后世"版"亦常写作"板"，是因为版多系木质。但书写所用之版，除了木质以外，尚有竹、玉、金等。

本，《说文解字·木部》云："木下曰本。"原指树木的根。因古代缣帛或简策形式的书，多以轴卷贮存，其轴外露部分称"本"，相当于线装书的书根，并以此计数。书之称为本，最早见于《文选·魏都赋》李善注引《风俗通》："案刘向《别录》：雠校，一人读书，校其上下，得缪误，为校。一人持本，一人读书，若怨家相对，故曰雠也。"

"版本"一词始见于北宋，最初仅指雕版印本，是雕版印刷术发展的结果。沈括《梦溪笔谈·卷十八》："版印书籍，唐人尚未盛为之，自冯瀛王始印《五经》，已后典籍皆为版本。"《宋史·卷四三一·邢昺传》："景德二年，上（宋真宗）幸国子监阅库书，问昺经版几何？昺曰：国初不及四千，今十余万……今版本大备。"也就是说，自从雕版印刷术发明以来，人们习惯用"版本"二字作为印本的代称，使版本一词成为当时区别于写本的特称。近代，版本的外延日渐广泛，诸如拓印本、石印本、铅印本、油印本、影印本等，都包含在内。因此，《辞海》对"版本"一词的定义是"一书经过传写或印刷而形成的各种不同的本子"。

（二）版本学

版本学是研究书籍的版本特征和差别，比较其异同，鉴别其真伪优劣，并从中总结工作规律

和方法，指导版本利用的一门科学。其研究内容包括古籍版本源流、版本的类型、版本鉴定的方法及版本学发展的历史等。也就是说，凡研究书籍的各种写本、历代刊本、传抄本、批校本、稿本，包括纸张墨色、字体、刀法、藏书印记、版式行款、装潢式样为内容，进而探讨书籍的发展历史或一书的传抄、雕版源流，对版本的优劣进行比较和鉴别，指导古籍的阅读和利用，为"辨章学术、考镜源流"的目标服务的综合学问，即是版本学。

二、学习研究版本学的意义

整理发掘祖国医学遗产，首先要对大量的历代医学文献进行考察。其中必然涉及古代医学文献的来源、真伪、完整程度，以及是否进行过修改、补充等有关问题。这些问题都与版本学有关。同一部古籍，由于版本不同，从中获得的信息往往有很大差别，对工作质量的影响是不言而喻的。

（一）读书治学的需要

清代学者张之洞在《书目答问·略例》中说："读书不知要领，劳而无功；知某书宜读而不得精校精注本，事倍功半。"因为如果阅读的书错讹较多，内容不完整，得到的信息可能是错误的，不但影响对书中内容的理解和应用，有时甚至会成为笑柄。而好的版本，文字经过精心校勘，错讹较少，内容完整，读这样的书可收到事半功倍之效。尤其是医药书，关乎性命安危，一方一药之误，有可能导致严重后果。如《太平惠民和剂局方》是宋代著名的官修方书之一，书中搜集了诸多名家医方，并由许多医官参校，宋元时期盛行全国。但此书在流传过程中，出现了许多良莠不齐的翻刻本，其中有的版本存在不少错误。如关于牛黄清心丸的组成，现在的通行本（人民卫生出版社，1985 年）达 29 味药之多。然而，早在南宋时，就有人根据不同版本对此方进行了考证，认为药应为 8 味，其余 21 味药，乃是将山芋丸混入其中所致。丹波元胤《中国医籍考》著录有《增广校正和剂局方》一书，是在日本发现的一种南宋刊本，书中记录了当时通行本中的一些错讹。如牛黄清心丸"前八味，为牛黄、金箔、麝香、犀角、雄黄、龙脑、羚羊角、蒲黄，后二十一味与大山芋圆同，但有黄芩，无熟干地黄"。丹波元胤还说："先子（丹波元简）尝以此八味疗中风及惊痫，殊有神验。此等关系匪轻，所以医方之书，必贵古本也。"这是结合临床应用的经验，指出阅读医书时选择版本的重要性。

慎重选择版本是我们顺利阅读古籍的重要条件，也是一种严谨的治学精神。如朱肱《类证活人书》22 卷，明代王肯堂曾辑入《古今医统正脉全书》中。清代朱文震重刻《古今医统正脉全书》时，因《类证活人书》一书脱遗，为补成足本，朱氏将清人林开遂《活人录汇编》14 卷掺入。以至光绪三十三年京师医局、民国间北京中医学社相继重刊，沿承其误。若使用朱氏刊正统本来研究朱肱《类证活人书》，则不能真正反映朱氏原著的面貌，研究结论必有所偏差。

（二）古籍整理与研究的需要

运用版本学的知识，可以鉴别版本的真伪优劣、篇目的分合、内容的残缺全佚等情况，为古籍的整理、研究与阅读提供可靠的依据。如唐代王冰整理《素问》，将全元起注本 8 卷析为 24 卷，将原来亡佚的"阴阳大论"补以"运气七篇"的内容。他在整理过程中用了"文字昭晰，义理环周"的"先师张公秘本"及"旧藏之卷"加以补充校勘，从而整理成了一部较为完整的医学典籍。到了宋代，校正医书局的高保衡、林亿等又对王冰注本再次进行整理，根据当时所传的《素问》《灵枢》《针灸甲乙经》等，对王冰的一些错误与欠妥之处进行了订正，成为一个更为完善的版本。

整理古籍首先要把该书现存的各种传本的源流系统、篇卷分合、完缺状况、版本异同及前人整理情况考察清楚，然后确定底本与校本。研究与选择古籍版本，还可以充分发挥善本书在古籍整理中的作用。如《针灸甲乙经》通行本是医统本，书中有七种医书名称，存在着注文与正文混同的情形。而明代正统抄本虽是残卷，但无混同现象。又有一种明抄本，虽错字较多，但系北宋校正医书局整理过，而未经吴勉学之手，保留了宋代《针灸甲乙经》一种传本的面貌。通过诸版本比勘，选择善本，可以更好地为整理和阅读服务。

（三）图书收藏、收购的需要

我国历代都有收藏图书的传统，除了国家典藏外，更涌现出无数对保存文化典籍卓有贡献的藏书家。尤其是宋代刻书发达以后，收藏家更是不惜重金，追求善本、珍本。早在明清之际，宋版书已不可多得，当时常熟藏书家曾以页计价征购宋代刊本。近现代，不但宋版书如凤毛麟角，就是元明刊本也日渐稀少，借助于版本知识，可以鉴定古代书籍刊印的年代，确定不同版本的价值，以利于保护、收藏和收购。

古籍在刻印过程中，由于具体条件的不同，内容有增删修改，写刻、印工、校勘等各有优劣，自然出现了千差万别的版本。有的由于传抄校勘不精，脱文讹字、缺行脱页；有的妄改书名卷数，以假乱真，乃至影响对版本的识别；有的刻书者任意删改、挖改版刻牌记，不易辨别真假；有的书坊粗制滥造，任意增删，以残冒全；历代统治者禁毁、删改图书，造成大批古籍版本错乱，难于鉴定。因此，版本学在图书的管理、编目、收藏与流通方面有着重要的作用。

总之，学习和研究版本学，可以帮助我们提高鉴别版本真伪、优劣的能力，了解版本的历史源流，增强对版本价值的认识，在学习和工作中更好地选择和利用图书版本。

第二节　古籍版本的款式

木板雕刻印刷的书籍，在长期的历史发展过程中形成了各种形制的本子。为说明和标识它们，又形成了一套专用术语。（图3-1）

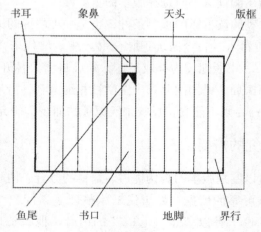

图3-1　版面的款式

（一）栏框

版框：勾勒刻印文字的外围轮廓线，也就是书版的四周。衡量其高度与广度，可知其书版的大小。

栏线：书版四周的界线称为"栏线"。上边的横线称"上栏"，下边的称"下栏"，左右两边的直线称"边栏"，也称"左右栏"。一条直线的称"单边""单栏"，两条直线的称"双边""双栏"。单栏的线条较粗，双栏的线条往往是外粗内细，俗称"文武边"。仅左右两边有双线的称为"左右双边"，上下左右均有双线的称为"四周双边"。

（二）栏外

栏外即栏框以外的部分。上栏外称为"天头"，有时读者在此写一些评语之类文字，又称眉批。有些古籍中，常将本朝或帝王有关的名词中途另起一行，突出栏线以外，高出正文一字距离，仍与上栏框连属，呈"⌐⌐"状，称"上框抬头"。下栏外称"地脚"，其空间小于天头。左右边栏以外的部分称为"边"。有时在书版版框左右栏外上角有一个小长方格，像耳朵，称为"书耳""耳格""耳子"，其中多刻有书名篇题或重要补注，以提醒读者。

（三）栏内

界格：书页中行与行之间的界限，亦称"行格""界行"。历代行格有疏密之分，早期书品宽大则行格疏朗，字大如钱。尔后行格趋向密集。界格因颜色不同而有不同称呼：红色的界格称"朱丝栏"，黑色的界格称"乌丝栏"。特别是在各种抄本中，还有用蓝、绿等色画界格的，故有"蓝格抄本""绿格抄本"等名称。

行款：指书页中正文的行数和字数。计数时，以半页（半版）为标准，称为每半页若干行，每行若干字。如每行字数多少不一时，则取其最多与最少者记之，如"行二十五字至二十七字"。另外，正文大字之外，古籍常见大字一行空间内的双行小字注文，可描述为"大字×行×字，小字双行×字"。

版心：一张书页的正中间部分，称为"版心""中缝"，也称"书口""版口"，正处于折叠的部位。与版心相关的有下列术语。

白口黑口：在版心上下两端至边栏，未印有黑线的称"白口"，印有黑线的称"黑口"。黑线粗的称"大黑口""粗黑口""宽黑口"，特别粗阔，形成长黑块、黑牌的，称"阔黑口"。黑线细的，称"小黑口""细黑口""线黑口"等。上下端都刻的，称"上下黑口"，刻在上端的，称"上黑口"，刻在下端的，称"下黑口"。在书口一般刻有书名、卷次、页数，以便检索。有的还刻有字数和刻工姓名。

鱼尾：在版心约1/3处的上端或下端，或上下两端，常刻有状似鱼尾形的记号。鱼尾开叉处的中心点，即为整个版框的中心点，以此作为折叠书页的标准。版心中只有一个鱼尾的，称"单鱼尾"，上下两端都刻的，称为"双鱼尾"，在上端的称"上鱼尾"，在下端的称"下鱼尾"。少数书版有三个鱼尾，两个在下，一个在上。此外，由于鱼尾形态的不同，还有不同称谓，如顺鱼尾、对鱼尾；鱼尾全呈黑色，称黑鱼尾；鱼尾呈线条状不着墨的称白鱼尾；鱼尾全部由双线钩成的称线鱼尾；鱼尾刻有花纹的称花鱼尾。

象鼻：说法不一。一种说法是从鱼尾的上下两端到版框这一空间部位，通称"象鼻"。象鼻部位如果刻有文字（书名、刻工姓名之类）称为"花口"。另一说法是，黑口版的版心上下黑线，如象鼻垂于胸前，故称象鼻。

口题：上鱼尾下端的版心，刻有书名、卷数、页数，这类文字称为口题。

框内提行：遇到本朝或帝王有关的避讳字或名词时，在框内另起一行，称为"框内提行"。如南宋何大任本《脉经》林亿等《校定脉经序》中："非夫圣人曷为厘正恭惟主上体大舜好生之德玩神禹叙极之文推锡福之良心鉴慎疾之深意"，其中"圣人""主上""玩""推""鉴"诸字均提行另书，以示敬意。

第三节　古籍版本的类别

一、非印刷类

非印刷类古籍版本主要是手写（绘）的书籍，又有简策、缣帛、卷轴、金石拓本、写本、抄本、稿本等。简策、缣帛、卷轴、金石拓本第一章。

（一）稿本

稿本是指作者的原稿。稿本是图书版本的最初形态。作者亲笔书写的原稿称为"手稿"，如清代赵学敏《本草纲目拾遗》一书手稿尚存。经过清理誊抄后的书稿，称为"清稿"。按写稿时间，又有初稿本、修改稿、定稿本、原稿本等名；按著述形式，而有著述稿、笺注稿、编纂稿等名；按刊行情况，则有已刻稿、未刻稿等名。

（二）抄本

抄本又称"写本"，凡手工抄写的书，除稿本外，统称抄本。印刷术发明以前的书籍都是抄写的。即使在雕版印刷发明之后，抄本仍是保存和传播书籍的重要形式。习惯上，人们把唐以前抄写的书籍称为"写本""卷子本"，唐以后抄写的书籍称为"抄本"，按时代而有宋抄、元抄、明抄、清抄之不同。有许多藏书家所藏抄本，大都是依据当时的善本或珍本抄成，用专门的抄书纸，在版口刻有斋、堂、阁、室等名称，并印有界格，很为后人推重。明代的《永乐大典》、清代的《四库全书》，都是以抄本的形式保存的规模宏大的典籍。

二、印刷类

版本的种类十分复杂，由于刻写的时代、地区、刻者不同，以及抄写方式与刻印方式的不同，古典文献自然形成了各式各样的版本。

（一）木刻

木刻是雕版印刷的主要形式。现存古籍大多为木刻本。

1. 根据刊印时代　根据时代的不同，而有唐刻本、五代刻本、宋刻本、金刻本、元刻本、明刻本和清刻本之别。

最早的刻版印书，始于唐代中晚期。1999年10月，我国敦煌学者从《俄藏敦煌文献》第10册中发现一件834年的雕版印刷品，这件内容为历书的雕版印刷品，出自敦煌藏经洞，比此前发现的我国最早的雕版印刷品《金刚经》还要早34年。医籍也是如此。据现藏法国巴黎图书馆的敦煌残卷《新集备急灸经》卷首有"京中李家于东市印"及卷末有"咸通二年（861年）岁次辛巳十二月二十五日衙前通引并通事舍人范子盈阴阳氾景询二人写讫"等字，可知系据当时京都长安东市李氏的印本所抄写的。医书之有刻印本，也应始于这一时期。

宋刻包括两部分，1127 年以前的为北宋刻本，其以后的称南宋刻本。北宋刻本多白口，四周单边，其行格疏密决定于刻书家的财力，字体特点有早欧（阳询）、中颜（真卿）、晚柳（公权）之说。四川宗颜，福建宗柳，江浙宗欧，江南二者皆有。纸张多为麻纸。南宋刻本，以白口为主，有些为小黑口。左右双边，上下单边为主。其字体多用柳体，刚劲挺拔。

宋代编校刊印了大量医学书籍。开宝六年（973 年）刊行了国子监镂版的卢多逊撰修《（开宝）新详定本草》20 卷，开宝七年（974 年）刊行了王怀隐等编修的《太平圣惠方》100 卷。天圣年间，宋政府又陆续刊刻了晁宗悫等人校刊的《黄帝内经素问》《难经集注》《诸病源候论》及王惟一撰《铜人腧穴针灸图经》等。仁宗嘉祐二年（1057 年）校正医书局成立后，由掌禹锡、林亿、苏颂、高保衡、孙奇等儒臣和太医院医官校勘编印了《嘉祐本草》《图经本草》《伤寒论》《金匮要略方论》《金匮玉函经》《重广补注黄帝内经素问》《脉经》《备急千金要方》《千金翼方》《针灸甲乙经》《外台秘要》等大量医书。这些医书因为校勘刻印俱精，影响很大。现在我们所看到的上述著作，大多是经过宋臣校勘整理而流传下来的版本。宋代私人也刊刻了大量医书，其中较早的如元丰中所刊名医初虞世的《古今录验养生必用方》。史堪《史载之方》2 卷，为徽宗时刊本。名医庞安时的门人魏炳为他刊刻了《伤寒总病论》。名医朱肱刊刻了自著《伤寒百问》3 卷、《南阳活人书》20 卷，等等。

宋版书之可贵，在于其去古未远，较好地保存了古书的原貌，且刻印精美，明代以后已不可多得，于今更为珍稀。宋版医书传世者，为数极少。如南宋建安余恭礼刻本《活人事证药方》一册，为海内外孤本，早年曾流传日本，至清末杨守敬在日本发现此书，后经国人购回。书中有"建安余恭礼宅刻本"牌记，史料价值很高。宋版医籍原刻现在虽不易见，但往往有影印本流传。目前能直接利用的木刻古籍，主要是明清刻本。

宋以后各朝刻书，其版式、用字、纸张等也各有特点，不同时期和地区不尽相同，不一一列举。

2. 根据刊印地区　根据刊印地区不同，也有不同的称谓。宋代浙江、福建、成都刻书最盛，金元时期北方以山西平阳府为刻书中心，明代则以福建、江苏为刻书中心，清代以江苏、安徽为刻书中心。宋版书多以地名称谓，根据刻印地区的不同，有浙本、闽本、蜀本等。

浙本指浙江地区刻印的书。浙江盛产竹木纸张，文化发达，特别是宋代南迁建都临安以来，书肆林立，十分兴盛。浙本又可以细分为杭州本、衢州本、婺州本、台州本等。闽本指福建刻本。闽本又有建宁本、建阳本、麻沙本等诸多说法。据史料记载，建阳自北宋时就有书坊，南宋时更是书坊林立，尤以麻沙镇、崇化镇为著。但由于许多书坊牟利求速，校印粗劣，质量不佳，此即所谓"麻沙本"。蜀本指四川刻本。四川自唐末、五代初即雕印书籍，历史悠久。其又有蜀大字本、眉山本等名目。

3. 根据出版机构性质　根据出版者的性质不同，大致可分为官刻本（包括中央官刊和地方官刊）、家刻本、坊刻本。

（1）官刻本　指由中央、地方各级政府机构及书院等官设教育机构主持刊印的书籍。因单位不同，又有多种名称。

①中央官刻本

监本：各朝国子监所刻印的书称为监本。国子监，始置于隋炀帝大业三年（607 年），是掌邦国儒学、训导、政令的官署。监本的名称，始于五代冯道请令判国子监事田敏校正九经，刻版贩卖。宋代中央政府刻书由国子监负责，凡一书初刊毕，送复勘官，复勘毕，再送主判馆阁官复审。到了明代，则在南、北两京的国子监内刻印经史。因此，又有南监本与北监本之别。

经厂本：明代执掌宫廷事务的有十几个"监"，"经厂"为明代"司礼监"所属的刻书机构。刻印佛经的为"番经厂"，刻印道经的为"道经厂"，刻印四部书的为"汉经厂"。

殿本、内府本：清初宫廷刻书属内务府，其书世称"内府本"。康熙十九年（1680 年）设"武英殿造办处"，雍正七年（1729 年）改称"修书处"，所刊刻的书被称为"殿本"，是不可多得的善本。如乾隆七年刊印的《医宗金鉴》、清代武英殿刊《古今图书集成医部全录》等即是殿本中的代表。

太医院本：即太医院刻印之书。太医院，乃专为内廷服务之医疗机构，不同朝代称谓不尽相同，或称太医署、太医局。如南宋太医局本《小儿卫生总微方论》、元代太医院刊《圣济总录》《御药院方》、明代太医院刊《卫生宝鉴》等。

②地方官刻本：如宋时的茶盐司（经营茶盐的机构）、漕司（负责赋税和粮食调运）、郡庠（府立学校）；元时的各路儒学、府学、兴文署；明代的各藩府（明代地方藩王）、县衙；清代的地方官书局（清同治、光绪年间在各省设置的官书局，如江苏书局、金陵书局、湖北崇文书局）等所刊刻的书，均为地方官刻。

（2）家刻本　亦称"家塾本"，是指私人出资刻印而非出售牟利的。自宋神宗熙宁以来，解除民间印书禁令，私刻渐兴，且不乏善本。这类书籍，有以室名称呼者，如明代毛晋家刻书称汲古阁本，清代纳兰成德家刻本称通志堂本，清代鲍廷博家刻本称知不足斋刻本；有以姓名称呼者，如宋黄善夫本、周必大本，明吴勉学本；有单以姓氏称呼者，如闵刻本（明吴兴闵齐伋刻）、凌刻本（明吴兴凌濛初刻）等。

（3）坊刻本　凡以刻书经商者，不论其字号称为书棚、书铺、书堂、书肆、书店、书局等，所刊印出售的书通称为坊刻本。有些书坊历经数世，如建安余氏勤有堂、建阳叶氏广勤堂等。据《书林清话》《大清高宗实录》等载，清代乾隆皇帝曾因内府藏书中多有"建安余氏勤有堂"刊行者，曾命当时的闽浙总督钟音对该书坊进行调查，得奏曰："（余氏）先世自北宋迁建阳县之书林，即以刊书为业。彼时外省板少，余氏独于他处购选纸料，印记'勤有'二字，纸版俱佳，是以建安书籍盛行。至勤有堂名相沿已久……其年代已不可考。"据考余氏书坊历史长达 600 多年，是在中外出版史上都很罕见的刻书世家。明代熊宗立通晓医学，其自撰、注释和增补、校勘后刊行的医书多达 24 种，所用字号有"种德堂""存德堂""德新堂"等。清代，随着石印、铅印技术的发展，出现了许多印书企业，如扫叶书坊、点石斋石印局、千顷堂书局、广益书局等。坊刻本种类繁多，不胜枚举。一般说来，坊刻本书籍质量较差，有的错讹较多，甚至有以假充真，以缺冒全者。

4. 根据刻工质量　根据印书质量状况不同，计有精刊本、影刊本、写刻本、邋遢本等。

精刊本：指经过了专家的精审校勘，雕版字体工整清晰，刻工工艺水平较高的刊本。如清代学者顾广圻为汪士钟据南宋闽中版校刻的《鸡峰普济方》、藏书家黄丕烈据宋本校勘复刻的《伤寒总病论》、鲍廷博据武英殿本等校勘而刊入《知不足斋丛书》的《苏沈良方》等，均属精刊本。

影刊本：完全按照原刻本摹刻仿刊，甚至连文字的笔画缺损，纸张墨色等也摹仿原刻。好的影刊本几乎可以达到乱真的程度。

写刻本：是据书法家抄录的字体而刊刻的版本。如元代赵孟頫《华佗中藏经》二卷本。

邋遢本：指坊间纸张低劣，版面漫漶，字迹模糊的刊本。

5. 根据刊印的先后次序　根据雕版印刷的先后次序，可分为祖本、原刻本、重刻本等。

祖本：指某一部书后来有众多不同的刊本，但它们来源或依据于同一个版本，这个版本就是祖本。如明代王肯堂、吴勉学《医统正脉全书》中所收入的《素问》，清代京口文成堂仿宋刊本、镇江仿宋新刊本之《素问》，均源于明嘉靖二年的顾从德影宋本，顾本即是后世这几种版本的祖本。

原刻本：也称"初刻本"。指该书初次刊刻的版本。原刻本大多直接依据原稿或早期传本刊印，最接近原貌。如《本草纲目》金陵本、《温病条辨》问心堂本，即是这两部书的原刻本。

重刻本：即按照原刻本或其他早期传本重新刊刻的版本。其内容一般与原刻一致，但版框、行款、字体等可有变动。如果对文字或内容有所改动的，则应称为重订或修订本，在序跋或凡例中要加以说明。

此外，按照印刷的时间先后，还有初印本、后印本等区别。

6. 根据字体大小　根据字体大小，可分为大字本、小字本等。

大字本：通常刻本半页 10 行，每行 20 字左右。有些书（尤其是宋本）半页不足 10 行，每行 14 字左右，所谓"字大如钱"，是为大字本。

小字本：因为大字本卷帙多，纸墨费用甚高，售价必然昂贵。小字本比一般刻本行紧字密，每半页 15 行以上，每行 25 字以上，可以降低成本，有利于书籍在民间的普及。

7. 根据版本大小　根据版本大小与装订不同，有巾箱本、袖珍本等称谓。

巾箱本：巾箱是古人随身携带的存放头巾的小箱子。有些书雕造得很小，可以放置在巾箱内。但也有些是专为考生夹带入考场作弊用的，所以宋宁宗时曾下令焚毁小版。南京江南贡院历史陈列馆征集到的一部作弊用的微型书《五经全注》，长 5 厘米，宽 4 厘米，厚 0.7 厘米，内容囊括了儒家经书及宋代儒学大师的详尽注释共 10 万余字，是我国迄今为止发现的成书尺寸最小、版面文字密度最大的作弊奇书。医书中也有巾箱本，如明代十竹斋刊《简易备验方》，高 9.8 厘米，宽 6.9 厘米，每半页 7 行，每行 15 字。

袖珍本：为开本极小，可藏于袖中携带的本书。与巾箱本概念上区别不大，但从实物上看，应更小一些。如十竹斋刊《袖珍本医书十三种》。

8. 根据墨色区分　根据印刷墨色，可分为墨印、色印、套印等。

墨印：多数书籍均为墨印，即黑色字体。

色印：有朱印本、蓝印本之不同。一般的图书，在雕版初成之后，依例应先用朱色或蓝色印刷若干部，作为校订者改正之用，定稿后正式开印则仍用墨印。后据此引申出"蓝本"这一术语。明万历十八年刊元代滑寿的《难经本义》有蓝印本，今藏上海图书馆。1904 年武昌医学馆柯逢时刊《经史证类大观本草》，有朱印本存世。

套印：指同一版面要印刷两次以上，以着不同的色彩。最常见的是朱墨两色套印，正文为墨字，批注评点为红字。清代内府本《唐宋文醇》用四色套印，正文为墨字，康熙评语为黄色，乾隆评语用朱色，诸家品评用蓝色。光绪五年浙江书局刊五卷本《洗冤录》（有梅启照序）为四色（朱、墨、蓝、黄）套印。

9. 根据内容的完整性与增删情况　根据完整性以及增删和批注评点情况，分为增订本、删本、节本、足本、残本、批点本、评本、注本、配本等。

足本：指内容完整，没有残缺或删减的版本。

残本：与足本相对，是指内容有残缺的版本。火后劫余之本，称为"焦尾本"。

删节本：有些书的不同版本，虽然书名未变，但其中的某一版已将内容进行了删节，这就是删节本。如王好古《医垒元戎》,在《济生拔萃》和《医统正脉全书》两部丛书中所收录的,即是删节本。

增订本:即在原书的基础上增加一些新内容的刊本。如清代周扬俊在明初赵以德《金匮方论衍义》的基础上增补注释,成为《金匮玉函经二注》。

批点本:指后人将阅读心得或有关校勘文字附记于原著中的刊本。如徐大椿评点叶桂《临证指南医案》、陆士谔《增评温病条辨》等。

(二)其他

1. 活字印刷　活字本是指用胶泥、金属(如铅、锡、铜等)或木料刻成一个个单字的排印本。常见的活字排印书籍,有泥活字本、木活字本、铜活字本、磁活字本、铁活字本等。据文献记载,宋元时期已有活字印本。宋代沈括《梦溪笔谈》所说"庆历中,有布衣毕昇,又为活板。其法,以胶泥刻字,薄如钱唇,每字为一印,火烧令坚",是对宋代活字印刷术的明确记载。明末曾用木活字印过薛己的《外科发挥》。清代雍正年间用铜活字排印了巨著《古今图书集成》。乾隆帝以"活字"不雅,改为"聚珍",当时武英殿共刻制大小活字253500个,印行了许多典籍文献,每书首页有"武英殿聚珍版"6字。因而,这套书被称为"武英殿聚珍本"或"聚珍本"。医书有《小儿药证直诀》《苏沈良方》等。

2. 石印　石印技术为奥地利人施纳费尔特于1796年发明,约19世纪30年代传入我国。石印本是先将所印的书逐页以药墨书写在特种纸上,再反贴于天然多微孔的石版上,留下字迹。印刷时根据水油相拒原理,上墨印成。由于该法成本低,很快成为印刷古籍的重要手段。如较早石印本有1892~1934年千顷堂书局刊《中西汇通医书五种》。

3. 油印　油印是用金属笔尖刻书在蜡纸上,然后上版,用油墨印刷的一种技术。多为非正式出版物,今已废用。

4. 影印　影印是采取照相制版的方法复印古籍,其特点是能够较好地保持古籍原貌,大多用于文献价值较高的古籍。有的按原书原状制版,有的则加以缩小,将数页合为一页,使文字集中,便于阅读,是为缩印本。影印医籍始于清末,20世纪初开始大量出现,如影印本《四部丛刊》《古今图书集成》等均收有古医籍多种。

第四节　版本的鉴别

古籍版本鉴别,是学习版本学的重要技能锻炼,也是版本学知识具体运用于实践的过程。古籍版本的鉴别是一门专业性、技术性很强的学问,需要多方面的专业知识。进行古籍版本的鉴别,要在大量阅读浏览古籍的基础上,熟谙历代版刻特征,掌握某一学科领域内历代有关书目、藏书家识语题跋、雕版印刷史、文字学、避讳学等相关学科知识,不但注重书籍的外形考察,更要结合内容考证,才能得出客观的鉴定结论。对一般的中医药工作者来说,主要是了解一些版本鉴定的常识,以便充分利用版本鉴定的成果,为学习和科研服务。

一、外观取证

关于古籍外观上的鉴定,主要是依据历代版刻形制、装帧特点、字体刀法等,从一些规律性的变化中寻找依据,推求其刊刻年代,评鉴其优劣,辨别其真伪。

（一）牌记、封面

刻书者往往于书的卷目之后或书尾卷末，刻上刊印者的姓名、堂号、书坊名称与年月等，这些字样用框格围起来，即为"牌记"，也称为"书牌""木记"。有些牌记的形式，进行了艺术加工，设计成钟、鼎、琴瑟、荷叶莲花龛等形状，类似现代的商标图案。自金朝刻书盛行牌记以来，由于牌记、封面大都刻有雕版年月、刻家姓名、堂名或书坊名，为判定版刻年代、鉴定古籍的版本提供了简明的依据。如《证类本草》金刻本（或蒙古本）扉页有张存惠晦明轩木记，木记是一幅龟驮碑的图案，碑文为关于版刻时间、内容的说明。明刊《新刊校正王叔和脉诀提要》一书，卷末有荷花莲叶龛式牌记，内刻"隆庆丁卯岁四仁堂刊"。

（二）书口、行款、字体、刻工姓名

一书多刻，行款字数常常不同。而各个不同的时代，刻书的行款字数也各有其特点。因此，书口、行款、字数可以作为版本辨别依据之一。历代刻书家在刻印行款、书口上颇费心思。为了版面折叠整齐对称，产生了各式鱼尾、空白象鼻作为标志。如北宋刻本多为白口单边，行格疏朗，字较大，字体盛行颜体或柳体，每行字数往往多少不一。后来大都左右双边，间有四周双边及黑口者。元刻本多为大黑口，行格较密，篇题多用花型图案（墨盖），字体多采用赵（孟頫）体。明刻自正德、嘉靖以后，一般为白口，字体渐变为方形或长方形之硬体字，显得有些僵硬呆滞。在明以前刻本书中，在版心下端，常见刻工姓名、藏版归属、刻书家名称，这种特有款式可提示该书刻印时间不晚于明代。

二、内容取证

外观取证通常是版本研究专家才能掌握。作为一般古医籍的阅读与利用，内容取证可能更为常用。所谓内容取证，是通过对书的序、跋、正文与注文中有关作者生平、学术思想、著书动机、流传状况等进行研究，以考证书籍的刊行年代及版本的真伪优劣。

（一）序、跋

在书的正文前后，一般都有序、跋，序、跋之中常常记述作者著书的目的、书名释义、卷帙多少、流布状况，序、跋之末署作序跋者的姓名、职衔、朝代、年月等。这些都是判断刻书年代的重要内证。书的翻刻越多，序跋往往也越多。这种情况，一般应根据时间、内容，排出主从关系，并加以考证。如清代起秀堂刊本《小儿药证直诀》，即有阎孝忠原序、钱仲阳传、钱乙序、董汲序、陈世杰序等。可以通过对这些序文的研究，理清彼此之间的关系，为确定该书的成书时间与刊刻时间提供可靠的依据。

但有些翻刻、影刻本仅照录原有序跋而又不作说明，应加细审。

（二）避讳字、特殊字

在我国长期的封建社会里，遇到与尊长、本朝帝王名字相同的文字时，不得直用其字，而是要设法规避，以示尊敬，这就是避讳。反映在古籍当中，往往改用一些同义、近义或读音相近的字来代替。避讳改用的字，叫作避讳字，简称讳文或讳字。最初，避讳只是为了表示尊敬，后来讳法加严，如触犯了规定，轻则革职除名，重则家破人亡。

由于避讳而改动古书，不仅给阅读带来某些困难，同时还容易把讳字当作正字，造成理解错

误，或因避讳造成脱文、衍文。但通过避讳字进行版本时代的鉴别，却是一种有效而可靠的方法。陈垣《史讳举例》序中说："避讳为中国特有之风俗，其俗起于周，成于秦，盛于唐宋，其历史垂二千年，其流弊足以淆乱古文书。然反而利用之，则可以解释古文书之疑滞，辨别古文书之真伪及时代，识者便焉。盖因讳字各朝不同，不啻为时代之标志，前乎此或后乎此，均不能有是。"

历代避讳主要有改字、空字和缺笔三种方法。改字是用音义相同或相近的字代替要避讳的字。如秦始皇名嬴政，故避嫌名"正"而改字为"端"。汉高祖名刘邦，故改邦为国。汉文帝名刘恒，故《史记》将"恒山"改为"常山"。汉光武帝名刘秀，故时人将"秀才"改为"茂才"。

在中医古籍中，避讳改字也相当普遍。如《太素·真脏脉形》："大骨枯槁，大肉陷下……真脏见，乃予之期日。"杨上善注云："古本有作正脏，当是秦皇名正，故改为真耳。真、正义同也。"

又该书《经脉同异》："手太阴之脉，出于大指之端，内屈循白肉，至七节后大泉。"萧延平按："《灵枢》《甲乙经》……大泉，均作太渊，唐人讳渊作泉"。

再如唐人王冰注《素问》，为避唐太宗李世民讳，其《异法方宜论》中"民"字悉改为"人"。《伤寒论》真武汤，宋以前本名"玄武汤"，因避宋始祖赵玄朗讳，而改为"真武汤"。

空字的避讳方法是凡遇帝王或尊长的名字，皆空其字而不书，或作空围，或写曰某，或径书"讳"字。缺笔是遇帝王或尊长的名字以缺笔字代替。如宋本《千金方》"恒山丸"作"恒山丸"，是为避宋真宗赵恒讳；清刻本《胎产心法》"玄参"作"玄参"，是为避清圣祖玄烨讳。

在中医古籍中，因避讳改地名、改人名、改官职名、改干支名，几乎无所不涉。如唐代苏敬撰《新修本草》，至宋代唐慎微著《证类本草》时，因避赵匡胤祖父赵敬讳，将苏敬改为苏恭，是因避讳改人名。唐高祖李渊之父名李昺，嫌讳丙，故凡遇"丙"字多改作"景"。杨上善撰注《太素》，凡注文中干支名，"丙"字皆作"景"，"甲乙丙丁"作"甲乙景丁"，是因避讳改干支名。"常山"《神农本草经》原名"恒山"，乃因避汉文帝刘恒讳而改；"山药"《神农本草经》原名"薯蓣"，先因避唐代宗李豫讳改为"薯药"，后又因避宋英宗赵曙讳改为"山药"等，都是因避讳改药物名。清圣祖名玄烨，为了避讳，将"玄府"（即汗孔）改为"元府"，是因避讳改名词。

总之，若能掌握避讳的常识和规律，对古籍文献的考证工作将带来方便，充分利用古籍中的讳字，有助于判定书籍版本的时代，鉴别作品的真伪，考证作者的年代。

此外，不同来源的版本，正文、注文等具体内容上有多寡、详略之分。有些书通过引文所处的时代，也可以考察其可能的刊刻年代。

三、其他

（一）题跋识语与图书钤记

历代学者、藏书家获得珍贵的古籍，往往考察其版刻源流，记录该书的版刻特征、流传经过，写下个人的研究心得，题识于卷首、卷尾或扉页上，这就是题跋识语。我们可以利用这些题跋识语鉴别版本时代，区分版本优劣。

如清代藏书家黄丕烈《荛圃藏书题识·卷四》，录有其关于宋版《史载之方》的跋语，叙述了得书之经过、该书的版刻特征："向闻白堤钱听默云，北宋时有名医因治蔡京肠秘之症，只用紫菀一味，其病遂愈。医者由是知名。其人盖史载之也。后余友顾千里游杭州，遇石冢严久能于湖上，出各种古书相质，归为余言，中有《史载之方》二卷，真北宋精椠，余心向往之久矣。客岁钱塘何梦华从严氏买得，今夏转归于余。余检其方，果有大府秘一门用紫菀者，始信钱丈之言为不谬。特未知用而见效之说出何书耳。至于版刻之为北宋，确然可信。字画斩方，神气肃穆，在宋椠中不多觏。其避讳若'尸'字，尤他刊所罕。千里艳称于前，梦华作合于后，余于此书，可云奇遇。余喜读未见书，若此书各家书目所未收。惟《宋史新编》有云'史战之方二卷'，'战'者，以'载'字形近而讹，无可疑者。余重其书之秘，出白金三十两易得，重加装潢。"

藏书印章始于唐，盛于宋，一直流传至今。根据藏书章，可以判断书版问世的时代下限。有元人藏章，书不可能出于明代，有明人藏章，则非清人刊本。《幼幼新书》有一种版本，钤有"明善堂"的藏书印记。而"明善堂"之印系清世宗之子弘晓（怡亲王）之印章。怡亲王是有名的藏书家。因此，可以判断此本是内府传出的珍本。

（二）各家著录

历代学者、藏书家等，往往将所见所藏之书的行款、版式、字体、卷数、作者、刊行者乃至流行与收藏情况等有关资料记录下来。这些资料，主要见之于各类目录书中。因此，学者、藏书家的读书志，是版本鉴定的又一重要依据。它可以帮助我们了解有关古籍的版本流传状况，各种稀见版本的实物记录。如《荛圃藏书题识续录·卷二》对《仁斋直指方》十三卷抄本和二十六卷明刻版本的著录："杨仁斋《直指方论》十三卷（旧抄本）：郡中有外科医生高某，家多秘本医学书，相传有《仁斋直指》，外间皆未之见。及去岁某故，所遗少妾幼子，家中书半皆散佚。而此书亦出，余得寓目，因遍检藏书家目，皆云《仁斋直指方论附遗》二十六卷，与此十三卷不合。虽曰明人附遗，其二十六卷与十三卷所以异同之故，未经剖析，故目录家但知有二十六卷，曾不知有十三卷也。及十三卷之书出，而人反疑其卷帙之少，未敢信为善本，不之重也。今兹岁初，偶于坊间获明刻本二十六卷者，乃又追踪十三卷之抄本，始悉改十三卷为二十六卷者，出于明人。其目录之大小字，或照原或更改，尽出臆断，而本书面目尽失。因叹目录之学为甚难，苟非博闻广见，难以置喙。书必原本方为可贵也。余既收得刻本矣，不得不复置抄本之原书为如此。"

《中国中医古籍总目》对现存中医古籍的版本及收藏地进行了较为详细的著录，为我们查找和鉴定版本提供了重要线索，是目前考察和利用中医古籍版本的重要工具书。

第五节　善本的利用

利用古籍版本知识，了解版本概况，探讨学术源流，整理中医古籍，对于中医学术的传承与发展具有重要意义。中医古籍版本众多，在利用时应充分发挥善本的作用，并充分利用前人已取得的研究成果。

一、善本的概念

尽可能选择善本，是利用中医古籍版本最重要的原则。由于时代不同，关于"善本"的概念也不相同。早在汉代，学者们已经开始搜集和利用不同的写本，并注意择优而用。因当时尚无印本，《汉书·河间献王传》称之为"善书"。叶梦得《石林燕语》谓："唐以前，凡书籍皆写本，未有模印之法，人以藏书为贵，书不多有，而藏者精于雠对，故往往皆有善本。"在这里，"善本"概念是以校雠的好坏为标准的。明清以来,在后人心目中,凡宋元刊本等具有历史文物价值的书本,皆可称为善本。清人张之洞曾谓"善本非纸白版新之谓",他提出了三条标准:一是"足本",即无残无缺无删削的本子;二是"精校",即精校精注本;三是"旧本",即旧刻、旧抄本。丁丙《善本书室藏书志》编辑条例中,列举"善本"的选择标准有四:"一曰旧刻,宋元遗刊,日远日鲜,幸传至今,固宜球图视之。二曰精本,朱氏一朝,自万历后,剞劂固属草草。然追溯嘉靖以前,刻书多翻宋椠,正统、成化刻印尤精,足本、孤本,所在皆是。今搜集自洪武迄嘉靖,萃其遗帙,择其最佳者,甄别而取之。万历以后,间附数部,要皆雕刻既工,世鲜传本者,始行入录。三曰旧抄,前明姑苏丛书堂吴氏、四明天一阁范氏,二家之书,半系抄本。至国朝小山堂赵氏、知不足斋鲍氏、振绮堂汪氏,多影抄宋元精本,笔墨精妙,远过明抄。寒家储藏,将及万卷,择其优异,始著于编。四曰旧校,校勘之学,至乾嘉而极精,出仁和卢抱经、吴县黄荛圃、阳湖孙渊如之手者,尤校雠精审,他如冯己苍、段茂堂、阮文达诸家手校之书,朱墨烂然,为艺林至宝。补脱文,正误字,有功后学不浅。荟萃珍藏,如与诸君子面相质问也。"综其所述,"旧刻"是指宋、元刻本;"精本"是指明代洪武至嘉靖时刻本,也包括少数"雕刻既工,世鲜传本"者;"旧抄"是指各代著名藏书家收藏的精抄本;"旧校"是指经过卢文弨、黄丕烈、孙星衍等名家校勘过的版本。

　　善本的现代含义,《全国古籍善本书目》认为应具备历史文物性、学术资料性、艺术代表性。凡校勘精审、错误较少、刻印精工、时代较早、具有一定学术资料价值的足本,均可视为善本。

　　综上所述,善本实际上有三个方面的评价标准:一是从历史文物性或艺术代表性的角度看,时代久远、工艺先进、曾经名人收藏校勘等,都是判断善本的重要条件。如宋元刻本,旧抄本,名家手稿本,名人批校、题跋、评论的刻本、抄本;在印刷上能反映我国古代印刷技术发展,代表一定时期技术水平的各种活字印本、套印本,或有较精版画的刻本。即使时代较晚,如时在辛亥革命前,但在学术研究上有独到见解或有学派特点,或集众说较有系统的稿本,以及流传很少的刻本、抄本,也属于善本。出土文物如秦汉简策、敦煌卷子等,更是如此。二是从流传刊布情况看,时间越早,流传越少,价值越高,孤本就更受重视。三是从学术研究和利用的角度看,善本是指校勘精审,内容完整而没有删削或残缺,刻印较工或抄写较精,文字错讹较少的版本,或者是具有其他版本所没有的重要内容的版本。

二、善本书目

　　我国历代都有修纂国家藏书目录的传统。这种目录的编纂,大都是朝廷组织一批学者,在调查国内藏书之后编纂的。自宋代雕版印刷盛行以来,书籍大量增加,私人藏书家日多。他们往往不惜重金,搜求善本、孤本、秘本,建藏书之阁,精心校勘、评注、圈点古书,编制藏书目录。私人藏书目录各有特点,可补官修目录的不足。如南宋尤袤《遂初堂书目》、清代钱曾《读书敏求记》、清代陆心源《皕宋楼藏书志》、清代丁丙《善本书室藏书志》等。在这些藏书目录中,多有关于善本的记载。其特点是注重版本,考证版本,辨别真伪,校雠异同。其著录多是精良的善本、孤本。

　　近代以来,有许多学者致力于善本书目的研究,并出版了一些专门著作。1949 年以来,国家十分重视对善本书的保护、利用及书目编纂工作,组织编纂了全国性的善本书目。另外,近年出版的一批善本图录精美逼真,纤毫不爽,如睹实物,可为我们提供直观的了解善本书的机会。

　　1.《中国善本书提要》　王重民撰(上海古籍出版社,1983 年)。是中国古籍善本目录的集大成之作。1939 年王氏在美国期间,鉴定美国国会图书馆藏中国古籍善本时,撰写了 1600 余篇,回国后，又继续撰写北京图书馆馆藏善本书提要和北京大学图书馆馆藏善本书提要。全书收录王氏经眼的古籍善本书目4400余种，按传统四部分类法编排。除记述各书的版刻特征外，他在所撰著的内容丰富的提要中，考校版本源流，考辨书之真伪，条列书中诸序跋，介绍作者情况，注明藏书家印记，评述各书的研究价值。

2.《中国古籍善本书目》　中国古籍善本书目编辑委员会编（上海古籍出版社，1989年）。凡具有历史文物性、学术资料性、艺术代表性而又流传较少的古籍，《中国古籍善本书目》均予收录。本书分为经、史、子、集、丛五部，收录了全国各省、市、县公共图书馆、博物馆、文管会、文献馆、高等院校、中国科学院及所属各研究所，其他科研单位等所藏古籍善本。各书著录书名、卷数、编著注释者、版本、批校题跋者等。特别是新发现的善本，填补了某些学科领域的空白。该书各卷条目下均有编号，卷后附有藏书单位代号表和藏书单位检索表，读者欲知某书在某单位，一索可得。

3.《中国国家图书馆古籍珍品图录》　任继愈主编（北京图书馆出版社，1999年）。中国国家图书馆的前身是清学部所辖京师图书馆。1909年，大学士张之洞奏请朝廷设立京师图书馆，请将文津阁《四库全书》及承德避暑山庄各殿陈设之书籍，翰林院所藏《永乐大典》和内阁大库所藏宋元旧刻等，一并"交付图书馆妥慎储藏"，得到奏准，是该图书馆藏书建设之始。此后90余年间，皇家秘笈、民间珍藏、鸣沙余韵、考古新出，各类文献尽归于斯。本书从丰富的馆藏中，选择400余种古籍珍品，分4部分编录：①古籍善本；②甲骨金石；③中外舆图；④少数民族文献。每部类下按年代顺序编排，各幅图版从形态、特点、价值等方面予以提要介绍。

4.《北京大学图书馆藏善本书录》　张玉范、沈乃文主编（北京大学出版社，1998年）。自京师大学堂创办至今，经过百年搜求，北京大学图书馆已成为国内古籍善本收藏的重要机构。本书分为5类：①宋元刻本；②明刻本；③抄本、稿本、校本；④古代日本朝鲜本；⑤活字本、套印本、绘本。全书收录馆藏珍品174种，各幅图版从形态、特点、价值等方面予以提要介绍。

三、中医古籍善本

就中医古籍而言，善本的标准又有自己的特点。如敦煌卷子医书，本身就是文物，从医学角度看，又是重要的学术资料，为善本无疑。黄元御《伤寒说意》稿本（山东昌邑文化馆藏），为乾隆年间所写，书本身为名医黄元御遗物，书中有删改笔迹多处，也具有历史文物性，当属善本。又如《陆九芝先生遗稿七种》系稿本，虽为晚清作品，然有资料价值，仍视为善本。兹以马继兴先生《中医文献学》所论为据，将中医药学善本书籍概括为以下几个方面：

（1）出土的（个别传世的）简书、帛书和卷子本医书。由于均系千余年前的古书，因而在国内的均已列入珍贵文物。如湖南长沙马王堆出土简帛医书、敦煌卷子、武威《治百病方》等。

（2）根据古卷子本刻印的最早影刊本。如日本文政六年（1823年）敬业乐群楼影刊的《黄帝虾蟆经》、日本安政元年（1854年）江户医学馆影刊古卷子本《医心方》等。此类刊本年代虽较晚，但存世者也甚为稀见，所以也是善本书。

（3）凡宋金元明刊本、明清内府本均为善本。其中内府本如山西平阳府刊《西方子明堂灸经》为明刻善本。此外，宋元医书刊本的最早影刊本、翻刻本，如明代顾从德影刊宋本《黄帝内经素问》、明代赵开美翻刻宋本《伤寒论》等，亦属善本。

（4）凡宋金元及明初刊刻的医书，即使是刻工稍差的麻沙本或宋元本残卷、残页，均为善本。如北京大学图书馆所藏《外台秘要方》南宋初两浙东路茶盐司本，虽仅存卷三2～23页，中国国家图书馆藏《黄帝内经素问》金刻本二十四卷，仅存十三卷，仍为善本。《针灸甲乙经》

明正统三卷本残本，亦为善本。

（5）原刻本，无论宋元明清乃至民国均为善本。如《本草纲目》金陵本。即使如雍正八年《胎产心法》、康熙间起秀堂仿宋代《小儿药证直诀》，虽刊刻已晚，但系原刻，亦为善本。

（6）只存孤本或仅有少数几部，其刊年虽晚，仍属善本。如山东中医药大学图书馆藏《医学研悦》，虽为明末刊本，然系孤本，故为善本。

（7）精刻、精校的医书，其刊年虽晚至清末，仍属善本。如钱熙祚守山阁本《黄帝内经素问》、清嘉庆二十二年（1817年）张海鹏精刻本《墨海金壶》中的4种宋人医书《全生指迷方》《旅舍备要方》《博济方》《伤寒微旨论》等。

（8）经名家收藏加工、圈点批校或序跋题记，更增加其学术研究价值者。如黄丕烈配补收藏的《千金翼方》（今藏日本静嘉堂文库）、北京图书馆藏傅山批注明赵府刊本《黄帝素问灵枢经》。又如《仁斋直指方》旧抄本，有杨守敬批校圈点，也为善本。

（9）医书稿本、手写本或精校本。如夏英《灵枢脉翼》稿本、赵孟頫手抄《华佗中藏经》、清内府写本《医宗金鉴》等。

（10）凡系版本学上少见的类型，或有著名医家钤记的版本，亦可称善本。如朝鲜版《仁斋直指方》有朱筠印记；《幼幼新书》明内府抄本有怡亲王弘晓"明善堂"钤记；中国中医科学院藏明万历十三年《保赤全书》，卷首目录有明代著名医家王肯堂的"王肯堂印""宇泰"等印鉴；清涧溪草堂刊本《难经经释》有徐大椿印，均属此类。

作为现代读者，虽不必对善本书有精深的研究，但在阅读和利用古代医籍时，应当尽可能选择现代古籍整理专家校勘整理过的版本，以借鉴他们的研究成果。如郭霭春的《黄帝内经素问校注》、张灿玾的《针灸甲乙经校注》、刘渡舟的《伤寒论校注》、刘衡如整理的《本草纲目》等，都是当代较好的版本。此外，尽管我们强调利用善本，但并非只用善本。古籍的一般版本，在阅读和研究过程中同样具有重要价值，也应充分加以利用。

【复习思考题】

1. 什么是版本学？学习研究版本学的意义是什么？
2. "版心"的别称有哪些？请列举几个与版心相关的专业术语。
3. 木刻本古籍有哪些分类依据？
4. 从古籍外观上进行取证鉴定的依据有哪些？
5. 中医善本书籍主要包括哪些方面？

扫一扫，查阅本章数字资源，含PPT、音视频、图片等

第一节 概 述

中医古籍的校勘始于西汉后期，其后的两千多年间，随着中医药文献的广泛流传和数量上的增加，对中医药古籍的校勘也不断发展，日趋成熟。我们在整理利用中医药古籍的过程中，应该充分吸取前人的成果，总结他们的经验教训，努力掌握中医药古籍校勘的规律和方法，为将来在科学研究和中医临床工作中正确使用古代医籍做好学识准备。

一、校勘与校勘学

（一）校勘与校雠

校勘，指利用同一书籍的不同版本或与该书有关的文献，通过比较核对和分析推理，发现并纠正古籍在流传过程中发生的文字错误。

校勘最早称校雠或雠校。《文选》李善注引应劭《风俗通义》云："按刘向《别录》：'雠校，一人读书，校其上下，得谬误为校；一人持本，一人读书，若怨家相对，故曰雠也。'"（"故曰雠也"四字原脱，据《太平御览·卷六一八》补。）根据刘向的解释，校、雠二字并无本质的区别，都是指校正书籍流传过程中产生的文字错误，与校勘一词的意义相近。但是，刘向、刘歆父子校书所做的工作，并不只是校正文字，还包括厘定篇次、鉴别版本、编修目录、撰写提要等，实际上包含了目录、版本、校勘等方面内容。于是"校雠"一词有了狭义和广义之别。人们把前一个含义看作狭义的校雠，把后一个含义看作广义的校雠。

校勘成词，大约在六朝时期，但最初并不专指比较、审定书籍的异文，而往往指审核记载、评定其是否与事实或制度相符。至宋代，"校勘"开始用于古籍文字正误真伪的比较审定，如宋代欧阳修《书春秋繁露后》："予在馆中校勘群书，见有八十余篇，然多错乱重复。又有民间应募献书者献三十余篇，其间数篇在八十篇外。乃知董生之书流散不全矣。"后来，这种用法日渐普遍，逐渐代替了狭义"校雠"。清代以后，"校勘"与"校雠"二词的分工日趋明晰。"校雠"多用其广义，如章学诚的《校雠通义》；"校勘"多用狭义，如阮元《十三经校勘记》等。大约在近代，"校勘"完成了它的术语化过程，成为特定的古籍整理工作及相关学科的专有名称。

（二）校勘学

校勘学是文献学的一个重要分支，它与目录、版本、辑佚、辨伪等学科共同构成了文献学的

有机整体，是文献学不可分割的一部分。

校勘学是研究校勘及相关问题的一门学科。

校勘学的任务是研究古籍校勘的一般规律和法则，如校勘的历史、经验、对象、依据、方法、条件和程序等，从而为古籍校勘实践活动提供理论指导。在中医文献学中，还要讨论如何利用校勘学研究的成果，为更好地利用中医药古代文献服务。

校勘学研究的内容离不开古书中的文字错误和相关问题，但是并非古书中所有的文字错误都是校勘学考察的对象。比如由于作者本人的失误造成的病句、错字等，就不在校勘的范围之内，也就不是校勘学考察的对象。

二、校勘的目的和意义

古籍校勘的目的在于尽可能将古籍恢复到或接近未曾散乱错讹的原貌。正如胡适《元典章校补释例序》云："校勘之学起于文件传写的不易避免错误。文件越古、传写的次数越多，错误的机会也越多。校勘学的任务是要改正这些传写的错误，恢复一个文件的本来面目，或使它和原本相差最微。"

自书籍文献产生之日起，流传过程中发生的篇章散乱和文字错讹就是不可避免的。尤其是汉唐以前的文献，其载体以竹木简、帛书为主，书籍主要以传抄的方式传播，《抱朴子·遐览》中的古谚说："书三写，鱼成鲁，虚成虎。"《吕氏春秋·察传》关于子夏订正"晋师三豕涉河"的记载，都体现了文字错讹现象的普遍存在。即使到了雕版印刷术产生之后，虽然大面积的篇章散乱现象不再多见，但是，由于受底本、刻工水平、印刷技术、保管条件等因素的影响，或多或少的文字错讹现象依然存在。这就要求我们运用校勘学方法，对现存古籍进行整理、勘削、订正，为人们利用古医籍提供一个较为真实可信的版本。校勘工作是一个非常重要的基础性工作，是利用好现存古医籍的重要前提条件。如果不重视校勘这个环节，利用古医籍之前不做校勘或不认真校勘，就会造成严重后果。正如清代学者王鸣盛《十七史商榷序》云："欲读书必先精校书，校之未精而遽读，恐读亦多误矣。"清代藏书家叶德辉更直截了当地说："书不校勘，不如不读。"（《藏书十约·校勘》）

校勘对于我们利用中医药古籍的实践活动有着重要意义，主要体现在以下三个方面。

（一）校勘是利用中医药古籍的重要条件

古医籍流传到今天，已经经历了数不清的辗转抄刻，原稿本、原抄本和原刻本已经是凤毛麟角，鲜有所见。同时，由于各种原因，在现存古籍中，同一种书籍的不同版本之间，文字有出入的情况极为常见；而不同书籍转引的同一段文字之间，其出入也不小。

古医籍在流传过程中发生讹误的现象俯拾皆是。如《素问》一书，流传至唐代，错乱的程度就已经相当严重了。王冰在《黄帝内经素问注·序》中说："世本纰缪，篇目重叠，前后不伦，文义悬隔，施行不易，披会亦难。岁月既淹，袭以成弊……诸如此流，不可胜数。"到了这种地步，如不进行一番认真的校勘整理，《素问》就会有失传的危险。所以王冰做了一件惠及后代的工作，整整用了 12 年的时间，对《素问》进行了全面的校勘整理，使这一经典著作得以传续。然而，经过王冰整理的《素问》，历经一段时间的流传，到了宋代，又出现了许多错误，宋臣林亿等在校勘本书时做了大量工作，"正谬误者六千余字"。明清以后，直至现代，仍然有不少医家对《素问》进行校勘，纠正诸多错误。1992 年由人民卫生出版社出版的《黄帝内经素问校注》除了对经文进行校勘之外，还对王冰注文进行了全面精审的校勘。王冰一直被公认为是《素问》

最好的注家，但自唐以后，历经辗转传抄，不乏讹传，前人虽有对王注的整理，但不够全面。本次整理，仅对王注的校语就有近 1200 条之多，古书在流传中产生的错讹程度，于此可见一斑。

其他中医古籍，如《灵枢》《难经》《神农本草经》《伤寒论》《金匮要略》《中藏经》《脉经》《针灸甲乙经》《太素》《诸病源候论》《备急千金要方》《外台秘要》等，情况也大抵如此。因此，对古医籍必须加以校勘，恢复或接近其古籍的原貌，才能正确地利用古医籍，让它们发挥更大的作用。

（二）校勘是整理中医药古籍的基础和重要内容

前人留给我们大量的古籍文献，是中华民族宝贵的遗产。仅就现存中医药古籍而言，数量即达万种以上。充分利用这些古医籍，是继承和创新中医学的重要工作。而利用古医籍的前提条件是必须进行古籍整理。

古籍整理主要包括校勘、标点、注释、翻译、影印、汇编、辑佚、编制目录索引等各项工作。校勘除了本身是古籍整理的一项重要内容外，还是其他各项古籍整理工作的先导和基础。原因就在于上述各项古籍整理工作都需要有一个文字正确的或者错讹最少的底本。如果不先做好校勘工作，底本有文字错误，就会影响其他工作的质量，甚至错上加错。因此，必须首先对古籍进行校勘，尽可能恢复原书原貌，在此基础上，古籍整理的其他各项工作才能顺利进行。

唐代王冰整理校注《素问》的成就为历代学者所称道，但是由于底本的原因，有些文字错误未能及时发现，王冰基于错误的文句所作的注释难免会出问题。宋代林亿的新校正曾多次明确指出王冰根据误本所犯的注释、句读等错误。例如：

大肠移热于胃，善食而瘦人，谓之食亦。（《素问·气厥论》）

王冰注："胃为水谷之海，其气外养肌肉，热消水谷，又铄肌肉，故善食而瘦人也。食亦者，谓食入移易而过，不生肌肤也。亦，易也。"

新校正云："按《甲乙经》'人'作'又'。王氏注云：'善食而瘦人也。'殊为无义，不若《甲乙经》作'又'，读连下文。"

王冰整理《素问》的功绩固然不容置疑，但此处对"瘦人"的解释实属牵强，原因就在于他没有对底本作出正确的校勘。《圣济总录》"人"作"人"，义仍不通。林亿新校正指出应依《甲乙经》作"又"，属下句，所以原文为"大肠移热于胃，善食而瘦，又谓之食亦。"文义豁然。

（三）校勘是中医药学术研究的前提

任何学术研究，都离不开正确的文献。因此确实可靠的文本，是有效地进行读书、治学乃至进行科学研究的一个先决条件。由于中医药学的内容直接关系到人的生命健康，文本的正确与否更有特殊的意义。明代陆深《金台纪闻》载："金华戴元礼，国初名医，尝被召至南京，见一医家迎求溢户，酬应不闲，元礼意必深于术者，因注目焉。按方发剂，皆无他异。退而怪之，日往观焉。偶一人求药者，既去，追而告之曰：临煎时下锡一块。麾之去。元礼始大异之，念无以锡入煎剂法，叩之，答曰：是古方耳。元礼求得其书，乃'饧'字耳。元礼急为正之。"由于古医书中"饧"字（繁体字作"餳"）误为"锡"字，医家读书时又不懂校勘，以致引起药物误用。倘若是副作用大的药物，必然造成严重后果。

第二节　校勘的主要对象

古籍在辗转传抄和刊刻过程中，文字上往往会发生或多或少的差异。据叶德辉《书林清话》记载，朱尊彝每刻一部书，往往刻前校两遍，刻后校三遍，"其《明诗综》刻于晚年，刻后自校两遍，精神不贯，乃分于各家书房中，或师或弟子，能校出一讹字者，送百钱，然终不免有讹字。"如此反复，如此认真，刻成的书仍然免不了有讹字，可见书籍在流传过程中产生的错误是相当多而且是很难避免的。除此而外，书籍在内容、编次上也容易产生程度不同的差异。宋代林亿等校勘《素问》所作的新校正中，便列举了全元起本与王冰本篇次上的诸多不同。然而内容、篇次并不是校勘工作的主要对象，一般而言，校勘工作主要是针对文字的差异，即通过校勘过程发现并纠正古籍在流传中发生的各种文字错误，以期最大限度地恢复古籍原貌。前人将古籍在流传过程中发生的文字错误概括为"脱文""讹文""衍文""倒文""错简"五大类（也有将"错简"并入"倒文"类），这些是古籍校勘的主要对象。

一、脱文

脱文又称脱、夺、夺文、漏、阙、阙文，是指古籍在传抄刊刻过程中缺失的文字。或脱一字、数字，或脱一句、数句，多的甚至是整节、整段脱落。前人又有"脱简"一词，指早期竹木简型制的书籍，由于编连绳索松断，导致个别简片滑脱的现象。"脱简"反映在文面上就是文句的缺失，也属于脱文的一种情况。

中医药古籍中的脱文并不少见，在校勘时应多加留意。例如：

曰：经言，有见如入，有见如出者，何谓也？

然：所谓有见如入者，谓左手见气来至，乃内针，针入，见气尽，乃出针。是谓有见如入，有见如出也。（《难经·第八十难》）

元代滑寿《难经本义》说："所谓有见如入下，当欠有见如出四字"。从上下文文义来看，原文确实脱"有见如出"四字，否则文义不连贯，所以南京中医学院撰《难经校释》在原文中补入了此四字。

二、讹文

讹文，又称讹、谬、误字，是指古籍在传抄刊刻过程中出现的错字。造成讹文的原因主要有字形、字音、上下文三个方面。

（一）字形致误

因字形相近而致误，即古人所谓"形讹"。如古籍文献中常见的戊、戌、成不分，已、巳、己混淆，以及芩与苓、炙与灸、日与曰等字形相似的汉字用错现象并不少见。这些文字在抄刻中极易发生错误，从而造成误字。例如：

百合洗方

右以百合一升，以水一斗，渍之一宿，以洗身。洗已，食煮饼[一]，勿以盐豉也。（《金匮要略方论·百合狐惑阴阳毒病脉证治第三》）

校勘：

[一] 煮饼：赵开美本作"煮饼"，《千金方》卷十作"白汤饼"。庞氏《伤寒总病论》谓煮

饼是"切面条，汤煮水淘过，热汤渍食之"。丹波元简《金匮要略辑义》引张师正《倦游录》云"凡以面为食煮之，皆谓汤饼"。"饼""饻"，形近而误，以赵开美本为是。（何任主编《金匮要略校注》）

按"饼"与"饻"字形相近，抄刻者无意间写错完全可能。以上校记引用了三条旁证，证据充分，断定"煮饼"为是，结论可信。上《千金方》当指《备急千金要方》。

除此之外，还有因字体变化带来的讹文，像上古文字、籀文、篆文、隶书或草书等，如果抄书者或刻书者不具备辨识能力，则极易造成讹文。还有与汉字结构有关的一字误为二字、二字误为一字的情况，以及古书中的各种符号误为字的情况，都属于字形致误导致的讹文。

（二）字音致误

因字音相同或相近致误，即古人所谓"音讹"。产生音讹的主要原因是汉字本身形、音、义不统一，即同音或音近的汉字字形不同，字义也不同。除了一般的音近致误以外，还有因假借关系或者韵脚导致的文字错误。例如：

今时之人不然也，以酒为浆，以妄为常，醉以入房，以欲竭其精，以耗散其真，不知持满，不时御神，务快其心，逆于生乐，起居无节，故半百而衰也。（《素问·上古天真论》）

新校正云：按《甲乙经》耗作好。

按清代胡澍云："'以耗散其真'与'以欲竭其精'句义不对，则皇甫谧本作'好'是也。'好'读嗜好之好。好亦欲也。作'耗'者，声之误。"两句意思是说：因恣情纵欲而使阴精竭绝，因贪图美色而使真气散失。如此文通义顺，作"耗"则文义不爽。《素问》原文作"耗"者，盖因"耗""好"古音相近致误。（见《黄帝内经素问校义》）

（三）上下文致误

因受上下文的影响，古书在传抄或刊刻过程中，也可能产生讹文。例如：

慧然在前，按之不得，不知其情，故曰形……心开而志先，慧然独悟，口弗能言，俱视独见。（《素问·八正神明论》）

清代俞樾指出，"慧然在前"当为"卒然在前"，涉下文"慧然独悟"而误。并举王冰注文以"卒然"释前句"慧然"，用"清爽"注后句"慧然"，说明王冰作注时尚未误。（见《内经辨言》）

三、衍文

衍文指古书在传抄刊刻过程中多出的文字，或称衍、羡文、剩文、剩。少者衍一字、数字，多者衍一句、数句，甚至整节、整段。衍文除了一般的抄刻致衍以外，还有涉上下文而衍、注文混入正文而衍等几种情况。例如：

小儿耳鼻口间生疮，世谓之月食疮，随月生[一]，因以为名也。世云：小儿见月初生，以手指指之，则令耳下生疮，故呼为月食疮也。（《诸病源候论·伤寒大小便不通候》）

校勘：

[一] 随月生：此后原有"死"字，衍文，从本书卷三十五月食疮候删。（《诸病源候论校释》卷四十五）

按《诸病源候论校释》的底本为清代周学海本。底本原文"随月生死"文义不通，经过本校，与同书卷三十五"月食疮候"原文相对照，可确定"死"字为衍文。

注文混入正文而衍的现象古医书中也不少见。例如：

人有重身，九月而喑……无治也，当十月复。《刺法》曰：无损不足，益有余，以成其疹。然后调之。

新校正云："此四字（指'然后调之'四字）本全元起注文，误书于此，当删去之。"（《素问·奇病论》）

原文"然后调之"四字，与前文不相连贯，《甲乙经》卷十二、《太素·重身》均无此四字，据林亿的说法，是由于全元起注文误入正文导致的衍文。

四、倒文

倒文，又称倒、倒错，指古书在抄刻过程中颠倒的文字。从现象看，以字句的前后颠倒为主，多数为两个字颠倒，也有多字颠倒、句子次序颠倒的现象。从位置看，以相邻文字颠倒为主，也有相近文字颠倒，即跳过中间一些文字形成倒文。例如：

此由寒气客于肌肉，折于血气，结聚乃成痈。凡痈破[一]溃之后，有逆有顺。其眼白睛青黑而眼小者，一逆也。内药而呕，二逆也。伤痛渴甚者，三逆也。膊项中不便者，四逆也。音嘶色脱者，五逆也。除此者并为顺也。此五种皆死候。（《诸病源候论·石火丹候》）

校勘：

[一]痈破：原作"破痈"，从本候文义改。（《诸病源候论校释》卷三十一）

按《诸病源候论》清代周学海本"凡破痈溃之后"句文义不通，属明显的倒文，所以校勘者据上下文义直接乙转。

五、错简

错简原指秦汉以前竹木简次序错乱而形成的大面积文字颠倒。后世将其作为一个专用名词，把古籍中一切位置错乱而相距较远者，统称为错简。有的学者亦将此部分与倒文合并为一类讨论。书籍一旦形成错简，虽经重新编定整理，很难恢复原来次第。有时在后世的流传整理中，错简前后的文字经过臆改，文义上不相衔接的痕迹被弥合，辨识的难度就更大。错简表现在文面上，必然在脱简处造成脱文，而在错入处则可形成衍文。在古籍文献中，错简现象古来有之。例如：

岐伯曰：反四时者，有余为精，不足为消，阴阳不相应，病名曰关格。（《素问·脉要精微论》）

新校正云："详此'岐伯曰'前无问。"

按林亿在整理该篇经文时，发现此段前无问句，有违《素问》全篇体例，故出注说明。日本丹波元简在《素问识》卷二中指出："此一项三十九字，与前后文不相顺承，疑是它篇错简。"同意错简的还有清代的张文虎，并进一步指出："疑此文是《玉机真藏论篇》错简。"（《覆瓿集·舒艺室续笔》）

比较严重的错简还包括书籍在流传过程中产生的篇目分合、次序颠倒的现象。古医书在流传中，两篇错合一篇，一篇误分两篇，篇章次序错乱等，都时有发生。王冰在整理《素问》一书时，面对的就是这样的底本，"或一篇重出，而别立二名；或两论并吞，而都为一目……重经合而冠针服，并方宜而为咳篇，隔虚实而为逆从，合经络而为论要，节皮部为经络，退至教以先针。"（王冰次注《黄帝内经素问》序）因此，他调整了部分篇卷次序，改正了某些原文错误。宋臣林亿在整理王冰《素问》时，曾用全元起注本与王冰注本对校。通过林亿新校正提供的线索可知，王冰当年篇次调整量至少有 20 处之多。如全元起本《宣明五气篇》，原与《血气形志篇》误合一篇；《皮部论》与《经络论》误合一篇，而王冰则将其各分为两篇。全本两出《四时刺逆从论》，内容稍异，王本则合为一篇。全本有《经合论》《真邪论》，内容相同，王本则合为一篇，更名为《离合真邪论》等。种种现象表明，《内经》曾有过一段错简严重的时期。

总之，古书在流传过程中产生的各种文字错误，都是校勘工作要解决的问题，是校勘的对象。古书之所以会产生文字错误，有主观原因和客观原因两个方面。主观原因包括传抄翻刻时的疏忽大意和校勘者、刊刻者的有意删改。删改的动机有校勘者在证据不足的情况下臆断妄改，有为本朝避讳而改动前人文字，也有出于政治目的肆意删改。客观原因也很多，诸如书籍保管不善造成的脱落破损、印刷质量不清晰、汉字字体的变迁等。

第三节　校勘的基本方法

校勘的方法，是指依据各种校勘资料，对古籍中的脱讹衍倒等文字错误所采取的勘正方法。历代学者对古籍曾做了大量的实际校勘工作，在实践中也曾运用了各种校勘方法，但一直缺乏系统的理论总结。清代以后，学者们开始探讨校勘方法中的规律和特点，其中以近人陈垣先生《校勘学释例》中提出的校法四例影响最广。《校勘学释例》是陈垣先生根据校勘《元典章》时搜集的校勘资料，并吸取前人的校勘经验，阐发了勘正古籍文字错误的四种校勘方法，即对校法、本校法、他校法和理校法，从而构成了古籍校勘学的方法论体系。在校勘实践中，四校法并非完全割裂开来，往往综合运用，人称兼校法。

一、对校法

对校法是指用同一部书的各种不同版本进行校勘的方法。《校法四例》云："对校法，即以同书之祖本或别本对读，遇不同之处，则注于其旁。刘向《别录》所谓'一人持本，一人读书，若怨家相对者'，即此法也。此法最简便，最稳当，纯属机械法。其主旨在校异同，不校是非，故其短处在不负责任，虽祖本或别本有讹，亦照式录之；而其长处则在不参己见，得此校本，可知祖本或别本之本来面目。故凡校一书，必须先用对校法，然后再用其他校法。"

对校法对祖本或别本的错误，也按照原式记录，不加任何改动。其优点在于"最简便，最稳当""不参己见"，可以保持版本的本来面目，避免了凭主观臆断妄改古籍原文的弊端。其缺点则是"不负责任""不校是非"。对校是四校法的基础，在实际工作中，一般把对校法作为校勘的第一步，即收集校勘资料的过程，然后再结合其他校法辨明是非和决定取舍。在中医古籍校勘实践中，不乏对校法的运用。例如：

寒气客于冲脉，冲脉起于关元，随腹直上，则脉不通，不通则气因之，故喘动应衣矣。（《太素·邪客》）

杨上善云："有本无'起于关元'下十字也。"

二、他校法

他校法是指用不同著作的相同内容进行相互校勘的方法。《校法四例》云："他校法者，以他书校本书。凡其书有采自前人者，可以前人之书校之；有为后人所引用者，可以后人之书校之；其史料有为同时之书所并载者，可以同时之书校之。此等校法，范围较广，用力较劳，而有时非此不能证明其讹误。"

据陈垣所论，"他书"的内涵包括三个方面：一是指本书所引之书，二是指引用本书之书，三是指记载了某些相同内容之书。就中医药古籍而言，他书的内涵可以再扩大些，如相同作者之书、由同一著作分化出的"他书"，也应列入。这是因为中医古籍的内容多有渊源关系。基本理论文献中，《内经》《难经》《伤寒杂病论》《脉经》《针灸甲乙经》《太素》《诸病源候论》，以及金元医家的著作和明清温病学的论著，大多一脉相承；药物学著作中，《神农本草经》《本草经集注》《新修本草》《开宝本草》《嘉祐本草》《证类本草》《政和本草》，以至《本草纲目》等，其对药物的论述则是在前人基础上的补充、修改和发挥；方书中，《伤寒杂病论》《肘后备急方》《备急千金要方》《外台秘要》《太平圣惠方》《圣济总录》以至《普济方》等，亦是在前人的基础上不断发展；临床各科、养生保健等著作，大抵也是如此。作者相同的著作，如孙思邈《备急千金要方》与《千金翼方》，成无己《注解伤寒论》与《伤寒明理论》等，由于反映的学术思想具有一致性，某些内容具有相关性，故可用作他书。中医古籍中内容相关的著作也很多，如《脉经》与《针灸甲乙经》，《备急千金要方》与《外台秘要》，《伤寒论》和《金匮要略》等，都可用作他校的依据。

他校法的特点是范围最广，用力最劳。因他书涉及面广，运用此法，必然需要耗费大量时间和精力。他校的结果，往往作为对校、本校的补充，大多作为旁证使用，最好与其他校勘方法结合，方成确论。但是有时非此法不能证明文字的讹误。因为古书在流传过程中往往以讹传讹，各版本之间难以发现问题，反不如所引之书更符合古籍原貌，所以有时用他校法获益更多。在中医古籍校勘实践中经常运用他校法，例如：

脉不营，则肌肉不滑泽；肌肉不滑泽，则人中满[一]，则唇反；唇反，则肉先死。（《难经·第二十四难》）

校勘：

[一] 人中满：原作"肉满"，据《灵枢·经脉》改。（《难经校释》）

按《难经》原文"肉满"与"唇反"逻辑关系不明显，根据他书《灵枢》的文句，作"人中满"则更贴切，所以《难经校释》据改。

三、本校法

本校法是指以本书前后文字进行校勘的方法。《校法四例》云："本校法者，以本书前后互证，而抉摘其异同，则知其中之谬误。吴缜之《新唐书纠缪》，汪辉祖之《元史本证》，即用此法。此法于未得祖本或别本以前，最宜用之。予于《元典章》，曾以纲目校目录，以目录校书，以书校表，以正集校新集，得其节目讹误者若干条。至于字句之间，则循览上下文义，近而数页，远而数卷，属词比事，抵牾自见，不必尽据异本也。"

本校法在没有获得其他版本的情况下最宜使用，可目录与目录相校、目录与正文相校、上下文相校、不同章节相校、注文与正文相校等。从具体的校勘切入点看，主要有如下几种情况。

（1）据相同词句校勘　同一词汇、同一文句，有时在一书的不同位置屡见，据此可以互相参照，校正错误。例如：

救自缢死方[一]（《金匮要略·杂疗方第二十三》）

校勘：

[一] 救自缢死方：原无，据目录补。（《金匮要略校注》）

按《金匮要略校注》使用的底本为元代邓珍仿宋刻本。原本正文脱方名，而目录中则记载完整，根据正文与目录的对应关系，可据目录"救自缢死方"补入此处缺失的方名。

（2）据句式校勘　古人写书，为了修辞的需要，同样的句式，有时会在同篇或同段反复出现。另外，作者行文也往往有自己的习惯和特点，在句式使用上不免有所体现。掌握了其中的规律性，可据此发现不合常例的现象，校正错误。例如：

名曰心痹，得之外疾……名曰肺痹，寒热得之，醉而使内也……名曰肝痹，得之寒湿……名曰肾痹，得之淋浴清水而卧。（《素问·五脏生成》）

于鬯曰："'寒热'二字，似当在'得之'之下，方与上下文例合……二字倒转，为失例矣。"（《香草续校书·内经素问·卷一》）

按《五藏生成》此段原文前后句子之间内容上有密切联系，句式上有对应关系，所以于鬯认为"寒热得之"违例，属倒文，应作"得之寒热"。

（3）据对文校勘　古文中对句常见，如"上"对"下"、"前"对"后"之类，可借以勘正在书籍流传中产生的文字错误。例如：

阳气者，烦劳则张，精绝，辟积于夏，使人煎厥。（《素问·生气通天论》）

俞樾云："'张'字之上夺'筋'字，'筋张'、'精绝'两文相对。今夺'筋'字，则义不明。王注曰：'筋脉胀张（素问原文作膜胀），精气竭绝'，是其所据本未夺也。"（《内经辨言》）

按俞樾认为，《生气通天论》原文"烦劳则张"应作"烦劳则筋张"，"筋张"与下文"精绝"为对文，补入"筋"字才能文通义顺。并举王冰注文作佐证，很有说服性。故此说应属确论。其实，利用王冰注文来校勘相对应的经文，也属于本校范围，参见下文"内容（文义）校勘"。

（4）据内容（文义）校勘　有时古书中同一内容会出现在不同的位置，包括古人留下的注文当中，通过比照，若有不符，可检出文字错误。或书籍原文中上下文义出现矛盾，亦可据文义校勘。例如：

曰：五脏各有声、色、臭、味、液[一]，皆可晓知以不？

然：《十变》言：肝色青，其臭臊，其味酸，其声呼，其液泣；心色赤，其臭焦，其味苦，其声言，其液汗；脾色黄，其臭香，其味甘，其声歌，其液涎；肺色白，其臭腥，其味辛，其声哭，其液涕；肾色黑，其臭腐，其味咸，其声呻，其液唾。是五脏声、色、臭、味、液也。（《难经·第三十四难》）

校勘：

[一] 液：原无。《难经本义》："声色臭味下欠液字"，为是。据补。（《难经校释》）

按根据《难经》原文，问句作"五脏各有声、色、臭、味"四项，答句结语亦如此，乍读似乎问答之间没有出入。但细玩引文《十变》的内容，每脏均涉及色、臭、味、声、液五个方面，故可确定问句与答句的结语有脱文。元代滑寿《难经本义》也认为"声色臭味"下脱一"液"字，所以《难经校释》的作者在原文中做了补入。

（5）据语音校勘　古书中不免有或多或少的韵句。借助这些韵句的押韵关系，可发现或纠正文字错误。如《素问》一书用韵颇多，清代学者认为其"通篇有韵"，清代江有诰《素问韵读》根据《素问》用韵规律，校正出许多讹误。近现代的学者也有一些依韵校勘的实例。例如：

治之要极，无失色脉，用之不惑，治之大则。逆从到行，标本不得，亡神失国[一]。去故就新，乃得真人。（《素问·移精变气论》）

校勘：

[一] 亡神失国：此句与上下文义不连，疑"失国"当作"失身"，"身"与下"新""人"叶韵。（郭霭春《黄帝内经素问校注》）

此段句义讨论的是治病，何言失国？上下文义不属，若作"失身"不但与下文押韵，而且文义也通畅，所以该校有一定道理。

（6）据编写体例校勘　每部书在编写时，都会形成一定的体例，即在编写形式上一些规律性的东西。依照这些体例，可以勘正古书文字上的错误。例如：

附方[一]

《古今录验》续命汤……（《金匮要略·中风历节脉证并治第五》）

校勘：

［一］附方：原脱，据本书体例补。（《金匮要略校注》）

按宋代林亿等人校订《金匮要略》时，在把方剂部分分别列在各种证候之下的同时，还采集了各家方书中转载仲景治疗杂病的医方及后世医家的良方，分类附在每篇之末，用"附方"二字与原书方剂相区别。据此，《金匮要略校注》认为，原文此处脱"附方"二字，故予补入。

以上介绍了本校法中几种主要的校勘途径。需要注意的是，若一书非出于一人之手，或其史料来源各不相同，则不宜使用本校法。因为不同的作者，语言风格、用词习惯、思维方式等自不相同；史料不同，即便记载同一事件，相互之间也会有差异。若勉强使用本校法，便会产生以此律彼，以不误为误，或者以误改误的现象。所以，使用本校法也应慎重。

四校法中最容易混淆的是理校与本校。因为本校不仅仅是利用本书前后文字上的对应关系，还涉及对古籍著述义例的推求，如句式的对应、语言习惯的对应等，所以本校与理校都是借助于合理的逻辑类推。但两者的区别就在于本校"有本书资料（不一定是异文，或者不是异文）可作比较依据"，而理校则没有，因而相对而言，本校的可靠性比理校更强。

四、理校法

理校法是指据理推测正误的校勘方法。《校法四例》云："段玉裁曰：'校书之难，非照本改字不讹不漏之难，定其是非之难。'所谓理校法也。遇无古本可据，或数本互异，而无所适从之时，则须用此法。此法须通识为之，否则卤莽灭裂，以不误为误，而纠纷愈甚矣。故最高妙者此法，最危险者亦此法。"

理校法的特点是在底本有疑误，又没有其他版本依据的情况下，或者虽有他本，但诸本说法互异，无所适从时，以文理、医理或其他事理作为依据，仍能判断出底本是非。也就是在其他三校无法使用的情况下，仍能校出疑误。所以说此法最为高妙。但另一方面，因为此法纯属据理判断，在没有其他客观线索作为佐证的情况下，其结论带有一定的冒险性。从本质上看属于假说，不应当作确论。

基于以上特点，运用理校法必须做到态度认真严谨，不能凭空臆测。同时，应注意提高学术水平，向"通识"之人的目标努力。从中医药专业的角度看，这就要求我们一方面要精通古汉语知识，如文字学、音韵学、训诂学等，另一方面要精通中医专业知识。由于中医药学是在中国古代传统文化的大背景下成长起来的，因此还要求我们掌握古代文化知识，如历史、文学、哲学、天文、地理等。如果没有广博的知识做基础，往往会得出错误的推断和结论，不仅不能纠正古书中的讹误，反会以不误为误，妄自勘改，使纠纷愈甚。

理校之法应该慎用，但并非不能用。在中医古籍校勘实践中，不乏理校法的运用。例如：

行不欲离于世，被服章，举不欲观于俗。（《素问·上古天真论》）

新校正云："详'被服章'三字，疑衍。此三字上下文不属。"

林亿认为《素问》原文"被服章"三字与上下文之间没有联系，于文理不通，故疑为衍文。

在使用对校、他校、本校的过程中，需要确定是非、判断正误，特别是诸本说法互异、无所适从时，大多离不开理校方法，正如《中医文献学纲要》所云：理校法可谓四校之灵魂。从前人的校勘经验来看，经典的校勘成果往往是理校法与其他校勘方法相结合的产物。理校法与其余三法之不同在于：理校法单纯凭借逻辑的推证力量，而其余三法都必须借重文字实证。理校法既可以论证古籍异文的正误短长、是非曲直，更可以在没有任何相关资料可供比勘的情况下推求古籍中的文字讹误。

五、兼校法

校勘的方法虽然有对校、本校、他校、理校之分，但在实际校勘工作中，往往不是孤立地运用某一种校勘方法，而是几种方法综合运用，特别是遇到较为复杂的问题时更是如此。综合运用各种校勘方法，称为兼校法。在中医古籍校勘实践中，综合运用各种校勘方法的实例很多。

例1

有鬲痰而渴[一]者，年盛必作黄疸，此由脾胃虚热故也，年衰亦发痟疸，腑脏虚热，血气否涩故也。（《诸病源候论·石火丹候》）

校勘：

[一] 渴：原作"湿"，从元本改。本卷痟候亦作"渴"。（《诸病源候论校释》）

按这是一个对校与本校相结合的例子。校勘者将底本清代周学海本《诸病源候论》原文"有鬲痰而湿者"改为"有鬲痰而渴者"，其依据有二：一是元本作"渴"，为对校法；二是同卷痟候亦作"渴"，为本校法。证据确凿，改之有理。

例2

由邪气内薄于五脏，横连募原也。（《素问·疟论》）

新校正："案全元起本募作膜，《太素》、巢元方并同，《举痛论》亦作膜原。"

按：这是对校、本校与他校三种方法相结合的例子。《疟论》原文"募原"二字经林亿校勘，全元起本作"膜原"，属对校法；《太素》《诸病源候论》亦作"膜原"，属他校法；《素问·举痛论》亦作"膜原"，属本校法。王冰于《举痛论》下注云："膜，谓膈间之膜；原，谓鬲肓之原。"可见"膜原"为一成词。

例3

气行交通于中，一周于身，下水一刻，日行二十分有奇[一]。（《灵枢·五十营》）

校勘：

[一] 二十分有奇：原作"二十五分"，据《甲乙》卷一第九改。按：《太素》卷十二营五十周、《素问》八正神明论王注引均作"二十分"，《医学纲目》卷一谓："二十五分，当作二十分"，详考其数值，当以《甲乙》为是，故据改。（《灵枢经校释》卷四）

这个例子很典型。校勘者运用了多重他校，最后通过理校的分析，决定取舍，判定是非，体现了理校的优势。从校勘记中看，他校本有《针灸甲乙经》《太素》《素问》，还有《医学纲目》的观点作旁证，最后通过理校，"详考其数值"，判定"二十分"为是，做出结论。

第四节　校勘记的撰写

将校勘中发现的问题及处理的结果，用文字的形式逐条记录下来，附载于已经校勘的古书中，这就是校勘记。校勘记，简称校记，前人又称考异、辨证等。校勘记是校勘内容和成果的文字记录，具有重要的学术价值，它可以使校正者有据，误校者留迹，两通或多歧者存异。

一、出校的原则

（一）应出校记者

1. 凡底本脱、讹、衍、倒，确有实据，均应出校记，并说明已校改或应校改的理由。
2. 校出的异文确有参考价值，如其义两通，或有歧解者，亦应出校记说明。
3. 个别讳字影响文义，或因缺笔误为别字时，应出校记说明。
4. 诗歌韵文根据韵脚发现疑误，或后人以今音考古韵，或由其他原因改动了韵脚等，应出校说明。
5. 凡作者引书或引事有误，人名、地名、年代记载有误，虽不可改动原文，但要出校记说明其误。
6. 凡前人校记已发现的问题为已采用时，应出校说明出处。

（二）可不出校记者

1. 一般笔形小误，显为误刻或误抄者，可以径行改正，不出校记。
2. 个别虚字有出入，但不影响文义者，一般不出校。
3. 底本不误，他本误者，不出校记。
4. 讳字除前"应出校记者"第 3 条所述情况外，一般不作改动，以保持本书原貌。缺笔字应补足笔画，均不必出校。
5. 凡本书节引他书而不失原意者，无须据他书改动，以保持本书原貌。一般亦不必出校。
6. 异体字、假借字、古今字视具体情况而定，一般不出校。

二、出校的基本方法

在校勘工作中，运用对校、本校、他校、理校等校勘方法，发现各种类型的异文或疑误，根据出校原则进行分析和考辨，以确定出校的范围。针对已经确定出校的异文或疑误，可采取两种不同的出校方法，即不改出校法和改后出校法。

（一）不改出校法

不改出校法即对底本原文不作改动，校勘的内容和结果在校勘记中加以说明和记录。具体方法是在有异文或疑误的文字旁标注序号，再按照相应的序号撰写校勘记，置于当页下方（横排版）或左侧（竖排版）。也有将校勘记集中置于一段文字之下，或一篇、一卷、甚至全书文字之后的情况。此种出校方法适用于珍本古籍或以学术研究为目的的古籍整理。它的优点是能够保留底本原貌，客观性强；缺点是阅读时不连贯，须随时查对校记。

肝热病者，小便先黄，腹痛多卧身热。（《素问·刺热》）

丹波元简云："据下文四藏之例，'先'字当在'小便'上。"（见《素问识》）

丹波氏认为此处有倒文，应作"先小便黄"，但原文未做改动，只是在校勘记中表明自己的观点。

（二）改后出校法

改后出校法即对底本原文先作改动，然后将底本的原貌、校改的依据在校勘记中加以说明和记录，具体方法与校记的位置同上。此种出校方法适用于普及性读物或以实用为目的的古籍整理。它的优点是能够直接阅读原文，省去参阅校记的麻烦；缺点是底本原文已经改动，不免掺杂有校勘者的主观意识，易被误导。

渴利后损[一]候　夫渴利病后，荣卫虚损，脏腑之气未和，故须各宣畅也。（《诸病源候论·消渴病诸候》）

校勘：

[一] 后损：原作"损后"，宋本、汪本同，倒文，据周本乙转。（见丁光迪《诸病源候论校注》）

此例也属倒文，但校勘者直接改动原文后，于校勘记中告诉读者底本原作"损后"，乃依据对校本之一周本乙转。

在实际校勘工作中，针对古书的具体情况，可选择不改出校法或改后出校法，也可以其中一种方法为主，辅以另一种方法。选择的标准主要依据当时整理古书的目的，以及异文、疑误的具体情况。

例1

足厥阴气绝，即筋缩引卵与舌卷[一]。厥阴者，肝脉也。肝者，筋之合也。筋者，据于阴器而络于舌本。故脉不营，则筋缩急；筋缩急，即引卵与舌；故舌卷卵缩，此筋先死。（《难经·第二十四难》）

校勘：

[一] 卷：《灵枢》经脉篇校注"惟《难经》'舌'后衍'卷'，不可从。"（《难经校释》）

例2

尺寸者，脉之大要会也。从关至尺是尺内，阴之所治也；从关至鱼际是寸内[一]，阳之所治也。（《难经校释·第二难》）

校勘：

[一] 寸内：原作"寸口内"。《难经汇注笺正》："寸口内，《难经集注》黄氏重刻佚存丛书本无口字，《千金翼》亦作寸内。"据改。（《难经校释》）

同为一本《难经校释》，针对具体情况，采用了不同的出校方法。例1引用了《灵枢》经脉篇校注的内容，与《难经》本文有出入，彼认为此"卷"字为衍文，因无更多证据，故不改动原文，存两说待考。例2则采用了改后出校法，改动的依据是前人的校勘成果，校勘者认为其观点充分，可以立说，故据改。

三、出校的基本方式

校勘记可分简式和详式两大类型。根据校勘的具体对象及校勘者所要表达的学术观点精深或浅显的需要，采取不同的校记方式。

（一）详式

关于详式校记，倪其心《校勘学大纲》论之甚详。

一则完整的校记，应包括三层内容：一校，二证，三断。"校"就是对校各本所得的异文或校者所发现的疑误。"证"就是校者对异文、疑误的分析论证，包括转述前人校证见解。"断"就是校者所作的结论。用前人习用的术语来说，这三层也可称为：一校，二按，三断。在列出异文之后，下一按语，按语内容主要即为校者转述前人校证和自己的论证，然后下一结论，总称

"按断"。由于校者也可能不作结论，因而有"按而不断"之谓。在校记中，按而不断的两段式也很常见，主要用于存疑待考。

例1

是主骨所生病者，头痛颔痛，目锐眦痛，缺盆中肿痛，腋下肿，马刀侠瘿，汗出振寒，疟，胸胁肋髀膝外至胫绝骨外踝[一]前及诸节皆痛，小指次指不用。(《灵枢·经脉》)

校勘：

[一] 踝：原作"髁"，而周本、统本及张注本均作"踝"，《说文》足部："踝，足踝也，谓之左右隆然环起也。"骨部云："髁，髀骨也。"二字训异，此处作"踝"为是，故据改。(《灵枢经校释》)

此则校勘记虽然采用改后出校的方法，但是校记中据改理由说明非常清楚，使读者不得不信服。校记首列异文，通过对校，三个版本均作"踝"，与原文作"髁"有出入。其次为校勘者的按语，引《说文》对上两字的训释作为论据。末段为结论，认为作"踝"为是，据改理由充分。

例2

风之伤人也，或为寒热，或为热中，或为寒中，或为疠风，或为偏枯，或为风[一]也，其病各异，其名不同，或内至五脏六腑，不知其解，愿闻其说。《素问·风论》

校勘：

[一] 或为风也：《太素》卷二十八"诸风数类"作"或为贼风也"。《甲乙》卷十第二上"或"字作"其"。《千金》卷八第一作"或为贼风"。《读素问钞》云"或当作均"。高士宗注："或为风病之无常。"《素问识》云："下文有脑风、目风、漏风、内风、首风、肠风、泄风，恐'为风'之间有脱字。"(《黄帝内经素问校释》)

此则校记仅两段，按而未断。先载他书《太素》《甲乙》《千金》中的异文，其次引滑寿、高士宗、丹波氏的校注作为按语。未作论断。

(二) 简式

简式校记以简要记录校勘结果为主，不作论证。在古籍整理校勘工作中，也是常用的方式，多与详式穿插配合使用。

简式校勘记的书写形式并没有一定的公式，但前人在长期的校勘实践中逐渐形成了一些成例。张舜徽在《中国古代史籍校读法》"校书的具体方法"一节中，归纳出10种常见的情况和不同的校记方式。

(1) 凡文字有不同者，可注云："某，一本作某。"(或具体写明版本名称)

(2) 凡脱一字者，可注云："某本某下有某字。"

(3) 凡脱二字以上者，可注云："某本某下有某某几字。"

(4) 凡文字明知已误者，可注云："某当作某。"

(5) 凡文字不能即定其误者，可注云："某疑当作某。"

(6) 凡衍一字者，可注云："某本无某字。"

(7) 凡衍二字以上者，可注云："某本某字下无某某几字。"

(8) 字倒而可通者，可注云："某本某某二字互乙。"

(9) 字倒而不可通者，可注云："某本作某某。"

(10) 文句前后倒置者，可注云："某本某句在某句下。"

上述情况之一，有前后数见者，但于首见时注明"下同"或"下仿此"等字样。

张舜徽先生所列举这十条，是就一般常见情况举出的例子，而且是针对不改出校法的。对于改后出校法则应在此基础上灵活运用。

四、校勘记常用术语

在长期的校勘实践中，人们逐渐形成了一些校勘术语，用于校勘记当中，学者们相袭为用，借以记载和传达校勘成果。实际上，校勘术语就是浅近的文言文，将其运用到校记中，可避免白话冗长，多费笔墨。

在本章列举的校勘实例中，已涉及不少校记术语。由于校勘遇到的情况复杂多变，校勘记中使用的术语也是样式繁多，举不胜举，若要达到运用自如的程度，还需在校勘实践中亲自揣摩体会。在此，仅就一些常用的校勘记术语大致分类如下。

（一）是非校记术语

用于改后出校法的有"据改""据补""据删""乙正"等，用于不改出校法的有"当作""当改""当删""当补"等，多用于说明有明确校勘依据的成果。

例1

羊肉，其[一]有宿热者，不可食之。（《金匮要略·禽兽鱼虫禁忌并治第二十四》）

校勘：

［一］羊肉，其：原本残缺，据赵开美本补。（《金匮要略校注》）

此例通过对校法校出脱文，故校勘记用"据某本补"的形式说明原文已补及其依据。

例2

"未睹其疾"者，先知邪正何经之疾也[一]，"恶知其原"者，先知何经之病，所取之处也。（《灵枢·小针解》）

校勘：

［一］先知邪正何经之疾也：孙鼎宜："'先'当作'未'，'正'当作'在'，'之疾'二字衍。"（见河北医学院《灵枢经校释》）

此例"先"句乃解释前文"未睹其疾"的句意，根据词义对应的关系来看，"先"为"未"之误，"正"为"在"之误，"之疾"二字为衍文。错误很明显，故校勘者采用不改出校法判断是非。

（二）倾向校记术语

常用的有"疑误""疑脱""疑衍""疑倒"，或"义长""义胜""于义为长""于义为胜""似为是""可参"等，多用于表明校勘者的倾向性意见，为慎重起见，原文未作改动。

例1

凡候热病而应衄者，其人壮热，频发汗，汗不出，或未及发汗，而鼻燥喘息，鼻气鸣即衄。凡衄，小儿止一升，或数合，则热因之为减；若一升二升[一]者死。（《诸病源候论·伤寒鼻衄候》）

校勘：

［一］一升二升：本书卷四十六温病鼻衄候作"一斗数升"，义较长。（《诸病源候论校释》卷四十五）

此例运用本校法校出异文"一升二升"和"一斗数升"，校勘者只表明倾向性，认为作"一斗数升"文义更顺，但为慎重，没有改动原文，留待后人研究取舍。

例2

脉小者，尺之皮肤亦减而少气[一]；脉大者，尺之皮肤亦贲而起。（《灵枢·邪气藏府病形》）

校勘：

[一] 气：疑衍。此论尺肤，无所谓"少气"。《脉经》卷四第一无"气"字。（河北医学院《灵枢经校释》）

此例根据文义及他校法校出衍文，但因证据不足，不宜下定论，故曰"疑衍"。

（三）异同校记术语

常用的有"一作某""某本（或某书）作某""某本（或某书）有某""某本（或某书）无"等，多用于说明是非难定的异文，校者亦无倾向性意见。

例1

胸胁好者[一]肝坚；胁骨弱者肝脆。（《针灸甲乙经》卷一第五）

校勘：

[一] 胸胁好者：《千金》肝藏脉作"胁骨坚者"。（山东中医学院《针灸甲乙经校释》）

例2

病[一]胁下素有痞，连在脐傍，痛引少腹，入阴筋者，此名藏结，死。（《伤寒论·辨太阳病脉证并治法第三》）

校勘：

[一] 病：《玉函》卷三"病"下有"者若"二字；《补亡论》卷五"病"下有"人"字。（郭霭春《伤寒论校注语译》）

以上两例都通过他校法校出异文。例1"胸胁好者肝坚"或"胁骨坚者肝坚"似乎文义都通；例2"病胁下素有痞""病者若胁下素有痞"或"病人胁下素有痞"三种表达方式均不影响句义。在没有其他证据的情况下，很难取舍，属于难定是非的异文。故校勘者只是在校勘记中摆出事实，供读者参考，并无倾向性意见。

（四）存疑校记术语

常用的有"未详""存疑""待考"等，多用于已知有误或怀疑有误，但缺乏证据而无从校正者。例如：

肠胃之长，凡长六丈四寸四分，受水谷六斗六升六合八分合之一，此肠胃所受水谷之数。

杨注：计肠胃所受之数，垂升之半，合之大半也。

平按："六丈四寸四分"《灵枢》《甲乙》作"五丈八尺四寸"，"受水谷六斗六升六合八分合之一"作"受水谷九斗二升一合合之大半"十三字。注"垂"袁刻作"乘"，其义均未详。（《太素·身度》卷十三）

该则校勘记先载明他书异文两处，然后说明杨上善注文中的"垂"字袁刻本作"乘"字，此乃对校校出的异文。但无论作"垂"或"乘"文义均晦涩难懂，又缺乏旁证，于是萧氏直书"未详"。萧延平整理《太素》的按语中，类似"未详"之类的用语多处可见，一方面说明《太素》流传日久，错讹不明之处在所难免，同时体现学者校书的严谨态度。

第五节　校勘的注意事项

校勘是整理古代文献的一项重要基础性工作，离开校勘，古籍的利用便无从谈起。校勘又是一件枯燥而繁琐的工作，要求校勘者既要细心，又要有恒心。校勘和校对的区别在于，校对有标准文本，而校勘没有；校对属出版工作中的一个环节，而校勘是古籍整理中一种学术性工作。所以，治校勘者尤其应持认真严谨的态度。

在校勘的态度方面，前人的做法给我们树立了榜样。孙从添云："古人每校一书，先须细心绅绎。自始至终，改正字谬错误，校雠三四次，乃为尽善。"（《藏书纪要》）反复推敲达三四遍才放心，这才是一个真正的校勘者应有的态度。

一、不可臆测妄改

校勘古籍应力避主观臆断，任意妄改。所以清代校勘学家顾广圻提醒道："予素性好铅椠，从事稍久，始悟书籍之讹，实由于校。据其所知，改其所不知，通人类然，流俗无论矣。叔夏《自序》云：'三折肱为良医，知书不可以意轻改。'何其知言也。"（《思适斋集》卷十五）

在历代中医药古籍校勘实践中，绝大多数学者都表现审慎，避免妄改。日人丹波元简介绍其力作《素问识》的写作原则是"如其疑义，则举众说，不敢抉择是非"。宋臣林亿新校正也是如此，《重广补注黄帝内经素问序》说："正缪误者六千余字，增注义者二千余条，一言去取，必有稽考。"具体注文如：

春不病颈项，仲夏不病胸胁，长夏不病洞泄寒中，秋不病风疟，冬不病痹厥，飧泄，而汗出也。（《素问·金匮真言论》）

新校正云："详'飧泄而汗出也'六字，据上文疑剩。"

通读《素问》新校正，措辞频繁使用类似"疑衍""疑剩"之语，可见作者主观上具有尽量避免妄下断言的意识。

古书经年更代革，辗转流传，迭相翻刻，许多异文已无从定论。为了避免妄改，于难定取舍之处则应存疑，留待后人继续考订，这同时也是实事求是学风的体现。事实上在诸多校勘实践中也是这么做的。南京中医学院的《难经校释》一书，在其《校释说明》中说："如底本与校本不同，但不能肯定底本有错误，或校本不同字句有参考价值者，则原文不作改动，亦用'脚注序码'标出，于页末脚注中说明别本作什么，以两存其义。"

以存疑为目的的校勘实例很多，比如：

《难经》曰：督脉者，起于下极之俞，并于脊里，上至风府，入属于脑，上巅循额，至鼻柱，阳脉之海也。（《针灸甲乙经》卷之二"奇经八脉"）

林校云："《九卷》言营气之行于督脉，故从上下。《难经》言其脉之所起，故从下上。所以互相发也。《素问》言督脉似谓在冲，多闻阙疑，故并载以贻后之长者云。"

《针灸甲乙经》正文下这段林亿校勘校语，直接表明了多闻阙疑、以俟来者的态度。

二、不应迷信旧本

旧本或称古本，应当指时代较早的本子。包括早期的写本、抄本、刻本和校本。其言早，是相对而言，随着时间的推移，人们对旧本的界定下限会不断后移。旧本的概念与善本的概念并不完全对等。旧本侧重指时代早，善本除考虑时代因素以外，还要考虑质量好坏和价值高低。因此，旧本可能是善本，却未必一定是善本。

旧本由于时代较早，是校勘工作中不可缺少的版本依据。特别是宋刊本、唐写本、汉帛、秦简之类，多属无意传讹，肆意妄改少，错误有迹可循，原本面目较真。如果校勘时能找到此类旧本做底本或对校本，无疑对校勘的质量大有好处。

但是在使用旧本过程中，却不能盲目迷信，无原则服从。因为旧本也难免有误，并非考证判断异文正误绝对可靠的依据。张舜徽《中国古籍校读法》引卢文弨《抱经堂文集》卷十二《书吴蔡里所藏宋本白虎通后》曰："书所以贵旧本者，非谓其概无一讹也。近世本有经校雠者，颇贤于旧本；然专辄妄改者，亦复不少。即如九经小字本，吾见南宋本已不如北宋本；明之锡山秦氏本，又不如南宋本；今之翻秦本者，更不及焉。以斯知旧本之为可贵也。"因此，具体情况应做具体分析，旧本确实正确的，则从之；旧本确实有误的，则改之，但必须证据充分，准确无误。

今传世本《素问·三部九候论》记有弹动足内踝部的一种诊断方法，其原文是：

以左手足上，上去踝五寸按之，庶右手足当踝而弹之。（《素问·三部九候论》）

王冰注：手足皆取之，然手踝之上，手太阴脉。足踝之上，足太阴脉……

臣亿等按：《甲乙经》及全元起注本并云：以左手足上去踝五寸而按之，右手当踝而弹之。全元起注云：内踝之上，阴交之出，通于膀胱，系于肾，肾为命门，是以取之，以明吉凶。今文少一而字，多一庶字及足字。王注以手足皆取为解，殊为穿凿，当从全元起注旧本及《甲乙经》为正。

此例足见旧本在校勘中的重要作用，林亿等正是依据旧本，指出了王冰失误之处，对《素问》的传播起到了很好的作用。

同时，在中医古籍校勘中，也有不少改正旧本讹误的实例，如：

心风之状，多汗恶风，焦绝，善怒吓，赤色，病甚则言不可快，诊在舌，其色赤。（《素问·风论》）

高世栻注曰：舌，旧本讹口，今改。心者，火也。风动火炎，故唇舌焦而津绝。风者，木也。木火相生，故善以怒而吓人，火气有余，故面色赤，病甚则舌本强，而言不可快，此心风之形状病能，其诊视之部在舌，其色赤，而并见于舌也。（《素问直解》）

"诊在舌"，《素问》原文作"诊在口"，高氏根据医理，运用理校，将"口"字改为"舌"字，确有道理。又如：

病在脾，愈在秋，秋不愈，甚于春，春不死，持于夏，起于长夏。禁湿食饱食，湿地濡衣。（《素问·脏气法时论》）

高世栻注曰：湿食，旧本误温食，今改。湿食，水湿也。濡衣，濡润之衣也……湿气通于脾，故禁湿食饱食，湿地濡衣。此藏气法一岁之四时也。（《素问直解》）

"禁湿食饱食"，《素问》原文作"禁温食饱食"，脾病何碍于"温食"呢？高世栻的校勘对此作了比较恰当的解释。将"温食"改成"湿食"，就与"脾喜燥恶湿"的特性相吻合，与"脾病"的禁忌相呼应了，可见改之有理。

三、不宜盲从古书引文

古人引书的习惯与现代有所不同。清代俞樾《古书疑义举例》第二十八条"古人引书每有增减例"中，引用了大量例证，说明古人引书的习惯常"略其文而用其意"，所以得出结论："盖古人引书，原不必规规然求合也。"近人姚永概也说："古人引书，但取大义。文句之多寡，

字体之同异，绝不计焉。"（《慎宜轩文集》卷一）

中医古籍中的引文同样呈现上述特点，例如：

万物所禀各异，造化不可尽知，莫可得而详矣。孔子曰：君子有所不知，盖阙如也。（《本草衍义》卷十六"龙骨"）

注：君子……如也：此文出自《论语·子路第十三》，原文为"君子于其所不知，盖阙如也。"（颜正华点校《本草衍义》）

原文引用《论语》句，与出处《论语·子路第十三》相对照，文义虽无大碍，但"于其"却变成了"有"。又如刘完素《黄帝素问宣明论方》引用《素问》的内容多属意引，与原文出入较大。

黄帝问曰：余闻善言天者，必有验于人；善言古者，必有合于今；善言人者，必有厌于己。如此，则道不惑而要数极，所谓明也。今余问于夫子，令言而可知，视而可见，扪而可得，令验于己而发蒙解惑，可得而闻乎？（《素问·举痛论》）

黄帝曰：善言天者，必验于人；善言古者，必合于今；善言人者，必厌于己。如道不惑，所谓明也。余问夫子，言而可知，视而可见，扪而可得，今验于发蒙解惑，可得闻乎？（《黄帝素问宣明论方》卷一）

《素问·举痛论》原文八十字，刘完素引用时，少了十八个字，而原文大意并未改变，这是古人引书很显著的特点。

由古人引书的习惯，造成古籍中所引用的文献资料或节引，或意引，或缩引。古代医家也是如此，引书时往往不是直录原文，而是经过化裁改写。有时以人名代书名，如"苏颂"代《图经本草》、"藏器"代《本草拾遗》等。有时以简称、别称代书籍正名，如晋代葛洪《玉函方》的省称或别称就有《玉箱方》《玉箱要录》《玉筋箱方》《玉函方》等。此类状况极易造成引文出处混乱。因此，在校勘时，须格外注意。

特别是利用类书和旧注进行他校时，更应重视这种情况的存在。古代类书中辑录了大量古医书资料，古注中也保存了许多他书引文，两者皆可作为校勘古籍的依据，是校勘古籍的重要外证。但类书古注又不可尽信。就类书而言，古人编撰的类书，有引书规范并注明出处者，亦有引文节略而草率成篇者。就古注而言，古人引书并不一定完全符合原文，有略其辞者，有以意引书者。此类现象说明他书资料并非完全可靠，故据此作为校勘依据时应持谨慎态度。

【复习思考题】

1. 古籍流传中发生的文字错误，可以概括为哪些类别？
2. 校勘有哪几种基本方法？简述各自优劣。
3. 什么是兼校法，如何理解中医文献的四校合参？
4. 什么是校勘记，它有什么学术价值？
5. 校勘的注意事项主要有哪些？

中　篇

中医各类文献源流

扫一扫,查阅本章数字资源,含PPT、音视频、图片等

医经类文献是指中医学经典著作《黄帝内经》《黄帝八十一难经》以及与其相关的各种文献,包括校勘、注释、语译、发挥、集注、合编、专题研究、综合论述、教材、教参、工具书等各种著作。据初步统计,迄今存世的《内经》类著作有 400 多种,《难经》类著作有 100 余种。现择要介绍如下。

第一节　内经类文献

一、《黄帝内经》的作者、成书年代与基本内容

《黄帝内经》简称《内经》,由《素问》《灵枢》各 81 篇组成,是我国现存最早的医学经典。关于其作者与成书年代,历代颇多争议,至今没有定论。

《汉书·艺文志》载《黄帝内经》18 卷,无撰著者。晋唐间学者都认为《内经》为黄帝之书。至宋代,有学者对此提出质疑,如《二程全书》程颢曰:"观《素问》文字气象,只是战国时人作,谓三坟书则非也。"司马光的《传家集》明确提出:"此周汉之间医者依托以取重耳。"此说得到后世学者的重视和认同。古人写书素有依托之习,正如汉代刘安在《淮南子·修务训》中所指出:"世俗之人,多尊古而贱今,故为道者,必托之于神农、黄帝而后能入说。"因此,目前大多学者认为,《内经》书名冠以"黄帝"亦系后人托名。

元明间戴良《九灵山房集·沧州翁传》引明代吕复言曰:"《内经素问》世称黄帝、岐伯问答之书,乃观其旨意,殆非一时之言;其所撰述,亦非一人之手。"此后,经历代学者对《内经》各篇内容和结构的深入分析,以及与其相关时代文献的比较研究,基本确定全书非一时一人之作。至于其成书年代,主要有先秦、西汉和东汉等观点。多数学者认为《内经》的成书下限当在西汉时期,后世有所调整和增删。

《内经》是一部具有论文汇编性质的综合性著作,《素问》《灵枢》各篇往往讨论数个不同的内容,各篇之间可见重复或观点不一致的内容。大概而言,《素问》以基础理论为主,也阐述经络、腧穴与针法等内容;《灵枢》以经络、腧穴和刺法为主,也有基础理论、临床等内容。《内经》基本内容包括阴阳五行、藏象、经络、病因病机、诊法、病证、论治、针刺、预防、养生、运气等方面,还涉及哲学、社会、伦理、天文、历法、地理、心理、教育等其他学科的知识和理论。《内经》全面总结了西汉以前中医学的学术理论与经验,确立了中医理论体系的基本内容,奠定了中医学发展的理论基础和学术体系,影响极为深远。

二、《内经》的流传及版本概况

《黄帝内经》18 卷最早见于东汉班固的《汉书·艺文志》，该志载有《黄帝内经》《黄帝外经》等医经七家和《五藏六府痹十二病方》等经方十一家。但这些书随后便湮没不彰。直到晋初，皇甫谧撰《针灸甲乙经·序》首次提出："按《七略》《艺文志》：《黄帝内经》十八卷，今有《针经》九卷、《素问》九卷，二九十八卷，即《内经》也。"后世将分别单独流传的《素问》《灵枢》合称《内经》即滥觞于此。

《素问》《九卷》之名虽然最早见于东汉末年张机的《伤寒杂病论·序》，但是在现存文献中，直到晋代王叔和《脉经》才出现其原文。这一时期皇甫谧据《素问》《针经》《明堂孔穴针灸治要》三书内容分门别类，撰成《针灸甲乙经》12 卷，始称《九卷》为《针经》。齐梁间人全元起首次训解《素问》时，该书只有 8 卷，可能已经亡佚了 1 卷。

隋唐时期，《素问》《针经》各有多种版本流传。除《针经》外，还出现《灵枢经》《九灵经》等不同的本子。其中以唐代杨上善的《黄帝内经太素》和王冰的《次注黄帝素问》影响最大，对研究《内经》有重要价值。杨上善将《素问》《针经》条文重新调整和精心校注，按其内容之不同性质分为 19 类，著成《黄帝内经太素》。此书南宋后在国内亡佚，现存最早传本为日本仁和寺抄本。王冰对《素问》传世本进行了篇卷的较大调整和文字的校注增删，并补入七篇大论。王冰次注本由于改动较大，所以与前期《素问》传本有较大的差别。

《素问》传本至宋代，出现很多错讹，引起了医家和政府的重视。宋仁宗嘉祐二年（1057年），高保衡、林亿等奉诏整理医籍。林亿等参阅众本，正谬误，增注义，重新校正王冰次注的《素问》，定名为《重广补注黄帝内经素问》。此本成为后世《素问》刊行的定本，影响深远。

《灵枢》《针经》等传本在北宋初期就残缺不全。北宋元祐八年（1093 年），政府曾下诏将高丽献来的《黄帝针经》刊印颁行。但至南宋初，《灵枢》《针经》等传本大多亡佚。南宋绍兴二十五年（1155 年），史崧将其家藏的《灵枢》9 卷，参之他本别书，重新校正，扩为 24 卷，刊行于世。至此，《灵枢》传本的文字基本定型，成为后世刻印的依据。

《素问》现存最早的版本是金刻残本，尚存 11 卷；通行本是明嘉靖二十九年（1550 年）武陵顾从德影宋刻本。《灵枢》通行本是明代嘉靖年间赵府居敬堂刊本。人民卫生出版社先后出版了《素问》顾从德影宋刻本的影印本（1956 年）、校勘铅印本（1963 年），以及《灵枢》赵府居敬堂影印本（1956 年）、校勘铅印本（1963 年）等。

三、《内经》的整理注释与研究

（一）校勘注释

对《内经》的校勘注释始于齐梁间人全元起，这些著作大致可分为《素问》单本全文校注、《素问》《灵枢》全文校注、《素问》《灵枢》节选校注、《素问》《灵枢》训诂考证 4 类。

1. 《素问》单本全文校注 南朝齐梁间全元起的《素问训解》为最早注释《素问》的著作，原书宋以后已亡佚，部分文字保存在现行的通行本中。

唐代王冰重新编次注释《素问》，订为 24 卷，增补了以五运六气为主要内容的七篇大论，于唐宝应元年（762 年）撰成《次注黄帝素问》。

北宋林亿等人在王冰次注本的基础上，据全元起《素问训解》和杨上善《黄帝内经太素》等传本进行校正，正谬误 6000 余字，增注义 2000 余条，书名题为《重广补注黄帝内经素问》。

至此《素问》文字基本定型。宋刘温舒（一说作者佚名）补入《素问》的"本病论""刺法论"2篇，被学者认定为伪文。

明代吴崑著《黄帝内经素问吴注》（又名《内经吴注》），每篇首先简述全篇大意，再分段注释，对《素问》生理、病理、脉法的阐述，常有比较深入的理解。

清代，高世栻在参与老师张志聪《黄帝内经素问集注》《黄帝内经灵枢集注》的编注后，颇有心得，自撰《素问直解》（又名《黄帝素问直解》），别具特色；张琦参考黄元御《素灵微蕴》、章合节《素问阙疑》，参以己见，撰《素问释义》；高亿的《素问直讲》（又名《黄帝内经素问详注直讲全集》），每篇首记大意，次引原文，再列注释和浅讲。

现代，在单独整理《素问》方面比较突出的有南京中医学院以解题、原文、注释、语译、按语形式编著的《黄帝内经素问译释》，自1959年初版至今，影响较大；程士德主编的《素问注释汇粹》（1982年），以同者择优和异者分列的方法引录各家注释，略作评议，对了解某一经文的历代注释很有帮助。

2.《素问》《灵枢》全文校注　唐初，杨上善编撰《黄帝内经太素》，首次对《素问》《灵枢》进行分类编次和校订注释。此书去古未远，校注严谨通达，有重要的文献价值。

明代，马莳著《黄帝内经灵枢注证发微》《黄帝内经素问注证发微》，最早校注《灵枢》全文，在经络、腧穴和刺法等方面发挥较多；张景岳历时40年整理注释《素问》《灵枢》，著成《类经》，在前人的基础上有不少新的见解。王九达仿《类经》之体例，结合临床注述经义，编成《黄帝内经素问灵枢经合类》。

清代，张志聪与同学、门人合作编著《黄帝内经素问集注》《黄帝内经灵枢集注》，开团队校注医经之先河，流传较广；黄元御将《诊要经终论》《玉机真藏论》部分内容分别作为已佚的刺法、本病篇，并将各篇重新编次，著成《素问悬解》《灵枢悬解》，阐发天人相应、阴阳五行、升降浮沉等理论；周学海撰《内经评文》，通过注文及旁注对各篇进行评述，篇末点明本篇大意，对于理解经义具有参考价值。

20世纪50年代以后，《内经》整理研究进入了新的时期，出版了很多校注和语译本。郭霭春主编的《黄帝内经素问校注》（上、下册，1992年），广收历代50余种《素问》善本作校本，博采70余种类书及宋元以前医书；另外郭氏还编著了《黄帝内经灵枢校注语译》（1981年）。该书以人民卫生出版社1963年排印本为底本，根据14种旧本对校，对原文进行了全面的校注和语译。郭氏两书校注严谨详尽，质量较高。山东中医学院、河北医学院的《黄帝内经素问校释》（1982年），置校勘条目1780条；河北医学院撰《灵枢经校释》（1982年），共置校文3603条，辑得佚文13条。还有陈璧琉、郑卓人编的《灵枢经白话解》（1962年），每篇列题解、注释、语译、按语等内容。刘衡如的《灵枢经（校勘本）》（1964年），作了2000多条校语。王洪图主编的《黄帝内经素问白话解》《黄帝内经灵枢白话解》（2004年），包括原文、提要、注释、白话解、按语五部分，深入浅出，可读性强。张登本、孙理军主编的《全注全译黄帝内经（上、下册）》（2008年），首先对《内经》的医学与传统文化地位、成书年代及作者、名义和流传沿革，以及学术体系结构内涵和学术特征、历代研究略况等进行了简要叙述；继而采用以注为主、校注结合的方式，将《内经》162篇原文逐篇进行了注释，并用意译和直译相结合的方式，逐句做出了通俗直白的翻译。

3.《素问》《灵枢》节选校注　元代滑寿撰《读素问钞》，最早对《素问》原文进行删节编次，影响深远。

明代又有医家以滑寿旧本为基础，补入诸家和自撰的注文，编撰成书，如汪机的《续素问钞》、丁瓚的《素问钞补正》和徐春甫的《内经要旨》等。明代李中梓的《内经知要》，选文精要，注文简要。此书经清代薛雪重校加按刊印后，流传甚广。

清代，姚绍虞的《素问经注节解》据王冰注的《素问》删节编次，分节注解。汪昂的《素问灵枢类纂约注》以《素问》为主，辅以《灵枢》，针灸一概不收；注文多引王冰、马莳诸家，也有独特的阐发。徐大椿的《内经诠释》摘录《素问》原文，逐条诠释，不引他注。此外，日本丹波元简取王冰、马莳、张景岳、李中梓、吴崑、张志聪诸家注释编《素问识》，取马莳、张景岳、张志聪三家之论编《灵枢识》。书中仅列需要注释的经文，旁征博引，参以己见，有较高参考价值。

现代，吴考槃采用全元起注的《黄帝素问》之篇名、删除黄帝岐伯问对之泛辞、择摘《素》《灵》之精要、核校原文之讹误、以按语揭示经旨之真谛，编成《黄帝素灵类选校勘》（1986年）。此书考证严谨，见解独到，很有参考价值。李今庸主编的《新编黄帝内经纲目》（1988年），节选《内经》原文，分为 12 章，各章依校勘、注释、概要、按语次序撰写，书后载索引。

4.《素问》《灵枢》训诂考证　明代熊宗立著《黄帝内经素问灵枢运气音释补遗》，对《素问》《灵枢》《素问入式运气论奥》3 本书的 700 多疑难字词，进行反切注音和解释。

清代，一些著名学者对《内经》进行了校勘、训诂和考证等研究，取得了可喜的成果。陆懋修著《内经难字音义》，对《灵枢》《素问》各篇难字进行注音和释义；胡澍著《内经素问校义》，作了 32 条校文；俞樾撰《读书余录·素问篇》（又名《内经辨言》），有校文 48 条；孙诒让著《素问王冰注校》，校勘 13 条，载于《札迻》卷十一；于鬯著《香草续校书·内经素问》，共校 103 条；江有诰著《江氏音学十书·素问灵枢韵读》，从音韵学考校《素问》23 篇 52 段、《灵枢》21 篇 44 段文字；顾观光著《素问校勘记》《灵枢校勘记》各 1 卷。

现代，钱超尘的《内经语言研究》（1990 年），从音韵、语法、词义（训诂）三方面对《内经》作了全面研究。

（二）分类研究

唐初杨上善对《素问》《灵枢》重新编次，按内容的性质，分为摄生、阴阳、人合、脏腑、经脉、腧穴、营卫气、身度、诊候、证候、设方、九针、补泻、伤寒、寒热、邪论、风论、气论、杂病等 19 大类，每一大类之下又分若干小类，著成《黄帝内经太素》，成为分类研究第一家。

元代滑寿撰《读素问钞》，选取《素问》精要原文，将其重新编次，分为藏象、经度、脉候、病能、摄生、论治、色脉、针刺、阴阳、标本、运气、汇萃 12 类，首创删繁撮要、以类相从的方法。

明代张景岳编著《类经》，将《素问》《灵枢》原文重新编排，参照《读素问钞》的分类方法，分为摄生、阴阳、藏象、脉色、经络、标本、气味、论治、疾病、针刺、运气、会通 12 大类。明代李中梓撰《内经知要》，节取《素问》《灵枢》之精华，分道生、阴阳、色诊、脉诊、藏象、经络、治则、病能 8 类。其分类简要，内容精当，为后世医家所推崇。

清代，罗美撰《内经博议》，据《素问》《灵枢》内容分为天道、人道、脉法、针刺、病能、述病 6 类；林澜著《灵素合抄》，依滑寿《读素问钞》的体例，选取《素问》《灵枢》的精华，分为藏象、经变、脉候、病能、摄生、论治、色诊、针刺、阴阳、标本、运气、汇萃 12 类；汪昂著《素问灵枢类纂约注》，分藏象、经络、病机、脉要、诊候、运气、审治、生死、杂论 9 类；顾靖远的《素灵摘要》类分为摄生、阴阳、藏象、气味、治则、病机、运气 7 类；薛雪的《医经原旨》分摄生、阴阳、藏象、脉色、经络、标本、气味、论治、疾病 9 类，与《类经》的前 9 类相同；黄元御撰《素问悬解》《灵枢悬解》，以"诊要经终论""玉机真藏论"的部分内容分别补入已佚的"刺法篇""本病篇"，将各篇重新编次，分为养生、藏象、脉法、经络、孔穴、病论、治论、刺法、雷公问、运气 10 类；沈又彭著《医经读》，将《素问》《灵枢》原文"去非存是"，分为平、病、诊、治 4 大类。这是历代最为简要的分类；叶霖的《内经类要纂注》分摄生、阴阳、藏象、经络、脉色、标本、论治、疾病、针刺 9 类。

现代，李今庸主编的《新编黄帝内经纲目》（1988 年），节选《内经》原文，分为人与自然、养生、阴阳五行、藏象、经络、病因病机、病证、诊法、论治、针灸、运气、医学教育 12 大类；张善忱主编的《内经针灸类方语释》（1980 年），汇集有关针灸治疗处方的原文 400 余条，分为针灸治疗原则和 29 类病证，原文下加校注、语释、按语。吴考槃的《黄帝素灵类选校勘》（1986 年）打破《素问》《灵枢》各篇内容的先后，分为藏府、经络、九窍、形态、气血营卫津液、色脉、四时、阴阳、五邪、七情、疟、咳嗽、腰痛、厥癫狂痫、痹痿、胀满水肿、积聚、疝瘕、痈疽、治法 20 类，注重病证。王新华《黄帝内经类编》（2013 年），将《素问》《灵枢》的内容分段、混合、归类而成导论、藏象、经络腧穴、发病病因病机、诊法辨证、疾病防治大法、疾病诊治、五运六气等 8 大类，编排独特，便于检索。

（三）专题研究

1. 哲学的研究　刘长林著《内经的哲学和中医学的方法》（1982 年），王全志等人编著《内经辩证法思想研究》（1983 年），分别论述了有关《内经》辩证法、方法论等问题。邢玉瑞著《黄帝内经理论与方法论》，介绍了《内经》的气、阴阳、五行等理论及顺势、取象、逻辑、原始与系统思维等内容。

2. 骨度经脉的研究　清代沈彤著《释骨》，对《内经》和《针灸甲乙经》中的骨骼名称进行了考证注释。李锄著《骨度研究》（1984 年），从《灵枢·骨度》注解、骨度有关问题研究、今人骨度测量研究、现行针灸骨度研究 4 个方面讨论骨度分寸的分歧。

经脉方面，旧题秦越人著《难经》以阐发《内经》要旨为主，对奇经八脉的运行路线等问题进行补充发展。元代滑寿《十四经发挥》、明代李时珍《奇经八脉考》亦是阐述《内经》经脉的重要文献。明代夏英绘编《灵枢经脉翼》是系统论述《灵枢》十二经脉、任督二脉及其腧穴的专著。

3. 病机的研究　金代刘完素《素问玄机原病式》（1186 年）、现代秦伯未《内经病机十九条之研究》（1932 年）、任应秋《病机临证分析》（1963 年）、卢玉起《病机浅说》（1980 年）、王长荣《〈内经〉病机十九条辨析》（1997 年）、日本森岛玄胜《病机撮要辨证》（1958 年）等，对《内经》有关的病机理论进行了研究，丰富了中医的病机学说。

4. 病证的研究　金代刘完素《黄帝素问宣明论方》汇集了《素问》所述的 61 个病证，并列处方。南宋骆龙吉汇集《素问》《灵枢》62 个病证，并列出方药，编成《内经拾遗方论》。明代刘裕德、朱练两人在此基础上增补 88 个病证，共计 150 个病证，名为《重订骆氏内经拾遗方论》。明代卢之颐撰《疟疾论疏》1 卷，集中阐发《素问》疟论、刺疟诸篇要旨。

现代秦伯未原编、余瀛鳌重订《内经类证》（1962 年），所收病证较为齐全，计 44 类 311 种病候，加有必要的简释或按语。惟书中节取的原文未用省略号，把割裂原文连在一起，故引用时常需核对原文。近年出版了多种病证类医书，增加了治疗的内容，以便应用。如王进全等主编《内经类证论治》（1987 年），分 51 类 314 证。每一类分概论、各证和按语，间有逆证。各证原文下依选注、证属、治则、选方等撰写。刘炳凡编著《黄帝内经临证指要》（1998 年），上篇为灵枢通义，下篇为类证系方，凡 42 类，广采古今名方，并加按语。

5. 运气的研究　自唐以来，有数十种著作，如宋代刘温舒撰《素问入式运气论奥》3 卷，明代汪机编《运气易览》3 卷，清代陆懋修撰《内经运气表》《内经运气病释》9 卷（参见《世补斋医书》）等。现代任应秋编《运气学说》（1960 年），讲解运气学说基本概念；方药中、许家松著《黄帝内经素问运气七篇讲解》（1984 年），对原文逐段讲解评述，对读者有较大的帮助。

6. 养生的研究　近年来有关《内经》养生方面的著作大量出现。如张登本等《黄帝内经话养生》（2008 年）、张其成《张其成讲读黄帝内经养生大道》（2008 年）、贺娟《黄帝内经养生堂》（2009 年）等。

7. 其他研究　明代盛启东撰《医经秘旨》2 卷，讨论了《内经》的治则治法等问题，阐明疑似之理。清代黄元御研究《内经》凡 20 余年，将本人心得体会及医案医话撰成《素灵微蕴》4 卷，载胎化解、藏象解、经脉解、医方解、惊悸解、消渴解等 26 篇医论。黄氏崇经，对历代诸贤多有贬斥，为其不足。民国时期张骥辑《内经药钥》10 卷、《内经方集释》2 卷（二书见《汲古医学校注三种》），为汇集方药原文及各家注释的专著。

现代，卢玉起、郑洪新编著《内经气学概论》（1984 年）。从《内经》中归纳出 80 余种气的名称（五运六气部分从略），分类叙述，对于澄清气的概念，掌握气学理论起着辅助作用。李应均《黄帝内经中的人天观》（1998 年）、聂世茂《黄帝内经心理学概要》（1986 年）等，均足资参考。

（四）综合研究

民国时期，恽铁樵著《群经见智录》（1922 年），在概括《内经》全书大旨、探讨《内经》与《易经》的关系、用四时气候的盛衰变化解释五行相生相克之理上均有精辟的论述。许半龙著《内经研究历程考》（1928 年），分述历代《内经》研究的概况。

现代，从文献、理论和临床等方面综合研究《内经》的著作大量出版，主要有下列著作：

龙伯坚著《黄帝内经概论》（1980 年），论述了《内经》的书名、卷数、著作年代、成就、引用古代医书考、三焦考、重编全元起注本《素问》卷目等。其中《内经》《甲乙经》《黄帝内经太素》《类经》四书的篇目对照表，为检索相关原文提供了便利。

张灿玾《黄帝内经文献研究》（修订版，2014 年），从《黄帝内经》出典、成编年代及历史背景、《素问》《九卷》名称及源流考、《素问》《灵枢》引书引文考、不同学派、篇文组合、学术思想研究等方面，全面反映了《黄帝内经》文献研究的全貌。

王琦主编《黄帝内经专题研究》（1985 年），汇集了研究《内经》的思路方法、目录、版本、运气、生物钟、气象、地理、藏象、络脉等研究论文，可资借鉴。

傅维康等撰《黄帝内经导读》（1988 年），分导读、选文两部分。前者简要论述《内经》的书名、成书年代；论习医行医与医德；与《内经》相关的哲学、解剖学、疾病学、针灸学、养生学、体质学说、医学心理学、医学地理学、医学气象学、时间医学、阴阳学说、五行学说、经络学说、诊法学说、治则学说等内容。后者节选《素问》25 篇、《灵枢》6 篇原文，加以注释、语译，对初学者学习颇有帮助。

雷顺群主编《内经多学科研究》（1990 年），汇集现阶段我国运用多学科方法研究《内经》所取得的成就，内容丰富新颖。

程士德主编《内经理论体系纲要》（1992 年），在编写方式上，舍弃了以原文为主，随文注校的传统方法，采用现代语阐述理论体系及其学术思想、理论的原则，必要时引证一些原文或现代研究成果及资料。全书按理论体系的系统性和逻辑性，分 13 章编排，即理论体系的形成、基本学术思想、时藏阴阳调控系统、生命的时间节律、藏象、经络、病因、病机、病证、诊法、治则、制方、养生。读者借助此书可以了解《内经》的主要内容和基本学术观点。

王洪图主编《黄帝内经研究大成》（3 册，1997 年），全书共分七编。第一编论述了《黄帝内经》书名含义，传本、注释、校勘、训诂研究，以及词义、音韵、修辞、语法的研究。第二编论述了汉唐至近现代名医对《黄帝内经》学术研究的发展史，《内经》东传日本的经过及日本研究概况。第三编讲述《内经》理论体系，按经文辑录、前人论要、研究与述评，分类撰写。第四编为病证与临床应用专题研究。第五编总结了从哲学、天文、历法、医学地理学、医学气象学、医学心理学、时间医学、生物全息律等多学科研究《内经》的成果，以及阴阳气血、藏象实验研究、经络现代研究、脉诊多学科研究的情况。第六编辑录近代校释珍本 10 余种，如《素问灵枢韵读》《释骨》《读素问臆断》《校余偶识》《素问札记》等。第七编为研究文献汇编，收载了 1990 年以前中国、日本历代研究《内经》的图书目录，1990 年以前中国公开发行期刊所载研究《内经》的论文索引，以及日本、韩国研究《内经》的论文索引。该书是 1949 年以来第一次系统整理中国、日本、韩国研究《内经》的成果，涉及面广，资料丰富，是一部学习和研究《内经》重要的参考资料。

钱超尘、温长路主编《黄帝内经研究集成》（4 卷，2010 年），全书分概说、著作、论文、会议、纪念、结语六篇，约 800 万字，分别将后世对《黄帝内经》学术思想的研究、传承情况进行比较详细的展示和剖析。

王庆其、周国琪主编《黄帝内经百年研究大成》（2018 年），汇集了 1911～2011 年百年间有关《黄帝内经》的研究资料，包括文化、学术理论、语言文字、临床医学、多学科、教育教学等研究内容，比较全面展示了近百年来对《黄帝内经》学术的继承和发扬的成果。

此外，南京中医学院《内经纲要》（1959 年），任应秋、刘长林《内经研究论丛》（1982 年），陈农《现代中医药应用与研究大系·医经》（1995 年）等书，分别从总述、藏象、治则，以及与《内经》有关的天文、音乐、哲学思想、出土文物等多方面深入研究，可使人开阔眼界。

（五）工具书类

1. 辞书　张登本等主编《内经词典》（1990 年），对《内经》所用 2286 个汉字、5580 个词（包括少数短语）进行简明扼要的解释。每个字头条目下列字形、字频、现代音、中古音、上古音、词目、词频、释义等项，并附有《内经》语证、训诂书证或注家书证，对一些难字、难词作简要考据。书后有拼音检字表。

郭霭春主编《黄帝内经词典》（1991 年），收录全部单字 2747 个（含繁、异体字 608 个）、词条 7118 个（单字条 2139 个，复词条 4979 个）。各条注音、释义以《内经》出现的音义为限，有歧义之处，先列通行说法，兼存不同意见。有需校勘之处，加列校勘。有单字笔画索引、单字音序索引、词目检索表，书后附高文铸编《黄帝内经书目汇考》和魏祥武编《黄帝内经论文索引》（1910～1988 年）。

凌耀星主编《实用内经词句辞典》（1994 年），选择《内经》与医学有关的词、术语、词组及比较常用的句子作为条目近 4000 条加以释义。书名冠以"实用"，盖取其要而不求其全。书前有拼音索引、起首字检字表，目录以起首字笔画加笔顺排序。

周海平等主编《黄帝内经大词典》（2008 年），收词 10900 余条，是目前国内外收词最多、词义新解最多的一部大型《黄帝内经》专用工具书。作者考据、参考了大量的古今注家之说及古代文史训诂、字书、辞书等资料，历时 20 余年，著成此书。书中使不少难读、难懂、历代争议之词得到了通俗明了的解释，对《黄帝内经》的学习、临床应用、科研等有较大帮助。

以上辞书从不同角度编写，可以互相补充，为阅读《内经》提供了便利。

2. 类编 除了注释语译中提及的分类编排著作，如《黄帝内经太素》《类经》《新编黄帝内经纲目》等书外，全文类编、不加注释、便于检索的医书有 3 种。

傅贞亮主编《黄帝内经原文类编》（1980 年），共分 13 大类，其中《素问》遗篇和运气七篇大论原文照录，未予分类。

内蒙古卫生厅中医研究班集体编写《黄帝内经类编》（1982 年），计分 17 类 95 项 269 目，末附《体表部位名称简释表》。是书分类合理，检索方便。

任应秋、李庚韶、严季澜主编《十部医经类编》（2001 年），将《素问》《灵枢》《难经》《甲乙经》《伤寒论》《金匮要略》《脉经》《中藏经》《诸病源候论》《神农本草经》10 部医经的全部条文，分为阴阳五行、五运六气、人与自然、藏象、经络、病因、病机、疾病、诊法、辨证、论治、本草、方剂、针灸、预防、护理 16 大类，其下再分二级、三级、四级、五级类目。通过类目及相关资料可以看到，许多内容在现在的中医教科书及专著中都没有涉及，尚属空白。学者可以以此作为研究的切入点，汲取中医经典医著中的精华，来补充和丰富目前的中医基础理论，完善和发展当今的中医学理论体系。

3. 索引 任应秋主编《黄帝内经章句索引》（1986 年），全书分两部分：一是《素问》《灵枢》原文。在篇、章、节前撰写提要，对原文进行点校、断句。二为索引，以句为单位，句中有单独意义的词亦一一列条，各条注明书名、原篇次序。条目以笔画加起笔笔顺排列。此外还有顾植山主编《中医经典索引》（1988 年）、段逸山主编《素问通检》《灵枢通检》（2005 年）等。

第二节 难经类文献

一、《难经》的作者、成书年代与基本内容

《难经》原称《黄帝八十一难》，是我国现存较早的医学经典之一。关于本书的作者与成书年代历代有不同的看法，至今没有定论。其主要观点：一是成书于上古，为黄帝所作；二是成书于战国，作者是秦越人（扁鹊）；三是成书于西汉，由淳于意编撰；四是成书不晚于西汉，为后人辑录秦越人佚文而成；五是成书于东汉，出自名医之手；六是成书于六朝，为六朝后期著作。一般认为，《难经》书名冠以"黄帝"或题名为"秦越人"都是后人托名之作，其成书应该不晚于东汉，内容也可能与秦越人之学有一定的关系。

《难经》之"难"字，有"问难"或"疑难"之义。全书共有八十一难，采用问答方式，探讨和论述了中医学的一些理论问题，内容包括脉诊、经络、脏腑、阴阳、病因、病机、病证、营卫、腧穴、针刺等方面。其中，一至二十二难论脉，二十三至二十九难论经络，三十至四十七难论脏腑，四十八至六十一难论病，六十二至六十八难论腧穴，六十九至八十一难论针法。在脉学方面，书中首创独取寸口、寸关尺及浮中沉三部九候的切脉方法，脉证相参的辨证观，为我国脉学的发展，作出了杰出贡献。在藏象学说方面，《难经》突出肾的重要性，建立了"肾（命

门）-元气-三焦"为轴心的整体生命观。其创立的命门学说，成为中医理论体系的重要组成部分。在经络学说方面，简明而系统地阐述了任脉、督脉、冲脉、带脉、阳维、阴维、阳跷、阴跷八条奇经的功能特点、循行路线、病变证候及其与十二正经的功能联系等，并总称之为"奇经八脉"。这一名称在现存古籍中是《难经》最先提出的。《难经》关于奇经的论述及八会穴等理论的提出，充实了经络学说的内容；以五行生克规律为指导的整体防治观，用于说明经脉与腧穴的五行属性和生克关系，解释疾病的发生和传变规律，并用于针刺的补泻；以天人相应的内外统一整体观，论述疾病与季节关系、脉象的四时变化、针刺因时制宜。这些内容对后世医学理论的发展都有较为深远的影响。

二、《难经》的流传及版本概况

《八十一难》之名最早见于东汉张仲景《伤寒杂病论·序》。张仲景在撰写《伤寒杂病论》时曾引用了《八十一难》文字。这些文字与现存本《难经》互有出入。晋代王叔和《脉经》收录了一些《难经》原文，但这些原文都不见于现存本《难经》，估计另有传本。

《难经》最早见于著录的书目是《隋书·经籍志》。该志记载"《黄帝八十一难》二卷（梁有《黄帝众难经》一卷，吕博望注，亡）"。吕博望，又称吕博，实为吕广。据此可知，一是《难经》虽书名冠以"黄帝"，但未署作者；二是当时有吕广注《黄帝众难经》一卷。这是目前所知的最早的《难经》注本，惜早已亡佚。唐代杨玄操在吕广注本的基础上，重新编次，并明确提出《难经》为秦越人所作。这时的传本多署名为秦越人，如《旧唐书·经籍志》记载"《黄帝八十一难》一卷，秦越人撰"，《新唐书·艺文志》记载"秦越人《黄帝八十一难》二卷"。

北宋初期，王九思、王鼎象、王惟一曾先后校勘《难经》。其中翰林院医官王惟一负责校勘的《难经》是在吕注本和杨注本的基础上完成的，曾刊印颁行。北宋时期，《难经》注本主要有丁德用《补注难经》5卷（1062年）、虞庶《注难经》5卷（1067年）、杨康侯《注难经》（1098～1100年），还有石友谅的音释本。这些传本也早已亡佚不存。大约在南宋时期，李元立以秦越人原撰为基础，汇集整理上述南宋以前9家校注《难经》著作，编撰《难经十家补注》。后人据此书重刻改订，编成《王翰林集注八十一难经》（简称《难经集注》）。此书的作者和最初刊行年代不详，书名冠以"王翰林"为后人托名。这一时期，还有金代纪天锡《集注难经》5卷（1175年）、南宋李駉《黄帝八十一难经纂图句解》8卷（又名《难经句解》，1269年）等多家传本，但影响都不及《难经集注》。《难经集注》后来成为传世通行本，影响较大。

《难经集注》传世通行本传入日本而保存至今。现存最早刊本为日本武村市兵卫刊本（1652年），次为日本濯缨堂重刻本（1804年）、日本人林衡氏辑《佚存丛书》本（1863年）。国内有多种《佚存丛书》本的影印本、排印本或补注本，如上海涵芬楼影印本（1924年），即《四部丛刊》本；中华书局《四部备要》排印本（1922年）、人民卫生出版社加句影印本（1956年）；钱熙祚《守山阁丛书》本（1852年），商务印书馆据此的排印本（1955年）等。

三、《难经》的整理注释与研究

（一）校勘注释

对《难经》的校勘注释始于三国吴太医令吕广，兴盛于明清时期，至今已超过100家。其中注释本最多，现代出现少量的语译本。兹择各时期主要注本介绍如下。

1. 魏晋唐宋时期　三国吴太医令吕广所撰的《黄帝众难经》为最早注释《难经》的著作。

唐杨玄操据吕广将《难经》重新分类编排，保留吕注，附以己注，撰成次注本。《难经》自此已非原本之旧。唐以前的《难经》注本原书早已亡佚。

北宋时期曾出现一些校勘本、注释本，但原书都亡佚不存，其注文被收入后世注本中。如约刊行于南宋时期的《王翰林集注黄帝八十一难经》5卷，编辑者不详，分13篇，辑录了三国吕广、唐代杨玄操和北宋丁德用、虞庶、杨康侯五家的注文，以及北宋王九思、王鼎象、王惟一的校正和石友谅的音释，附图23幅，每卷之后附有音译。该书为现存最早的注本，流传甚广，为传世通行本。

南宋李骃撰《黄帝八十一难经纂图句解》8卷，成书于咸淳五年（1269年）。书中载图30余幅，对《难经》每一句均作注释，注文详尽。该书为现存较早的《难经》注本，有较高的文献价值，但注文普通，极少发挥。

2. 金元时期　金代纪天锡撰《集注难经》5卷，成书于金大定十五年（1175年）。书中汇集吕广、杨玄操、高承德、丁德用、王宗正五家注文，并驳其义。元代滑寿撰注的《难经本义·本义引用诸家姓名》提及此书。

元代滑寿撰注《难经本义》，成书于元末至正二十一年（1361年）。书中首列难经汇考、阙误总类、难经图，并载图13套等；各难首列经文，次附注释。滑氏广采各家注文，疏通本义，共作校记19条，并结合个人见解予以发挥。注文以简明精当、说理透彻、广参博引、择善而从、点明要点重点为特点。该书版本众多，流传久远，在历代《难经》注本中影响很大。

3. 明代　明代存世的《难经》刊本有16种，其中没有注文的白文本有《医要集览》丛书本（1卷），可作为校勘的善本。注本主要有2种。

熊宗立《勿听子俗解八十一难经》7卷，成书于明正统三年（1438年），刊于明成化八年（1472年）。书中卷首1卷为《新编俗解八十一难经图》，绘列图表28幅；正文6卷，逐条作注，对《难经》的字义、词义及主要的内容进行解释。该书文字通俗易懂，便于初学者学习。

张世贤《图注八十一难经》8卷，又名《图注八十一难经辨真》，简称《图注难经》。撰注于明正德元年（1506年），刊于明正德五年（1510年）。书中多随文衍义，折衷各家注释，较少阐发；每难之后均附有图解，对理解经文有帮助。其中四十一难"肝有两叶图"、四十二难"人身之背面脏腑形状图"，与现代解剖学所见一致。该书注释浅易通俗，流传极为广泛，现存75种不同的版本，是刊行最多的注本。

4. 清代　清代存世的刊本有40家，注释较佳的有3种。

徐大椿撰《难经经释》2卷，刊于清雍正五年（1727年）。徐氏认为《难经》非经，乃为畅释《内经》微言奥旨而作。他采用"以经释经"的方法，书中辩论考证主要依据《内经》，注文常前后参照，多以《内经》经义阐发《难经》义理和学术渊源，按语多有发明，故此书参考价值较高。

丁锦撰《古本难经阐注》4卷，刊于清乾隆三年（1738年）。作者所得古本《难经》与通行本编次不同，故认为《难经》错简颇多，遂参考通行本进行校订注释而成书。注释浅近易懂，间附个人心得。

叶霖撰《难经正义》6卷，撰于清光绪二十一年（1895年）。以《内经》经文与《难经》排比对照，有出入之处，核其异同而会通之；有《内经》所无者，则寻其意旨，探微索隐而阐明之。对于脏腑部分，兼采西医学说引证。若注疏后义犹未尽者，则以按语形式阐述己见。1981年出版了吴考槃点校本，校正了书中的脱误，并补加音注。

5. 民国时期　民国时期存世的刊本有29家，主要有3种。

张山雷撰《难经汇注笺正》4 卷，刊于 1923 年。张氏撰写此书作为浙东兰溪中医专门学校的教材。卷首录杨玄操、徐大椿、周徵之等序文，并录滑寿《难经汇考》《阙误总类》等，都一一加以"笺正"，提出自己的见解。正文分为上、中、下 3 卷，原文之下，先列"汇注"，汇选各家注释，而以滑寿、徐大椿之说为主；次列"考异"，考订异同，辨正谬误，对《难经》作了些校勘工作；再次为"笺正"，提出本人见解，间引当时的西医学说。

孙鼎宜撰《难经章句》3 卷，刊于 1932 年。按叙人、疾病、诊法、治疗为序将原文重新分类编次。对原文中错字、衍字或纠或删，皆附说明。所附注文以滑寿、徐大椿两家为主，间参己意。

黄竹斋撰《难经会通》，刊于 1948 年。对每一难原文进行注解，言简意赅，颇有精义。卷末附有《秦越人事迹考》《难经注家考》。

6. 中华人民共和国成立后　1949 年后学者对《难经》的校勘注释形式多样、内容丰富，先后出版了 20 余种著作。这些著作可分为全文校注、节选校注和白话语译等 3 类。

（1）全文校注　如南京中医学院编的《难经校释》（1979 年），分脉学、经络、脏腑、疾病、腧穴、针法 6 篇，各难按内容自拟标题，原文下分校勘、注释、语译、按语；郭霭春等编的《八十一难经集解》（1984 年），注文以滑寿《难经本义》为主，又汇集历代医家注文精义，书后附有语译和词句检索表；凌耀星主编的《难经校注》（1991 年），以《王翰林集注黄帝八十一难经》为底本，吸取历代注本精华及当代研究成果，每难前有提要、原文、注释、按语，书后有校注后记、历代《难经》书目、现存版本表等。

（2）节选校注　如阎洪臣、高光振编著的《内难经选释》（1979 年），分人与自然、阴阳学说、脏腑经络、病因病机、诊法、治则 6 部分，选入原文 200 多条，原文后分注、释、按；黄明安、余国俊编著的《内难经荟释》（1987 年），分人与自然、阴阳五行、脏腑、经络、病因、病机、诊法、治则、方剂、针灸疗法、五运六气、体质学说和养生之道等 13 部分，选入原文 500 多条，原文后分注释、语译。

（3）白话语译　如陈璧琉的《难经白话解》（1963 年），篇首冠以概述，介绍本篇重点内容，然后按照原文逐句加以语译，译文准确流畅，是很好的白话本；凌耀星主编的《难经语译》（1990 年），是《难经校注》的姊妹篇，按原文之义以现代语及语法进行直译，酌情辅以意译，是质量较高的语译本；王洪图主编的《难经白话解》（2004 年），以直译为主，意译为辅，文字简洁，晓畅易懂，说理透彻，贴近原文。

7. 日本注本　日本学者对《难经》亦颇有研究，先后有 10 余种著作。其中流传较广的有 3 种：玄医氏著《难经注疏》（1679 年），于经文下先引前贤注释，然后会通大意加以发挥，对三焦、命门学说阐述发挥甚详；滕万卿撰《难经古义》2 卷（1760 年），对原文编次略有改动，其注文在融会前贤诸说基础上发挥己意，阐释多以《内经》经义为本，间有新意；丹波元胤撰《难经疏证》2 卷（1819 年），首载其父丹波元简所作《黄帝八十一难经题解》，并由作者逐段注释，对《难经》原文多有考订，注文以王九思、滑寿、徐大椿诸说为主，间附按语以补注文之不足。

（二）分类研究

唐代杨玄操最早对《难经》进行分类研究，此后历代医家提出了一些不同的分类，主要如下。

1. 十三篇分类法　唐代杨玄操首先将《难经》分为 13 篇，其名称和次序分别是：经脉诊候

（一至二十四难）、经络大数（二十五至二十六难）、奇经八脉（二十七至二十九难）、营卫三焦（三十至三十一难）、脏腑配象（三十二至三十七难）、脏腑度数（三十八至四十七难）、虚实邪正（四十八至五十二难）、脏腑传病（五十三至五十四难）、脏腑积聚（五十五至五十六难）、五泄伤寒（五十七至六十难）、神圣工巧（六十一难）、脏腑井输（六十二至六十八难）、用针补泻（六十九至八十一难）。后世《难经集注》等注本多按此分类。

2. 六篇分类法 元代吴澄将《难经》分为 6 篇，其名称和次序分别是：论脉（一至二十二难）、论经络（二十三至二十九难）、论脏腑（三十至四十七难）、论病篇（四十八至六十一难）、论穴道（六十二至六十八难）、论针法（六十九至八十一难）。现代张瑞麟在此基础上，也分为脉学、经络学、藏象学、疾病学、腧穴学和针法学等 6 大类，但将二十一难调至第 2 类经络学中，以正吴氏之误。六分法多得后世医家推崇，是《难经》分类中最常用的方法。

3. 七篇分类法 元代滑寿撰《难经本义》时，将《难经》分为 7 类，其内容和次序分别是：皆言脉（一至二十一难），论经络流注始终、长短度数、奇经之行及病之吉凶也（二十二至二十九难），言营卫三焦、脏腑肠胃之详（三十至四十三难），言七冲门乃人身资生之用、八会为热病在内之气穴也（四十四至四十五难），言老幼癌瘵以明气血之盛衰及言人而耐寒以见阴阳之走会（四十六至四十七难），言诊候病能脏腑积聚、泄利、伤寒、杂病之别而继之以望、闻、问、切，医之能事毕矣（四十八至六十一难），言脏腑荣输、用针补泻之法，又全体文学所不可无者（六十二至八十一难）。

此外，现代迟华基从教学实际出发，在《难经讲义》中提出五类分法，其内容和次序分别是脉诊（一至二十一难、五十八难）、经络腧穴（二十二至二十九难、四十五难、六十二至六十八难）、脏腑（三十至四十四难、四十六至四十七难）、疾病与诊断（四十八至五十七难、五十九至六十一难、七十七难）、针法（十二难、六十九至七十六难、七十八至八十一难）。

（三）综合研究

现代学者对《难经》的研究，不再局限于校勘注释，而是从文献、理论和临床等方面进行系统深入的研究，主要著作如下。

何爱华的《难经解难校译》（1992 年），上篇为校译，以日本庆安五年（1652 年）武村市兵卫刊本为底本，每难原文之下分校理、出典、选注、译文、讨论等；下篇为解难，考证《难经》的著者、成书年代、篇次、脉法等问题，研究其学术思想与成就及其对后世的影响，多有独特见解。

沈澍农、武丹丹主编的《难经导读》（2008 年），第 1～3 章论述《难经》的成书概况、主要内容及影响、主要注家和注本等内容；第 4～9 章以《难经集注》为蓝本，主要参考《难经本义》《难经经释》等注本，对八十一难内容进行剖析；书后附录《难经》诸家序跋等。

烟建华主编的《难经理论与实践》（2009 年），共分 7 章，内容分别为《难经》其书、脉法研究、藏象理论及其学术成就、病机病证研究、经络理论研究、腧穴理论研究、针刺理论与方法研究，书末附《黄帝八十一难经》原文及简要注解。该书第一次全面系统整理历代研究《难经》的成果，资料丰富，对学习和研究《难经》有重要的参考价值。

【复习思考题】

1. 《内经》从东汉至宋代的流传过程如何？目前的通行版本是什么？

2. 从唐至清代对《素问》单本全文校勘注释的著作有哪些？

3. 明代对《内经》进行全文校勘注释的代表性著作有哪些？

4. 从唐到清代对《内经》进行分类研究的著作有哪些？

5. 古代对《难经》进行校勘注释的代表性著作有哪些？

医经类主要著作及推荐版本

一、内经类

1. 撰人佚名. 黄帝内经素问［M］. 王冰，次注. 林亿，新校正. 北京：人民卫生出版社，1963.

2. 杨上善. 黄帝内经太素［M］. 影印本. 北京：人民卫生出版社，1955.

3. 骆龙吉. 重订骆氏内经拾遗方论［M］. 排印清乾隆四十一年（1776）武林大成斋本. 刘裕德，朱练，订补. 上海：上海卫生出版社，1957.

4. 滑寿. 读素问钞［M］. 汪机，续注. 王绪鳌，点校. 北京：人民卫生出版社，1998.

5. 滑寿. 十四经发挥［M］. 上海：上海卫生出版社，1956.

6. 吴崑. 黄帝内经素问吴注［M］. 山东中医学院文献室，校注. 济南：山东科学技术出版社，1984.

7. 马莳. 黄帝内经素问注证发微［M］. 田代华，点校. 北京：人民卫生出版社，1998.

8. 马莳. 黄帝内经灵枢注证发微［M］. 田代华，点校. 北京：人民卫生出版社，1994.

9. 张介宾. 类经［M］. 北京：人民卫生出版社，1965.

10. 李中梓. 内经知要［M］//包来发，主编. 李中梓医学全书. 北京：中国中医药出版社，1999.

11. 李时珍. 奇经八脉考［M］//本草纲目. 北京：人民卫生出版社，1975.

12. 夏英. 灵枢经脉翼［M］. 影印本. 北京：中医古籍出版社，1984.

13. 汪机. 运气易览［M］//高尔鑫，主编. 汪石山医学全书. 北京：中国中医药出版社，1999.

14. 盛寅. 医经秘旨［M］. 铅印本//裘庆元，辑. 三三医书·第一集. 杭州：杭州三三医社，1924.

15. 卢之颐. 痎疟论疏［M］. 影印本//纪昀，编. 四库全书. 北京：中医古籍出版社，1986.

16. 高士宗. 黄帝素问直解［M］. 于天星，按. 3 版. 北京：科学技术文献出版社，1998.

17. 张琦. 素问释义［M］//陆拯，主编. 近代中医珍本集·医经分册. 杭州：浙江科学技术出版社，1990.

18. 高亿. 素问直讲［M］. 罗济川，张映川，校注. 清同治十一年（1872）绿云冈刻本.

19. 张志聪. 黄帝内经素问集注［M］. 上海：上海科学技术出版社，1959.

20. 张志聪. 黄帝内经灵枢集注［M］. 上海：上海卫生出版社，1957.

21. 黄元御. 素问悬解 灵枢悬解 素灵微蕴［M］//黄元御，撰. 黄元御医书十一种. 麻瑞亭，点校. 北京：人民卫生出版社，1990.

22. 周学海. 内经评文［M］//周学海，辑. 周氏医学丛书. 清光绪十七年（1891）建德福慧双修馆刻本.

23. 汪昂. 素问灵枢类纂约注［M］. 上海：上海卫生出版社，1958.

24. 徐大椿. 内经诠释［M］//北京市卫生干部进修学院中医部，编校. 徐大椿医书全集. 北京：人民卫生出版社，1988.

25. 陆懋修. 内经难字音义［M］//陆懋修，撰. 世补斋医书. 上海：上海中医书局，1950.

26. 胡澍. 内经素问校义［M］//陆拯，主编. 近代中医珍本集·医经分册. 杭州：浙江科学技术出版社，1990.

27. 孙诒让. 素问王冰校注［M］//陆拯，主编. 近代中医珍本集·医经分册. 杭州：浙江科学技术出版社，1990.

28. 于鬯. 香草续校书·内经素问［M］//陆拯，主编. 近代中医珍本集·医经分册. 杭州：浙江科学技术出版社，1990.

29. 江有诰. 江氏音学十书·素问灵枢韵读［M］//王洪图，主编. 黄帝内经研究大成. 北京：北京出版社，1997.

30. 顾观光. 素问校勘记 灵枢校勘记［M］//陆拯，主编. 近代中医珍本集·医经分册. 杭州：浙江科学技术出版社，1990.

31. 罗美. 内经博议［M］//新安医籍丛刊·医经类. 合肥：安徽科学技术出版社，1995.

32. 顾靖远. 素灵摘要［M］//顾松园医镜. 郑州：河南人民出版社，1961.

33. 薛雪. 医经原旨［M］. 北京：中国书店，1987.

34. 沈彤. 释骨［M］//王洪图，总主编. 黄帝内经研究大成. 北京：北京出版社，1997.

35. 陆懋修. 内经运气表［M］//陆懋修，撰. 世补斋医书. 上海：上海中医书局，1950.

36. 丹波元简. 素问识 灵素识［M］//丹波元简，编. 聿修堂医书选. 北京：北京卫生出版社，1984.

37. 俞樾. 读书余录·素问篇［M］//陆拯，主编. 近代中医珍本集·医经分册. 杭州：浙江科学技术出版社，1990.

38. 森岛玄胜. 病机撮要辨证［M］. 承为奋，译. 南京：江苏人民出版社，1958.

39. 张骥. 内经药钥 内经方集释［M］//张骥，原著. 汲古医学校注三种. 王小平，校注. 成都：四川科学技术出版社，1990.

40. 南京中医学院内经教研组. 内经纲要［M］. 北京：人民卫生出版社，1959.

41. 秦伯未. 内经类证［M］. 余瀛鳌，重订. 上海：上海科学技术出版社，1962.

42. 刘衡如. 灵枢经（校勘本）［M］. 北京：人民卫生出版社，1964.

43. 张善忱. 内经针灸类方语释［M］. 济南：山东科学出版社，1980.

44. 河北医学院. 灵枢经校释［M］. 北京：人民卫生出版社，1982.

45. 刘长林. 内经的哲学和中医学的方法［M］. 北京：科学出版社，1982.

46. 程士德. 素问注释汇粹（上下）［M］. 北京：人民卫生出版社，1982.

47. 山东中医学院，河北医学院. 黄帝内经素问校释［M］. 北京：人民卫生出版社，1982.

48. 吴考槃. 黄帝素灵类选校勘［M］. 北京：人民卫生出版社，1986.

49. 李今庸. 新编黄帝内经纲目［M］. 上海：上海科学技术出版社，1988.

50. 钱超尘. 内经语言研究［M］. 北京：人民卫生出版社，1990.

51. 郭霭春. 黄帝内经素问校注［M］. 北京：人民卫生出版社，1992.

52. 王洪图. 黄帝内经素问白话解［M］. 北京：人民卫生出版社，2004.

53. 王洪图. 黄帝内经灵枢白话解［M］. 北京：人民卫生出版社，2004.

54. 张登本，孙理军. 全注全译黄帝内经（上下）［M］. 北京：新世界出版社，2008.

55. 南京中医药大学. 黄帝内经素问译释［M］. 3 版. 上海：上海科学技术出版社，2009.

二、难经类

1. 扁鹊. 难经［M］. 明经厂《医要集览》刻本.

2. 王九思. 王翰林集注黄帝八十一难经［M］. 影印本. 北京：人民卫生出版社，1956.

3. 李羽. 黄帝八十一难经纂图句解［M］. 民国上海涵芬楼影印明正统道藏本.

4. 滑寿，王自强. 难经本义［M］. 南京：江苏科学技术出版社，1987.

5. 熊宗立. 勿听子俗解八十一难经［M］. 北京：中医古籍出版社，1983.

6. 张世贤. 图注八十一难经［M］. 明正德五年（1510）吕邦佑刻本.

7. 徐大椿，王自强. 难经经释［M］. 南京：江苏科学技术出版社，1985.

8. 丁锦. 古本难经阐注［M］. 上海：科技卫生出版社，1959.

9. 叶霖. 难经正义［M］. 吴考槃，点校. 上海：上海科学技术出版社，1981.

10. 丹波元胤. 难经疏证［M］. 皇汉医学丛书本. 北京：人民卫生出版社，1957.

11. 孙鼎宜. 难经章句［M］. 孙氏医学丛书铅印本. 北京：中华书局，1936.

12. 黄竹斋. 难经会通［M］. 樊川滻阳乐素洞石印本，1948.

13. 张山雷. 难经汇注笺正［M］. 上海：上海科学技术出版社，1961.

14. 玄医. 难经注疏［M］. 铅印本. 上海：上海中医书局，1929.

15. 滕万卿. 难经古义［M］. 铅印本. 秦伯未，校正. 上海：上海中医书局，1930.

16. 陈璧琉. 难经白话解［M］. 北京：人民卫生出版社，1963.

17. 阎洪臣，高光振. 内难经选释［M］. 长春：吉林人民出版社，1979.

18. 郭霭春. 八十一难经集解［M］. 天津：天津科学技术出版社，1984.

19. 黄明安，余国俊. 内难经荟释［M］. 成都：四川科学技术出版社，1987.

20. 王洪图. 难经白话解［M］. 北京：人民卫生出版社，2004.

21. 南京中医学院. 难经校释［M］. 2 版. 北京：人民卫生出版社，2009.

22. 凌耀星. 难经校注［M］. 北京：人民卫生出版社，2013.

23. 凌耀星. 难经语释［M］. 北京：人民卫生出版社，2013.

扫一扫，查阅本章数字资源，含PPT、音视频、图片等

第六章

伤寒金匮类文献

伤寒、金匮类文献主要是指经典著作《伤寒论》《金匮要略》，以及对其进行研究与注解的论文、著作、教材等，具体包括版本考证、校勘、注释、语译、专题发挥等。据有关资料统计，自西晋王叔和首次整理编次《伤寒论》以来，历代研究《伤寒论》的著作有1600余种，研究《金匮要略》的著作有100余种，现择要介绍如下。

第一节　伤寒类文献

一、《伤寒论》的作者、主要内容及学术成就

《伤寒论》是《伤寒杂病论》中辨治"伤寒"的部分，由东汉末年张仲景（约150—219）撰。张仲景，名机，字仲景，南郡涅阳（今河南省邓州市，一说今南阳市）人，年轻时曾跟随同郡张伯祖学医，由于当时战乱频繁，伤寒病广泛流行，自汉献帝建安元年以来，不到10年的时间，张仲景200余人的家族，死亡人数就占据了三分之二，其中死于伤寒病者占十分之七。在这种现实背景下，张仲景悲痛之余，发奋学医，最终其医术远超其师，与当时著名医学家华佗齐名。

《伤寒杂病论》是一部阐述多种外感疾病及杂病辨证论治的专书，张仲景在参考《黄帝内经》《难经》《阴阳大论》等经典医籍的基础上，结合当时医家及作者自己的临床医疗经验，以六经论伤寒，以脏腑论杂病，提出了包括理法方药在内的辨证论治原则，使中医学的基本理论与临床实践紧密地结合起来，成为我国古代第一部理法方药比较完善、理论联系实际的重要医典。

《伤寒论》是张仲景《伤寒杂病论》中的"伤寒"部分，全书10卷，22篇，113方。卷一包括"辨脉法""平脉法"2篇；卷二包括"伤寒例""辨痉湿暍病脉证""辨太阳病脉证并治上"3篇；卷三包括"辨太阳病脉证并治中"1篇；卷四包括"辨太阳病脉证并治下"1篇；卷五包括"辨阳明病脉证并治""辨少阳病脉证并治"2篇；卷六包括"辨太阴病脉证并治""辨少阴病脉证并治""辨厥阴病脉证并治"3篇；卷七包括"辨霍乱病脉证并治""辨阴阳易差后劳复病脉证并治""辨不可发汗病脉证并治""辨可发汗病脉证并治"4篇；卷八包括"辨发汗后病脉证并治""辨不可吐""辨可吐"3篇；卷九包括"辨不可下病脉证并治""辨可下病脉证并治"2篇；卷十包括"辨发汗吐下后病脉证并治"1篇。

明代医家黄仲理认为："辨脉法、平脉法、伤寒例三篇，为叔和采摭群书，附以己意，虽间有仲景说，实三百九十七法之外者也。又痉湿暍三种一篇，出《金匮要略》，叔和虑其证与伤寒相似，故编入六经之右。又有汗吐下可不可并汗吐下后证，叔和重集于篇末。"（见《伤寒论辑

义·综概》）。明代方有执、清代喻昌等注家均宗其说。目前通行的《伤寒论》版本大多删掉了"辨脉、平脉、伤寒例、辨痉湿暍病脉证"等前4篇，以及"辨不可发汗脉证并治"等后8篇。

《伤寒论》的六经论伤寒，直接源于《素问·热论》。《伤寒论》在其六经分证理论的基础上，按六经传变的原则，把外感疾病发展中各个阶段所出现的各种综合症状概括为6个类型，即太阳病、阳明病、少阳病、太阴病、少阴病、厥阴病，并以此作为辨证论治的纲领。创造性地对外感疾病的证候及演变加以总结，提出了较为完整的六经辨证体系，并把疾病的发生、发展、传变与整个脏腑经络紧密联系起来，作为辨证的客观依据。书中运用了汗、吐、下、清、和、温、补、消等八法，制方严谨，用药精准，使中医学基本理论与临床实践紧密地结合起来，从而奠定了辨证论治的基础。

二、《伤寒论》的流传及版本

《伤寒杂病论》问世以后，正值三国战乱之时，相互争战，古书难免散佚错简，加之后世传抄的讹误及有些收藏者的秘不示人，因而导致内容不全，或有错讹，难窥原貌。张仲景撰写《伤寒杂病论》的参考书除《素问》《九卷》《八十一难》尚传世外，其余《阴阳大论》《胎胪药录》《平脉辨证》等书在东汉以后均失传。并且在流传过程中，原书分成了《伤寒论》和《金匮要略》两部书。现将《伤寒论》的主要传本介绍如下。

（一）《脉经》本《伤寒论》

皇甫谧《针灸甲乙经》序云："仲景论广伊尹《汤液》为十数卷，用之多验，近代太医令王叔和，撰次仲景遗论甚精，皆可施用。"可见西晋太医令王叔和首次整理的《伤寒杂病论》是可靠的，王氏整理的《伤寒杂病论》原貌我们今天已难以查考，但其撰写的脉学专著《脉经》中收入了张仲景《伤寒杂病论》的大部分内容，因而《脉经》被后世医家认为是现存《伤寒杂病论》的一种最早的古传本。《隋书·经籍志》中有"《脉经》十卷，王叔和撰"，《脉经》序中有："仲景明审，亦候形证。"在《脉经》卷五中有"张仲景论脉第一"，说明王叔和非常重视张仲景著述的收集与研究。据《脉经》林亿等序，《脉经》原书编次在林亿等校订时已做了调整，但是我们与现存的《伤寒论》《金匮要略》对比后，《脉经》本除没有处方外，基本保存了《伤寒杂病论》的大部分内容。

（二）《伤寒论》的唐代传本

根据传世史志记载，在东晋至南北朝时期，该书有各种传抄本，但大多亡佚，如《隋书·经籍志》中有"《张仲景方》十五卷，梁有《张仲景辨伤寒》十卷，《张仲景评病要方》一卷，《张仲景疗妇人方》二卷"等，《旧唐书·经籍志》中有"《张仲景药方》十五卷，王叔和撰"等，但均亡佚。唐初著名医家孙思邈在早年撰写《备急千金要方》时，只收入40余条《伤寒杂病论》的条文和方药，故在《备急千金要方》卷九有"江南诸师秘仲景要方不传"之语。直至《备急千金要方》成书30年后，孙氏撰《千金翼方》时，将《伤寒杂病论》中伤寒部分的绝大多数内容收载于卷九、卷十之中，其中所载六经病的条文，与宋本《伤寒论》基本相同，是为《伤寒论》的早期传本之一，学术界将其称为"唐本《伤寒论》"。

唐代王焘撰《外台秘要》中所引《张仲景伤寒论》佚文，是张仲景《伤寒杂病论》在唐代的另一版本。据马继兴先生统计，《外台秘要》中引录仲景佚文达222条，包括直接引自《张仲景伤寒论》者99条，直接引自《（张）仲景》者5条，间接引自别书附注中记有《张仲景伤寒论》118 条。其中二至十一卷为伤寒病部分，大同于今本《伤寒论》文，而卷十四至十八为杂病部分，大同于今本《金匮要略》文。

（三）敦煌本《伤寒论》

敦煌本《伤寒论》主要有英国编号 S.202《伤寒论·辨脉法》残卷；法国编号 P.3287《伤寒论·伤寒例》《伤寒论·辨脉法》。

英国编号 S.202《伤寒论·辨脉法》，钱超尘先生指出书中不避隋文帝杨坚之"坚"字，如 S.202 中出现"必坚""大便而坚""反坚"等；不避隋文帝杨坚之父杨忠之兼避"中"字，如 S.202 中出现"下流阴中""关上尺中""日中愈"等；也不避梁武帝萧衍之父萧顺之"顺"字，如 S.202 中有"累累如顺长竿，名曰阴结"；也不避唐人讳。据此推断，S.202 抄件的历史可以上溯到南朝宋齐时期。由此我们可以看到，《伤寒论·辨脉法》在南朝梁以前已在流传。S.202《伤寒论·辨脉法》残卷虽首尾均残，但主要部分是完整的，其与《玉函经》基本相同，比宋本伤寒论多出三条，第一条是"嗳嗳如吹榆荚，名曰数（《玉函经》作'名曰散也'）"；第二条是"趺脉微涩，少阴反坚，微即下逆，则燥烦。少阴紧者，便即为难，汗出在头，谷气为下，便难者，愈微溏，不令汗出，甚者遂不得便，烦逆鼻鸣，上竭下虚，不得复通"；第三条是"脉虚而不吐下发汗，其面反有热，今色欲解，不能汗出，其身必痒"。

法国编号 P.3287《伤寒论·伤寒例》《伤寒论·辨脉法》，现藏法国国家图书馆，前后依次包括五种内容，均缺书名。经与传世本古医籍对照，其第一、二、四三种分别相当于《素问·三部九候论》《伤寒论·伤寒例》《伤寒论·辨脉法》中的部分内容，而第三、五种，皆为论辨脉与证治之法，但无撰者和出处，故《敦煌古医籍考释》《敦煌医药文献辑校》依次分别称之为《亡名氏脉经第一种》《亡名氏脉经第二种》，《敦煌医粹》中称为《脉经》残卷。

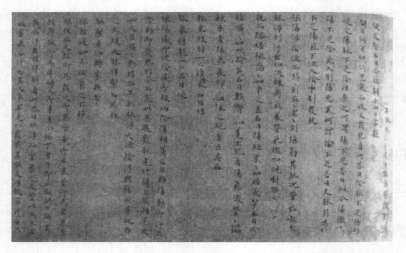

图 6-1　英国编号 S.202《伤寒论·辨脉法》部分内容

关于 P.3287 写本的抄写年代：其一，有唐代敦煌卷子中常见的别体字，"肉"写作"宍"，"亦"写作"亦"，"吐"写作"吐"，"诊"写作"詠"，"葱"写作"葱"，据此该卷确系唐代写本无疑；其二，可据卷中的文字避讳特征来断定，卷子中避唐高祖李渊"渊"字讳，"渊"均写作"渕"，避唐太宗李世民"世"字讳，"世"写作"卅"，"葉"写作"菜"，避唐高宗李治"治"字讳，"治"写作"治"，卷中不避唐睿宗李旦"旦"字讳，而且又无武周新字，如天、地、人等字照录。故写本的年代当在唐高宗时期。

因此 P. 3287 卷子《伤寒论·伤寒例》《伤寒论·辨脉法》在传世本《伤寒论·伤寒例》《伤寒论·辨脉法》之校勘、研究工作中，就具有很高的学术价值和历史文献价值，值得重视与探讨。如 P. 3287 卷子《伤寒论·伤寒例》与宋本《伤寒论·伤寒例》相比，各有特色。如敦煌卷本《伤寒论·伤寒例》多用"者""也""则"等字，而宋本则少；敦煌卷本"若病不存证疑"较宋本《伤寒论·伤寒例》"不在证治"之意更为明了；敦煌卷本"表已解而内不消者，自非大满大实，腹鞕者，必内行燥屎也，自可徐徐下之，虽经四五日，不能为害也"较宋本"若表已解而内不消，非大满"更加翔实，"徐徐下之"生动地说明了下的程度；敦煌卷本"若病不宜下而强攻之"的"强"较宋本《伤寒论·伤寒例》"便"字使用更准确。

（四）康治本《伤寒论》

康治本《伤寒论》是流传到日本的《伤寒论》古传本，是 19 世纪中叶在日本发现的一种唐人手抄卷子本，卷末有"唐贞元乙酉岁写之"字样。全书 1 卷，无仲景原序，仅存 65 条原文，50 个方。因系抄录于日本康治二年（1143 年），故冠以"康治"以别它本。此本在日本几经辗转，到日本嘉永元年（1848 年），户上重较（玄斐）影抄时，与宋本校对，认为与宋本互有异同，而以康治本为优，于日本安政五年（1858 年）京都书林据此影抄本加注后刊行。此后 1965 年日本民族医学院研究所将此本影印（中国中医科学院图书馆藏版），1982 年中医古籍出版社据 1858 年日本京都书林影刊本影印发行。

（五）康平本《伤寒论》

康平本《伤寒论》是日本康平三年（1060 年）侍医丹波雅忠抄录的《伤寒论》的又一古传本。全书 1 卷，12 篇，书中除伤寒例、痉湿暍、六经病及霍乱病、阴阳易等病外，无辨脉、平脉及"可与不可"诸篇。在仲景自序后有"汉长沙太守南阳张机著，晋太医令王叔和撰次"，卷末有"康平三年二月十七日侍臣丹波雅忠贞和二年十二月十五日以家秘说授典药权助毕和气朝臣嗣成"的记载，故又有"和气本"之称。此本于 1937 年由日本医家大塚敬节先生校注出版，1947 年叶橘泉先生将大塚敬节赠送给他的校勘康平本在我国印行。康平本《伤寒论》在我国刊行后，引起医家的注意与研究，马继兴认为，从书中不避宋讳（如书中之"玄武汤"名与《千金翼方》相同，而宋本则因避宋始祖赵玄朗讳改为真武汤之类）来看，其原始传本当在北宋之前，因而具有一定的历史价值。

（六）宋本《伤寒论》

北宋嘉祐二年（1057 年），国家成立了校正医书局整理校勘古医籍。在校定仲景医书时，将伤寒部分的不同传本分别整理成《伤寒论》10 卷（称之为宋本《伤寒论》）《金匮玉函经》8 卷。并将其杂病、妇人病和食禁部分整理成《金匮要略方论》3 卷，刻版刊行。至此，张仲景《伤寒论》文字基本定型。

钱超尘认为，宋治平二年（1065 年），由宋臣林亿、高保衡、孙奇等校定的《伤寒论》10 卷，即《新唐书·艺文志》著录之《伤寒杂病论》10 卷，亦即阮孝绪《七录》之《辨伤寒》10 卷。他们将《伤寒论》校定成 10 卷 22 篇，附加校注"新校正云"。各卷正文之前均记有"张仲景述，王叔和撰次，林亿校正"字样，此书先刊本为大字本，其后有国子监小字本及浙路小字本 2 种，统称宋本《伤寒论》。马继兴认为，林亿等校刊的《伤寒论》自宋以后复刻的版本很少，主要是此书只有白文，没有注释，对于初学及临床应用颇多不便。原刻已佚，今存的所谓宋本，为明代赵开美影宋刻本。明万历年间，赵开美在刊刻成无己《注解伤寒论》后，又得见宋本《伤寒论》，进行了影摹，并于万历二十七年（1599年）连同《注解伤寒论》《伤寒类证》《金匮要略方论》合辑成《仲景全书》行世，现中国中医科学院藏有赵开美原刻《仲景全书》。今世间流传宋本多为据赵氏影宋本的复刻本。赵本的主要特征在原书款式虽仿宋本，但在每卷卷首撰人项中均增入了"明赵开美校刻，沈琳同校"字样。

（七）《金匮玉函经》

《金匮玉函经》也是经北宋校正医书局于治平三年（1066年）整理校定刊行于世的《伤寒论》另一古传本。林亿等宋臣对此书内容采取了审慎态度，认为"其文理或有与《伤寒论》不同者，然其意义皆通，圣贤之法，不敢臆断，故并两存之"，所以林亿在校正《伤寒论》时，没有合并到一起，以便使后人"互相检阅，而为表里"。

（八）成无己《注解伤寒论》

自宋治平二年后的百余年间，《伤寒论》所流传者，主要为宋治平二年校定的白文本。至金皇统四年（1144年），成无己首次对《伤寒论》进行全文注释，撰成《注解伤寒论》10卷（后称之为成注本），为最早的《伤寒论》全文注释本，颇便初学及临床应用，受到读者欢迎，故成本就成为宋以后《伤寒论》广泛流行的主要版本。

（九）高继冲本《伤寒论》与淳化本《伤寒论》

高继冲是五代十国时期荆南国的最后一位国君，在位3个月，963年2月荆南国灭亡，赵匡胤"复命高继冲为荆南节度使"，随后撤销任命，于同年12月又改命"继冲为武宁节度使"。开宝中（968～975年），高继冲将其编录本《伤寒论》进献给宋朝。太平兴国三年（978年），宋朝开始组织编撰《太平圣惠方》，淳化三年（992年）编撰完成并刊行，全书共100卷，内容涉及医学各科。其中卷八的伤寒叙论、脉候、六经病形证、可与不可等诸篇原文与《伤寒论》基本相同，故称《太平圣惠方》卷八为"淳化本《伤寒论》"。

（十）桂林古本《伤寒杂病论》

桂林古本最初是清代同治、光绪年间，有自称张仲景46世孙张绍祖者，藏有张氏祖传手稿，并授予左盛德，左盛德再传罗哲初，后此书于1939年由黄竹斋刊印，名《仲景十二稿伤寒论》。据光绪二十年桂林古本《伤寒杂病论》传人左盛德序："余闻吾师张绍祖先生言，'吾家伤寒一书，相传共有一十三稿，每成一稿，传抄殆遍城邑，兹所存者为第十二稿……'吾师讳学正，自言为仲氏四十六世孙，自晋以后迁徙不一，其高祖复初公，自岭南复迁原籍，寄居光州，遂聚族焉。"1960年广西人民出版社出版的桂林古本《伤寒杂病论》，为清代桂林左盛德藏书、桂林已故老中医罗哲初手抄，1956年其子罗继寿所献，该书1980年再版，16卷，书中除包括宋本《伤寒论》《金匮要略》中的大部分内容外，尤其对温病、伤暑病、热病、湿病、伤燥病、伤风、寒病的论治甚为全面，本书对《伤寒论》《金匮要略》的研究极具参考价值。但版本流传的可信度有待进一步考证，有些学者提出了质疑，如马继兴认为："事涉离奇，不足为凭。"

三、《伤寒论》的整理注释与研究

《伤寒论》是中医四大经典著作之一。其系统全面地总结了东汉以前外感热病的治疗经验，确立了中医学辨证论治的原则，对后世临床医学的发展具有深远的影响，后代注释与研究《伤寒论》的著作达 1600 余种，现择其要者分类介绍如下。

（一）注释类

对《伤寒论》进行注释始于宋代之后，这些著作大致可分为原文注释、考证注释、分类注释三类。

1. 原文注释　这类注本的特点是原文条文的编排依照王叔和整理、北宋校正医书局校订本为准，对原文编次不作大的改动，只是进行注释。其代表医家有宋、金时期的成无己，明末清初的张遂辰，清代张志聪、陈念祖等。

（1）《注解伤寒论》　宋、金时期成无己著，成书于 1144 年，共 10 卷。该书不仅是研究《伤寒论》的重要著作，更是第一家以《内经》《难经》等为依据全文注释《伤寒论》的专著，该书不仅以经注论，而且还以经注方，以经注证。如《注解伤寒论·辨太阳病脉证并治法上第五》："太阳病，发汗，遂漏不止，其人恶风，小便难，四肢微急，难以屈伸者，桂枝加附子汤主之。"成无己注云："太阳病，因发汗，遂漏不止而恶风者，为阳气不足，因发汗，阳气益虚而皮腠不固也。《内经》曰：膀胱者，州都之官，津液藏焉，气化则能出矣。小便难者，汗出亡津液，阳气虚弱，不能施化。四肢者，诸阳之本也。四肢微急，难以屈伸者，亡阳而液脱也。《内经》曰：液脱者，骨属屈伸不利。与桂枝加附子汤温经复阳。"以经注方如《注解伤寒论·辨太阳病脉证并治法上第五》注桂枝汤云："《内经》曰：辛甘发散为阳。桂枝汤，辛甘之剂也，所以发散风邪。《内经》曰：风淫所胜，平以辛，佐以苦甘，以甘缓之，以酸收之。是以桂枝为主，芍药、甘草为佐也。《内经》曰：风淫于内，以甘缓之，以辛散之。是以生姜、大枣为使也。"在注解过程中，还引《伤寒论》前后条文及《金匮要略》等仲景之语互相印证，旁参《脉经》《千金》《本草》诸书，使伤寒理法与《内经》《难经》之理一脉相通，达到了经论结合、以论证经的效果，对继承发扬仲景学说起到了承前启后的作用。

（2）《张卿子伤寒论》　张遂辰撰，7 卷，成书于 1624 年。张氏研究《伤寒论》的态度是尊重王叔和，赞成成无己，故在成无己注文的基础上选取了朱肱、许叔微、庞安常、张洁古、李杲、朱震亨、王履、王肯堂等诸家之说，间附己意发挥，对六经辨证及脉理均有全面的阐述，成为一部保持《伤寒论》原貌的集注性著作。

（3）《伤寒论集注》　清代张志聪撰，6 卷，成书于 1683 年。集注的原文编次基本上遵循其师，仅删去"伤寒例"一篇，并将《伤寒论》中内容相似的条文以"汇节分章"的方法，汇为一节，概括论注。张氏注释的核心理论是运气学说，他认为仲景《伤寒论》所撰用的"阴阳大论"乃《内经》之七篇大论，故以此理论全面阐述外感疾病，着重从气化角度解释六经实质以及六经诸证的病因病机，进而说明了六经六气为病的生理特点，强调掌握《伤寒论》理论和辨证的意义。其注文多抒己见，对前人不妥之处，亦有驳正。

（4）《伤寒论浅注》　清代陈念祖撰，6 卷，成书于 1803 年。本书以成无己本为基础，删去了认为王叔和增补的"辨脉""平脉""伤寒例"和诸"可汗吐下与不可汗吐下"等篇。其中注文以张隐庵、张令韶二家学说为主，兼采诸家精义以阐明经旨，推崇张志聪以五运六气阐发六经病变的观点，提出了"六气之本标中气不明，不可以读《伤寒论》"，故首论标本中气学说的基本内容及其对认识伤寒诸证的重要性，并附图以明之。其释文深入浅出，通俗易懂，使古奥之理清晰明白，对后世影响较大。

（5）《伤寒论辑义》　日本人丹波元简撰，7 卷，成书于 1822 年。本书以明代赵开美复刻宋本《伤寒论》为底本，参考别本、注本，集成无己以下数十家之见解，并附以个人心得，逐条阐释。在《伤寒论》每条原文之下，选辑诸家注解，删冗节要，融会贯通。此外在方解方面，有所发挥，除选注诠释外，又参考古今方书增补了一些验方，对后世多有启发。

1949 年以后《伤寒论》注本亦颇多，较著名者有：

南京中医学院编写的教学参考书《伤寒论译释》（上、下两编），该书按宋本原貌，收集 48 家、56 部研究《伤寒论》的历代之作，逐条以校勘、词解、语译、提要、浅释、选注、方解、按语、方用范围及医案选录等项进行阐述。全书内容丰富，成为《伤寒论》教学、科研及临床非常有价值的参考书。

刘渡舟主编《伤寒论校注》（10 卷）保持了宋本《伤寒论》的原貌，采集多种善本进行校勘，每条原文附有按语、词解、注释等项，阐释精当，要而不繁。该书吸取了历代医家注释的精华，体现了当代注释研究《伤寒论》的较高水平。

钱超尘《伤寒论文献通考》，本书对多种伤寒论传本结合有关史料，进行了细致的考证，并对所收集《伤寒论》有关版本的原文进行了全面的校注。本书对《伤寒论》的研究有重要的参考价值。

2. 考证注释 明以后很多学者认为，王叔和编次、北宋校正医书局整理校订的《伤寒论》篇简错乱，已失仲景之旧，于是对《伤寒论》原文逐条考证，重新编排，然后再进行注释，其目的是使"玉石有分，主客不乱"，以复仲景原意。重编原文从宋代开始，明清盛行，其中影响较大的有明代方有执、喻昌，清代张璐、程应旄、周扬俊、沈明宗、舒诏、黄元御等。

（1）《伤寒论条辨》 明代方有执撰，8 卷，刊于 1592 年，本书首倡错简之说，方氏对辨三阴三阳病脉证并治诸篇大加改订，如将太阳病分成"卫中风""营伤寒""营卫俱中伤风寒"三篇，是为第一、二、三卷，阳明与少阳两篇合为第四卷，太阴、少阴与厥阴三篇合为第五卷，认为宋本《伤寒论》中的"伤寒例、辨脉法、平脉法"等 12 篇非仲景原文，故删去"伤寒例"，将"辨脉法"和"平脉法"移至书末，并对原文逐条考订。方氏研究《伤寒论》的方法，引起后世医家极大的反响，有赞成者，如喻昌等；有反对者，如张遂辰、陈念祖等。总之，方有执的《伤寒论条辨》推动了伤寒学派内部的百家争鸣。

（2）《尚论篇》 明末清初喻昌著，全名为《尚论张仲景伤寒论重编三百九十七法》，8 卷，成书于 1648 年，是在《伤寒论条辨》基础上编次补充发挥而成的，学术上宗方氏之说，赞成其对《伤寒论》的重订。喻氏大倡纲目之说，以"冬伤于寒，春伤于温，夏秋伤于暑热"为四季主病之大纲。四季之中以"冬月伤寒"为大纲，太阳病以"风伤卫、寒伤营、风寒两伤营卫"为大纲。并以三百九十七法作为订正的准则，故以法为目，每经之下设若干法，每一法下列条文加以注释。全书经喻氏编次，提纲挈领，条理清晰，对条文编排与注释较方氏更为妥切。

（3）《伤寒缵论》《伤寒绪论》 清代张璐著，各 2 卷，成书于 1667 年。二书在《伤寒论》编次上基本沿袭喻昌的《尚论篇》，删去了"汗、吐、下可与不可"诸篇，同时增加了"察色、辨舌"望诊的内容，其注文广采众家之长，参以己意，多所发挥，补前人所未备。

（4）《伤寒论后条辨》 清代程应旄著，15 卷，约成书于 1670 年。本书推崇方有执的学术思想，以方氏《伤寒论条辨》为本，但原文编次又不尽同于方氏和喻氏，基本上保持了王叔和旧编的内容，书前增加了"辨伤寒"等 5 篇医论。对其原文注释在前人基础上有所发挥，但有繁杂不够精要之嫌。

（5）《伤寒论三注》 清代周扬俊著，16 卷，成书于 1677 年。本书以方氏《伤寒论条辨》、喻氏《尚论篇》二注为基础，抒以己见，逐条注释，故名"三注"。本书在篇目编次上，将六经主证与变证、坏证、杂证分篇论注，条理清晰，在《伤寒论》注释书中较有影响。

（6）《伤寒悬解》 清代黄元御著，14卷，成书于1748年。本书在编次上持错简之说，将原文按六经分证，首列各经病提纲，后于各经病中再分论本病、经病、脏病、腑病、坏病，并根据传脏传腑、入阳入阴的不同，加以分析整理，其注文多以六经气化来阐述伤寒的病因病机，颇有新见。

3. 分类注释 这一类注本的特点为避开错简之说，从辨证论治的角度阐发《伤寒论》的原旨，其研究方法多将仲景原文按照方剂、治法，重新编次分类，加以注释。其中按方类证者，以柯琴、徐大椿等为代表，按法类证者以尤怡等为代表。

（1）《伤寒来苏集》 清初柯琴著，8卷，约成书于1674年。本书包括《伤寒论注》《伤寒论翼》《伤寒论附翼》3部分。柯氏将《伤寒论》原文，依据六经的方证，分立篇目，重新编次。主张"以方名证、证从经分"的原则，如将太阳病分为桂枝汤证、麻黄汤证、葛根汤证等11类，此法研究《伤寒论》对临床实践具有重要意义。另外，柯氏提出的《伤寒论》六经辨证方法是为"百病立法"，而非单指伤寒的观点，为后世《伤寒论》的研究开辟了新途径。

（2）《伤寒贯珠集》 清代尤怡著，8卷，成书于1729年。本书将《伤寒论》原文重新编次，以六经分篇，按法类证，随证出方，附以注释。本书按辨证论治的规律，突出治疗法则，采用按法类证的研究方法，提出了"正治法、权变法、斡旋法、救逆法、类病法、明辨法、杂治法"等，以统括《伤寒论》中的各种治疗方法，并将相关条文分列于诸法之下。该书突出治法、经法结合，重编原文，提纲挈领，对研究《伤寒论》及临床应用很有价值。

（3）《伤寒类方》 清代徐大椿著，4卷，成书于1759年。本书为继柯氏以后以方类证者。柯氏分经以方名证，徐氏则不分经而据方类证，将《伤寒论》所载113方分别归类于桂枝汤、麻黄汤、葛根汤等12主方之下。徐氏认为《伤寒论》是随证立方，只要掌握方的运用，就可以变化无穷，这种方法与拘泥遵经考订者不同，很受后世医家重视。

（4）《伤寒论纲目》 清代沈金鳌著，16卷，成书于1774年。为《沈氏尊生书》中的一种，本书以伤寒百余个主要症状为归类标准，将具有该症状的条文汇列于下，加以比较分析，阐明了伤寒主要症状的发生机理及其治疗异同。

（5）《伤寒医诀串解》 清代陈念祖著，6卷，成书于1856年。本书为陈氏晚年吸取了其他伤寒流派的优点，立足于六经气化理论，创分经审证之法。

（二）专题研究类

这类著作不采取逐篇逐句的注释形式，而是对《伤寒论》全书的有关内容采用分析、论辩、发挥、解疑、补订、提要、归纳整理等方式研究。其主要著作如下。

（1）《伤寒微旨论》 宋代韩祗和撰，2卷，成书于1086年。原书已佚，现存辑录本。本书主要阐发《伤寒论》的辨证论治思想，论述辨脉和汗、下、温等治疗大法，以及用药和病证的论治，其论多以《内经》经文为据。

（2）《伤寒总病论》 宋代庞安时著，6卷，成书于1100年。本书依据《内经》经文宗旨，引证他家之说，并结合自己临证经验，对《伤寒论》多有发挥和补充。庞氏论治伤寒主要从病因、发病着手，并结合体质、地理、气候进行探讨，强调体质因素在发病中的重要作用。对伤寒伏病和天行温病作了较深的阐述。每证之下有论有方，平脉辨证，随证治疗。书中还补充了若干疗效较好的方剂。

（3）《南阳活人书》（又名《伤寒类证活人书》《活人书》） 宋代朱肱著，20卷，成书于

1108 年。朱氏据经络识六经，阐述六经分证的特异性和六经分证的重要性。提出《伤寒论》三阴三阳即足之六经，并用此六条经脉循行走向及生理特点，来解释伤寒三阴三阳病证的发生、传变及转归的机理。强调临床上先须据六经定位，然后才能进一步论治。并重视脉证合参，辨证用药，同时选取了《千金方》《外台秘要》等书中有关方剂，增补了原书治法的不足。

（4）《伤寒发微论》　宋代许叔微著，2 卷，成书于 1132 年。本书为许氏治学《伤寒论》的心得，书中选取《伤寒论》72 证，并引录华佗、孙思邈等前贤之说，对伤寒的证候、病证、治法和用药等加以发挥。又著《伤寒九十论》，为许氏运用仲景辨证论治法则治疗伤寒病的临证医案。全书九十论，记录了每一病例的治疗过程，并以《内经》《难经》经旨为据，结合个人见解加以剖析，阐发病机和用药心得，论述精要。

（5）《伤寒明理论》　宋、金时期成无己著，4 卷，成书于 1144 年。本书是成氏编著《注解伤寒论》后，为进一步阐发仲景辨证论治之理而撰写的心得之作。该书选取《伤寒论》50 个常见证，对病象、病因、病机及诸种不同证候，详加分析与鉴别。又选取 20 首方剂，述其方义，较好地将经典医著与个人心得结合起来，对后世研究《伤寒论》具有一定的启迪。

（6）《阴证略例》　元代王好古著，1 卷，成书于 1236 年。本书专论三阴虚寒证，重在辨识阴证伤寒，书中对仲景温里扶阳诸方如四逆汤、吴茱萸汤等阐发精辟，方论详备。

（7）《伤寒证治准绳》　明代王肯堂著，8 卷，成书于 1604 年。本书为《证治准绳》中的一种，书取成无己之说，兼采朱肱、庞安常、许叔微、韩祗和等论，以释伤寒病证及方药用法，并多有发挥，成为明以前研究《伤寒论》的集大成之作。

第二节　金匮类文献

一、《金匮要略》的作者、主要内容及学术成就

《金匮要略》，又称《金匮要略方论》，为东汉末年张仲景所撰《伤寒杂病论》中的杂病部分。

全书分上、中、下 3 卷，以疾病分篇，共 25 篇，收方 262 首。其内容以内科杂病为主，兼及外科、妇科疾病的证治，还有急救、脏腑经络病脉和食禁等。

本书继承了《内经》的思想体系，运用了《内经》的阴阳五行、脏腑经络学说作为辨证论治的依据，总结了东汉以前丰富的诊疗经验，提出了辨证论治和方药配伍的基本原则，与《伤寒论》一起奠定了辨证论治的准则，成为我国最早系统论述杂病的专著，对中医辨证论治诊疗体系的形成以及对杂病的诊治均有典范作用，被后世推崇为中医经典著作。

二、《金匮要略》的版本流传情况

《伤寒杂病论》问世以后，由于战乱兵燹等原因，成书不久即散乱于世。至北宋时，翰林学士王洙在宫藏书匮中发现蠹简本《金匮玉函要略方》，书分上、中、下 3 卷，实为《伤寒杂病论》的节略本。北宋校正医书局校勘《金匮》时，依据此本，删去上卷"伤寒"部分，保留中、下"杂病和妇人病"两部分，并把下卷方剂分列各证之下，重新编成《金匮要略方论》，分为上、中、下 3 卷，其文字自此基本定型，并由此演变出各类版本。

北宋校正医书局校勘的《金匮要略方论》初刊在宋治平三年（1066 年），但原刊本已佚。南宋时有一版本为书帕本，此本虽已早佚，但现存一种明代无名氏据南宋书帕本的仿刻本，曾收藏

于日本聿修堂中，中国科学院图书馆亦存一部（其考证资料参见马继兴编著的《中医文献学》）。

元代根据南宋书帕本的复刻本在北京大学图书馆藏有一种，书名为《新编金匮方论》，卷首有"邓珍序"，作序时间为"至元庚辰"（1340 年），这是现存最早的一种《金匮要略》刊本。

明代万历二十七年（1599 年），赵开美在刊《仲景全书》时据邓珍本重新刊刻的《金匮要略方论》（称赵开美本），为现存较早且为国内学者公认较好的《金匮要略》传本。明嘉靖年间（约 1522～1566 年）俞桥氏刊《金匮要略方论》（称俞桥本），1929 年商务印书馆所编《四部丛刊》中之《金匮要略》初印本即据俞本影印。明万历二十九年（1601 年）吴勉学校刊《古今医统正脉全书》时刊入《金匮玉函要略方论》（称《医统正脉》本）。《四部丛刊》第 2 次刊印（即 1936 年印本）改用吴本，不再用俞桥本。2007 年日本学者真柳诚发现并确认上海图书馆吴迁（元末明初人）本《金匮要略》，为唯一传世的小字本，引起学界广泛关注，并认为可以补充邓本资料和纠正邓本错误。

清以后《金匮要略》刊本较多，主要有康熙二十二年（1683 年）文瑞堂刊本，康熙六十年（1721 年）宝纶堂刊本，光绪二十年（1894 年）成都邓氏崇文斋刊本，以及 1912 年江东书局石印本，1954 年商务印书馆排印本，1964 年人民卫生出版社排印本等。

三、《金匮要略》的注释与研究

自宋以后，历代注释研究《金匮》者不乏其人，著作颇多，以注释类为主，现择要叙述如下。

（1）《金匮方论衍义》 元末明初赵良仁著，3 卷，约成书于 1368 年。本书删去了 25 篇中的杂疗、食禁等 3 篇，释文主要引自《内经》《难经》及《伤寒论》，其中对百合病、阴阳毒等的论述均有独到见解。此书版本流传甚少，清代周扬俊得此残卷，补注其书，编为《金匮玉函经二注》，方使赵氏之书得以流传。

（2）《金匮要略论注》 清代徐彬著，25 卷，成书于 1671 年。本书论注，或引经析义，或阐发己见，注重脉证辨析，将有关病的脉象表现联系起来，探讨其规律，揭示病证的共同点。书中注文大多浅显易晓，简明切要，切合临床实际，是《金匮要略》较早注本之一，被后世研究《金匮》者所推崇。《四库全书总目提要》对此书作了肯定的评价，其云："汉代遗书，文句简奥，而古来无注，医家猝不易读。彬注成于康熙辛亥，注释尚为显明，今录存之，以便讲肆。"

（3）《金匮要略直解》 清代程林著，3 卷，成书于 1673 年。本书取"以经证论"之法，注释引用《内经》《针灸甲乙经》《神农本草经》《伤寒论》《脉经》《中藏经》等古籍，并附六朝唐宋名家有关论注。书名"直解"，旨在"直截简切，文理详明，期于取用，不故作僻语迂论曲解"。因此该书注文直截简明，切于使用，注释议论精当，是注释《金匮要略》的较好注本。

（4）《金匮要略编注》 清代沈明宗撰，24 卷，成书于 1692 年。沈氏认为王叔和编集的《伤寒杂病论》往往参入己见，致使不少条文序列颠倒，因此其将原书重新编次，卷一首叙重编大意"叙例"，以"夫人禀五常，因风气而生长……"为"脏腑经络先后病"首条，次以天时、地理、脉证汤法贯穿其后，注释多引《内经》之论和《伤寒论》之言融于注中，其注文明晰，多有新见。

（5）《金匮要略方论本义》 清代魏荔彤著，3 卷，成书于 1720 年。本书多以《黄帝内经》理论阐释病机，结合《伤寒论》有关内容剖析治方，其注释辨析不拘于前人所言，多有己见。

（6）《金匮要略心典》 清代尤怡著，3 卷，成书于 1729 年。本书重在改正原文传刻之误，删略后人增益内容，该书既编集前贤所论，又结合自己研读《金匮要略》之心得及临床经验来阐发原文经义。书名"心典"，其意在于"以吾心求古人之心而得其典要"。其注释明晰，条理通达，论证充分，切合临床实用，被称为注释研究《金匮要略》的范本，后世阐发《金匮要略》者多宗此书。

（7）《订正仲景全书金匮要略注》　清代吴谦等著，8 卷，成书于 1742 年。本书收于《医宗金鉴》中。作者认为"《金匮要略》人罕言之，虽有赵良仁、徐彬等注释，但其文义古奥，系千载残编错简，颇多疑义，阙文亦复不少，承讹袭谬，随文蔓衍……今于其失次者序之，残缺者补之，博采群书，详加注释。"对于"错简遗误，文义不属，应改、补、删、移者，审辨精核"。遂逐条注释，订正讹误，并集前人注释之精华，加以阐发原文精义。书中对文义不符，难以注释者，设"正误存疑篇"列于卷末，以备参考。该书注解简明扼要，旁参互证，切合临床应用，是清代以正误存疑之法整理编次《金匮要略》的代表著作，为学习《金匮要略》的重要范本。

（8）《金匮悬解》　清代黄元御撰，22 卷，成书于 1756 年。本书将《金匮要略》原文重新编次，列七类 22 卷，将"饮食禁忌"3 卷编为卷二十三"杂疗方"、卷二十四"禽兽鱼虫果食禁忌"附录于书末，每卷之首先为概说，以下对每条原文分章论述，共计 365 章。作者认为"非精于《灵》《素》之理者，不能解《金匮》之言"，故每注必以《内经》《难经》为据，"以经解论"，逐篇诠释《金匮要略》原文。作者善从自己的临证经验来认识杂证的证治，并详述每一方药的精义，对某些疑难或不完整之处，进行了探讨和补充。

（9）《金匮要略浅注》　清代陈念祖撰，10 卷，成于 1803 年。书中采撷明代医家赵良仁之后《金匮要略》注家之说，以《内经》《难经》《千金方》等为阐发依据，所注用小字衬加于《金匮要略》原文中，阐发原文精义，力求阐明《金匮要略》要旨。注文深入浅出，易被读者接受，对后世有一定的影响。清末唐宗海对此书倍加推崇，同时指出书中"亦有错误者，不可不辨也"，故以中西医汇通之理，对此书加以补正，撰成《金匮要略浅注补正》。

（10）《金匮玉函要略辑义》　日本人丹波元简编，6 卷，成书于日本文化四年（即 1807年）。本书是作者在研究前人《金匮要略》注文的基础上，结合个人心得撰成的一部《金匮要略》辑注本，该书以宋本《金匮要略》为底本，以徐镕本、俞桥本、赵开美本为校本，对《金匮要略》原文进行了系统校勘。书中广辑徐彬、沈明宗、魏荔彤、尤怡、吴谦等各家注释之精华，并附以己见，以阐述《金匮要略》经文原义。其注释方法和考证成果，对后世《金匮要略》的研究与考证有很大的影响。

（11）《金匮发微》　民国时期曹颖甫撰，22 篇，刊于 1936 年。书中注释多结合个人临证心得，而不拘泥前人之说。对前人注释之不当之处，多有辩驳纠正，分析妥切。

1949 年后，很多医家在前人注释整理《金匮要略》的基础之上进行深入研究，并取得了很大成绩。如余无言撰的《图表注释金匮要略新义》，对《金匮要略》原文进行了整理订正，将原书 22 篇拆为 35 篇，并附有图表，以示病证方药的归纳总结，以备参考。秦伯未著的《金匮要略简释》为作者学习《金匮要略》的体会与见解。刘渡舟等著的《金匮要略诠解》对原文以词解、诠解、选注等项进行了阐述。何任主编的《金匮要略校注》以元代邓珍仿宋刻本为底本，对《金匮要略》进行了详细的整理与校订。

除上述整理注释《金匮要略》的专著之外，还有一些医家在杂证著作及方书中，以释方、释证来阐发《金匮要略》方论证治。其代表著作有清代喻昌撰的《医门法律》，主要对《金匮要略》的证治法则进行了阐发；徐大椿的《兰台轨范》，对《金匮要略》方药的串解和临证运用均有简要的提示；王晋三编的《绛雪园古方选注》，对《金匮要略》的方药证治进行了阐微发挥。1949 年以后，医家多以临证经验来阐发《金匮要略》经义，其代表著作有何时希的《读金匮刮记》、金寿山的《金匮诠释》、赵凌云的《简明金匮要略校释及临床应用》、何任等的《金匮方百家医案评议》等。

【复习思考题】

1. 敦煌本《伤寒论》的主要内容及特色是什么？
2. 成无己《注解伤寒论》的注解的主要特点与学术贡献有哪些？
3. 论述 1949 年后《伤寒论》研究的主要医家及学术贡献有哪些？
4. 《金匮要略》流传的主要版本有哪些？
5. 尤怡《金匮要略心典》的主要特点与学术贡献有哪些？
6. 陈修园《金匮要略浅注》的内容特点及学术价值有哪些？

伤寒金匮类主要著作及推荐版本

一、伤寒类

1. 张机. 伤寒论 ［M］. 排印赵开美复刻宋本. 重庆：重庆人民出版社，1955.
2. 张机. 金匮玉函经 ［M］. 影印起秀堂刻本. 北京：人民卫生出版社，1955.
3. 成无己. 注解伤寒论 ［M］. 影印赵开美刻本. 北京：人民卫生出版社，1982.
4. 韩祗和. 伤寒微旨论 ［M］//上海中医学院中医文献研究所，主编. 历代中医珍本集成 3. 上海：上海三联书店，1990.
5. 庞安常. 伤寒总病论 ［M］. 刘华生，点校. 北京：人民卫生出版社，1989.
6. 朱肱. 南阳活人书 ［M］. 万友生，点校. 北京：人民卫生出版社，1993.
7. 许叔微. 伤寒发微论 ［M］. 陈治恒，点校. 北京：人民卫生出版社，1993.
8. 成无己. 伤寒明理论 ［M］. 上海：科技卫生出版社，1959.
9. 王好古. 阴证略例 ［M］. 北京：商务印书馆，1956.
10. 张遂辰. 张卿子伤寒论 ［M］. 上海：上海卫生出版社，1956.
11. 方有执. 伤寒论条辨 ［M］. 北京：人民卫生出版社，1957.
12. 王肯堂. 伤寒证治准绳 ［M］. 宋立人，点校. 北京：人民卫生出版社，1992.
13. 喻昌. 尚论篇 ［M］. 北京：商务印书馆，1957.
14. 张璐. 伤寒缵论 ［M］//《张氏医通七种》石印本. 上海：上海锦章书局，1955.
15. 张璐. 伤寒绪论 ［M］. 清康熙六年（1667）刻本.
16. 程应旄. 伤寒论后条辨 ［M］. 北京：中国中医药出版社，2009.
17. 周扬俊. 伤寒论三注 ［M］. 清乾隆庚子年（1780）重刻松心堂藏版.
18. 黄元御. 伤寒悬解 ［M］//黄元御医书十一种. 北京：人民卫生出版社，1990.
19. 柯琴. 伤寒来苏集 ［M］. 上海：上海科学技术出版社，1959.
20. 尤怡. 伤寒贯珠集 ［M］. 上海：上海科学技术出版社，1959.
21. 徐大椿. 伤寒类方 ［M］. 北京：人民卫生出版社，1959.
22. 沈金鳌. 伤寒论纲目 ［M］. 上海：上海科学技术出版社，1959.
23. 陈念祖. 伤寒医诀串解 ［M］. 上海：上海科学技术出版社，1959.
24. 陈念祖. 伤寒论浅注 ［M］.《陈修园医书六十种》石印本. 上海：上海扫叶山房，1935.

25. 张志聪. 伤寒论集注［M］. 石印本. 上海：上海锦章书局，1954.

26. 丹波元简. 伤寒论辑义［M］//聿修堂医书选. 北京：人民卫生出版社，1983.

27. 刘渡舟. 伤寒论校注［M］. 北京：人民卫生出版社，1991.

28. 南京中医学院. 伤寒论译释［M］. 第 3 版. 上海：上海科学技术出版社，1992.

29. 钱超尘. 伤寒论文献通考［M］. 北京：学苑出版社，1993.

二、金匮类

1. 张机. 金匮要略方论［M］. 影印赵开美《仲景全书》本. 北京：人民卫生出版社，1956.

2. 赵以德. 金匮方论衍义［M］. 周衡，王旭东，整理//路振平，旷惠桃，主编. 中华医书集成（第二册）. 北京：中医古籍出版社，1999.

3. 赵以德. 金匮玉函经二注［M］. 周扬俊，周卫，点校. 北京：人民卫生出版社，1990.

4. 徐灵胎. 兰台轨范［M］. 上海：上海科学技术出版社，1959.

5. 徐彬. 金匮要略论注［M］. 北京：人民卫生出版社，1993.

6. 程林. 金匮要略直解［M］. 上海：上海中医书局，1930.

7. 沈明宗. 金匮要略编注［M］//曹炳章，原编. 中国医学大成 8. 上海：上海科学技术出版社，1990.

8. 魏荔彤. 金匮要略方论本义［M］. 杜雨茂，点校. 北京：人民卫生出版社，1997.

9. 尤怡. 金匮要略心典［M］. 上海：上海人民出版社，1975.

10. 吴谦. 订正仲景全书金匮要略注［M］.《医宗金鉴》影印本. 北京：人民卫生出版社，1973.

11. 黄元御. 金匮悬解［M］//黄元御医书十一种. 北京：人民卫生出版社，1990.

12. 陈念祖. 金匮要略浅注［M］. 上海：科技卫生出版社，1958.

13. 丹波元简. 金匮玉函要略辑义［M］//聿修堂医书选. 北京：人民卫生出版社，1983.

14. 曹颖甫. 金匮发微［M］//曹氏伤寒金匮发微合刊. 上海：上海卫生出版社，1956.

15. 秦伯未. 金匮要略简释［M］. 北京：人民卫生出版社，1958.

扫一扫，查阅本章数字资源，含PPT、音视频、图片等

温病学为中医外感热病学的主要内容之一，是一门研究温病发生发展规律及其防治措施的临床学科。

温病学起源于春秋战国时期，在周家台秦简《病方》、张家山汉简《脉书》、马王堆汉墓先秦文献《导引图》中，均有对温病的记载。在秦汉晋唐时期，温病皆隶属于伤寒范围。经过两宋金元时期的变革发展，温病开始脱离伤寒藩篱。至明清时期，逐步总结形成了一套完整的温病理论体系和诊治方法，从而形成一门新兴的临床学科。

在传世文献中，温病的理论渊源最早可追溯到《黄帝内经》及《难经》。其后的历代医学文献中也有不少关于温病的论述，但在明代以前，尚无温病学专著。直到明末吴有性《温疫论》的出现，以及清初叶桂《温热论》、薛雪《湿热病篇》等相继问世之后，温病学始脱颖而出，逐渐形成了与伤寒六经辨证相鼎立，以卫气营血、三焦辨证为核心的独立学科。明清以来，温病学研究形成高潮，相关文献数量较多。据《全国中医图书联合目录》记载，从1623年张凤逵的《伤暑全书》起，至20世纪40年代，包括四时温病，以及疟痢、痧胀、霍乱、鼠疫、白喉、喉痧、疫疹等各种温疫在内的温病学专著多达580余种。

第一节　唐代以前的温病类文献

先秦两汉时期，随着中医基本理论体系的形成，在对外感热病的认识中，也包括了对温病的认识。在《黄帝内经》《难经》及《伤寒论》中，分别就温病的病因、分类、传染性、证候表现、辨证方法、治疗原则、预后情况、预防方法进行了广泛的论述。不过，这些文献有论无方，并将温病学限定在伤寒学说之下，在一定程度上束缚了温病学的独立发展。但这一时期的认识仍然对后世有巨大的影响，成为温病学的理论渊源。

晋唐时期，温病学说在理论上仍然承袭前人认识，但在内容上有较多充实，特别在治疗上积累了不少经验。如《脉经》《诸病源候论》对温病的理论阐释在当时和后世产生了广泛影响，《肘后备急方》《备急千金要方》《外台秘要》中记载的大量治疗温病方剂，为后世温病学说所继承。但总的来说，温病学仍未形成独立体系，仍依附在伤寒学之下。

一、《黄帝内经》和《难经》中有关温病的论述

《黄帝内经》中涉及温病的篇章共10篇，即《素问》的"热论""刺热""评热病论""六元正纪大论""金匮真言论""生气通天论""玉版论要""刺法论"，以及《灵枢》的"热病""论疾诊尺"。

《内经》有"病温"的论述，统属于"热病"，而伤寒是一切外感热病的总称，故温病隶属于伤寒，是伤寒中的一类。如《素问·热论》言"今夫热病者，皆伤寒之类也""凡病伤寒而成温者，先夏至日者为病温，后夏至日者为病暑"。《内经》指出温病的成因是"冬伤于寒，春必病温"及"冬不藏精，春必病温"，其主要脉证为"尺肤热甚，脉盛躁""汗出辄复热，而脉躁疾，不为汗衰，狂言不能食"，《素问·刺热》从脏腑辨证的角度概括了五脏热病的临床表现。在治疗方面，提出"其未满三日者可汗而已，其满三日者可泄而已""泻其热而出其汗，实其阴以补其不足"等重要原则。对于预后的判断，认为"病温虚甚死"。同时，《内经》也认识到某些温病具有传染性"民乃厉，温病乃作""温厉大行，远近咸若"，提出预防疫病的关键在于"正气存内"和"避其毒气"，并载有用于防疫的"小金丹"。总之，这些论述对后世医家，特别是明清医家建立温病学说有很大的启示。

《难经》在"五十八难"中论及温病。根据《素问·热论》中所提到的"今夫热病者，皆伤寒之类也"这一观点，《难经》进一步明确："伤寒有五：有中风，有伤寒，有湿温，有热病，有温病，其所苦各不同。"明确温病隶属于广义伤寒的范畴。

二、《伤寒论》中有关温病的论述

张仲景《伤寒论》原文第6条，明确提出了温病初起的证候特点，以及误用辛温解表等治法后，津液被劫所导致的一系列严重后果："太阳病，发热而渴，不恶寒者为温病。若发汗已，身灼热者，为风温。风温为病，脉阴阳俱浮，自汗出，身重，多眠睡，鼻息必鼾，语言难出。若被下者，小便不利，直视失溲；若被火者，微发黄色，剧则如惊痫，时瘈疭；若火熏之，一逆尚引日，再逆促命期。"虽然原文没有出示温病初起的治疗方药，但《伤寒论》中大量清热泻火养阴的方剂，如黄芩汤、葛根芩连汤、白虎汤、三承气汤、黄连阿胶汤等，被后世温病学家所继承和发扬，原文中对热邪炽盛、津液被劫所致严重后果的描述，为温病学家提出"热入心包""热盛动风"等提供了重要的参考依据。

宋本《伤寒论》在六经病篇之前置一《伤寒例》，该篇作者尚有争议，明清医家大多认为其出自王叔和之手，而非张仲景原创。该篇就伤寒与温病、瘟疫的不同，提出了许多深刻的见解。该篇在《内经》"凡病伤寒而成温者，先夏至日者为病温，后夏至日者为病暑"的影响下，进一步指出："不即病者，寒毒藏于肌肤，至春变为温病，至夏变为暑病。暑病者，热极重于温也。"这种"寒毒藏于肌肤"的病因说，为后世伏气温病的提出提供了理论依据，对后世影响很大。该篇还提出"四时之气"与"时行之气"为病的理论，认为春温、夏热、秋凉、冬寒为四时之正序，而当气候异常时，"非其时而有其气"，这种邪气则为"时行之气"，是瘟疫的病因，这种观点延续至后世，在明代吴又可以前，一直作为瘟疫病因的主流观点。该篇提出的风温、温毒、温疫等概念，已涉及多种温病的分类。

三、《肘后备急方》中有关温病的论述

东晋葛洪《肘后备急方》（简称《肘后方》）3卷，上卷35方治内病，中卷35方治外发病，下卷31方治为物所苦病。有关温病的论述见于上卷"治伤寒时气温病方第十三""治时气病起诸劳复方第十四""治瘴气疫疠温毒诸方第十五"诸篇。葛氏认为"伤寒、时行、温疫，三名同一种耳，而源本小异"，从病因学上探讨温病，认为"其年岁中有疠气兼挟鬼毒相注，名为温病"，这与仲景太阳病中所说温病，在概念上已经有了差异，提出温病并非由普通风寒所致，突破了《内经》"冬伤于寒，春必温病"学说的束缚，把"疠毒"之气作为温病的病因，为后世

"疠气说"的形成奠定了基础。在病名方面，记载了时气病、天行、疫疠、温毒、瘟疫、天花、沙虱病、温毒发斑等温热病证，收集了黑膏方、葱豉汤等著名的治疗温病方剂，还附载了一些预防温病的方药。

四、《诸病源候论》中有关温病的论述

隋代巢元方所著的《诸病源候论》成书于 610 年，共 50 卷，其中的第 9、10 卷专论温病，该书论述温病的成因大多因循《伤寒例》，在叙述证候方面则采用《素问·热论》中的六经分证法，将温热病的各种复杂证候统属于六经辨证之下，揭示了温病病变表里浅深的不同层次。在病因学方面，针对一些温病的传染性，该书将"乖戾之气"作为温病的特殊病因，其观点与《肘后备急方》类似，"岁时不和，温凉失节，人感乖戾之气而生病，则病气转相染易，乃至灭门，延及外人"。这一认识指出了温病与普通伤寒的区别，明确提出温病邪气的传染性，到明清时期发展成为"疠气学说"。

五、《千金方》和《外台秘要》中有关温病的论述

唐代孙思邈的《备急千金要方》《千金翼方》（合称《千金方》），分别成书于 652 年与 682 年，各 30 卷，两书中的卷九、卷十均为外感热病专论。

该书推崇《难经》"伤寒有五"之说，以广义伤寒统辖外感病。在治疗方面，该书认为治伤寒宜辛温而不宜苦寒，治温热病宜用苦寒清热解毒药，并比较了晋唐医家治外感病遣方用药与《伤寒论》的不同。该书收有治五脏温病方，突出了脏腑辨证的特点，重视对外感病的预防，列举辟温方 20 余首，还创制了不少治温病有效的传世名方，如治疗风温的葳蕤汤，治疗热入血分的犀角地黄汤，治疗热入心包的紫雪丹等。

唐代王焘的《外台秘要》成书于 752 年，凡 40 卷，1104 门，其中卷三为天行，共 21 门，载时方 130 首，卷四为温病及黄疸共 20 门，载温病方 118 首，共 248 首，汇辑了深师、崔氏、许仁则、张文仲等晋唐名医治疗温病的临床经验。该书对温病的研究是以病为纲，以证候为目，以《诸病源候论》之说释证，随证选方，突出了对温病的治疗。如治天行肺热咳嗽、喉中有疮，引用《广济方》地黄汤方，滋肺润喉，清热解毒并举，实为后世《重楼玉钥》中治疗白喉方"养阴清肺汤"之宗。

第二节　宋金元时期的温病类文献

宋金元时期，随着人们对外感热病治疗实践的增多和认识的深化，温病学开始摆脱伤寒学说的羁绊，向独立的理论体系迈出了一大步。《伤寒总病论》已就温病的种类、五脏辨治的方法和温病的复杂性、严重性进行了详细阐述；《伤寒类证活人书》强调用伤寒方治疗外感病应随四季气候变化灵活加减；金元四大家之首的刘完素提出了著名的"六气皆可化火"的观点，主张以辛凉剂治疗外感病；《医经溯洄集》则第一次系统地、明确地区别伤寒与温病的不同，从理论上对温病与伤寒的关系作了明确界定。

一、《伤寒总病论》中有关温病的论述

北宋庞安时《伤寒总病论》约成书于 1100 年，共 6 卷。1～3 卷为伤寒诸证，4～5 卷论暑病、温疫及其变证，6 卷载伤寒、温病杂方及死生候等。该书虽属阐释《伤寒论》的著作，实则

以广义的伤寒统辖各种外感热病。该书在温病的学术成就上，守晋唐之业而有所发挥，特别是对"时行温病"进行了详细的阐发，提出了风温、温毒、湿温、温疟、温疫等温病概念。该书卷五"天行温病论"主要论述温病，认为时行温病的病因是"感异气"，可发为"青筋牵""赤脉攒""黄肉随""白气狸""黑骨温"五大病证，提出"感异气复变四种温病，温病若作伤寒行汗下必死"。在治疗方面，除引用《备急千金要方》葳蕤汤、《外台秘要》三黄石膏汤等名方之外，该书还创制了大量治温病的寒凉之剂，如治"青筋牵"之石膏竹叶汤、治"赤脉攒"之石膏地黄汤、治"黄肉随"之玄参寒水石汤、治"白气狸"之石膏杏仁汤、治"黑骨温"之苦参石膏汤，方中多重用石膏，实为后世医家治温疫开辟了门径。

二、《伤寒类证活人书》中有关温病的论述

北宋朱肱所著的《伤寒类证活人书》成书于1108年，书凡22卷，设100问。卷一至卷四论经络、切脉、表里、阴阳等；卷五论伤寒病辨治大法；卷六至卷十一论伤寒各证及湿热、暑热等证，并附以治方；卷十二至卷十五以方类证，辨析《伤寒论》113方主治证候及方药加减法；卷十六至卷十八采集《千金方》《外台秘要》《太平圣惠方》《金匮玉函经》中的126方，以补《伤寒论》中证多方少之不足；卷十九至卷二十一论妇人、小儿伤寒；卷二十二为李子建伤寒十劝篇。该书在卷六专篇设论，集中讨论了温热病的概念及治法。该书中将外感热病分为伤寒、中风、热病、中暑、温病、温疟、风温、温疫、中温、湿温、痉病11种，论述了每一种病的脉因证治，其中四时温病已大体具备，为后世温病学的内容建立了雏形。虽然该书在整体上没有脱离《伤寒论》立法处方的范围，但强调用辛温之剂治疗外感病应因时、因地、因人而异，反对墨守经方，提倡灵活加减，反映了对热性病治疗要求变革的倾向。

三、《三因极一病证方论》有关温病的论述

南宋陈言（无择）所著《三因极一病证方论》18卷，成书于1174年，原题《三因极一病源论粹》，简称《三因方》。该书卷六《叙疫论》论述了疫病的成因，认为"夫疫病者，四时皆有不正之气，春夏有寒清时，秋冬亦有暄热时。一方之内，长幼患状，率皆相类者，谓之天行是也""其天行之病，大则流毒天下，次则一方一乡，或偏着一家"，系由天地一种"害气""不正之气"所致，指出了瘟疫所感病因与伤寒的区别，延续了王叔和的观点。关于病名，陈氏除沿用"青筋牵""赤脉攒""黄肉随""白气狸""黑骨温"等外，还提出了"狱温、伤温、墓温、庙温、社温、山温、海温、家温、灶温、岁温、天温、地温"等不同病名。关于治疗，陈氏认为温病不同于伤寒，不可汗下，并举当时京师瘟疫病的治疗以证之："如己未年，京师大疫，汗之死，下之死，服五苓散遂愈，此无他，湿疫也。"对四时温病的治疗，创制了诸多新方，广泛使用寒凉药，如治青筋牵药用玄参、细辛、栀子仁、黄芩、升麻、芒硝、石膏，治赤脉攒药用天冬、麦冬、车前子、栀子仁、黄芩、升麻、寒水石、甘草等。显然，对于初起表证的治法，其立法用药与伤寒已经有了原则性的区别。

四、《伤寒标本心法类萃》与《伤寒直格》中有关温病的论述

金代刘完素所著《伤寒标本心法类萃》约成书于1186年，共2卷。上卷论述46种时病和杂证，下卷论述治疗方药。

《伤寒直格》题为金代刘完素述，元代葛雍编，约成书于1186年，分上、中、下3卷。上卷论阴阳、脏腑、经络病证、五运六气、脉诊等基本理论，中卷论伤寒六经传变、病证治法，下卷

载治伤寒方 34 首。

二书是刘完素以寒凉之剂治疗外感热病的代表作。刘完素认为"六气皆从火化"，包括伤寒在内的外感疾病，均属热病范畴。书中以《素问·热论》的六经辨证为理论依据，认为："六经传受，自浅至深，皆是热证，非有阴寒之病。"提出从表里两途分治热病，一改前人辛温发汗的治法，创制辛凉发散法，对清代温病学家影响极大。书中自创新方不少，如邪气在表，常用方则有凉膈散、天水散、益元散，常用药物有滑石、石膏、葱、豉之类辛凉疏散；邪热在里，则用黄连解毒汤、三一承气汤等或清或下；邪热在上，则用瓜蒂散涌吐；邪热半在表、半在里，则用防风通圣散、双解散等表里双解。对于"疫疠"的看法，则认为："凡伤寒疫疠之病，何以别之？盖脉不浮者，传染也。设若以热药解表，不惟不解其病，反甚而危殆矣。"以上对外感热病的认识和治疗，大异《伤寒论》遣方用药之法，为后世温病学说的形成奠定了基础。

五、《医经溯洄集》中有关温病的论述

元代王履所著《医经溯洄集》，成书于 1368 年，凡 1 卷，共载医论 21 篇，是王氏的医学论文集。在《张仲景伤寒立法考》中，作者对伤寒与温病作出了明确的区分。该篇认为"仲景书专为即病之伤寒设，不兼为不即病之温暑设"，明确提出"温病不得混称伤寒"的见解。对于温病，"决不可以伤寒六经病诸方通治"，指出温病的病因乃感天地恶毒异气，温病的机理是怫热自内达外，其治疗除表证须辛凉透达之外，主张"法当清里热为主，佐以清表之法，亦有里热清而表自解者"，主张伤寒治以辛温解表，温病则应治以辛凉苦寒，即使是白虎、承气、栀豉等方，虽然可用于治温病，"亦不过借用耳，非仲景立法本意"。书中第一次明确、系统地将伤寒与温病进行了严格的区分，为后世温病学家突破《伤寒论》的束缚，使温病学从伤寒学体系中脱离出来指明了方向，为形成温病学的独立体系奠定了理论基础。

第三节　明清时期的温病类文献

明清时期是温病学的形成阶段，特别是明末清初，涌现出几位杰出的温病学家，他们根据大量新的临床实践，总结出了温病发展的基本规律和证治特点，使得温病最终从广义的伤寒中脱离出来，形成理法方药俱备的、与伤寒学派相鼎立的温病学派。温病学派有两大主流：一是由吴又可开创的疫性温病学说，后继者有戴天章、杨栗山、余师愚等；二是由叶天士开创的四时温病学说，宗之者有薛生白、吴瑭、王孟英等。

一、《温疫论》

明末吴又可著，成书于 1642 年，共 2 卷。卷一载论文 50 篇，卷二载论文 33 篇。书中论述了温疫的各种兼夹证及治疗方药，其中作者首创的方剂有 20 余首。书中全面阐发了温疫的病因、病机、证候、治疗，认为瘟疫的病因、感受途径、侵袭病位、传变方向、治疗方法都异于伤寒，瘟疫不可再混于伤寒，在当时具有极高的创新性。

该书认为温疫的病因非风寒暑湿燥火，而是天地之间别有某种"疠气"所致。"疠气"具有很强的传染性，从口鼻而入，伏于膜原，有九传之变。在治疗上主张逐邪为第一要义，提出宣透膜原、攻下逐邪、战汗而解等治法。同时，该书还注意养阴，重视饮食起居，书中所载的达原饮、清燥养荣汤、三甲散等方，一直受到后世的推崇。该书是我国第一部系统的传染病学专著。

二、《广瘟疫论》

清代戴天章著，成书于 1675 年，全书共 4 卷。卷一论瘟疫的性质、感人途径、早期证候特点、兼夹诸证，卷二辨析瘟疫的 32 个传表之证，卷三辨析瘟疫的 41 个传里之证，卷四论瘟疫的治疗方法，卷尾附所用之方。该书认为瘟疫为湿温二气合成，病机证候不外表里二途，宜辨气、辨色、辨脉、辨舌、辨神，以与伤寒相鉴别。治法有汗、下、清、和、补法，并载方 83 首。书宗《温疫论》的学术主张，而在辨证与治疗方面有许多新的发展。

三、《伤寒温疫条辨》

清代杨栗山著，成书于 1784 年，全书共 6 卷。卷一为总论，共医论 20 余篇，从病因、病机、证候、治法方面，论述伤寒与温疫的区别；卷二、卷三着重于辨证，列举了温疫的 70 余种证候；卷四、卷五论方，载方 200 余首；卷六议药，载常用药 180 余种。

该书在继承吴又可温疫学说的基础上，又充分吸收刘完素、王履、喻昌、张璐等人的学术见解，创立了以中焦为病变中心，以邪热怫郁为病机关键，以由中焦而涉上下、由血分而达气分、由里达表为传变方式，以芳香逐秽和宣通怫郁为治疗大法的辨治体系。书中以升降散为核心的治温 15 方，受到后世的推崇与赞扬。

四、《疫疹一得》

清代余师愚著，成书于 1794 年，全书共上、下 2 卷。该书针对以斑疹为特征的瘟疫，卷上论疫疹病因、脉证，卷下论疫疹瘥后诸证的治疗、斑疹形色的鉴别、疫疹诸方的解析，书尾附作者亲手所治的 12 例疫疹验案。

该书认为岁时气运与疫疹的发生流行密切相关，致病原因为热毒，主张清解，即以清热凉血、泻火解毒为治疗大法，再三强调不可表、下，并创设"清瘟败毒饮"一方。此方由白虎、犀角地黄、黄连解毒汤三方加减而成，重用石膏，直入阳明胃经，以退十二经淫热。根据不同的见证，此方还附载了 52 种加减法，在热毒疫的辨证和治疗方面，表现了作者独到的经验和体会，受到后世的重视。

五、《温热论》与《三时伏气外感篇》

清初叶天士著。《温热论》传世之本首见于华岫云等所辑《临证指南医案》，此后唐大烈编辑《吴医汇讲》，章虚谷著《医门棒喝》，均收入本篇，分别更名为《温证论治》及《叶天士温热论》，王士雄《温热经纬》将其更名为《叶香岩外感温热篇》。

该篇叙述了温病感受途径、传变规律、诊断要领、治疗大法，认为"温邪上受，首先犯肺"，顺传按"卫气营血"由浅入深，逆传则侵犯心包，提出温病中察舌、验齿、辨斑疹与白㾦的具体方法和诊断意义，主张"在卫汗之可也，到气方可清气，入营犹可透热转气，入血就恐耗血动血，直须凉血散血"的治疗原则。全书言简意赅，观点新颖，成为以卫气营血体系辨治温病的纲领性文献。

《三时伏气外感篇》源自叶天士《幼科要略》，章虚谷将其中温病内容选辑，改题为《三时伏气外感篇》，收入《医门棒喝》，王孟英亦将其收入《温热经纬》。该篇载春温、夏暑、秋燥等温病的病机与治疗方药多条，正式提出了伏气温病的概念与治疗法则，可与《温热论》互为补充。

六、《湿热病篇》

清初薛生白著，全书 1 卷，撰写年代不详。该书首刊于舒松摩《医师秘籍》中，题为《温热条辨》，凡 35 条，后收入王孟英《温热经纬》中，改称《湿热病篇》，内容更全，共 46 条，每条之下均附有薛氏本人的注解，是流传最广的版本。

该书为论温病中湿热病的专书，对湿热为邪的性质、特点、传入途径、主证、变证及治则方药等，进行了全面论述。书中最后详细分析了湿热所致的痉、厥、疟、痢等病证。

该书认为：湿热从表而伤者十之一二，由口鼻入者十之八九。邪由上受，直趋中道，归于膜原。多因太阴内伤，湿痰停聚，客邪再至，内外相引，故病湿热。在辨证方面，书中综合运用了卫气营血、三焦、六经、脏腑经络等方法，论证详明，方药精当。

吴又可之论瘟疫，叶天士之论温热，薛生白之论湿热，虽皆简约，却不失精当，于温病三类主要病证，能扼其紧要关节，在诊察、辨证、论治、方药诸处，示人以规矩准绳，尤为温病的纲领性文献。

七、《温病条辨》

清代乾嘉年间吴瑭著，成书于 1798 年，共 6 卷。卷一为上焦篇，卷二为中焦篇，卷三为下焦篇，这 3 卷是全书的核心部分。卷首引《内经》原文 19 条，以追溯温病学说之渊源。卷四为杂说，共载短论 18 篇，讨论了与温病病因、病机、诊断、治疗、善后有关的问题。卷五为"解产难"，卷六为"解儿难"，结合温病理论研讨产后调治、产后惊风、小儿急惊风、慢惊风和痘疹的机理与治疗。

该书的撰著取法《伤寒论》，以条文结合方药的形式将温病的发展过程及治疗方法逐一展开，并自加注解，予以阐释。书中大量采纳叶天士《临证指南医案》中治疗温病的案例，作为辨证遣方的主要佐证，同时结合作者自己的临证心得，建构了一个以三焦辨证为主，以卫气营血为辅，纵横交错、理法方药俱备的温病辨治体系，强调三焦辨证思想，突出清热养阴原则，被称为温病学之集大成者。全书共载方 195 首，多数为叶天士所创制、吴瑭所厘订。

八、《温热经纬》

晚清王士雄编著，成书于 1852 年，共 5 卷。卷一为"内经伏气温热篇"，辑录了《内经》中有关温病的原文；卷二为"仲景伏气温病篇""仲景伏气热病篇""仲景外感热病篇""仲景湿温篇""仲景疫病篇"，辑录了《伤寒论》《金匮要略》中有关温病的条文；卷三为"叶香岩外感温热篇""叶香岩三时伏气外感篇"；卷四为"陈平伯外感温病篇""薛生白湿热病篇""余师愚疫病篇"；卷五为方论，共收方 113 首，详细阐明各方的方义和药性。

书中以《内经》《伤寒论》中有关温病的论述为经，以清代各温病名家的经验为纬，参以作者本人的注释，故名为《温热经纬》。该书将温病分为新感与伏气两大类，将古今医家对温病的论述分条辑录，加以阐释，目的在于正本清源，全面理解温病的概念、病因病机和辨证治法。该书既是温病学文献的汇编，又是研究温病诊治大法的重要参考著作。

九、《增订伤暑全书》

明末张鹤腾原著，成书于 1623 年，清末叶霖增订（1890 年）。书凡上下两卷，上卷为医论，载"春夏秋冬温暑凉寒四证病原""暑证""暑厥""暑风""暑疡"等论文；下卷为治方，并附载"服药总结""古今名医品汇""名医类案"等内容。本书对暑病的病因、病机、临证方药、治验，均有系统论述，故名《伤暑全书》。该书认为暑病为新感之病而不属于伏气为患："夏至后，炎火时流，蒸郁烁人，得病似伤寒者，纯是暑火所感而成，与冬之寒气，毫不相涉，而亦以为冬寒之积久所发者，误矣。"除记载暑风、暑厥等常见病证之外，还论述了暑疡、暑瘵等病。该书汇集了历代治暑良方30余首，如香薷饮、六和汤、益元散、清暑益气汤、人参白虎汤等，并收载了十几位历代名医有关暑病的医论与治验。叶霖在增订此书时，所采用的卷目及次序悉遵张氏，并加上自己的按语阐释和发挥。

十、《时病论》

清末雷丰著，成书于1882年，凡8卷。该书以《素问·阴阳应象大论》中的"冬伤于寒，春必病温；春伤于风，夏生飧泄；夏伤于暑，秋必痎疟；秋伤于湿，冬生咳嗽"8句经文为纲，依次论述了8类时令病，卷末附载13篇大论。该书将春夏秋冬四季的外感病按新感、伏邪分为两类，共列70余种时病，逐一讨论其病证脉治。每类病先依据经文之旨，阐明大意；次叙述各病的病因病机、证候特点、立法根据；再拟定治疗大法，且于每法之后，详加注释，并列举先哲诸书中的有效方剂；最后附以作者本人的临床验案。该书以经文为纲，以病证为目，体例严谨，次序井然。作者自创60余法，而不以新方命名，旨在强调用药灵活，不拘于成方。由于该书理法方药俱备，紧密切合实际，成为一部治疗四季时令病的佳作。

十一、《重订通俗伤寒论》

清代俞根初著，初稿完成于1776年，凡3卷。后经何秀山加按语，复经何廉臣增订，增为12卷，初刊于1934年。再经近人曹炳章补缺，徐荣斋重订，分为12章，1956年出版。第1章为伤寒要义，第2章载六经方药，第3章论表里寒热，第4章辨气血虚实，第5章论诊断方法，第6章辨伤寒脉舌，第7~11章载伤寒本证、兼证、夹证、坏证、复证，第12章论伤寒调理法。该书以六经统治所有的外感热病，又将卫气营血、三焦、脏腑辨证融合至六经辨证中，为寒温统一辨治外感热病进行了可贵的探索。全书收方101首，其中自创方68首，许多名方如蒿芩清胆汤、羚角钩藤汤、玳瑁郁金汤等在后世广为流传。该书集俞、何、章等人之经验，辨证颇为明晰，条列治法，寒温互用，可谓方法齐备，学理新颖，可为后学登堂入室之囊钥。

有清以来，尚有诸多医家虽无温病专著存世，但在他们的其他著作中，对温病学术的发展和实践也卓有成就。如清初医家喻昌在其《尚论篇·瘟疫论篇》指出："本病前预饮芳香正气药，则邪不能入，此为上也。邪既入，则以逐秽为第一义。上焦如雾，升而逐之，兼以解毒；中焦如沤，疏而逐之，兼以解毒；下焦如渎，决而逐之，兼以解毒。"这种芳香逐秽、分三焦论治的方法在《寒温条辨》与《温病条辨》中都得到进一步发挥，成为温病学的重要辨治方法。《医门法律》论《内经》四时所伤，则补充了"秋伤于燥"，拟定了"清燥救肺汤"，为治疗温病中的"秋燥病"作出了贡献。清末柳宝诒所著的《温热逢源》，对《内经》《难经》《伤寒论》中有关温热病的原文进行了深入分析，就前人的见解提出了商榷，集中对伏气温病的病因、症状及治疗原则进行了阐述，提出"养阴透邪"等治法，完善和发展了伏气温病学说。

第四节　近现代的温病类文献

由于温病学是中医的一门相对年轻的学科，形成较晚，因而直到20世纪40年代，仍有大量温病学著作问世。这些著作，一部分是对清代温病学名著及其成就加以阐释、注解和推广普及，如钱文骥的《温病条辨歌括》、朱瑞生的《温病集腋》、绍兴医学会的《湿温时疫治疗法》等。一部分是治疗疟、痢、痧、痉和霍乱、鼠疫、白喉、烂喉痧这些新老急性传染病的著作，如韩善征的《疟疾论》、余伯陶的《鼠疫抉微》、耐修子的《白喉治法忌表抉微》、丁甘仁的《喉痧证治概要》等。近代西方医学传入中国之后，很多具有一定西医知识的中医，以及中医学校的教师，进行中西医病名对照，运用中医药治疗各种急性传染病，编写了大量著作和讲义。如吴锡璜的《中西温热串解》、恽铁樵的《温病明理》、时逸人的《中国时令病学》《中国急性传染病学》、王趾周的《传染病中西汇通三篇》等。据《全国中医图书联合目录》记载，这一时期的温病学著作多达 300 余种。

1949 年以来，温病学得到很大的发展。现代温病学文献大致可分为四类：第一类是名老中医的医案，如《孔伯华医集》《施今墨临床经验集》《程门雪医案》《蒲辅周医案》《蒲辅周医疗经验》、董建华《临证治验》等，记载了大量治疗温病的经验和体会。

第二类是沿着传统学术思路全面总结和介绍温病学成就的著作，如赵绍琴等编著的《温病纵横》、金寿山的《温病释要》、盛增秀等编著的《温病研究》《温病名著精华》等。

第三类是既总结前人成就又结合现代应用的著作，如南京中医学院编著的《温病学》、孟澍江主编的《温病学》教材等。

第四类是进行"寒温统一"尝试的著作，如万友生所著《寒温统一论》、吴银根、沈庆法主编的《中医外感热病学》、柯雪帆主编的《中医外感热病学》等。此外，尚有就温病学说中的精华与不足进行深入探讨，以期引起争鸣的著作，如柴中元的《热病衡正》、戴春福的《温病学探究》等。

一、《温病纵横》

赵绍琴等编著，全书分上、中、下三篇。上篇为总论，分为 4 章，介绍了温病学的概念、温病的特点、病因、病机、治法、分类、辨证纲领，以及温病学说的形成和发展简史。中篇为各论，分为 2 章，介绍了温热与湿热两大类疾病的辨证治疗。下篇为名篇选按，选择了叶天士、陈平伯、薛生白三家著作原文，加以按语阐释。附篇刊载了赵绍琴 3 篇温病论文。该书最大的特点是以"卫气营血"为辨治温热病纲领，以"三焦"为辨治湿热病纲领，在继承前人成果的基础上有所发展，并且更加切合临床实际。

二、《中医外感热病学》

吴银根、沈庆法主编，全书除绪论外，分为 3 篇。绪论分 2 章，介绍了外感热病学的性质和范围，外感热病学的形成。基础篇分 6 章，介绍了外感热病学历史上出现的五大学派，外感热病的病因、病理、辨证、诊断、治疗、调护和预防。病证篇分 14 章，介绍了感冒、风温、春温、霍乱、疟疾等 14 大类中医病证。疾病篇分 32 章，介绍了流行性腮腺炎、急性胃肠炎、系统性红斑狼疮、艾滋病等急性传染病、感染性疾病和自身免疫性疾病等现代疾病。本书最大的特点是将中医历史上形成的伤寒、温疫、温病、时病、传染病五大学说融为一体，将几十年来运用中医药治疗现代传染病、感染性疾病的成功经验总结汇合，进行了寒温统一和古为今用的初步尝试。

【复习思考题】

1. 《伤寒论》中关于温病的论述有哪些？

2. 宋金元时期温病类文献的主要特点有哪些?

3. 明确将温病与伤寒作出区分的是哪本著作? 其主要内容有哪些?

4. "疠气"致病最早见于哪本著作? 吴又可对其有怎样的发展?

5. 叶天士《温热论》《三时伏气外感篇》的内容特点与学术价值有哪些?

温病类主要著作及推荐版本

1. 陈言. 三因极一病证方论[M]. 北京: 人民卫生出版社, 1957.

2. 刘完素. 伤寒直格 伤寒标本心法类萃[M]. 北京: 人民卫生出版社, 1982.

3. 吴有性. 瘟疫论[M]. 孟澍江, 杨进, 点校. 北京: 人民卫生出版社, 1990.

4. 戴天章. 广瘟疫论[M]. 北京: 人民卫生出版社, 1992.

5. 杨璇. 寒温条辨[M]. 北京: 人民卫生出版社, 1986.

6. 余霖. 疫疹一得[M]. 郭谦亨, 孙守才, 点校. 北京: 人民卫生出版社, 1996.

7. 叶桂. 温热论[M].《温热经纬》影印本. 北京: 人民卫生出版社, 1956.

8. 薛雪. 湿温条辨[M].《温热经纬》影印本. 北京: 人民卫生出版社, 1956.

9. 吴瑭. 温病条辨[M]. 影印本. 北京: 人民卫生出版社, 1955.

10. 王士雄. 温热经纬[M]. 影印本. 北京: 人民卫生出版社, 1956.

11. 张鹤腾. 增订伤暑全书[M].《珍本医书集成》铅印本. 叶霖, 增订. 上海: 大东书局, 1936.

12. 雷丰. 时病论[M]. 北京: 人民卫生出版社, 1964.

13. 俞根初. 重订通俗伤寒论[M]. 何廉臣, 徐荣斋, 重订. 上海: 上海卫生出版社, 1956.

14. 赵绍琴. 温病纵横[M]. 北京: 人民卫生出版社, 1982.

第八章

诊法类文献

扫一扫，查阅本章数字资源，含PPT、音视频、图片等

诊法，亦称诊候，即诊察疾病的方法。

中医诊法起源很早，远在殷商时代，就已经产生了早期的诊法观念。根据甲骨文的记载，当时已能按患病部位区分出至少20多种疾病，尤其是对口齿疾病的诊断，已达到比较细致的阶段，出现了"贞疾舌"的记载，是最早的舌诊资料。周代，随着对疾病观察的逐步深入，对疾病认识的进一步提高，进入了以疾病症状为主要标志的症状诊断阶段。《周礼·天官》明确记载"以五气、五声、五色视其死生，两之以九窍之变，参之以九藏之动"，说明当时已能外从气色、声音及官窍变化，内从脏腑功能的异常感受等多方面对患者的疾病情况作出诊断和预测，这是有关诊法具体内容较早的文献记载。春秋战国时期，以望、闻、问、切为主体内容的中医诊法已基本确立。如《史记》中记载医家秦越人，擅长于诊脉、望色，历来被尊为脉法之祖。但他诊病时也可以"不待切脉、望色、听声、写形"，就能"言病之所在"，说明此时的诊断方法已能体现"司外揣内""司内揣外"的特点。

中医诊法经过几千年的传承、演进、发展，在不断的探索、实践、总结中，不仅积累了丰富的经验知识，建立了比较完整的理论体系，留下了众多的论著文献，而且形成了以望、闻、问、切为主要手段，舌诊脉诊为显著标志，四诊合参为突出特色的古代自然–生物–心理–社会医学诊法模式。这种诊法模式所具有的整体性、全息性、辨证性特征，是世界上任何一种医学诊法模式所不可比拟的。

第一节　先秦两汉的诊法类文献

《内经》《难经》《伤寒杂病论》相继问世，中医诊法获得了空前的发展，且秦汉之际出现了诊法专著，如张家山汉墓简书《脉书》及长沙马王堆帛书《阴阳脉死候》是现存最早的诊法书。另据史料记载，西汉初期公乘阳庆授业名医淳于意时曾"传黄帝、扁鹊之脉书，五色诊病，知人死生，决嫌疑，定可治……为人治病，决死生，多验"，《史记·扁鹊仓公列传》中则出现了以"诊法"命名的专著，可见汉代时已有不少诊法类文献。现仅将先秦至汉代存世的诊法类文献简介如下：

一、《脉书》与《阴阳脉死候》

张家山汉墓出土的简书《脉书》和马王堆汉墓出土的帛书《阴阳脉死候》中脉诊内容已成为专门的知识。据专家考释，这些简帛书所涉及的诊脉部位有两类：一是诊内踝上方五寸及内踝直上方的动脉处；二是诊下肢足少阴及上肢手太阴、手少阴三处动脉。而涉及的脉象只有盈与

虚、滑与涩、静与动三组六种。此外还有涉及预后判断的三阴脉死候脉象等。这些脉法较之《内经》更为淳朴单纯简略，属于仓公、《内经》之前的古脉法。

二、《内经》

《内经》作为一部医经专著，在诊法方面存有大量翔实的记述。在方法上奠定了望、闻、问、切四诊的基础，而且在理论上就四诊详加论述，并首先提出"诊法"范畴，确立了望、闻、问、切四诊合参的综合诊断原则。

《内经》关于望诊的论述非常丰富，而且有精辟的理论总结，其主要内容包括察色和视形两大部分，即通过观察面部或其他部位色泽变化来推断五脏疾病及其预后，通过望身形姿态来推测体质类型、五脏的强弱和疾病的轻重。《内经》望色的范围十分广泛，从散见于《灵枢》的"五阅五使""五色""经脉"及《素问》的"脉要精微论""经络论""平人气象论"等篇的记述来看，其观察内容包括颜面、眼睛、络脉、二便直至头发、爪甲、牙齿等，周身体表无所不至。《内经》色诊的特点是以阴阳五行学说为理论指导，认为青、赤、黄、白、黑五种颜色，是人食天地间五气、五味所化，是内脏生气的外荣现象。《内经》还将面部色诊划分为五个区域，分别归属五脏。根据颜面某部位的色泽变化，就能推知对应脏腑肢节的病变情况。

《内经》关于形诊的论述与色诊之论有异曲同工之妙，其内容亦互有渗透，即察色之时必然和形体动态相联系，而望形之时又和望色分不开。《内经》中记载有关"舌"的资料有60多条，相当精确地论述了舌的解剖、生理、病理，明确指出舌诊的临床意义。《内经》在阴阳五行学说的指导下，创立了五脏与五声、五音相应的闻诊基本理论，指出不同脏腑的疾病可闻及不同的病理声音，并对临床运用闻诊的方法、原则都有较具体的论述。

《内经》有关问诊的论述十分丰富，奠定了问诊的基础。如《素问·三部九候论》指出："必审问其所始病，与今之所方病，而后各切循其脉。"《灵枢·师传》亦强调说："入国问俗，入家问讳，上堂问礼，临病人问所便。"《素问·移精变气论》说："闭户塞牖，系之病者，数问其情，以从其意。得神者昌，失神者亡。"指出问诊的态度要专注耐心，问诊的方法要尽可能排除干扰，保持安静，问诊时要反复仔细，并尊重患者的感情。《素问·征四失论》云："诊病不问其始，忧患饮食之失节，起居之过度，或伤于毒，不先言此，卒持寸口，何病能中，妄言作名，为粗所穷。"指出问诊的重点内容是"问其始"，即询问发病原因和起病经过，要仔细了解患者生活环境、情志意识、饮食起居及毒物伤害等致病因素。告诫医生，不重视问诊会造成诊治失误，批评不问病情便草率诊病的不良医疗作风。《内经》这些论述，为后来问诊的发展奠定了坚实的基础。

同时，《内经》还是现存最早记载和保存脉学内容最丰富的古代医学经典，有关脉学理论及诊脉方法的专论，就有《玉版论要》《脉要精微论》《平人气象论》《玉机真藏论》《三部九候论》《论疾诊尺》等多篇，内容涉及诊脉方法、时间、部位及脉学的生理、病理变化等许多方面，比较全面地反映了当时的脉学水平。《内经》虽非脉学专著，但它所记载的丰富多彩的脉法内容，既是对脉学形成早期的一个阶段性总结，又为脉学的规范发展准备了充足的素材，提供了坚实的基础。

三、《难经》

《难经》也是一部医经著作，其内容简洁，篇幅不大，但在诊断学方面对后世的影响巨大。《难经》在《内经》的基础上，四诊并提，明确指出："望而知之谓之神，闻而知之谓之圣，问而知之谓之工，切而知之谓之巧"，以神、圣、工、巧来区分医生掌握四诊技术的高低。

《难经》言"望而知之者，望见其五色以知其病"。这是医学典籍中首次应用"望"来说明望诊的诊法内容，并重点强调望诊在中医诊法中的重要作用。《难经》在提出"闻而知之谓之圣"的同时，指出"闻而知之者，闻其五音，以别其病"。此时的"闻"诊还是强调在诊病过程中耳"听"的作用，但不涉及鼻嗅。在"问而知之谓之工"的基础上解释说："问而知之者，问其所欲五味，以知其病所起所在也。"认为问诊的目的在于了解患者的发病原因和病变所在部位。

《难经》论述脉诊的内容十分丰富，全书专论脉学的部分就有 22 难，加上其他兼论脉学的部分，大约占了全书的三分之一。所论脉学内容，包括脉诊的基本知识、基本理论及正常反常脉象等。特别是书中首先提出并基本完成的"独取寸口"的诊脉方法，不论是在方法上还是理论上，都是对《内经》脉法的重大突破和超越，同时也确立了后世脉学的发展方向。

四、《伤寒杂病论》

张仲景的《伤寒杂病论》提出了较为完整的六经辨证及脏腑经络辨证体系，融理法方药于一炉，从而奠定了辨证论治的基础。他在对伤寒、杂病的诊断上，强调"平脉辨证"相参，注意进行综合分析，以求得疾病的本质和症结所在，或区分病证的真假寒热。不管是辨伤寒的 397 法，还是辨杂病的 22 篇，始终是四诊并重。

张仲景总结了汉以前的治疗经验，创造性地把《内经》的诊法理论和临床病、脉、证并治有机地结合起来，注重以面、舌、目、鼻、皮肤、汗、痰、脓血、尿、粪的变化作为辨证的重要依据。仲景书中，论舌的内容有二三十处，其运用范围远较《内经》广泛，在六经辨证中有四经涉及舌诊，在内伤杂病方面，四十多种病证中有七种疾病运用过舌诊辨证。张仲景还首创"舌胎"一词，成为舌诊的一个专门概念。张仲景不论在外感伤寒或内伤杂病的辨证中，均广泛运用了闻诊的方法。闻诊的内容则涉及五音、言语、呼吸、咳嗽、呕呃、喷嚏、肠鸣、矢气等。仲景对问诊也非常重视。据专家统计，《伤寒论》对太阳病的诊断中，问诊所得的资料约占四分之三，其资料全面、广泛，包括了患者的症状、体征、心理、环境、社会因素等多方面。

第二节　晋唐时期的诊法类文献

晋唐时期，望诊与脉诊的论述更加丰富，不仅理论更为细密，而且和临床诊疗实际结合得更为紧密，大量出现在方书与病因证候类相关书籍中。如晋代葛洪《肘后备急方》对黄疸发病的实验观察，隋代巢元方《诸病源候论》对各种疾病的症状及病态的描述详尽而真切，唐代孙思邈《备急千金要方》《千金翼方》列"诊候""色脉"等专篇及各脏"脉论"，都不同程度地丰富、发展了望诊与脉诊的方法或理论。脉诊方面更是涌现出了不少的专著，如西晋王叔和顺应时代的需要，撰成了我国现存的第一部脉学专著——《脉经》，六朝高阳生托名撰写了《王叔和脉诀》，为后世脉学的发展奠定了坚实的基础。

一、《脉经》

西晋王叔和撰，10 卷。王叔和"性度沈静，通经史，穷研方脉，精意诊切，洞识修养之道"，曾为太医令，是西晋著名医学家，他在医学上的贡献主要有两个：一是搜集整理濒临散佚的张仲景《伤寒杂病论》，将其厘次为《伤寒论》和《金匮要略》二书，使仲景之学得以千古流传；二是对《内经》以来的古代脉学文献进行系统的整理和研究，并结合自己的临证实践经验，撰著成《脉经》，创立了脉学的完整体系。叔和"性好著述"，所著除本书外，尚有《脉诀》4卷、《脉赋》1卷、《图诀图要》6卷、《脉诀发蒙》3卷、《脉诀机要》3卷、《论病》6卷等，其中传世之《脉诀》为五代时高阳生伪撰，余皆散佚不传。

现在传世本《脉经》的内容包括：卷一主要论述持脉之法及24种脉象；卷二论关前、关后、寸口、人迎、神门等部位脉象的阴阳、虚实变化及其所主脏腑经络病变，兼及三部脉象主病与奇经八脉之脉象主病及针刺治法；卷三论脏腑平、病、死脉；卷四、卷五论"遍诊法"与独取寸口法的各部脉象主病及扁鹊、仲景、华佗所以察声色消息生死之理；卷六论脏腑病机与病证；卷七论汗、吐、下、温、灸、刺、火、水等治病之法；卷八论杂病脉证并治；卷九论妇人、小儿脉法；卷十为"手检图二十一部"，图已亡佚，说明文字亦残缺不全。现传本《脉经》是宋臣林亿等人整理校刊过的本子，已非叔和原本，只能说基本保存了原书旧貌而已。

《脉经》的脉学成就是巨大的，它不仅辑集载录了《内经》以来，扁鹊、张仲景、华佗以及"王、阮、傅、戴、关、葛、吕、张"等历代诸家的脉法论述，而且通过分析归纳、系统整理，对诊脉方法、脉学理论及脉诊临床意义作出了统一规范和明确阐释，使脉学更趋科学、实用。

在诊脉部位和方法方面，《难经》虽然提出了"独取寸口"的诊脉部位与手法，但由于没有解决好寸口切脉的寸、关、尺分部等关键问题，直到张仲景仍然施行人迎、气口、跌阳等全身遍诊的脉法。《脉经》进一步完善和推广"独取寸口"的诊法，首次提出腕后高骨为关、关前为寸、关后为尺这一寸口三部定位法，清楚地划分了寸、关、尺的部位和各占的长度，并且明确了左手寸、关、尺分主心、肝、肾，右手寸、关、尺分主肺、脾、肾（命门），这不仅解决了寸口脉诊的有关技术问题，而且使独取寸口法在分部主病方面形成一套系统完整的体系。寸口三部诊脉法给临床带来很大的便利，为历代医家所遵从，并一直沿用至今。

在脉学理论的建设方面，《脉经》重点对脉象的名称和形态描述加以规范统一，将脉象归纳为浮、芤、洪、滑、数、促、弦、紧、沉、伏、革、实、微、涩、细、软、弱、虚、散、缓、迟、结、代、动24种，并且对每种脉象的形态特征作了比较明确的表述，对各种反常脉的病理意义亦作出比较详细的叙述。这样，《脉经》所载脉象由于名称统一，指标明确，临证实用，易于推广，因而得到当时及后世的广泛推崇，并成为后世脉法的准则。

在脉诊临床联系上，《脉经》在《内经》《难经》脉象主病及仲景"平脉辨证"的基础上，进一步将脉学理论与临床实际相结合，在诊病辨证中充分发挥脉法优势，把脉象主病与证候辨识结合起来，使脉法成为临床实用的诊断技术，使脉象成为临床辨证的重要依据，从而提高了脉诊的临床价值及意义。后来脉诊几乎成为中医诊病的标志，这与《脉经》的作用是分不开的。

《脉经》在总结晋以前临床证治经验的基础上，对辨证论治理论也有所发展，尤其是《脉经》卷三、卷六有关脏腑经络病证的论述，奠定了脏腑辨证学说的基础。

《脉经》载录针灸经络的内容也十分丰富，不仅全面继承了《灵枢》以来的经络学说，而且加以系统归纳整理，特别是把脏腑与经络依据表里关系紧密结合起来，使经络学说更有效指导临床。此外，《脉经》在五行理论及天人相应思想的指导下，对因人、因地、因时施行针刺灸法进行了详细阐述，有力地推动了临床针灸学的发展。

《脉经》还收载编集了大量古代文献资料，除《内经》《难经》、仲景及华佗之书外，尚有《脉法赞》《四时经》等，其中有的原书已经散佚，幸赖此书得以存其吉光片羽。因此，本书对于研究古代脉学，还有重要的文献价值。

总之，《脉经》的撰成，完成了对古脉法的改革和完善，使脉学发展到了一个新的历史阶段。因而《脉经》被誉为脉学之圭臬，是脉学发展的里程碑，在中医学发展史上占有十分重要的地位。《脉经》所确立的脉法规范及原则，沿用至今近两千年，仍具有重要的临床指导意义。

二、《王叔和脉诀》

或称《脉诀》，1 卷。相传为六朝高阳生托名王叔和所撰。该书成书时间当在王叔和之后至隋唐间。全书以七言歌诀写成。首为诊脉入式、三部九候、下指定位等，次为七表八里九道脉法，末为诸病脉法及妇人、小儿脉法等。综核全书，基本祖述叔和《脉经》原意，并有所发挥。如将脉象归类为 24 种，改《脉经》数、散、革三脉为牢、长、短，除遗漏数脉不妥外，余与《脉经》相较并无大错。而七表八里九道脉的分类方法，为高氏首创，后代宗之者不乏其人。但由于书中一些观点及对脉义的解释，与王叔和或有出入，且编排体例不同，文词通俗浅近，引起后世不少评论驳难。客观地说，《脉诀》是脉学史上有过巨大影响的著作。以《脉经》为根据，并用通俗的歌诀形式阐述脉象脉理及其主病和临床意义，尤便于初学者习诵，对脉法的传授、推广有不可磨灭的贡献。即便是作为"反面教材"，在长达数百年的批判过程中，对扩大《脉经》的影响，促进脉学的繁荣与发展，也是不可多得的名著。

三、《玉函经》

又名《广成子玉函经》《生死歌诀》。唐代杜光庭撰，3 卷，约成书于 10 世纪初。杜氏修道知医，尤精脉学，医学著作除《玉函经》外，尚有《了证歌》，惜已佚。本书为杜氏论脉专著，仿《王叔和脉诀》形式，为七言歌诀体。全书重点论述了脉证关系及脉象的生理病理情况，以死脉为中心，兼论各脉主病，对根据脉象来判断疾病的生死预后有许多独到的阐释。曹秉文序称："书中专论脉理，辨五色，察五气，辞虽简而义则深……其精细简赅，实胜于越人之《难经》、王氏之《脉经》。"尤其在古脉书多佚的今天，本书对研究古代脉法具有较大参考作用。

第三节　宋金元时期的诊法类文献

宋元时期，是医之门户分列、医学分科趋细、医学理论快速发展的时期。这一阶段诊断内容与方法上都有了较大的进步，在杂病、传染病的诊断上，已能通过望诊对天花、麻疹、水痘等病作出形态上的区别，在儿科疾病的诊断上特别重视指纹望诊与舌诊，金元四大家的论述对诊法亦多有补充，不仅出现了大量的脉诊专书，如宋代杨士瀛《医脉真经》、萧世基《脉粹》、崔嘉彦《脉诀秘旨》、刘开《脉诀理玄秘要》、黎民寿《脉诀精要》，元代李杲《脉诀指掌病式图说》（或称《脉诀指掌图》）、滑寿《诊家枢要》等，而且出现了现存较早的诊法学专著《察病指南》与舌诊专书《敖氏伤寒金镜录》。杜本的《敖氏伤寒金镜录》作为舌诊学的开山之作，不仅奠定了舌诊学的基础，而且在理论标识、方法创新及临床实用等方面均有独到的贡献，在我国舌诊学史上具有重要的意义。

一、《崔氏脉诀》

南宋崔嘉彦撰。崔氏鉴于脉学精微，其体难辨，"非言可传，非图可状"，而前代著作又多因"文理甚繁，后学未能解"，便在扁鹊《难经》、王叔和《脉经》，以及高阳生《脉诀》的基础上，撰写成《脉诀》1 卷。书中以《难经》浮、沉、迟、数四脉为宗，以风、气、冷、热四者主病，提纲挈领，简明扼要。全书共 682 句，其内容大体包括脉的生理、脉与阴阳气血营卫的关系、诊脉部位、诊脉方法、六部配脏腑、上中下配三焦、七表脉、八里脉、九道脉、中风脉、伤寒脉、暑湿脉、温病脉、各种杂病脉、六经病脉、妇人脉、小儿脉、四时脉、五脏脉、肥瘦长短人脉，等等。书中提到的脉象有浮、芤、滑、实、弦、紧、洪、沉、微、缓、涩、迟、伏、濡、弱、长、短、虚、促、结、代、牢、动、细、革、散、数等27种。此书言简意赅，备受历代医家的重视。金代李东垣曾为此书旁注批语，明代所刊《东垣十书》将其冠于篇首，题为《紫虚真人脉诀秘旨》。李时珍的父亲李言闻曾予删订，改名为《四言举要》，时珍辑入《濒湖脉学》中。清代李彦贞又摘取崔、李二书的内容，纳入《脉诀汇辨》中。由此可见本书影响之深远。尤其本书以四言韵语形式写成，押韵上口，便于习诵，更为初学者所喜爱，亦为脉诊法的传授、推广作出了较大的贡献。

二、《察病指南》

宋代施发撰，3卷，书成于宋淳祐元年（1241年）。是现存较早的诊法学专著，全书分上、中、下3卷，内容以脉诊为主，而兼及一般诊法。卷上主要论述三部九候脉法、五脏六腑的四季常脉、邪脉、相克脉、虚实脉，以及下指轻重、疏密法等有关诊脉的基本理论和方法；卷中按七表八里九道脉分类法，具体论述了浮、沉、迟、数等24种脉象的脉形、主病等；卷下列有审诸病生死脉法、妇女妊娠胎产脉法及小儿脉法等。论述一般诊法涉及听声、察色、考味等多个方面。尤其原书中载有33幅脉象示意图，在《脉经》脉图久佚的情况下，不仅对推广和传授脉诊有重要价值，而且对疾病的诊断作出了贡献，对后世产生了较大影响。

三、《敖氏伤寒金镜录》

简称《伤寒金镜录》。元代杜本撰，成书于至正元年（1341年），不分卷。本书原始于敖氏，后经杜本增补而成。本书《医藏书目》载为2卷，《八千卷楼书目》则为1卷，与今本同。全书共载舌图36幅（其中12幅为敖氏原有，24幅为杜本所增），介绍了36种病理舌象，包括舌质图4种，舌苔图24种，舌质兼舌苔图8种。其论舌色有本色、淡红、红、纯红、青等5种；舌形有裂纹、红星、红点等3种；苔色有白、黄、灰、黑等4种，而且逐一分别其深浅微甚及兼杂情况；论舌的形质有滑、干、涩、刺、偏、全、隔瓣等7种。基本反映了外感疾病的舌苔变化情况。图下有文字说明，既论述了舌苔、舌质的主病及其病理机制，又结合脉证以确定治则，阐明治法方药，有时还对疾病的轻重缓急、预后转归作出判断。内容丰富充实，议理精辟透彻，且图文对照，颇切实用。自序称"推源寻流，实可决死生之妙"，当非自矜之词。薛己曾高度赞誉此书，称"旧有《敖氏金镜录》一篇，专以舌色视病，既图其状，复著其情，而后别其方药，开卷昭然，一览俱在。虽不期乎仲景之书，而且悉合乎仲景之道，可谓深而通，约而要者矣"。

该书是我国现存最早的舌诊学专著，作为舌诊学的开山之作，不仅奠定了舌诊学的基础，而且在理论标帜、方法创新及临床实用等方面均有独到的贡献，在我国舌诊史上具有十分重要的意义。该书的理论、方法及临床价值，主要表现为以下三个方面。

在理论上，本书上承《内经》《伤寒杂病论》以及《备急千金要方·舌论》《类证活人书》《伤寒明理论·舌上苔》等书有关舌诊的论述，结合自己的研究发现，首先提出了"专以舌色视病""辨舌用药"的学术主张。这一主张实际上强调以舌为主，结合脉证来辨证施治。尽管这一主张是否失之偏颇，学术界有过争议，但本书所确立的察舌辨证，"辨舌用药"的舌诊法则是独树一帜的。尤其本书把舌诊作为一个专题进行整理研究，使舌诊成为一门比较系统完整的诊法学，无疑丰富了中医诊法学的内容，促进了整个中医诊法学的发展。

在方法上，该书创立了用图谱来反映舌诊内容的形式。原书均为彩色舌图，后来薛己整理润色时,"恐其久而色渝,因致谬误",又在图上用文字注明色彩。这种形式,把历来意义深邃、语言文字难以概括的舌诊内容,通过彩图形象逼真地显示出来,使人以图为鉴,察舌辨病,一目了然,无玄虚空泛之憾。所谓"法浅而用宏",其客观效果也是较好的。

在临床价值上,该书在继承前人理论、经验的基础上,充分总结了舌诊在临床实践上的应用情况,第一次对舌诊在外感疾病辨证上的效价作用进行了充分估计和比较科学的分析,其主要成就又可归纳为三点:总结了外感疾病舌苔变化的规律;发展了辨舌用药的法则;充实了有关疾病判断预后的舌诊内容。

四、《诊家枢要》

元末明初滑寿撰,1卷,约成书于元至正十九年(1359年)。本书专论脉法。系作者会通元以前脉学,并结合个人的心得体会撰成。分"脉象大旨""左右手配脏腑部位""五脏平脉""四时平脉"等,凡12篇。书中首论脉象大旨及辨脉之法,对脉理、脉法、四时五脏平脉、三部九候之脏腑分属、诸种病脉等问题多有讨论,其中颇有独到见解。书中"脉阴阳类成"篇,多采用两种相反脉象对照比较的方法,对浮、沉、迟、数、虚、实、洪、微、弦、缓、滑、涩、长、短、大、小、紧、弱、动、伏、促、结、芤、革、濡、牢、疾、细、代、散30种脉的名称、形象、主病进行了重点论述。书末论述妇人及小儿脉法。综观全书,条分缕析,简明扼要,颇切实用。

第四节 明清时期的诊法类文献

明清两代,出现了大量诊法专著,主要集中在脉诊、舌诊。在脉学方面以李时珍、张景岳、李中梓、李彦贞、周学霆、张璐、周学海等医家最享盛名。清以来的舌诊专书有十余种,有图谱式的,有论述式的,还有一些是通俗入门书。图谱式的舌诊专书,有申斗垣《伤寒观舌心法》、张登《伤寒舌鉴》、王文选《舌鉴》、梁玉瑜《舌鉴辨正》、曹炳章《彩图辨舌指南》等。闻诊方面的论述则多散在其他论著之中。如李中梓《伤寒括要·伤寒总论·察声》、李梴《医学入门·听声审音》、喻昌《医门法律·闻声论》、张志聪《侣山堂类辨·音声言语论》、石寿棠《医原·闻声须察阴阳论》、何梦瑶《医碥·闻声》、李潆《身经通考》、周学海《形色外诊简摩·闻法》、林之翰《四诊抉微·闻诊》,周学海《形色外诊简摩》更是列"嗅法"专论,指明了病气的临床辨证意义。

一、《濒湖脉学》

明代李时珍撰于嘉靖甲子年(1564年),1卷。脉学发展到魏晋时期,由于王叔和《脉经》的撰成,可谓达到了历史上的最高水平。《脉经》理论精微,内容广博,学习者欲深刻理解、全面把握,本非易事,加之卷帙较大,传抄习诵殊为困难,因而在推行传播上并没有达到应有的效果。六朝之后,有高阳生托名王叔和撰成《脉诀》1卷,以歌诀形式阐述脉象脉理及其临床意义,内容简明,习诵极便,很快就流行传播开来,甚至出现了"《脉诀》出而《脉经》隐"的现象。但由于《脉诀》系伪撰之作,加之"文词鄙俚",内容亦有错误失实之处,因而引起学界的不满和诽议,出现了脉学史上对《脉诀》长达数百年之久的批判风潮。《濒湖脉学》是此次批判风潮的总结之作。他在驳正《脉诀》内容的基础上,沿用《脉诀》的歌诀体表达形式,深入浅出地介绍叔和之学,既防止了《脉学》之"谬种流传",又解决了一般习医者的教材之需,因而获得了巨大成功，成为脉学史上影响最大、流传最广的脉学专著，即便在今天仍是学习脉学的重要参考书。

全书以七言歌诀形式论述了浮、沉、迟、数、滑、涩、虚、实、长、短、洪、微、紧、缓、芤、弦、革、牢、濡、弱、散、细、伏、动、促、结、代 27 种脉象。对每种脉象的论述，首先征引《脉经》《素问》及诸家脉学的精华，对脉象的形态、特征作出归纳或界定，同时又对《脉诀》的错误逐条驳正，以正本清源。然后依次以《体状诗》《相类诗》（或《体状相类诗》）、《主病诗》等歌诀形式，简明扼要地阐述脉象的体状、与相关脉象的鉴别、临床主病及三关分部等。书末附有其父李言闻的《四言举要》一篇，系对《崔氏脉诀》的删补之作。

二、《诊家正眼》

明代李中梓撰，书成于 1642 年，2 卷。本书是作者晚年撰就的一部脉学专著。李中梓晚年识验既久，深慨世医不知脉为何物，嗟以六朝以来，受高阳生《脉诀》之影响，"俗工取其便利，不究原委，家传户诵，熟在口头，守而勿失，宁敢于悖《内经》，不敢于悖《口诀》""佯为诊候，实盲无所知"，因而援据经旨，灿列图文，考校典章，衷极理要，辟非纠谬，正本清源，于是有本书之作。书名"正眼"者，有如佛之法眼，朗照宇宙，洞彻天下，而"拨其雾罩藤窠，措之光天化日"，以正世之昏聩也。全书内容按上下卷分为两个部分。上卷 47 篇，重点论述脉学的基本理论，兼及望、闻、问三种诊法。首先介绍脉诊的有关知识，诸如脉之名义，切脉部位、时间、方法，以及寸口脉分属脏腑、六气分合六部时日等。接着论述脉分四时六气、四方、五脏，及五脏平脉、病脉、死脉、真脉、怪脉等的判断区别，并就男女老少的脉象差异、脉之胃气等问题进行了分析。书中还对望、闻、问三诊及其与脉诊的关系，脉诊的预后判断等进行了论述，同时还征引诸家之说对《脉诀》的"七表八里九道脉"之非进行了辩驳。下卷以四言歌诀形式重点论述了浮、沉、迟、数、滑、涩、虚、实、长、短、洪、微、细、濡、弱、紧、缓、弦、动、促、结、代、革、牢、散、芤、伏、疾等 28 种脉的体象、主病及兼脉等情况，并广引百家之说，条分缕析，详加按语，尤其对高阳生《脉诀》多有驳正。书末殿以"脉法总论"一篇，论宗《内经》、仲景，认为脉象虽多，以表里阴阳、气血、虚实为纲足可概括无遗。本书言简意明，辨精析详，且文字通俗，切于实用，每为初学者入门之书，流传甚广。

三、《医灯续焰》

明代王绍隆传，清代潘楫辑注，21 卷。潘氏曾拜同里王绍隆为师，朝暮相随，情同父子，尽得王氏薪传。本书是潘氏于清顺治庚寅年（1650 年）在为门人讲授脉学的基础上写成的。书取崔嘉彦《四言脉诀》为蓝本，校以明代李言闻《四言举要》，并用其师王绍隆平日所传之学注解阐释之。书中注文多以《内经》《难经》《伤寒杂病论》《脉经》及刘完素、张洁古、李东垣、朱丹溪等诸家学说为据，并结合王绍隆所传脉学见解，联系临床各科病证阐述脉象脉理及治法方药，内容详备。书名《医灯续焰》，"意谓挑其灯而续其焰"，即不忘王氏薪传，以志其师绩，以续其师业之意。全书卷一至卷十七为注解《四言脉诀》正文。首论血脉隧道、法地合心、始生营卫、气动脉应、寸口大会、男女定位、七诊九候、四时胃气、平和迟数等脉学基本知识，继则详述各脉体状主病及外感内伤、胎产小儿各种脉证，最后论述奇经八脉、反关脉、真脏脉等，共列81 篇。卷十八、十九为补遗，补述嘈杂、吞酸吐酸、噎膈等杂症脉治及望诊、声诊、问诊之法。卷二十、二十一为附余，附录医学诊范、为医要则及病家须知、尊生法鉴等内容。

四、《脉诀汇辨》

清代李延昰撰，10 卷。撰年不详，先后历时 20 多年，易稿 7 次，其初稿最迟在康熙元年（1662 年）即已完成，刊年为康熙五年（1666 年）。作者鉴于高阳生伪撰《脉诀》之错误，因而汇集脉学文献 70 余种，结合其叔所传脉学，予以辩驳订正。其凡例称："兹编第欲剪取伪诀，故援引群书，专主辩驳，以洞筋擢髓之谈，为考同伐异之事。一出一入，良具苦心，不敢杜撰一字，获罪古今也。"书中卷一部分论脉学之六要，为作者研究脉学之心得。卷二至卷六仿崔嘉彦《四言脉诀》形式，藉此为纲领，引释脉学经典及张景岳、李时珍、卢子繇、潘楫等名家脉学，诠说脉理，条分缕析，极为详尽。卷七阐述望、闻、问三诊，强调四诊合参的意义。卷八以五运六气论脉法。卷九选录李中梓部分医案，说明脉诊的临床运用情况。卷十为经络脏象，摘录有关诊法纲领。书中引征各家脉论，皆注明出处，便于考证。

五、《伤寒舌鉴》

清代张登撰，1 卷，书成于 1668 年。本书为张氏论舌专著，系以申斗垣《伤寒观舌心法》为张本，经删补订正而成。其自序称："盖邪气入里，其虚实寒热之机必现于舌，非若脉法之隐而不显也。况阴盛格阳与邪热郁伏，多有假证假脉，惟验舌上胎色之滑、燥、厚、薄，昭若冰鉴，无所遁形。由是取《观舌心法》，正其错误，削其繁芜，汰其无预于伤寒者，而参入家大人（指张璐）治案所纪及己所亲历，共得 120 图，名曰《伤寒舌鉴》。"《四库全书总目提要》指出："古经于诊候之外兼及辨色聆音，而未尝以舌观病。舌白、胎滑之说，始见张机《伤寒论》，其传亦古，然其法不详，亦未尝言及种种之别。后《金镜录》推至三十六图，未为赅备，《观舌心法》衍至（百）三十七图，又颇病繁芜。登以己所阅历，参证于二书之间，削烦正舛，以成是书，较之脉候隐微尤易考验，固诊伤寒者所宜参取也。"《伤寒舌鉴》共有 120 幅舌苔图，分为白苔、黄苔、黑苔、灰苔、霉酱色苔、红舌、紫舌、蓝舌等 8 类，末附妊娠伤寒舌苔一种。每种舌象，均首列总论，扼要概括其成因、变化规律及辨证意义。总论之下再根据舌色或苔色之深浅、兼杂、润燥、偏全及形态等情况，逐一图示其形色，叙述其病证，阐明其机理，参列其治法。其舌图大多采自《伤寒观舌心法》或《敖氏伤寒金镜录》，但已"正其错误"或予以补订。此外，书中部分内容还包括张璐《伤寒绪论·辨舌》的理论及自己的临证经验。本书由于内容丰富翔实，切合临床实际，因此流传甚广，影响较大。

六、《脉诀纂要》

清代冯兆张撰，1 卷。撰年不详，据《冯氏锦囊秘录》自序称，该丛书先后历时 30 年始成。其初稿名《锦囊秘录集》，在康熙乙丑年（1685 年）前即已完成，而刊梓则在康熙三十三年（1694 年）。此书收入于《冯氏锦囊秘录》卷十五，为冯氏论脉专著。冯氏根据《内经》《难经》《伤寒论》《金匮要略》及诸家脉学理论，并结合自己的脉诊体会，对脉学有所发挥。全书共有 8 个篇章：一论脉法天地阴阳之理，二论脉的生理功能，三论"七诊之法"，四论"诊五脏动脉止数"，五论"脉紧要诸条"，六以四言歌诀形式叙述脉理脉象及其主病，七载七种不良预后脉象——"七绝脉"，八辨高阳生《脉诀》之误。书中部分内容以五运六气理论推求阐述。

七、《诊宗三昧》

又称《石顽老人诊宗三昧》，1 卷。清代张璐撰，成书于康熙二十八年（1689 年），为其论脉专著，后由其子张登编入《张氏医通》中。全书 12 篇。第 1～2 篇阐明脉学宗旨，第 3～6 篇论述脉位、脉象、经络等，第 7 篇为"师传三十二则"，详论浮、沉、迟、数等 32 种脉象，第 8 篇为"口问十二则"，列述古今辨证论脉之异同，第 9～12 篇介绍脉之顺逆、异脉及妇女、婴儿脉法等。该书论脉精辟，力纠时弊，在重点论述 32 种脉象生理病理的基础上，廓清脉学概念，多有可取之处，且语言简练流畅，说理透彻，故深得后学者欢迎，在脉学史上具有一定影响。但张氏受太素脉影响，书中亦不免有芜杂成分。

八、《四诊抉微》

清代林之翰撰，书成于雍正元年（1723 年），8 卷。本书崇尚古训，四诊并重。作者于书中依次讨论"望""闻""问""切"四种诊察疾病的方法，依据显现的症状、体征，说明疾病的病因、病机及诊断，以遵"圣人合色脉之旨"。且于每诊之前，多首列《灵枢》《素问》等经典著作论述，以示学阐岐黄。作者博览群书，广搜众说，采撷了《素问》《灵枢》《难经》《伤寒论》《金匮要略》《中藏经》《针灸甲乙经》等古典医籍理论和《千金翼方》《脉诀汇辨》《脉诀刊误》《四诊脉鉴》《濒湖脉学》《医通》《五法》《玄珠》《舌鉴》《正义》《诊家正眼》《证治准绳》《医灯续焰》《养生方》《永类钤方》《医学源流》《小儿药证直诀》《全幼心鉴》《活幼指南》《素问灵枢类纂约注》《金匮直解》《妇人良方大全》及成无己、王冰、张洁古、刘河间、李东垣、朱丹溪等数十家之说，参互考订，类例相从。其间书以"按语"，参以一己之得。该书又有"管窥附余"于后，是作者对脉学有关问题的见解，亦有参考价值。

九、《脉理求真》

清代黄宫绣撰，3 卷。原附《本草求真》后，首刊于清乾隆三十四年（1769 年），后析出单行本。本书为黄氏论脉专著。书中卷一为"新著脉法心要"，首先介绍诊脉部位及脏腑分配，其次详论浮、沉、迟、数等 30 种脉象体状及其主病。卷二为"新增四言脉要"，是对李中梓《新著四言脉诀》的注释发挥之作，反映了黄氏的脉学见解及经验心得。卷三为"十二经脉歌""奇经八脉歌"等。书末附有"脉要简易便知"，对脉学中的几个重要问题作了扼要论述。全书理论联系实际，是一部较为实用的脉学书。

十、《医学辑要》

清代吴燡撰，书成于道光五年（1825 年），4 卷。吴氏博涉经史，精通医学，本书为其综论四诊之著。全书采集并融会张璐、沈李龙、程国彭等诸家诊法编成。书中卷一部分介绍形质、神色、声气、看证诀等；卷二则列述诊脉诀、死脉、妇人及幼儿脉法、诸病宜忌脉等；卷三论述经脉心传、奇经八脉、趺阳少阴脉说；卷四为方剂和治疗八法。陈照谨序称："《辑要》四卷，精采名论，加以折衷。其论形质、神色、看证诸则，望而知之之法也。其论声气诸则，闻而知之之法也。惟于切脉，尤详明而深究之，以是知公之不与世为浮沉也。脉候既审，乃可对证发药，故继之以方祖，以是知公之不以病为尝试也。综要领以畅其旨，缀杂录以博其趣，则又公之约而明、简而该也。"陈季平序亦云："《医学辑要》一书，发前贤之奥室，指后学之迷津，体症切而施药当，实为济世之宝筏。"可见本书有一定影响。

十一、《三指禅》

清代周学霆撰，书成于道光七年（1827 年），3 卷。本书是一部很有特色的脉学专书。全书

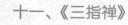

内容可以分为两大部分：一为脉学基本理论，一为各种病证的脉诊经验。其中，卷一部分集中反映了周氏的脉学见解。首先，周氏根据《内经》以平人定病脉的理论，独取缓脉为诀，认为"定清缓脉，方可定诸病脉；精熟缓脉，即可以知诸病脉。脉之有缓，犹权度之有定平星也"。其次，根据阴阳对待的原理，在缓脉的统领下，建立起以浮、沉、迟、数为四大纲，而以微、细、虚、实等22脉为对应网络的脉学范畴体系，将27脉统属于一个有机的系统之中，对勘互见，相形易明。这种对比分析的方法，使人能清楚地了解每对脉之间的特点差别，便于领悟掌握。此外，是卷还对六部脉位、三焦包络、七诊九候，以及膻中、丹田等问题进行了专门论述，或辨或解，均足以阐前人所未发，补前人所未备。卷二、卷三则主要论述内科疾病及外感杂症的脉诊情况，计有风痨鼓膈、湿病暑热、痢症风寒，及经带胎产、小儿痘证、内外痈疽等近40篇脉论，篇篇均以其丰富的临床实践经验，将脉诊紧密结合病因、病理及疾病的变化转归情况，进行周详细致的分析阐发，并结合脉学而决定治法方药，颇切临床实用，最为医家所推重。全书在写作风格上亦独具特色，或诗或赋，辞藻华丽，吐言清爽，且议论风发，逻辑严谨，是脉学史上难得的佳作。

十二、《四诊集成》

清代吕绍元撰，书成于道光十五年（1835年），8卷。本书为四诊综论之作，以林慎庵《四诊抉微》、吴仪洛《四诊须详》为张本，更采集《内经》《难经》及历代医家有关四诊的论述充实补订，编为一书。是书所辑皆先贤名论，并能融会经旨，贯穿百家，不失为四诊集成之作。尤其书中所论脉学内容，详明广博，不乏新见。其书凡例称："脉学，轩岐、仲景而后，代有哲人，自《脉诀》行而《脉经》晦，撰出七表、八里、九道之名，辨者纷纭，愈论愈繁，后人欲便于诵习，编为歌括，则又只泥迹象之求，而不能详悉精微之义。是编忘其固陋，彻底掀翻，先以诸前哲论脉原委、体用及历来经传诊治诸说，逐一拈出，后将二十八脉迹象反复详明，阐微发隐，而复汇其旨趣，归于一贯。"本书后经陈经国、张厚成参校整理，并附《审证》《方论》2种，使其更加完备而切于实用。

十三、《舌苔统志》

清代傅松元撰，书成于清同治十三年（1874年）。本书为傅氏论舌专著。作者认为脏腑有病必变见于舌上，以舌辨脏腑之寒热虚实，犹气口之辨表里阴阳。其自序称："余尝历览《金镜录》之三十六图，《观舌心法》之百又三十七图，张诞先《伤寒舌鉴》之百二十图，叶天士温病舌辨之数百言，虽议论颇详，惜只辨于伤寒之门，绝不与杂症同谈，不知杂病在里之邪，昭昭于舌上者，也复不少，然则采伤寒门之捷径，以补杂病中之妙用，又岂不可！因作《舌苔统志》，缵伤寒之旁门，开杂症之便道，汇成一书，以公同志。"是书一出，一扫前人"外感察舌，内伤辨脉"之说，而兴"无论外感内伤，以察舌为最有凭"之论。《舌苔统志》的主要特点是，根据舌色来辨诊杂病，改前人以苔色分门为按舌色分门，认为"舌为本而苔为标"。全书把舌分为淡红色、枯白舌、淡白舌、正红舌、绛色舌、紫色舌、青色舌、黑色舌8种。其中淡白舌之名，为傅氏首创。全书内容十分丰富，尤其对杂病验舌，所论甚精。因此，本书对中医舌诊学的完善和发展有重要的历史作用。

十四、《望诊遵经》

清代汪宏撰，书成于光绪元年（1875年），2卷，是一部望诊专著。作者强调望诊在诊治疾病上的重要性，主张望诊为四诊之首，非望诊确切则无以识其证，更无以治其病。"顾欲知其诊之所当然，究其诊之所以然，则凡天地古今之理，南北高下之宜，岁时气候之殊，昼夜阴晴之变，以至赋禀强弱之不齐，老少居养之各异，莫不著见于四诊焉。岂但明乎血气经络皮肉筋骨，与夫病之五脏六腑，证之七情六淫也哉！盖著乎外者，本乎内，见于彼者，由于此。因端可以竟委，溯流可以穷源。是故寒热补泻之法，因诊而定；标本先后之理，因诊而分。七方十剂，八法九针，莫不因诊而决用舍焉！昔贤所谓明理者，明此理也；辨证者，辨此证也。理不明，则证莫能辨；证不辨，则治莫能分。故治病必须知诊，诊病必须遵经。"这就是本书创作及其命名的由来。

本书内容依卷分为上、下两部分。上卷主要叙述望诊在辨证论治方面的重要性，及其掌握运用的基本原则，并结合周身部位、四时、五方、气质等因素，阐明气色与病证的关系。尤其所论五色主病条目，搜罗广博，极为详赡。下卷概括列述体表各部位的望诊提纲，从眼目、舌口、唇齿、鼻耳、眉须、头面、腹背、手足、毫毛、腠理、肌肤、筋脉、骨骼、乳脐等部位的形容气色和汗、血、便、溺、痰、月经等的变化情况来辨识疾病之表里虚实寒热阴阳，并对疾病的顺逆安危作出分析预断。此外，还叙及行止坐卧和身容意态的望法大纲。书中辨色之精，观形之确，几乎达到无以复加的地步。且全书详则不厌其辞，略则不嫌其简，条分缕析，纲举目张，使人一读之后无须阐幽索隐，即已昭然若揭，一目了然。因此曹炳章编撰《中国医学大成》时赞誉说："全书提纲挈领，叙述分明，虽西医诊断之详博，亦未有过于是者。非经实验，曷克臻此！"

十五、《脉义简摩》

清代周学海撰，书成于光绪十八年（1892年），8卷。周氏以儒入医，尤精脉学。所著脉学著作凡四种，辑入《周氏医学丛书》，周学海鉴于当时流行的李时珍《濒湖脉学》过于简略，不重脉理阐释，虽便于习诵，但有碍于对脉理的真正把握，因而采集《内经》《难经》《伤寒论》《金匮要略》《脉经》《甲乙经》《诸病源候论》《肘后备急方》《备急千金要方》《千金翼方》《外台秘要》及宋、元以来五六十家脉学著述，并结合个人的心得体会撰成此书。全书内容大抵可以分为三大部分：第一部分为前5卷，分类援引先哲有关脉学名言，佐以诠释，由浅入深，有条不紊。其中卷一为"部位类"，列述三部九候、脏腑分配等；卷二为"诊法类"，叙述布指、平息、寻按等诊脉基本方法；卷三为"形象类"，论述五脏四时平、变脉等；卷四、卷五为"主病类"，列述28脉主病及浮沉表里辨、真脏脉、死脉等。第二部分为卷六，汇编诸家脉学名论，以补前五卷所未备。卷七、卷八为第三部分，论述妇人、小儿脉法，以证为题，与前6卷体例稍别。该书"凡例"称："兹集采自《内经》以下，博观约取，必期字字句句皆协于心而适于用，其相因之肤词、无据之僻语，一概不录。"而且"每篇正文引用经文及前贤名论，皆顶书其下一格"，作者注文则用小字区别，因而取材精当，体例严谨，反映了作者的求实精神。

十六、《形色外诊简摩》

清代周学海撰，书成于光绪甲午年（1894年），2卷。本书是周氏于脉诊之外以介绍望诊为主的诊断学专著。书以形诊色诊为轴，兼及闻、问二诊，申明望、闻、问三法与脉诊相辅相成同等重要，不可偏执一端。其自序称："夫望、闻、问有在切之先者，必待切以决其真也；有在切之后者，指下之疑又待此以决其真也。三法之与切脉，固互为主辅矣。三法之中，又望为主，而闻、问为辅。古人洞见五脏癥结，即操此术也。"其取材范围极广，上自《内经》《难经》及仲景之书，下及明清百家之说，凡有相关，即加征引。但其原则是"《内经》三诊之文全在；《难经》以下，择其切要能补《内经》未备者收之"。故其为书也，简则撷英取精，由博返约，摩则如切如磋，反复研索，是以名为"简摩"也。书中卷上部分专论形诊。首叙总义，对面窍、体部等身形内应脏腑部位及其病证以概括总领；次叙生形，阐明不同形态、肤色、性情以及对时令气候、风寒邪毒的适应或反应能力等方面的体质差异；再叙病形，对五脏病证和五脏阴阳绝证乃至五邪六气、内外损伤等病理形态的改变，条分缕析，至为详尽；最后叙及络脉的形态及其五色应脉等情况。卷下部分专论色诊，首叙面色总义，次叙面色、目色、舌色应病及外诊杂法等。其中论述舌诊，尤为精辟。如"舌质舌苔辨"及"舌苔有根无根辨"两篇，著名中医学家任应秋先生指出："皆望舌中的最根本功夫，学无根柢者，不足以言此。"而于伤寒、温病之舌色辨别，周氏自序称："至于伤寒、温病之舌法，陶节庵、叶天士两家为最著，以其所言，皆其所亲见而施验也。"故直录《伤寒第一书》《伤寒绪论》及《温热论》等名著名言，辨别极为精详细腻。总之，本书博采历代有关望诊文献，以《内经》《难经》等经典为宗，并取诸家之长，同时结合自己的临床经验和研究成果，进行较全面、系统的整理，是一部自成体系、颇切实用的望诊专著。

十七、《舌鉴辨正》

清代梁玉瑜传，陶保廉录，2 卷，书成于清光绪二十年（1894 年）。梁氏世代业医，幼承家学，口耳相授，医术甚精。本书系对清代刘以仁所编《活人心法》内收录的王文选《舌鉴》的辨正之作，由梁氏口述其家传辨舌经验和自己的临证体会，经陶保廉笔录整理而成。关于本书的著作缘起，陶氏在其序文里说得很清楚："见《四库书目》载吴江张登《舌鉴》一卷，以舌审病，立术颇新，寓吴江二十余载未见此书。近年侍严亲宦游，足迹半于中国，时时善病，各省名医亦皆据脉立方，其能言阴阳传变、五行生克、运气流行诸空谈者即侈然自足，而于切实治病之技究无把握。岁癸巳在新疆，偶理旧书，心烦骨疼，惫甚，论者咸指为虚，主滋阴降火。明年益剧，入夜热气上冲胸膈，烦躁，四肢搐战。友人为言茂名梁特岩先生世精于医，缘事出塞，可求治焉。既见先生，令吐其舌，决为实热，服苦寒多剂，闻者皆骇。而气冲搐战等事渐止，体中舒泰。叩先生所学，以察舌色、舌苔为主。秘其家传，慎不肯宣，意必与张诞先《舌鉴》相似，属坊友觅得蜀板《舌鉴》，大喜以示。先生谓与家传之本迥殊。保廉因条举以问，固请先生辨其谬而正其偏，日录数条，三阅月成二卷，名曰《舌鉴辨正》。"本书虽以王文选《舌鉴》为蓝本，但作者坚持实事求是的精神，敢于废弃原书旧说，辨谬正偏，对原书拘执五行旧说及伤寒传变日数等问题，或废或驳，皆指陈明确。并且特别强调"分经辨证"的观点，将家藏明季良医秘传"全舌分经图"冠于卷首，以察各脏病机，确有征验。同时认为察舌不能单凭目测，重视"刮舌验苔"之法，对于区分真假寒热虚实之证具有重要意义。此外，作者还指出原书只以舌色辨伤寒的局限，认为种种杂病皆可观舌，倡导外感内伤兼辨舌法。凡此说明，本书不仅是对此前舌诊学的全面总结，而且还对舌诊学有所发展，有所提高。

十八、《辨舌指南》

又名《彩图辨舌指南》，6 卷，近代曹炳章撰，书成于 1920 年，为曹氏系统整理中医舌诊的专著。作者博采古今医书 150 多家，外译西医书籍 30 多种及当时各埠医报杂志 30 多家，凡有关验舌察病诸法，靡不备采，再经删繁就简，撷英取华，越时三载，稿凡五易，始成是书。全书共分五编：首编为辨舌总论；二为观舌总纲；三为辨舌证治，介绍诸家验舌察病及舌病治疗之法；四为辨舌各论，介绍各种舌苔的病理；五为杂论方案，辑录有关察舌名论及验舌辨证的医案，末附辨舌证治要方。全书附有彩色舌苔图 122 幅，墨图 6 幅。综观全书，作者以《伤寒舌鉴》《舌鉴辨正》等前代舌诊专著为主体，上考《素》《灵》，近探各家，远取西洋医学之论，集历代诸家论舌之精华于一书，并参以曹氏个人的舌诊研究心得，发挥尽致，可谓是中医舌诊的集大成之作。

【复习思考题】

1. 《内经》中诊断学的主要内容有哪些？试举例说明之。
2. 晋唐时期的主要诊断学文献的内容与特点有哪些？
3. 《崔氏脉诀》与《察病指南》的主要内容与特点有哪些？
4. 《濒湖脉学》《三指禅》的主要内容与特点有哪些？
5. 历代舌诊类主要文献有哪些？

诊法类主要著作及推荐版本

1. 沈炎南. 脉经校注 ［M］. 北京：人民卫生出版社，1993.
2. 高阳生. 王叔和脉诀 ［M］. 明嘉靖四十四年（1565）金谿唐氏富春堂刻本.
3. 杜光庭. 玉函经 ［M］ // 曹炳章. 中国医学大成 10. 上海：上海科学技术出版社，1990.
4. 崔紫虚. 崔氏脉诀 ［M］ // 蒋力生，校注. 医经病源诊法名著集成. 北京：华夏出版社，1997.
5. 施发. 察病指南 ［M］ // 蒋力生，校注. 医经病源诊法名著集成. 北京：华夏出版社，1997.
6. 杜本. 敖氏伤寒金镜录 ［M］ // 蒋力生，校注. 医经病源诊法名著集成. 北京：华夏出版社，1997.
7. 滑寿. 诊家枢要 ［M］ // 蒋力生，校注. 医经病源诊法名著集成. 北京：华夏出版社，1997.
8. 李时珍. 濒湖脉学 ［M］. 陈辉，注释. 北京：学苑出版社，1997.
9. 李中梓. 诊家正眼 ［M］ // 蒋力生，校注. 医经病源诊法名著集成. 北京：华夏出版社，1997.
10. 潘楫. 医灯续焰 ［M］. 何源，校注. 北京：中国中医药出版社，1997.
11. 张登. 伤寒舌鉴 ［M］. 上海：上海科学技术出版社，1959.
12. 张璐. 诊宗三昧 ［M］. 上海：上海科学技术出版社，1959.
13. 林之翰. 四诊抉微 ［M］ // 蒋力生，校注. 中医必读百部名著·诊法卷. 北京：华夏出版社，2007.
14. 吴烓. 医学辑要 ［M］ // 盛维忠，校. 三三医书. 北京：中国中医药出版社，1998.
15. 周学霆. 三指禅 ［M］ // 蒋力生，校注. 医经病源诊法名著集成. 北京：华夏出版社，1997.
16. 吕绍元. 四诊集成 ［M］. 清道光二十一年（1841 年）双遂堂刻本.
17. 傅松元. 舌苔统志 ［M］. 1930 年上海中华书局铅印本.
18. 汪宏辑. 望诊遵经 ［M］ // 蒋力生，校注. 医经病源诊法名著集成. 北京：华夏出版社，1997.
19. 周学海. 脉义简摩 ［M］. 清光绪二十二年（1896 年）池阳周学海刻《周氏医学丛

书》本.

20. 周学海. 形色外诊简摩［M］//蒋力生，校注. 医经病源诊法名著集成. 北京：华夏出版社，1997.

21. 梁玉瑜. 舌鉴辨正［M］. 陶保廉，录. 北京：中医古籍出版社，1985.

22. 曹炳章. 辨舌指南［M］. 南京：江苏人民出版社影印集古阁本，1962.

23. 黄宫绣. 脉理求真［M］. 北京：人民卫生出版社，1959.

24. 冯兆张. 脉诀纂要［M］//王新华，点校. 冯氏锦囊秘录. 北京：人民卫生出版社，1998.

25. 李延昰. 脉诀汇辨［M］. 上海：上海科学技术出版社，1963.

第九章
本草类文献

扫一扫，查阅本章数字资源，含PPT、音视频、图片等

"本草"一词最早见于《汉书》，此后不仅大量用于命名中药书籍，同时逐渐成为中国传统药物学的称谓，而本草类文献即是记载中国传统药物学知识的一类中医药著作。自现存约成书于汉代的我国第一部本草著作《神农本草经》出现以后，历代均有本草著作编纂和刊行，对中医药的发展起到了积极的推动作用。

第一节　唐代以前的本草类文献

西汉初年，名医淳于意从业师公乘阳庆处所得《药论》一书，称得上是我国最早的本草专书，惜已亡佚，内容无从考证。成书于东汉初的《神农本草经》，堪称我国现存最早的一部本草专著，该书的问世，标志着我国本草学已逐步形成。三国两晋南北朝时期，出现了《吴普本草》《名医别录》《本草经集注》《雷公炮炙论》等本草文献，特别是以《本草经集注》为标志的综合性本草模式的确立，为后世本草学家提供了仿效的蓝本和扩展的基础。

隋唐五代时期，唐政府组织编纂《新修本草》，成为我国第一部国家药典，唐代陈藏器《本草拾遗》和后蜀韩保昇《蜀本草》对《新修本草》补遗与修订，以及唐代孙思邈《千金要方》"序例""解毒"等卷保存了许多本草内容，《千金翼方》中"本草""药录纂要"之本草专篇，使隋唐五代本草学内容更加充实。唐代还出现了记载外来药物的本草专著，如郑虔的《胡本草》、五代李珣《海药本草》。隋唐时期开始有大量食疗本草文献产生，如隋代诸葛颍《淮南王食经并目》、马琬《食经》等，以及唐代孙思邈《备急千金要方》"食治"卷、孟诜《食疗本草》、昝殷《食医心鉴》、崔禹锡《食经》、杨晔《膳夫经手录》、竺暄《食经》等。

一、《神农本草经》

《神农本草经》又名《神农本经》《神农本草》《本草经》，简称《本经》。撰者不详，"神农"为后人托名。成书年代夙有争议，通常认为在东汉初年。

原书早佚，后世通行辑本共4卷，其中序录1卷，正文3卷。序录主要论药物三品分类，将药物分成上、中、下三品（三类），曰："上药一百二十种，为君，主养命以应天。无毒，多服久服不伤人。欲轻身益气、不老延年者，本上经。""中药一百二十种，为臣，主养性以应人。无毒、有毒，斟酌其宜，欲遏病补虚羸者，本中经。""下药一百二十五种，为佐使，主治病以应地。多毒，不可久服。欲除寒热邪气、破积聚愈疾者，本下经。"并论药物配伍禁忌、药性、采收、制剂、用药原则和方法等。

正文3卷为药物各论，载药365种，对每种药的名称、性味、功效、主治、生长环境等均一

一叙述，部分药物标明其产地和别名。这些药物都是经过长期临床实践，大多疗效确切可靠，有200余味至今仍为中医所习用，如水银治疥，麻黄止喘，大黄泻下，海藻治瘿，常山截疟，黄连止痢等均为现代研究所证实。又如人参、黄芪补气，当归、地黄补血，麻黄、桂枝解表，朴硝、大黄泻下，附子、吴茱萸去寒，黄连、石膏清热等至今仍应用于临床。

《神农本草经》总论药理，各论药物，构成了一个完整而严密的药物学体系，发展了《周礼》的"五药"分类方法，首创了三品分类法，开我国药物分类学之先河；书中所载药物的性味、功效，所论述的药物学原理及在此基础上确立的用药原则，大多具有科学价值，从而奠定了我国古代药物学的基础。

《神农本草经》最早的辑本是南宋王炎辑《本草正经》3卷（亦佚）。明清以来，国内外《本经》辑复本甚多，如明代卢复辑《神农本经》3卷；清代有过孟起辑《本草经》3卷，孙星衍、孙冯翼合辑《神农本草经》3卷，顾观光辑《神农本草经》4卷，日本人森立之辑《神农本草经》3卷，汪宏辑《注解神农本草经》6卷，王闿运辑《神农本草》3卷，姜国伊辑《神农本经》1卷，莫枚士辑注《神农本草经校注》3卷；民国有蔡陆仙辑注《神农本草经》1卷，刘复辑刊《神农古本草经》3卷；现代有曹元宇辑注《本草经》3卷，尚志钧《神农本草经校点》《神农本草经辑校》，王筠默、王恒芬《神农本草经校证》4卷，马继兴《神农本草经辑注》。

二、《名医别录》

简称《别录》，作者不详，因记录了魏晋名医的药学论说而得名。成于东汉末至两晋间（约3世纪），或有部分更早的资料，故非一人一代的著作。

全书3卷，为综合性本草。原书已佚，据考载药730种以上，书中内容除从药品数目和内容方面进一步充实了《本经》外，还增加了较多药物别名、药物产地的具体郡县名称、采集时月及加工方式，这些内容填补了《本经》的空白，其记载产地分布很广，搜集药物资料的范围遍及南北，说明当时药物交流区域的广阔。本书所记的药物采集时月、药用部分及加工还很简单，尤其加工方法，多数仅记"暴干""阴干""蒸干"等，少数药物也略载其形态及优劣标准，可见本书已重视药品质量。《别录》较《本经》有了很大发展，其丰富的内容在本草史中有重要的地位，因此被后世视为仅次于《本经》的早期药学经典。

本书的部分佚文散存于后世的本草及其他医药文献中。现有不同辑本，如1964年尚志钧辑《名医别录》3卷，1977年由皖南医学院油印，1986年人民卫生出版社出版，2013年重新整理后中国中医药出版社出版。台湾省那琦、谢文全1977年著《重辑名医别录》，朱墨分书，由台湾省"中国医药学院中国药学研究所"刊行。

三、《雷公炮炙论》

又名《雷敩炮炙方》《炮炙方》《雷公炮炙》《雷公》等，雷敩撰，约成书于南北朝刘宋时代（420～479）。

原书早佚，后世辑本所记正文药名，因采用底本不同，统计方法差异，辑得数字不一。张骥辑本（1924年）258种，尚志钧辑本（1983年）288种（1991年补充至300种），王兴法辑本（1986年）268种，互有出入。该书各药内容以实际炮制操作为主，故书名"炮炙"，但文中多称制药为"修""修事""修合""修治""使"等。所记制药方法大致有：①净选：计有净拣、去甲土、去粗皮、去节并沫、揩、拭、刷、刮、削、剥等。②粉碎切制：计有切、判、擘、槌、舂、捣、碾、杵、研、磨、水飞等。③干燥：计有拭干、阴干、风干、晒干、焙干、炙干、蒸等。④水、火制：计有浸、煮、煎、炼、炒、熬、炙、焙、炮、煅等。⑤加辅料制：如苦酒浸、蜜涂炙、同糯米炒、酥炒、麻油煮、糯泔浸、加各种草药制，等等。

本书大量的条文散见于《证类本草》，后世多种本草所引《雷公炮炙论》都是转引自《证类本草》。在众多辑本中，以尚志钧《雷公炮炙论》所辑录资料较全面，并有校注及文献研究论文数篇，1991 年安徽科学技术出版社正式出版。

四、《本草经集注》

简称《集注》，南北朝梁陶弘景（456—536）编著。本书是陶氏以《神农本草经》为基础，补入《名医》副品（即《名医别录》中除去《本经》的内容），加上陶弘景本人的注释而成，约成于公元 500 年前后。

全书分为序例（序录）和本文两部分。序例部分首先将《本经》中药物总论文字予以解释和补充，其次较详细地记述了采药、制药方法，以及诸病通用药例，凡药不易入汤酒者，药有相制使者（有关配伍宜忌），等等。正文部分共收药物 730 种，分别辑自《神农本草经》和《名医别录》（各 365 种）。本书首次将药物按自然属性分为 6 类，即玉石类、草木类、虫兽类、果类、菜类、米食类，6 类之下分列上、中、下三品。此外尚有"有名无实"或"有名未用"类，为陶氏当时已经不能识别的药物，总计 7 类。这种分类方法在我国古代本草学史上具有深远的影响，成为后世本草药物分类的主要依据，对于本草学的发展具有很大的贡献。

成书后约 150 年左右，唐朝政府编纂《新修本草》即以本书为基础进一步修订、增补而成。此后历代重要的本草学著作如《蜀本草》《开宝本草》《嘉祐本草》《证类本草》《本草纲目》等都很重视此书，其佚文也被辗转保存于这些本草著作中，《太平御览》也引有不少本书佚文。

本书完整的原书早佚，现存两种隋唐时期残卷：一是出土于敦煌，只存卷一序例部分，1908 年日本人橘瑞超从敦煌石室获得，藏于日本龙谷大学图书馆，现有《吉石庵丛书》影印本（1915 年）和上海群联出版社影印本（1955 年）；二是出土于吐鲁番，只存残片一块，仅有燕屎、天鼠矢、鼹鼠、豚卵等 4 种药物的残文，藏德国普鲁士学院，万斯年《唐代文献丛考》及罗福颐《西陲古方技书残卷汇编》均予收载。辑本有两种：一是 1849 年日本小岛尚真、森立之等辑《重辑神农本草经集注》7 卷，1972 年经冈西为人订补，日本横田书店出版；二是尚志钧辑本《本草经集注》，1994 年由人民卫生出版社出版。

五、《药性论》

又名《药性本草》。甄权撰，成书于唐贞观初年（约 627 年）。

全书 4 卷，已佚，《证类本草》（《大观本草》《政和本草》）所引《嘉祐本草》中记有其佚文 370 条。该书列述药物正名、性味、君臣佐使、禁忌、功效主治、炮炙、制剂及附方等，其中以七情及君臣佐使的讨论最为突出，关于各药的配伍以及具体药性亦有独到见解。此外，在叙述药物功效主治时有一些新的补充。书中所论药性功效简明详备，是我国本草史上早期的药性专论，对后世有较大的影响。

现有尚志钧辑校的《药性论》4 卷，1983 年由皖南医学院油印行世，2006 年安徽科学技术出版社出版了尚志钧《药性论》《药性趋向分类论》辑释本（合刊）。

六、《新修本草》

又称《唐本草》《唐新修本草》《英公唐本草》《英公本草》，由苏敬主纂，李勣领衔，20 余人参加编修。苏敬鉴于当时药物品种混乱，以假代真的现象严重，并发现梁代陶弘景本草著作有诸多讹误，当代医家用药往往错乱，遂于显庆二年（657 年）上表朝廷请求修定本草，得到高宗李治的赞同。自显庆二年开始编纂，至显庆四年（659 年）完成，成为我国第一部由政府组织编修并颁布的大型综合性本草著作，被视为世界上最早的药典。

全书 54 卷，由本草正文、药图、图经三部分组成。本草正文 20 卷（其中序例 2 卷，各论 18 卷），目录 1 卷；药图 25 卷，目录 1 卷；图经 7 卷。本草正文主要记述各药的味、性、良毒、主治及用法、别名、产地等；正文之下，以小字略述形态。《药图》是根据药物形态描绘的图谱；图经则是药图的说明文，记述药物的形态、产地、采集及炮制。

本草正文收药 850 种，计《神农本草经》药品 361 种，《名医别录》药品 181 种，有名未用药 193 种，新附品即《新修本草》所增者 115 种。其中有不少药物如龙脑、安息香、茴香、诃子、阿魏、郁金、胡椒等，都是在当时中外经济文化交流影响下输入中国，经试用有效，才首次正式收入本草的。在药物分类上由《本草经集注》的 7 类改分为玉石、草、木、兽禽、虫鱼、果、菜、米、有名未用等 9 类。除有名未用类外，每类之中又分上、中、下三品。药物正文用大字书写，注文用小字书写，《神农本草经》正文用朱字，《名医别录》文用墨字。唐代新增药物的正文黑字末注以"新附"，陶弘景注文不加任何记号，修订时新增的小字注文一律冠以"谨案"二字。虽然本书对于陶注甚多批评，但对旧文则尽量保持其原貌，绝不擅加改动，只将不同意见附记于后，以尊重传统，这种做法为后世本草的编纂树立了典范，宋以后大多数本草文献继承了《新修本草》的形式。

《新修本草》药图和图经的编纂是我国本草史上的首创，在药物的描绘和撰写中，十分重视对药物实际形态的考察，这是《新修本草》的又一特色。由于唐初经济逐渐恢复，国力日趋强盛，内外交通发达，药物交流增多，在这样的背景下编撰《新修本草》，不仅能够参考古代文献，而且可以通过敕令向全国各药物产区征集药材标本，并绘成彩色写生图。所谓"普颁天下，营求药物，羽毛鳞介，无远不臻，根茎华实，有名咸萃……丹青绮焕，备庶物之形容"，这一过程，反映了我国 1300 余年前所完成的第一次全国药源普查。从卷数上看，药图及图经的篇幅远远超过本草正文部分，这在中国本草史上实为空前的创举。

《新修本草》流传了 300 余年而不衰，至宋代开宝年间，才为《开宝新详定本草》和《开宝重定本草》所取代。嘉祐三年（1058 年）政府重纂本草时，本书已无完帙，国内约在 11 世纪后期基本亡佚。但其正文部分，通过《蜀本草》《开宝本草》《嘉祐本草》《证类本草》等书辗转收载，以及唐代的《千金翼方》和日本的《本草和名》《医心方》等书引录，而得以保存下来。近代发现了唐人手抄的两类《新修本草》正文的卷子本残卷，一类是日本收藏的旧抄残卷，另一类是在我国敦煌发现的残卷 6 种，分别藏于中国国家图书馆、日本杏雨书屋、法国巴黎国立图书馆、英国伦敦大英图书馆。后世辑本有 4 种，一是日本小岛宝素辑本，20 卷，已亡佚，仅清代傅云龙刊本中尚保存小岛氏所辑卷三 1 卷；二是清末李梦莹补辑本，今有其子李浩 1922 年校补本，现存中国中医科学院图书馆；三是尚志钧辑本，1962 年由芜湖医学专科学校出版油印本，名《补辑新修本草》，1981 年由安徽科学技术出版社排印出版，更名《唐新修本草》（辑复本）；四是日本冈西为人辑本，名《重辑新修本草》，首于 1964 年由台湾省"中国医药研究所"出版，1978 年日本学术图书刊行会重新影印出版。

七、《食疗本草》

唐开元间道士张鼎在孟诜《补养方》3 卷基础上改编增补而成，一般认为成书于 713 ～ 741 年。

原书已佚，据《嘉祐本草》记载，张鼎增补 89 种，并为 227 条，"皆说食药治病之效，凡三卷"。每药名下药性注有温、平、寒、冷，其次为功效、禁忌、单方、食法等，其间或有药物形态、修治、产地等论述。本书最主要的是关于饮食禁忌和疾病忌食内容，后世文献多有引述。本书内容丰富，大多切合实用，是唐代较全面的营养学食疗专著。

本书除敦煌残卷之外，佚文散见于《本草拾遗》《嘉祐本草》《本草图经》《证类本草》《医心方》《幼幼新书》《宝庆本草折衷》等书中。辑本有日本人中尾万三在考察敦煌残卷后所著《食疗本草之考察》（1930 年）；范凤源辑本《敦煌石室古本草》，大东书局发行（1931 年）；谢海洲等辑校本，由人民卫生出版社出版（1984 年）；尚志钧考异本，安徽科学技术出版社 2003 年出版；郑金生、张同君译注本，上海古籍出版社 2007 年出版。

第二节　宋金元时期的本草类文献

由于宋代本草学家杰出的工作，在本草文献和民间药物经验整理方面取得了辉煌的成就，从而使宋代本草在整个本草发展史上起到了承上启下、继往开来的作用。宋代的本草可分为官修本草和民间本草两个系列，官修本草有《开宝本草》《嘉祐补注神农本草》《本草图经》《绍兴校定经史证类备急本草》；民间本草主要有《重广补注神农本草并图经》《经史证类备急本草》《本草衍义》《履巉岩本草》《宝庆本草折衷》。其他还有《本经》辑注类如王炎辑《本草正经》、郑樵《本草成书》，图谱类有文彦博《节要本草图》，歌诀类有《本草简要歌》。属于单味药专著的有丁谓《天香传》、杨天惠《彰明附子记》，以及《菖蒲传》《灵芝传》。

金元时期以临床实用本草占主导地位，且主要出自临床医家之手。如金代刘完素的《素问药注》《本草论》（《素问病机气宜保命集》第九）、张元素的《珍珠囊》《洁古本草》、李杲《药类法象》《用药心法》、元代李浩的《诸药论》、王好古的《汤液本草》、詹瑞方的《本草类要》、朱丹溪的《本草衍义补遗》、徐彦纯的《本草发挥》等，这些大多属于同一体系，重在阐发药性理论，提炼概括药物功用。食疗本草或食疗类著作有较大发展，主要有元代忽思慧的《饮膳正要》、吴瑞的《日用本草》，以及李鹏飞的《三元参赞延寿书·饮食有度》、汪汝懋的《山居四要·养生之要》。

一、《开宝本草》

本书由宋政府组织医官、翰林学士集体校修，初成于开宝六年（973 年），名《开宝新详定本草》，次年重新校定，名《开宝重定本草》，简称《开宝本草》。

《开宝本草》是以唐《新修本草》为基础，参照陈藏器《本草拾遗》诸书，加以校定增补而成，分类与《新修本草》同，体例基本保持《新修本草》的旧貌。最显著的改进是首次采用白（阴文）、黑（阳文）字来表示旧抄朱、墨二色所代表的内容，即白字为《本经》文，黑字为《别录》文。

本书增收药品 133 种（凡新增药条下注"今附"二字），合《新修本草》原载，共收药 983 种。新增药物大都转录自前代本草，如蛤蚧（《雷公炮炙论》）、莪术（《药性论》）、郁金香（《本草拾遗》）、仙茅（《海药本草》）等，为北宋初期对前代诸家本草进行的第一次整理总结。书中属前代诸家本草未收的药品有 30 余种，如使君子、白豆蔻、山豆根等均为首载。新增注文 270 余条皆用小字，分别冠以"今按""今注"。"今按"注文系转引前代本草及有关文献，以《本草拾遗》为多；"今注"则注解药物形性，辨析前人谬误。又以简称注明出处，如"唐附"

表示系《唐本草》新增药，"今附"表示《开宝》续添之品。

原书已佚，《崇文总目辑释》《通志·艺文略》《玉海》等皆有著录。佚文可见于《证类本草》中。1998 年安徽科学技术出版社出版尚志钧《开宝本草辑复本》。

二、《嘉祐补注神农本草》

简称《嘉祐本草》，又称《补注神农本草》，别称《嘉祐补注本草》。为掌禹锡等集体编纂，嘉祐五年（1060 年）成书，次年缮写成版样刊行。

全书共 21 卷，系综合性本草著作，载药 1082 种（据原书序），增药 99 种（其中 82 种"新补"药，辑自前人本草；"新定"药 17 种，系宋时新用，不见书载者）。体例沿袭《新修本草》《开宝本草》旧例，突出的成就是补充了大量药物资料，引用文献 50 余种，其中本草文献 16 种，引用文献虽有所删节，但能忠实地保留其旨意，为后世研究古本草发展及辑佚古本草提供了宝贵的资料。本书开本草书中列要籍解题之先河，"补注所引书传"一节，扼要地介绍了 16 种本草著作的名称、卷数、成书年代、作者、内容特色、流传等，成为研究本草的珍贵史料。至于掌禹锡等自家注说，仅见有 11 条，多局限于讨论药物分类位置及前代本草编修中的某些问题，为该书之不足之处。

本书初刊于嘉祐六年（1061 年），原书已佚，其完整内容保存于《证类本草》中。现有尚志钧《嘉祐本草辑复本》，2009 年中医古籍出版社出版。

三、《本草图经》

鉴于唐代《新修本草》的药图和图经在宋代已佚，在《嘉祐本草》编定 1 年后，掌禹锡等奏请编撰《本草图经》，由苏颂领衔编撰。苏氏为泉州南安（今福建同安）人，生于宋真宗赵恒天禧三年（1019 年），卒于宋徽宗建中靖国元年（1101 年）。本书于嘉祐六年（1061 年）成书，次年镂版刊行。

《本草图经》又称《嘉祐图经本草》或《图经本草》，图经 20 卷，目录 1 卷，是我国药学史上第一部由政府组织编绘的版刻药物图谱。收集药物 814 种，其中新增民间药物 103 种（计有草类 75 种，木蔓类 25 种，石类 3 种），并在 642 种药名下绘图 933 幅。分为玉石、草部、木部、兽禽部、虫鱼部、果部、菜部、米部等 8 类，卷一至卷十八与《嘉祐本草》卷三至卷二十相对应，卷十九至卷二十为"本经外草类""本经外木蔓类" 2 类。

体例为先图后文，药图大多形态逼真，文字精当，考释详尽，条理分明。对药用植物的描述，一般按苗、茎、叶、花、果、实、根的次序，对花萼、子房、种子的形态也有不同程度的描述。又将药物与方剂有机结合起来，对常用药物均列出主要配伍方剂。书中除收载有历代名医经验方外，还有大量的民间验方和单方。每药图之上，标以州、府、军产地，一药一图，或一药数图，反映北宋本草药品的分布地域与名实形态，为后世药物品种考证留下了珍贵的资料。

原书不存，但为唐慎微收入《证类本草》中。《嘉祐补注本草》与本书相配合，构成《证类本草》主要内容之一。现有尚志钧辑《本草图经》1983 年皖南医学院油印本，后经修订，于1994 年由安徽科学技术出版社正式出版，2017 年学苑出版社出版尚志钧《本草图经辑校本》。

四、《经史证类备急本草》

简称《证类本草》，宋代唐慎微撰。本书是以《嘉祐补注神农本草》及《嘉祐图经本草》为基础，兼采诸家方书、经史传记、佛书道藏中有关药物资料，并参考了大量医药文献及文史古籍编纂而成，初稿成于元丰五年（1082 年），元符间（1098～1100 年）复经增订。

共 31 卷，卷一至卷二为"序例"，主要内容包括前代重要本草著作的序文、各家本草序例及有关药物炮炙、药性理论、方剂组成、各种病证的常用药物，以及药物的配伍宜忌等。其中卷一内增加了《雷公炮炙论序》，卷二《诸病通用药》部分增加了一些病证主治药。

卷三至卷二十九系药物各论，收药 1746 种，分类方法基本上遵循《新修本草》，分为玉石部、草部、木部、人部、兽部、禽部、虫鱼部、果部、米谷部、菜部等 10 部。另有"本经外类"和"有名未用药类"（卷三十）两类。在 10 部药物中，除"人部"外，每部又按上品、中品、下品的次序排列。"本经外类"（包括草类和木蔓类）是原载于《本草图经》的部分药物原文和药图，据《大观》所载为 98 种，《政和》所载为 103 种（其中 3 种见正文玉石部）。"有名未用"是原载于《本草经集注》中的"有名未用"药 194 种。唐慎微新增药物 8 味。

每种药物的内容包括正名、别名、性味、毒性、药效、主治、产地、形态、采制、炮炙法以及单方、药论、史料、医案等。编排体例上，凡有《本草图经》药图者，药图均列于药物之前。正文部分仍按《嘉祐本草》旧例，《神农本草经》原文用白色大字，《名医别录》为黑色大字。出于《新修本草》《开宝本草》《嘉祐本草》的药物正文亦用黑色大字，但分别注以"唐附""今附""新补"等字样。药物条下的注文均用小字，双行排列。

《证类本草》是我国现存内容完整的本草书中最早的一部，它几乎囊括了我国北宋以前的本草精华，在本草学发展史中有其独特的地位。书成后，因条件限制，唐慎微本人无法刊刻，直至大观、政和、绍兴年间才有校勘和刊刻，从而形成了《证类本草》的不同版本系统。

1.《经史证类大观本草》（简称《大观本草》） 大观二年（1108 年），由集贤学士孙觌命仁和县尉艾晟校正后刊行，书中增补了陈承《重广补注神农本草并图经》的 44 条注文，并增加了 11 条方剂资料。后世多次刊印，清代柯逢时光绪三十年影刻本为多见。2002 年尚志钧《大观本草》点校本由安徽科学技术出版社出版。

2.《政和新修经史证类备用本草》（简称《政和本草》） 政和六年（1116 年），由朝廷医官曹孝忠领衔修校，以《大观本草》为底本，内容上无增补。初刊本已佚，后世流行的为金人张存惠（晦明轩）本，该版本最重要的工作是将寇宗奭《本草衍义》收入其中，更名为《重修政和经史证类备用本草》。人民卫生出版社于 1957 年和 1982 年两次出版该版本影印本。今有尚志钧、郑金生等校点《证类本草》，华夏出版社 1993 年出版。

3.《绍兴校定经史证类备急本草》（简称《绍兴本草》） 南宋绍兴二十九年（1159 年），由王继先等奉诏再校《大观本草》增补而成。除文字校勘外，增加了一部分讨论文字，冠以"绍兴校定"，还增补了一些药物，注明"绍兴新添"。原书已佚，现存有多种日本抄本残卷。郑金生于 20 世纪 90 年代辑有"绍兴新定"和"绍兴新添"部分文字，编为《绍兴本草》，同行间赠阅；2007 年又整理《南宋珍稀本草三种》，其中有《绍兴校定经史证类备急本草》，由人民卫生出版社出版。尚志钧《绍兴本草校注》，2007 年中医古籍出版社出版。

五、《本草衍义》

原名《本草广义》。宋代寇宗奭撰，成书于宋徽宗政和六年（1116 年），宣和元年（1119 年）由其侄寇约刊行。

为药论性本草，共 20 卷。卷一至卷三为序例，论述本草起源、五味五气、摄养之道、治病八要、药物剂量、炮炙诸法、州土所宜、蓄药用药之法，以及单味药运用的若干典型医案等。卷四至卷二十为 502 种药物的各论（《嘉祐本草》467 种和附录 35 种），参考有关文献及寇氏自己的辨药、用药经验，作进一步辨析与讨论。其内容涉及各种药物的名义、产地、形色、性状、采收、真伪鉴别、炮制、制剂、药性、功能、主治、禁忌等以及用药方法等方面，并结合具体病例阐明作者本人的观点，纠正前人的一些错误。现有多种版本存世，近现代更有多种影印本或排印本出版，如人民卫生出版社 1990 年出版颜正华等点校《本草衍义》。

六、《履巉岩本草》

南宋王介撰，书成于嘉定十三年（1220 年）。

这是我国现存最早的彩绘地方草药图谱，共 3 卷，收药 206 种（实存 202 种），每药一图，先图后文。各药文字不多，主要记载药物的性味、功能、单方及别名等。书中图形精美，合乎比例，又多系写生得来，据药图可考其大部分药物的品种来源，因而具有较高的学术价值。该书已经考订的新增品种有 22 种，如曼陀罗、虎耳草、醉鱼儿草等新药。

明代的《卫生易简方》中录有与本书药名、主治、用量及用法均同的单方 106 条，表明该书于明初即有流传。现存抄绘本原为北京顺义张化民所藏，后于 1950 年售于文禄堂书贾王文进（晋卿），现藏北京图书馆特藏部。2007 年由郑金生整理、人民卫生出版社出版《南宋珍稀本草三种》中收录。

七、《汤液本草》

元代王好古撰，书成于元大德二年（1298 年），刊于至大元年（1308 年）。

共 3 卷，包括两部分，第一部分相当于总论，首列"五脏苦欲补泻药味""脏腑泻火药"，次引"东垣先生药类法象"和"东垣先生用药心法"，其后为"海藏老人汤液本草"，引据《内经》理论，补充并全面阐述张元素、李杲的学术思想，论述"五宜""五伤""五走""服药可慎""论药所生""论天地生物有厚薄堪用不堪用""气味生成流布""七方""十剂"等篇。第二部分为药物各论，分为草、木、果、菜、米谷、玉石、禽、兽、虫等 9 部，收药 242 种。每药分别叙述气味、阴阳、良毒、归经、功效、主治、用法、畏恶、炮制等，其所引述取自《内经》《难经》《本草经》《伤寒论》《药性论》，以及陶弘景、葛洪、雷敩、孙思邈、朱肱、成无己等 40 余家药论，其中采辑张元素、李杲的论述为最多。记"象云"者，出自《药类法象》；"心云"者，出《用药心法》；"珍云"者，出《珍珠囊》；"液云""海藏云"为好古发挥己见，内容广泛，多为实践经验之谈。本书虽然收药不多，但综合了金元药理学说的主要成就，以实用为主旨，对研究金元医学和本草学史很有参考价值。

从元至清均有版本存世，1956 年人民卫生出版社据《古今医统正脉全书》本影印出版，1987 年出版崔扫尘、尤荣辑点校本。中国医药科技出版社 2010 年出版张永鹏校注本，并于 2019 年再版。

八、《饮膳正要》

元代忽思慧撰，书成于元天历三年（1330 年）。

为食物与食疗类本草，共 3 卷。卷一有三皇圣纪、避忌、食忌等 5 篇论述及聚珍异馔 94 种。卷二罗列各种饮膳方，分为诸般汤煎、诸水、神仙服饵、食疗诸病四类，详述各种看馔浆汤之功用及其组成、制作方法等。这些膳食不同于一般的食谱，皆为养生疗疾而设，并带有浓郁的北方民族饮膳特色。书中附论四时所宜、五味偏走、食物利害、食物相反、食物中毒及禽兽变异等问题。卷三介绍可供食疗的营养食品，详细叙述了每种食品的性味、良毒、功效主治、宜忌等，并配有附图，分为米谷、兽、禽、鱼、果、菜、料物性味（调味品、香辛料）七类，共 230 余种，附图 168 幅。附图绘制较为精美，绝大多数是日常性味所食之品，对中药材的鉴别意义不大。所述药物多为北方所产，并增收了许多少数民族习用的食品，如回回豆子、八担仁、必思答等。

该书自元代初刻以来，明清两代多有翻刻，但也多有散佚。1986 年人民卫生出版社出版刘玉书据当时所见的 4 个存世本子进行整理的点校本。该书存世版本众多，1982 年内蒙古人民出版社出版了由胡和禄翻译的蒙文本。2009 年中国中医药出版社出版张工彧校注本。另有其他注本、译本众多。

第三节　明清时期的本草类文献

明清时期的本草丰富而多样，不仅数量众多，而且所涉学术范围也很广泛。其中临床实用的本草占有较大比例，如徐彦纯《本草发挥》、王纶《本草集要》、陈嘉谟《本草蒙筌》。药性歌括式的读物更是十分流行，如明代有托名李东垣的《珍珠囊指掌补遗药性赋》、刘纯《本草歌括》、杨澹庵《用药珍珠囊诗》、龚廷贤《药性歌》和《药性歌括》等，清代有翟良《药性歌括》等。

这一时期集大成的综合性本草虽然数量不占优势，但《本草纲目》的问世使本草学的发展进入了一个新的阶段。救荒和食物类本草在明清时期十分兴盛，如明代有朱楠《救荒本草》、王磐《野菜谱》、薛己《食物本草》、宁源《食鉴本草》、姚可成《食物本草》等，清代龙柏《食物考》、王孟英《随息居饮食谱》、尤乘《食鉴本草》等，大大丰富了食用植物的种类，为食疗创造了极为有利的条件。对《本经》进行辑佚在明清时期更受重视，因而出现了许多《本经》辑佚本，如明代有卢复辑《神农本经》3 卷，清代有顾观光和孙星衍辑《神农本草经》、徐大椿撰《神农本草经百种录》等。

清代还出现了许多《本草纲目》的纂辑性著作，如曹绳彦《本草纲目万方类编》、宋穆《万方类纂》、朱铭《纲目万方全书》、林起龙《本草纲目必读》、汪昂《本草备要》、吴仪洛《本草从新》等。

一、《滇南本草》

明代兰茂撰，书成于明正统年间（1436 ～ 1449 年）。

为地方性本草，书中所载药物主要为云南嵩明杨林山和滇池流域的草药和民族药。本书流传不广，经明、清两代医药家的传抄增补，今存诸本差别较大，收药 26 ～ 458 种不等。其中务本堂本收药最多，该本卷上分"卷上"及"卷上之下"两部分，各药之下次第叙述药名、性味、功效、主治、附方。书末附有良方 5 首、单方 125 首。

本书现存多种刊本，北京、上海、昆明有藏，1959 年云南人民出版社铅印本系汇集各种版本后的校订本，分 3 卷。

二、《本草品汇精要》

明代太医院刘文泰奉孝宗敕命领衔修撰，参加编修的有太医院院判、御医、医士、儒士、画士、官员及太监等 49 人。明代弘治十六年（1503 年）八月议纂，至弘治十八年（1505 年）三月完稿。

这是明代唯一的官修大型综合性本草，42 卷，另有序例、凡例、目录共 1 卷。正文为药物各论，目录收载药物 1815 味，比《证类本草》新增 46 味，但文中实际 1809 味。各论每药首述功能主治，均用大字，出《本经》者朱书，出《名医别录》者墨书；历代诸家本草注文则用小字，分列于名、苗、地、时、收、用、质、色、味、性、气、臭、主、行、助、反、制、治、合治、禁、代、忌、解、膺 24 项下，内容精简赅要。卷末附录为"解百药及金石等毒例""服药食忌例""药味畏恶反忌""旧本地名即今当代郡邑（地名考证）"等内容。书中附有彩图 1358 幅，是我国古代最大的一部彩色本草图谱。

原稿本 36 册 42 卷，撰成后藏于宫中，明代未能传世。清康熙三十九年（1700 年）于内库发现此秘本后，圣祖下诏摹造、校正各一部，方传于世。现已知有 3 种摹写全文本存世，一是清雍正间摹绘写本，现藏罗马国立中央图书馆（2002 年国内九州出版社发行摄影本）；二是明光宗年间（1620 年）摹绘本，现由北里东洋医学研究所大冢恭男博士所购藏；三是清康熙四十年（1701 年）王道纯校正本，现藏故宫博物院，商务印书馆有影印本发行。2004 年华夏出版社出版曹晖《本草品汇精要》校注研究本，2005 年上海科学技术出版社出版陈仁寿、杭爱武《御制本草品汇精要》点校本（附彩图）。

三、《本草纲目》

明代李时珍编撰，自嘉靖三十一年（1552 年）至万历六年（1578 年），三易其稿，历时 27 年完成巨著《本草纲目》。

全书由序例 2 卷，百病主治药 2 卷，正文 46 卷及附图 2 卷组成。"序例"相当于总论，介绍明以前本草著作和药学理论。正文收药 1892 种，比《证类本草》增加药物 374 种，附方 11096 首。在编纂体例上，将药物分 16 部为纲，依次为水、火、土、金石、草、谷、菜、果、木、服器、虫、鳞、介、禽、兽、人。每部药物，又以属性相近者归为若干类为目，共计 60 类。各论每药按释名、集解、正误辨疑、修治、气味、主治、发明、附方 9 项介绍药物各个方面内容。

该书是我国药学史上一部巨著，收药众多，系统整理了明以前的本草学成就，辑录和保存了大量古代药学文献，并补充了许多经采访和亲身体验得到的知识，同时还纠正了历代诸家本草中的错误。内容丰富，资料广博，堪称集明以前本草之大成。

《本草纲目》有多种版本。自初刻本问世以后，刻印达数十次之多，形成了《本草纲目》版本的"一祖三系"。

1. 金陵本 为初刻本（祖本），明万历二十一年（1593 年）由金陵胡承龙刊刻，至今只有 7 部存世，成为稀有的珍贵善本，分别藏于中国中医科学院、上海市图书馆、日本内阁文库、美国国会图书馆、德国柏林图书馆。1993 年上海科学技术出版社据上海图书馆藏金陵本影印出版，1994 年中医古籍出版社据中国中医科学院藏本出版横排铅印本，2008 年上海科学技术出版社出版钱超尘等校勘的金陵本《本草纲目》新校正本。

2. 江西本 明万历三十一年（1603 年），夏良心等刻于江西南昌，是比较可靠的早期版本。该本基本保持金陵本面貌，为明末清初《纲目》各版底本。现藏中国中医科学院等 10 家图书馆，先后刊刻 12 次，1977～1981 年人民卫生出版社有刘衡如校点铅印本。

3. 钱蔚起本 明崇祯十三年（1640 年），钱蔚起刊于杭州六和堂，称为"钱本"或"武林钱衙本"，由陆喆改绘了江西本药图。现藏中国医学科学院图书馆，国内及日本先后共刊刻 38 次。

4. 张绍棠本 清光绪十一年（1885 年），合肥张绍棠味古斋重校刻本于南京。文字参校江西本及钱本，药图 400 余幅依钱本改绘，并附有《濒湖脉学》《脉诀考证》《奇经八脉考》《万方针线》《本草纲目拾遗》，称"南京味古斋本"或"张本"系统。现藏北京图书馆等 56 馆，先后重刻 18 次，我国台湾省、香港特别行政区也有铅印本。

四、《本草汇言》

作者倪朱谟，字纯宇，钱塘（今浙江杭州）人，明末医药学家。本书于明天启四年（1624 年）撰成，书稿由其子倪洙龙收藏，邑人沈珤（字西玙）校正刊行。

本书系汇集《本经》至《纲目》等本草 40 余部，并采访同时代医家的用药经验编纂而成。分卷首、各论和总论三部分，第一至十九卷为各论，收药 581（609）种，附药图 530 余幅，其中药材图 180 余幅。总论中精选历代诸家本草序例，论述药物的气味阴阳、升降浮沉，五运六淫用药主治等。书中记载了 100 多位医家的药论与处方，大大丰富了临床用药和药性理论的内容。所汇辑的大量医籍方书，有些未见刊行，有些已刊而今佚。因此，本书有着重大的文献价值，今有多种版本存世，近年也有数种简体点校本问世。

五、《食物本草》

本书卷首题"元东垣李杲编辑，明濒湖李时珍参订"，实乃后人托名。据考证系明代姚可成汇辑。成书具体年代不详。

全书 22 卷，卷首总目后有救荒辟谷诸方、王西楼《救荒野谱》60 种与姚可成《救荒野谱补遗》60 种，其后为古人对饮食与摄生的论述。共载食物 1682 种（目录载 1689 种），分为水、谷、菜、果、鳞介、蛇虫、禽、兽、味、草、木、火、金、玉、石、土等 16 部，各部之下参照《纲目》分 64 类，内容大部采自《本草纲目》，也引用明代及明以前其他有关食疗文献。该书十分重视水在保健治病中的重要作用，故收集水部的内容最多，共有 750 条，其中有全国各地名水 37 处，名泉 650 处。有多种版本存世。

六、《神农本草经疏》

简称《本草经疏》，明代缪希雍撰，约成于明天启三年（1623 年），初刊于天启五年（1625 年）。

共 30 卷，卷一至卷二"续序例"为根据《内经》理论及自己临证经验总结的医药理论，意为前代本草序例之续。卷三至卷三十为各论，每药记载正名、性味、功效、炮制外，下列"疏""主治参互""简误"。该书的成就主要在于阐发经义，辨析药性，在临床药学的理论研究方面探索较为深入。

七、《药品化义》

又名《药品辨义》，明代贾所学原撰于明末（约 1644 年之前），清代李延昰补订于康熙十九年（1680 年），后易名《辨药指南》。

共 13 卷，卷首 1 卷为李延昰所补"本草论""君臣佐使论""药有真伪论""药论" 4 篇药物理论。卷一相当于总论，述"药母订例""辨药八法""药性所主"等内容。卷二至卷十三为药物各论，论药 161 种，按其药性主治分为气、血、肝、心、脾、肺、肾、痰、火、燥、风、湿、寒共 13 门。

本书以药母八法（体、色、气、味、形、性、能、力）统领药性理论，辨别药性，有很大的创新，对清代本草有较大影响。

八、《本草崇原》

清代张志聪撰，初稿成于清康熙二年（1663 年），高世栻补订，王琦校刊于乾隆三十二年（1767 年）。

本书属《本经》注疏类本草，3 卷，各卷依次为上、中、下三品，计收《本经》药 233 种，附品 56 种，共 289 种。书中无总论，各论每药分正文、小字注文和大字诠释文三部分：正文多摘录自《纲目》，包括药名、性味、功效主治等；注文包括别名、产地、易混淆品种的考订、形态、品质优劣等，较为详备；诠释正文为本书重点部分，多从药物性味、生成、阴阳五行属性、形色结合主治疾病生成机理，系统阐述《本经》药性、功能、主治。

九、《本草述》

又名《刘尚书本草》，明末清初刘若金撰，成书于清康熙三年（1664 年），康熙三十八年（1699 年）由高佑釲、陈訏订正，刘湜校订刊行。

共 32 卷，属综合性本草。载药 501 种，分为水、火、土、五金、石、卤石、山草、芳草、隰草、毒草、蔓草、水草、石草、谷、菜、五果、山果、夷果、果之味、果之瓜、水果、香木、乔木、灌木、寓木、苞木、虫、鳞、介、禽、兽、人等 32 部。每药大致依次介绍产地、形态、采制、药性、功用、附方、修治等项内容。药性多集金元诸家有关阴阳升降的学说，及其与脏腑经络的关系加以发挥。主治包括适应证、用药要点、药理探讨、用药方法、配伍等，附方多为简便方，并常以"愚按"表达个人见解。

十、《本草备要》

清代汪昂撰，康熙年间初刊，三十三年（1694 年）订补并刊行。

共 8 卷，为普及性综合本草。初刊收药 400 种，增订后收药 478 种，分草、木、果、谷菜、金石水土、兽禽、鳞介鱼虫、人等 8 部。每药之下，先以小字标明其主要功效，然后另起一行，系统叙述气味、形色、经络、功用、主治禁忌等，间以小字注文，节引综述《纲目》《本草经疏》内容及金元各家学说。引文大多注明出处，作者自己的见解则注明"昂按"。后世刊本增附 475 幅钱蔚起刊本《本草纲目》药图。

十一、《本经逢原》

清代张璐撰，书成于康熙三十四年（1695 年）。

共 4 卷，为综合性本草著作。名有"本经"二字，但所收《本经》药物并不多，大部分是临床常用药物，共收 784 种。全书仿《本草纲目》分为 32 部，内容以讨论药理为多，每药药名下先引《本经》经文或诸家引文，简要叙述性味、功效、主治、炮制、产地、性状、鉴别、禁忌等，其后专立"发明"一项，阐发张氏结合临床对药物性能及功效的见解。

十二、《本草经解》

又名《本草经解要》。原题叶桂集注，实为清代姚球撰。书成于雍正二年（1724 年）。

为《本经》注疏类本草，4 卷，附余 1 卷。论药 174 味，各药均分三部分：一为正文，每药先列性味、有毒无毒、功效主治；二为注文，低一格，释药性、归经、药理；三为制方，阐明配伍后的治疗作用与用法。本书特色为将药物气味与人体脏腑功能结合，药与疾相应，先述脏腑功能，后释药物取效原委。陈修园《本草经读》多采录本书药论，《本草三家合注》将本书与《本草崇原》《本草经读》合为一书。

十三、《神农本草经百种录》

清代徐大椿撰，书刊于乾隆元年（1736 年）。

仅 1 卷，收《本经》药 100 种，按上（63）、中（25）、下（12）三品排列。书中《本经》原义取自《大观本草》，除产地、地名外，其余内容采用夹注形式——予以阐释，各药后又另加按语。本书宗旨在于"辨明药性，阐发义蕴"。

十四、《长沙药解》

清代黄元御撰，书约撰于清乾隆十八年（1753 年）。

本书对张仲景方药加以笺疏，属于药性类本草。书中论述张仲景《伤寒论》《金匮要略》二书所用的药物 160 种，方剂 244 首。全书以药带方，方药同论，先论药之性味、归经、功用，继论此药组成之方剂，及其主治证候、病机探讨、药物之功用主治。对《伤寒》《金匮》二书方药基本上逐一解析。在方解之后，又有一段药论，论说药性、用药宜忌、炮制、剂量等。

十五、《本草从新》

清代吴仪洛撰，成书于乾隆二十二年（1757 年）。

本书为清代流传较广的临床实用本草，载药 720 余种，按《本草纲目》分类方法排列。每药述性味、主治、功用、辨伪、修治等。多结合作者经验，并广泛总结历代医家的临床应用。对于同一药物的不同品种也多区别其力量厚薄、性味优劣，指出功效上的差异。新增燕窝、冬虫夏草、太子参、党参、西洋参等清初常用药。

十六、《得配本草》

清代严洁、施雯、洪炜合纂。三人合辑《盘珠集》一书，《得配本草》即为其中之一，成于乾隆二十六年（1761 年），刊于嘉庆九年甲子（1804 年）。

本书为专论配伍之药性类本草，共 10 卷。书中论药先后，本《纲目》之次序，分 25 部，收药 647 种。卷末附奇经药考，列入奇经八脉药 43 种。

本书重在论述药物配伍所产生的作用，每药下先标明七情之畏、恶、反、使，摘引自历代本草，继之述性味、归经、主治应用、炮制加工和禁忌等。其后为总结前人或自己用药配伍经验，常以"君""得""配""佐""和""同""入""合"等组成药对或小方治疗病证。或附有怪症用药，最后常有药论或发明，是一部较好的本草入门书。

十七、《本草求真》

又名《本草纲目求真》。清代黄宫绣撰，书成于乾隆三十四年（1769 年）。

共 10 卷，载药 520 种，附品 272 种，按功能分为补剂、收涩剂、散剂、泻剂、血剂、杂剂、食物等 7 部，各部下再分子目。卷前附图 477 幅，多转绘自《纲目》或《本草汇言》。正文药名下以小字注归经、别名、释名等。各论药物直叙性味、功能、主治、品质优劣、炮制、配伍、宜忌等。卷九末附有"主治"，分别为"脏腑病证主药"与"六淫病证主药"。卷十为"药性总义"，集有张元素、李杲、李时珍、汪昂等的药性理论，为本书的总论部分。

十八、《本草纲目拾遗》

清代赵学敏撰，初稿成于清乾隆三十年（1765年），其后时有增补，书中记事的最晚时期为嘉庆八年（1803年），其间历时38年才完成全部书稿。清嘉庆末年，张应昌按赵氏手稿编缮校订，于同治三年（1864年）首次付梓刊行。

本书属《本草纲目》补阙拾遗之作，共10卷。卷首包括小序、凡例、总目、正误、目录等内容。卷末有跋和《利济十二种》总序。"正误"篇中纠正了《本草纲目》某些药物在分类、鉴别、制法、性味、功效、主治方面的错误，共有34条。各论药物分类大致按《本草纲目》次序，收录药物716种，附药205种，共计921种。书中有许多首次记载的药物，如千年健、胖大海、雷公藤、万年青、鹧鸪菜、三七、鸡血藤膏、雪茶、一枝蒿、雪莲花等。也有部分外来药物，如金鸡勒（奎宁）、锡水、鼻冲水、刀创水及多种药露。

作者注重实地调查，采访实物，或亲自种植进行观察，故对药物的产地、形状、效用、鉴别等方面记述翔实，有重要的参考价值，是继《本草纲目》之后的一部重要本草著作，备受后世重视。

十九、《晶珠本草》

又名《无瑕晶球晶珠本草》《无垢晶串》《药物学广论》，藏医帝玛尔·丹增彭措撰。撰成于清道光十五年（1835年），历时22年。

为藏药学专著，分上、下两部。上部为藏药学总论，以藏文偈颂体写成，是藏药的基础理论，包括性味、功效。下部为药物各论，用叙述文体，论述药物起源、性能、采集、加工、药名简称和名词解释等部分，共论述药物2294味（本书译注时经过整理为1220味），收载药物约有1/3产于青藏高原，长期为藏医所使用。

本书集藏药之大成，为藏医药学的发展作出了重大贡献，深受国内外医药界关注，是我国少数民族药学中的一颗明珠。先后被译成印度文、英文出版，1986年上海科学技术出版社出版译注本。

第四节　近现代的本草类文献

1911～1949年本草著作数量大增，据不完全统计，现存者有160多种，大多体例新颖，类型多样，注重实用，如蒋玉柏的《中国药物集成》和王一仁的《饮片新参》。还出现了吸取现代科学或与西医药理论汇通的本草著作，如温敬修《最新实验药物学》（1933年）、郭望《汉药新觉》（1937年）、阮其煜《本草经新注》、蒋成瑞《药物学类纂》、黄劳逸《新中药》、恽树珏《论药集》、张锡纯《药物学》等。为开办中医药学校授课之需，编纂了许多本草讲义，如张山雷《本草正义》（1920年）、秦伯未《药物学讲义》（1937年）等。各种中药辞书中，以陈存仁《中国药学大辞典》（1935年）影响较大。这一时期出现了多种地方本草，如萧步丹《岭南采药录》（1932年）、赵燏黄《祁州药志》第一集（1936年）、高崇岳《泰山药物志》（1939年）等。

1949年至今，对大量历代本草著作进行了校勘、辑复，并出版了许多反映当代本草学发展水平的中药文献著作，如《中药志》《全国中草药汇编》《中药大辞典》《中华本草》等。

一、《本草正义》

张寿颐撰，本书为作者所编教材之一，初撰于 1914 年，几经修订，于 1932 年定稿。

共 7 卷，分山草、隰草、芳草、蔓草、毒草、水草、石草、苔类等 8 类，收载药物 285 种，每药首记《神农本草经》《名医别录》原文，下设"正义""广义""发明""正讹""纠谬"等项。对各药的性味、功能、主治、炮制、用法及宜忌等，博采诸家本草，结合临床经验，详加考订，深入阐发，集中反映了张氏药学研究的独到见解和丰富经验。

本书版本有民国九年（1920 年）兰溪中医学校油印本，藏天津中医药大学图书馆；民国二十一年（1932 年）兰溪中医学校铅印本，藏浙江中医药大学图书馆。

二、《岭南采药录》

萧步丹撰，书成于 1932 年，属地方性本草，主要收载两粤所产之草木类药，故名。

载药 480 种，体例仿五代萧炳《四声本草》之法，取药名首字，以"平、上、去、入"四声分类。每药正名下列有别名，然后描述草药形态性味、毒性、功能、主治、服用方法等。所录药效，多为经验之谈，为研习草药治病之重要参考书。

现存有 1932、1936 年广州萧灵兰室铅印本，藏中山医学院图书馆；1957 年香港现代中医药学院铅印本，藏中国医学科学院图书馆。1954 年经庄兆祥增订，称《增订岭南采药录》。1961 年广东省中医药研究所、华南植物研究所合编《岭南草药志》，多引用本书记载之药效内容。

三、《中国药学大辞典》

陈存仁主编，书成于 1935 年。

全书载药 3100 多味，每药分述命名意义、处方用名、古籍别名、外国名词、学名、基本、产地、形态、种植、种类、采取、制法、性质、成分、效能、作用、主治、历代记述考证、辨伪、国外学说、近人学说、配合应用、参考资料、用量、施用宜忌、著名方剂、张仲景之发明等内容。另外，绘有彩色图谱 1 册，称《中国药物标本图影》。在编写过程中，参考历代医药专著及 20 世纪 30 年代初我国和日本中药著作共 254 种。还参考当时 8 所中医学校的本草学和药物学讲义，以及近代中西医杂志发表的中药学论文 162 篇。

1935 年世界书局初版铅印本，1956 年人民卫生出版社重印，藏北京图书馆、中国科学院、中国医学科学院、中国中医科学院及各院校图书馆等。

四、《中药大辞典》

江苏新医学院编纂，1977 年由上海科学技术出版社出版，分上册、下册、附编三本。

全书约 1000 万字，收载中药 5767 味，附有原植物及药材图约 5000 幅。该书以中药的正名为辞目，下分列异名、基原、植（动、矿）物、栽培、采集、制法、药材、成分、药理、炮制、性味、归经、功用主治、用法与用量、宜忌、选方、临床报道、各家论述、备考等 19 项，附编载有中药名称索引、药用植（动、矿）物学名索引、化学成分中英名称对照、化学成分索引、药理作用索引、疾病防治索引、成分药理临床报道参考文献等 9 种索引，以及古今度量衡对照。该书内容丰富，既广收古代医药文献，又博采现代中外研究成果，资料取舍精当，体例严密，检索便捷，受到国内外读者的广泛重视，中国香港及台湾省先后刊印多种版本。20 世纪 80 年代初译成日文在日本出版发行，1998 年又译成朝鲜文在韩国出版发行。

《中药大辞典》（第二版）上下册于 2006 年出版，附编 2009 年 5 月出版，南京中医药大学赵国平、戴慎、陈仁寿主编。收录植物药、动物药、矿物药共 6008 条，将原版部分冷僻药替换为当前的研究热点药，根据《中华人民共和国药典》《新编中药志》调整有关常用药主流品种和次要品种；在药材鉴定方面反映显微鉴别、理化鉴别等的新内容；在成分和药理研究方面，广泛收集原书出版以后新发现的活性成分、有效成分及药理研究的新方法、新成果；在临床研究方面，着重挖掘老药新用的研究成果、新品种的临床成果。

五、《中华本草》

国家中医药管理局《中华本草》编委会组织编纂，南京中医药大学宋立人任总主编。这是迄今为止篇幅最大，收药最多的一部本草著作。分精选本（上下册）、30 卷本（10 册）、民族药卷（藏药卷、蒙药卷、维吾尔药卷、傣药卷 4 册），于 2005 年 12 月全部出版。

《中华本草》30 卷本（10 册）总篇幅 2808.7 万字，分总论、药物、附篇、索引四大部分。总论又分 14 个专题，全面而系统地论述了中药学各分支学科的学术源流与主要内容。药物部分共载药 8980 种，插图 8534 幅，依次分矿物药、植物药、动物药三大类。药物条目设正名、异名、释名、品种考证、来源、原植物、栽培要点、采收加工、药材与产销、药材鉴别、化学成分、药理、炮制、药性、功能与主治、应用与配伍、用法用量、使用注意、附方、制剂、现代临床研究、集解、附注、参考文献共 24 项。附编部分编辑了备考药物、本草序例、历代本草要籍解题、历代本草书目。索引部分有中文名称索引，药用植、动、矿物学名索引，化学成分结构式，药理作用索引，药物功能索引，药物主治索引等 8 个索引。

《中华本草》精选本载药 535 种，篇幅 600 余万字，项目除缺释名和集解外，其余同 30 卷本，是其核心组成部分。

《中华本草》藏药卷、蒙药卷、维吾尔药卷、傣药卷 4 个民族药卷体例基本同 30 卷本，分别收载藏药 396 味、蒙药 422 味、维吾尔药 423 味、傣药 400 味。

【复习思考题】

1. 隋唐五代时期本草类文献主要有哪些？
2. 宋金元时期主要本草类文献及其特点是什么？
3. 《经史证类备急本草》在宋代的主要版本有哪些？
4. 明清时期本草类文献的特点有哪些？
5. 近现代的本草类文献主要有哪些？

本草类主要著作及推荐版本

1. 陶弘景. 本草经集注［M］. 尚志钧，辑校. 北京：人民卫生出版社，1994.
2. 陶弘景. 神农本草经集注［M］. 马继兴，主编. 北京：人民卫生出版社，1995.
3. 陶弘景. 名医别录（辑校本）［M］. 尚志钧，辑. 北京：中国中医药出版社，2013.
4. 雷敩. 雷公炮炙论［M］. 尚志钧，辑校. 合肥：安徽科学技术出版社，1991.
5. 甄权. 药性论，药性趋向分类（合刊本）［M］. 尚志钧，辑校. 合肥：安徽科学技术出版社，1981.
6. 苏敬. 新修本草［M］. 尚志钧，辑. 合肥：安徽科学技术出版社，1981.

7. 孟诜，张鼎. 食疗本草［M］. 谢海洲，辑. 北京：人民卫生出版社，1984.

8. 唐慎微. 唐慎微重修政和经史证类备急本草［M］. 北京：人民卫生出版社，1957.

9. 唐慎微. 证类本草［M］. 尚志钧，辑. 北京：华夏出版社，1993.

10. 寇宗奭. 本草衍义［M］. 颜正华，点校. 北京：人民卫生出版社，1990.

11. 王介. 履巉岩本草［M］//郑金升，校注. 南宋珍稀本草三种. 北京：人民卫生出版社，2007.

12. 王好古. 汤液本草［M］. 北京：人民卫生出版社，1957.

13. 忽思慧. 饮膳正要［M］. 刘玉书，点校. 北京：人民卫生出版社，1986.

14. 兰茂. 滇南本草［M］. 昆明：云南人民出版社，1978.

15. 刘文泰. 御制本草品汇精要［M］. 陈仁寿，杭爱武，校. 上海：上海科学技术出版社，2005.

16. 李时珍. 本草纲目（金陵本影印本）［M］. 上海：上海科学技术出版社，1993.

17. 李时珍. 本草纲目［M］. 刘衡如，刘山永，点校. 北京：华夏出版社，1998.

18. 倪朱谟. 本草汇言［M］. 戴慎，陈仁寿，虞舜，点校. 上海：上海科学技术出版社，2005.

19. 姚可成. 食物本草［M］. 北京：人民卫生出版社，1994.

20. 缪希雍. 本草经疏［M］//吴中医集·方药类. 南京：江苏科学技术出版社，1993.

21. 贾所学，李廷昰. 药品化义［M］. 铅印本. 北京：郁文书店，1904.

22. 张志聪. 本草崇原［M］. 北京：中国中医药出版社，1992.

23. 刘若金. 本草述［M］. 郑怀林，校注. 北京：中医古籍出版社，2005.

24. 汪昂. 本草备要［M］. 北京：中国中医药出版社，1998.

25. 张璐. 本经逢原［M］. 北京：中国中医药出版社，1996.

26. 姚球. 本草经解要［M］. 上海：上海卫生出版社，1990.

27. 徐大椿. 神农本草经百种录［M］. 北京：人民卫生出版社，1956.

28. 黄元御. 长沙药解［M］//麻瑞亭，校. 黄元御医书十一种. 北京：人民卫生出版社，1990.

29. 吴仪洛. 本草从新［M］. 北京：人民卫生出版社，1990.

30. 严洁，施雯，洪炜. 得配本草［M］. 北京：中国中医药出版社，1997.

31. 黄宫绣. 本草求真［M］. 上海：上海科学技术出版社，1987.

32. 赵学敏. 本草纲目拾遗［M］. 北京：人民卫生出版社，1957.

33. 帝玛尔·丹增彭措. 晶珠本草［M］. 上海：上海科学技术出版社，1986.

34. 张山雷. 本草正义［M］. 程东旗，点校. 福州：福建科学技术出版社，2006.

35. 萧步丹. 岭南采药录［M］. 铅印本. 广州：广州萧灵兰室，1932.

扫一扫，查阅本章数字资源，含PPT、音视频、图片等

方书即方剂学著作，是指以记载方剂为主，并对方剂组成、配伍等相关理论进行探讨的中医学著作，为中医文献中涉及范围最广、数量最庞大的一部分。据《中国中医古籍总目》统计，现存清以前的"方书类"医籍（不包括伤寒金匮类、临证各科类、综合类等医籍）达 1216 种，若以 1949 年为限则达 1950 种，是各类医书中数量最多的。从方书的类别来看，有综合性方书、专科方书、方论、方歌、方剂讲义、单方、验方汇编等；从来源看，有国内方书与国外方书，官修方书与私家所撰方书等。

第一节　唐代以前的方书

先秦乃至后世较长时期里医方属于"禁方"，主要在民间医生之间秘传密授，如《史记·扁鹊仓公列传》记载有扁鹊曾受长桑君之禁方，这可能是当时医方罕有传世的原因之一。《汉书·艺文志》记载，西汉时期已有"经方"，计 11 家，274 卷；《补后汉书·艺文志》记载有郑玄的《汉宫香方注》等，但这些方书均已佚失，而 1973 年长沙马王堆出土的帛书《五十二病方》《养生方》《杂疗方》（战国时期）等和 1972 年在甘肃武威出土的医简《治百病方》（东汉早期）弥补了这一时期方书的空白。东汉末年张仲景的《伤寒杂病论》是第一部理法方药俱全的医学方书。

魏晋南北朝时期，曾涌现过大量方书，据《隋书·经籍志》等目录记载，有释智斌的《解寒食散方》2 卷、李当之的《药方》1 卷、皇甫谧的《曹歙论寒食散方》2 卷与《依诸方撰》1 卷、殷仲堪的《荆州要方》1 卷、葛洪的《肘后备急方》8 卷与《玉函方》100 卷、范汪的《范东阳方》150 卷、秦承祖的《秦氏药方》40 卷、南北朝齐龚庆宣重新整理编次的《刘涓子鬼遗方》、陈延之的《小品方》12 卷、僧深的《僧深方》、胡洽的《胡氏百病方》2 卷、褚澄的《杂药方》20 卷、徐嗣伯的《风眩方》与《徐氏落年方》3 卷、姚僧垣的《集验方》10 卷与《姚大夫单方》12 卷、徐之才的《徐王方》5 卷与《徐王八世家传效验方》10 卷、陶弘景的《陶氏方》3 卷与《青囊秘方》2 卷等，而这些方书除了《肘后备急方》《刘涓子鬼遗方》经后人整理得以传世，《小品方》现存传入日本的《经方小品》残卷及今人辑佚本外，大多因年代久远而散佚了，但其中有些方书的部分内容可在《外台秘要》与《医心方》等书中见到。

隋唐时期的方书也大多亡佚，如苏敬的《苏恭方》、谢士泰的《删繁方》13 卷、宋侠的《经心录》、甄立言的《古今录验方》50 卷、梅崇献的《梅氏方》5 卷、许孝崇的《箧中方》3 卷、崔知悌的《崔氏纂要方》10 卷、张文仲的《张文仲方》（现存辑佚本）与《救急方》、孟诜的《必效方》10 卷、唐玄宗的《开元广济方》5 卷、薛景晦的《古今集验方》10 卷、薛弘庆的

《兵部手集方》3 卷、崔玄亮的《海上集验方》10 卷等，但孙思邈的《备急千金要方》（652 年）与《千金翼方》（682 年）各 30 卷、王焘的《外台秘要》（752 年）40 卷和蔺道人的《仙授理伤续断秘方》，这些集当时方剂学大成的著作和专科方书均得以流传至今。

下面将有关重要文献简介如下。

一、《黄帝内经》中的方剂学文献

《黄帝内经》虽非方书，但其医学理论为方剂学的形成与发展奠定了坚实的基础。在《素问·至真要大论》等篇中提出的"君、臣、佐、使"的方剂配伍原则，四气五味的配伍原理，以及大、小、缓、急、奇、偶、复的方剂分类方法，热、寒、逆、从、削、除、温、散、攻、濡、缓、收、益、行、平等治法，是后世方剂学理论的重要源泉，故其为研究方剂理论的必读书。

《内经》是现存最早为方剂命名的医书，并首创以方剂组成分类。根据方剂中组成药味数量的多少将方剂分为大方、中方、小方，以方剂药物味数的单数或双数来分奇方、偶方，按组方药物气味的厚薄分为缓方、急方。散见于各篇中的汤液醪醴、鸡矢醴、乌贼鱼骨丸、生铁落饮、兰草汤、泽术麋衔汤、半夏秫米汤、左角发酒、小金丹方、寒痹药熨法、马膏膏法、豕膏饮、连翘饮等 13 方，虽然数量不多，内容也较古朴，但在剂型方面已包括了汤、丸、散、膏、丹、酒等主要剂型，且多数方剂至今仍有临床实用价值。

二、《伤寒杂病论》

东汉末年张仲景的《伤寒杂病论》是第一部理法方药俱备的医学方书，被后世医家尊为"方书之祖"。本书在方剂学方面的贡献主要表现在：①所创诸方蕴含了丰富而严格的中医治法，如麻黄汤为汗法、瓜蒂散为吐法、承气汤为下法、小柴胡汤为和法、四逆汤为温法、白虎汤为清法、炙甘草汤为补法等。②方剂组成中所用药物少而精专，配伍法度严谨，同时又灵活多变。如《伤寒论》共载方 113 首，只用药物 87 种，《金匮要略》载方 262 首，用药 116 种，方剂组成以 3～7 味的中小方居多。③方与方之间关系密切，增减方中一二味药物，或只改变其中某药的药量，即变为另一功效、主治不同的方剂。如桂枝汤加重芍药用量，即变为桂枝加芍药汤，再加饴糖，即为小建中汤等。如此形成了许多类方，如桂枝汤类方约 19 首，承气汤类方约 12 首等。④剂型丰富多样，煎服方法讲究。如剂型种类有汤剂、丸剂、散剂、酒剂、洗剂、浴剂、熏剂、滴耳剂、灌鼻剂、吹鼻剂、软膏剂、肛门栓剂、灌肠剂、阴道栓剂等多种。煎法则有直接水煎、酒煎、浸泡、微火煎、先煮去渣再煎等。服法有平旦服、空腹服等时间要求，也有顿服、少少与服等用量要求。

该书方剂疗效卓著，千百年来屡试屡验，用之得当，效如桴鼓，倍受后世医家推崇，奉为圭臬。目前中医院校《方剂学》教材中约有三分之一的方剂出自《伤寒论》和《金匮要略》二书。而后世所创的许多名方，如六味地黄丸、三拗汤等，也均是在仲景方的基础上变化而成的。

三、《肘后备急方》

原名《肘后救卒方》，晋代葛洪著。葛氏曾选集当时所用各家验方分类编辑成《玉函经》100 卷，因此书卷帙庞大，不便利用，于是他从中选择价廉易得、可供急救医疗的实用有效单方、验方编成本书。后经南北朝梁陶弘景增补、分类，编著成《补阙肘后百一方》。

原书 3 卷 86 篇，经陶弘景整理增补合成 101 篇。书中按张仲景三因致病说将疾病分为三类：即"腑脏经络，因邪生疾"之"内病"（如中恶、心腹痛、伤寒、中风、水病、发黄等）；"四肢九窍、内外交媾"之"外发病"（如痈疽、疮疖、耳目病等）；"假为他物横来伤害"之"为物所苦病"（如虫兽伤、中毒等），记述了各种急性传染病，以及内、外、妇、儿、伤等各科疾病的病因、症状与治疗，所选方剂大多简、便、廉、验，其中一些方剂如葱豉汤、三黄栀子汤等迄今仍为临床常用。作为现代中医药重要科研成果之一"青蒿素"，也源于此书中治疗疟疾的一首单方。可见本书对中医临床治疗、中药新药的研制开发以及中医急诊研究具有一定的参考价值。

书名"肘后"即随身常备之义，便于"贫家野居"在仓猝之间解决医药问题，所以书中都用简要的词句来说明症状和治法，以备临时急用。《补阙肘后百一方》后又经金代杨用道补入宋代《证类本草》中的部分附方，更名为《附广肘后方》，此即现存定本。书中凡杨氏所增皆别题"附方"二字列于后，而葛、陶二家之方则不加区分无法辨别。

四、《小品方》

又称《经方小品》，12卷，南北朝陈延之撰。本书南宋初年便已亡佚，其佚文主要保存在唐《外台秘要》和日本《医心方》等书中，其他唐宋时期的文献中也保存有部分佚文。另外，20世纪80年代日本学者在日本尊经阁文库发现了《小品方》第1卷的残卷，抄写年代约在镰仓时期（1190～1324年）。近人有多种辑佚本，其中以祝新年辑本为优。

《小品方》涉及内、外、妇、儿、金疮急救、药物等诸多内容。该书所载内容不骛玄理，多属实际治病经验的总结，治疗力求简、便、廉、效，重视急重证和妇科疾患的救治，注重方剂剂型及煎制等。该书有关于外感温热病的论述和治疗方药，以及有关杂病论治方面的卓见，还有许多富于临床价值的治方，反映了当时方剂学和临床医学的发展水平，对方剂学的发展有一定的贡献。《小品方》中有关杂病治疗的部分记载了如心腹诸痛、水肿、咳嗽、喘逆、虚劳、黄疸、霍乱以及热证、尸注等多种内科杂病的方证或治疗方药，其中对于瘿病（地方性甲状腺肿）、脚气病（维生素 B_1 缺乏症）也都有较深刻的认识。《小品方》明确提出"依药性处方"，云："古之旧方者，非是术人逆作方，以待未病者也。皆是当疾之时，序其原由诊候之，然后依药性处方耳。病者得愈，便记所主治，序为方说，奏上官府，仍为旧典也。"

五、《备急千金要方》与《千金翼方》

唐代孙思邈著。孙氏认为"人命至重，有贵千金，一方济之，德逾于此"，故以"千金"为书名，于唐永徽三年（652年）著成《备急千金要方》，晚年（唐永淳元年，682年）又著《千金翼方》，意取两书互为羽翼之意。两书原本早佚，北宋以前的早期传本亦多散佚，现传世的多为北宋以后的各种刊本。

《备急千金要方》30卷，分232门，5300首方。内容涉及医论、医德、诊法、本草、制药、医方、养生、食疗、针灸、导引、按摩等有关医疗活动的各个方面，记载病证包括内、外、妇、儿等各科。名为方书，实为一部总结前代与当时医家及作者医疗经验的综合性医著。所收方剂大多疗效卓著，如治呕哕的一味芦根饮、治肺痈的苇茎汤、治健忘的开心散、治痹证的独活寄生汤、治寒积腹痛的温脾汤、治热入营血的犀角地黄汤等。清代张璐取旧刻善本，参互考订，并依原书卷次，对书中方剂逐条予以注释发挥，著成《千金方衍义》30卷。清代黄恩荣又将本书方剂以病证分类，证中以阴阳、寒热、虚实别之，著成《唐千金类方》24卷，对理解、研究、运用《备急千金要方》中的方剂及孙氏的学术思想颇有裨益。

《千金翼方》30卷，分89门，内容以记载内、外、妇、儿等各科治疗方剂为主，兼载本草、针灸、养生、诊断等。书中除广集历代名方外，还辑录了国外传入的医方，如"庵摩勒""阿伽陀园"等。此外，书中对《伤寒论》的研究比《备急千金要方》更为全面，颇有见解，如提出三方证治。孙氏创用"方证同条，比类相附"的研究方法，以方为法，归类相从，以揭示伤寒六经辨治的规律。如将太阳病分为"用桂枝汤法""用麻黄汤法""用青龙汤法"等，这种以方为纲比附归类的研究方法开后世以方类证研究之先河，为其他多种分类研究方法提供了借鉴。

《备急千金要方》《千金翼方》两书较系统地反映和总结了自《内经》以后至初唐以前的医学成就，对后世医学的发展影响深远。

六、《外台秘要》

唐代王焘著。王氏任职弘文馆 20 余年，有机会浏览了大量馆藏医籍，遂采集初唐以前 60 余家医学著作内容，于唐天宝十一年（752 年）著成《外台秘要》40 卷。今传世本为宋治平四年孙兆等所校，明代程衍道所校正重刻者。

本书分 1104 门，载方 6000 余首。全书以病类方，以伤寒、温病、黄疸、疟疾、痰饮、咳嗽、消渴、虚劳、妇人病、小儿病、眼疾、五官病、痈疽发背等各科疾病为纲，每门先列病因病机，后列方剂，其论多采自《诸病源候论》（且于条下详注原书之卷）。所录方药，除各家方书所载外，尚有来自民间的单验方，名方黄连解毒汤、紫雪等均出于此书。每一医论或医方均注明出处，从中可以窥见许多唐以前的古医籍内容，包括一些已经散佚的方书，如《小品方》《古今录验方》《深师方》《经心录》《崔氏方》《延年秘录》《近效方》《张文仲方》《删繁方》等。

该书流传颇广，在国内外均有较大影响，如日本的《医心方》、朝鲜的《医方类聚》等都引用了书中大量资料。我国唐以后中医教育也将其选作教科书，认为："不观《外台》方，不读《千金》论，则医人所见不广，用药不神。"

第二节　宋金元时期的方书

宋代刊行的各种书籍约有 700 种，宋朝廷曾几次组织医官和医家编撰大型综合性方书与成药配方范本，如《太平圣惠方》（992 年）100 卷、《神医普救方》（已佚）、《圣济总录》（1111～1117 年）200 卷、《简要济众方》（已佚）、《太平惠民和剂局方》10 卷等，这在我国历史上是绝无仅有的。

除官修方书外，民间医学家也将自己的经验体会或民间采集来的有效方剂，或据古籍撷要，编撰了大量小型方书，如王衮的《博济方》（1047 年）5 卷、沈括和苏轼的《苏沈良方》（1075年）15 卷、董汲的《旅舍备要方》1 卷、史载之的《史载之方》1 卷、王贶的《全生指迷方》4卷、张锐的《鸡峰普济方》（1133 年）30 卷、许叔微的《普济本事方》（1150 年）10 卷、洪遵的《洪氏集验方》5 卷、陈言的《三因极一病证方论》18 卷、王硕的《易简方》1 卷、郭坦的《十便良方》40 卷、王璆的《是斋百一选方》20 卷、杨倓的《杨氏家藏方》20 卷、魏岘的《魏氏家藏方》10 卷、施发的《续易简方》6 卷、杨士瀛的《仁斋直指方论》26 卷、朱佐的《类编朱氏集验》15 卷、严用和的《济生方》（1253 年）8 卷和《济生续方》（1268 年）8 卷等。这些均是现存的比较著名的私家所撰方书，对后世医家影响甚大。

南宋、金元时期也涌现了许多有影响、有价值的医学方书。如金代成无己《伤寒明理论》3卷中的《药方论》1 卷，解析了 20 首仲景常用方，首创了方解这一新的研究方法。此外，刘完素的《宣明论方》（1172 年）15 卷、李迅的《集验背疽方》（1196 年）1 卷、陈自明的《妇人大全良方》（1237 年）24 卷、许国桢等的《御药院方》（1242 年）11 卷、继洪的《岭南卫生方》3 卷、李仲南《永类钤方》32 卷、孙允贤的《医方大成》10 卷、沙图穆苏的《瑞竹堂经验方》15 卷、罗天益辑录整理李杲的《东垣试效方》（1266 年）9 卷、罗天益的《兰室秘藏》（1276 年）3 卷、危亦林的《世医得效方》（1337 年）20 卷等书中都各倡己说，多有新论，其治疗思想在所创的一些方剂中均有所体现。

现将几部重要的著作介绍如下。

一、《太平圣惠方》

简称《圣惠方》。宋太宗赵光义未即位前就对搜集有效医方有兴趣，曾收名方千余首。即位后遂诏命医官王怀隐、陈昭遇等编辑方书。自太平兴国三年（978 年）开始广集宋以前方书及民间验方，加以校订，按类编次，至淳化三年（992 年）告成。书成后，宋太宗献己藏良方并亲为之作序，赐名《太平圣惠方》。因此书部帙浩繁，使用不便，复于 1046 年由何希彭等人节选编成《圣惠选方》60 卷，并曾作为医学教科书达数百年之久，为方剂学的规范化奠定了基础。

全书 100 卷，分 1670 门，录方 16834 首，详尽记录了北宋以前方剂学发展的成就，是我国第一部由政府组织编写的大型综合类方书。前 2 卷先述为医之道、诊法、用药法；中 91 卷分别论述五脏病证、内、外、骨伤、金创、妇、儿等各科病证的治疗，其病证分类方法和著录方式与《备急千金要方》《外台秘要》相同，即按脏腑病证分类，每种病证先述病因病机，且均以巢元方《诸病源候论》中相关论述冠于首，后详列适应证与方药，但在内容上远比上两书丰富、详细，且分目极细，如 42 卷 "上气" 篇下，又分 "上气喘急诸方九道" "上气胸满诸方七道" "上气不得睡卧诸方八道" 等；后 7 卷载神仙方（即养生保健方）、丹药、食疗方、补益方及针灸等内容。

本书保存了隋唐以前大量医书内容与已经失传的方剂、疗法，故对临床运用与古籍校勘等均有一定的参考价值。此书刊行后对后世影响颇巨，《圣济总录》《类证活人书》《普济方》等书中的许多方剂均采自本书。目前最完整的版本为人民卫生出版社据现存四种抄本进行互校勘补之后的重排本，但仍有少量的缺字缺文。

二、《博济方》

原名《王氏博济方》，宋代王衮著。作者因其父疾误于医药，母又多病，遂立志研究医学，留意方书，搜集医方 7000 余首，从中择其精要者 500 余首，于北宋庆历七年（1047 年）编成此书。各家书目均曾著录，但明代以后原书亡佚，今传世本系编《四库全书》时从《永乐大典》中辑出，仅为原书内容的十分之七。

全书共 5 卷，存方 350 余首，分为伤寒、劳证、血证、上焦证、中焦证、下焦证、三焦总治、五脏证、诸气、诸积等 29 类。每类病证叙证列方，所列方剂多为他书所未备，且组成用药精而不杂，简约实用，特别是上中下三焦归类列方的方法有一定的实用价值。该书所收良方不少。金沸草散、华盖散、五积散、三拗汤、平胃散等都是《太平惠民和剂局方》名方，实则更先见于本书。

三、《苏沈良方》

又名《内翰良方》《苏沈内翰良方》，为北宋科学家沈括所撰的《良方》与北宋文学家苏轼所撰的《苏学士方》两书的合编本，刊行于宋熙宁八年（1075 年），原书 15 卷，现通行本有 10 卷本和 8 卷本，差异较大，各有优缺点。

本书除记载临床各科的部分单验方，或后附载医案外，还论述了医理、本草、灸法、养生、炼丹等内容。8 卷本以病机病因和相应的治疗方法为依据，将全书药方分为养生方、治风方、治疫方、治气血方、妇科方和儿科方等六大类。其中治气血方数量最多，又按所对应疾病的病因差异而析为 3 卷。目前所知最早的 10 卷本为明代刻本并来源于宋刻本，从篇目数量和内容上更接近于最初的 15 卷本。书中最早收载了至宝丹、沉麝丸、麦饭石等，并对部分搜集的药方进行了改良和发挥，还对汤、散、丸等药物剂型的功效特点作了阐述。

四、《圣济总录》

又名《政和圣济总录》，为政府组织编撰的医学著作，由宋徽宗赵佶敕撰。在广泛征集历代方书及民间方药的基础上，连同内府所藏医方，于北宋政和年间（1111～1117 年）整理编辑而成，后遭靖康之难镂版虽成未及颁布。金世宗大定（1161～1189 年）中得以再刻初刊，元大德年间（1297～1308 年）又由政府重刊，并作为官定本颁行，以后重印者大多据此版本。

全书共 200 卷，分 66 门，2 万首方。前 4 卷论述运气、治法等；中 180 卷为临床各科病证的病因、病理、方药治疗；后 16 卷为补益、食治、针灸、符禁、神仙服饵等。《圣济总录》重视理论，强调以理论指导临床实践。书中剂型丰富，所收载之方不仅有汤剂、丸剂（蜜丸、糊丸、水丸等）、散剂、膏剂和丹剂，而且还有酒剂、茶剂、锭剂、灸剂、条剂、线剂、浸洗剂、熏剂等等，几乎囊括了全部中医方剂剂型。这些丸、散、膏、丹剂，还广泛地应用于外治法。《圣济总录》中还专设"食治门"，共有 3 卷，涉及病证 29 种，都是较常见的疾病，如诸风、虚劳、消渴、水病、心腹痛、妇人血气、小儿诸病、耳病、目病等多科病证。该书还在药膳的制法和剂型上有所增加，共有食疗方剂 303 首，除粥、羹、索饼外，又有酒、散、饮、汁、煎、饼、面等及制作方法，简便而实用，在中医食疗学发展史上影响深远。

该书医方收载比《太平圣惠方》更多、篇幅更大，其载方之富、涉及病证之广、每证分类之细、治病方药之详，令医家叹为观止，堪称北宋时期的医学百科全书，至今仍是临床各科的重要参考书。

五、《太平惠民和剂局方》

本书是由宋太医局名医陈师文、陈承、裴宗元等奉朝廷之命，向民间广征确有疗效的验方，精选其中经反复试验行之有效者，分类编辑成册，并交给当时专门管理、经营药物的"和剂局"，按统一规格配方或制成丸散膏丹出售。这是我国第一部成药配方手册，成书前后经历最早雏形（《太医局方》）、初成（《和剂局方》）、定型（《太平惠民和剂局方》）三个阶段，经五次增补（"绍兴续添方""吴直阁增诸家名方""续添诸局经验方""宝庆新增方""淳祐新添方"）校订而成。

现存本为 10 卷，分诸风、伤寒、一切气、痰饮、诸虚、痼冷、积热、泻痢、眼目疾、咽喉口齿、杂病、疮肿伤折、妇人诸疾、小儿诸疾 14 门，共 788 方。凡属绍兴后增补的方剂，书中均标明年代。现代常用的二陈汤、十全大补汤、人参养荣汤、八正散、三拗汤、川芎茶调散、牛黄清心丸、四君子汤、失笑散、逍遥散、藿香正气散等名方均出于此书。《太平惠民和剂局方》在每首方剂之后，对于主治证候、药物组成、单味药炮制、成药修治方法、服法、剂量及禁忌等都有详细的记载。该书所载方绝大部分是中成药，有丸、散、丹、膏、锭、饼子、香、砂等成药剂型。本书在宋代不仅作为制药规范，而且还是医家的指南，其在法律上的权威性，一直到金元时期仍是官方从事药事管理必须遵循的准则。现行的《太平惠民和剂局方》是南宋许洪校订本。

六、《鸡峰普济方》

宋代张锐太医局教授编著。"鸡峰"为陕西宝鸡陈仓山之别名，因作者著书于此，故取之为书名。书于南宋绍兴三年（1133年）撰成，其后传本稀少。原书30卷，但在流传过程中散佚了部分卷帙，现存本为清代翻刻宋本，存26卷。

本书收方3000余首。卷一为绪论及炮制法，卷四至卷二十七按病证分类选录历代医方，卷二十八至卷二十九为丹诀，卷三十为备急单方。该书编选《外台秘要》《千金要方》《太平圣惠方》、宋代刘元宾之《神巧万全方》、宋人验方、民间单方，综合宋以前医疗经验，参以己见撰著而成，内容涉及内、外、妇、儿等各科，选方实用，辑录翔实，方简而法备。每方先详述病状，后列方药用法，其中有些方剂如参苓白术散、香苏散、常山饮等沿用至今而有卓效，而且收载均在《太平惠民和剂局方·绍兴续添方》之前。

七、《普济本事方》与《本事方续集》

南宋许叔微于绍兴二十年（1150年）撰成《普济本事方》10卷。后所著《本事方续集》亦10卷（一名《续本事方》），国内素无传本，各家书目也未见著录，至《中国医籍考》始见，称《类证普济本事后集》。现存日本与《本事方》合刊的享保、元文诸本，国内《三三医书》所载系据日本刻本的校刊本。

《普济本事方》初集按病分为23门，收方366首。内容涉及内、外、妇、儿、眼、五官等各科病证。该书文辞典雅，每多新见，后世医家有将其视为方书中之典籍者。续集所载各方较之初集更为详备，既有古代经验方，又有个人临床验证，如引述崔元亮《海上方》用生地黄一味治心痛，以及黄连、羊肝治眼病等。许氏因少时父母双双染病而亡，故"刻意方书"，对《伤寒论》进行了深入研究，于晚年"漫集已试之方，及所得新意，录以传远，题为《普济本事方》"，且附记当时诊疗之事实。因其内容精练翔实，很快便盛行天下，大有取代《太平惠民和剂局方》之势。该书有方有法有论有案，议论精到，颇多创见，多为后世传颂。

八、《宣明论方》

又名《黄帝素问宣明论方》《医方精要宣明论方》，金代刘完素撰于1172年，该书的问世，填补了《内经》诸论有病少方的缺陷。此书原载方348首，元明以后刊行的本子有后人新增之方，如"菊叶汤""补中丸"等。

本书为方书体例，每门先列总论，阐发运气之理，兼收各家方论，然后补以方治。全书15卷，将《素问》一书所记载的各种病名和证候加以整理，共计62证总分为18门。卷一至卷二诸证门列述煎厥、薄厥等证，卷三风门，主要论述中风等病证治，卷四热门，卷五至卷六伤寒门，卷七积聚门，卷八水湿门，卷九痰饮门、劳门，卷十燥门、泄痢门，卷十一以后则为妇科、外科、五官科诸疾等内容。每病先引《素问》有关理论，然后逐条分析其病因病机、诊断、治则，再列入主治之方，所选方剂既有历代名医之方更有其自创之方。如治疗瘖痱的地黄饮子、治风热壅盛的防风通圣散、治暑湿证的桂苓甘露饮等，至今仍为临床行之有效的常用方。其方宗仲景制方之旨，杂病治疗诸方多取法于《金匮要略》，治热病多用寒凉药物，反映了作者学术思想和处方选药的特点。对病证的治疗多因证制宜，寒温药物并用，如治蛊病，小腹急痛，便尿失精，溲而出白液，用大建中汤；内夺而厥，舌喑不能言，二足废不为用，用地黄饮子。

九、《济生方》与《济生续方》

南宋严用和于宝祐元年（1253 年）撰成《济生方》。15 年后，为补其不足，又撰成《济生续方》。原书已佚，现从《永乐大典》中辑出 8 卷，著名的归脾汤、济生肾气丸、济生橘核丸、清脾散等方剂源出此书。

本书正集 10 卷，分 78 篇，载方 400 余首，续集 8 卷，24 篇，90 方。严氏鉴于当时一些大型方书各病证引方过多，药味庞杂，不利临床选用的现状，遂结合自己 30 余年的临床心得，选择方书中疗效肯定的方剂，以及自己所创并尝试有效的新方（包括古方之化裁方），如疏凿饮子、归脾汤、四磨汤、橘核丸、小蓟饮子、当归饮子、加味肾气丸（即《金匮要略》肾气丸加车前子、牛膝）等，著成是书。该书卷二至卷七为内科疾病，先以五脏分门，次以杂症为门，每门之中排列病种，每病则立论在前，附方于后。其医论部分主要取前代医经之精华，同时兼取宋代名家方论，特别是《三因方》对其影响最大。全书立论精当，辨证简明，制方不繁不泛，既有继承，又有创新，切合临床实用。

十、《御药院方》

历史上名为《御药院方》的书有两种，一为《证类本草》所引的《御药院方》，但此书《宋志》不载，可见亡佚已久。这里介绍的是元太宗朝医官许国祯、韩国瑞等所集者，许氏等在御药院淳祐二年（1242 年）所刊方书基础上正讹补缺，详加修订，成书于元世祖至元四年（1267年）。该书明清后国内已失传，现存本为日本千贺芳久于宽政戊午年（1798 年）仿刻朝鲜癸巳刊本。

本书分类方法与编撰体例与《太平惠民和剂局方》类似。分 11 卷，风药、伤寒、一切气、痰饮、补虚损、积热、泄痢、杂病、咽喉口齿、眼目、洗面药、疮肿伤折、妇人诸疾、小儿诸疾14 门，1089 方。所收方剂因是献于宫廷中使用，非亲验疗效、屡试不爽者，恐不敢轻易进献。故书中多记有"前臣常自服，及与他人服之，皆得效验""施人亦屡应""与人服饵，而皆应效"等。所载剂型、服用方法颇具特色，剂型以成药为主，有丸、散、膏、丹、酒、饮、露、煎、茶、浆、香、梃子、饼子、糖块等。仅丸剂的制作，赋形剂和大小即千差万别，丰富多彩，制衣有金箔、银箔、朱砂、青黛、寒水石之异；在给药途径上有多种外用方法，冲服或化服丸剂则根据病情分别施以不同汤剂。书中还收录了前代已佚书中的内容，如《秘宝方》的苁蓉丸、《必用方》的戊己丸等。美容外用方专载"皇后洗面药""御前洗面药"等 24 首；补虚损载有黑髭鬓、驻颜色、固牙齿、润泽肌肤的内服 34 首，还散载有黑发、润发、生发、去油、除垢、去屑、美面、去皱、莹肌、退毛、洗牙、洁齿等外用方 30 余首，突出了宫廷用药的特色。

十一、《东垣试效方》

又名《东垣效验方》《东垣先生试效方》。为李杲弟子罗天益于至元三年（1266 年）将李氏平生所用之经验效方辑录、整理而成，由明初倪维德校订刊行于世。

全书 9 卷，分为 24 门，先论常用药 85 味之心得与七方十剂，后述各证候之病源、治法、诸方，以饮食劳倦居其首。辑方 240 余首。其中部分方剂见于《兰室秘藏》一书，可以互参。

书中方剂别具特色，配伍精当，疗效卓著，如名方普济消毒饮、益气聪明汤等，深受后世医家推崇。书中所涉病证广泛，但以治脾胃病方为重点，方中贯穿的升阳益气、甘温除热等主张，反映了"补土派"之特色。

十二、《世医得效方》

元代危亦林编撰。作者因感于世之医书浩瀚，卒有所检，目不能周，遂将家传五世积累的经验方剂，按元代所定的医学科目（大方脉杂医科、小方科、风科、产科与妇人杂病科、眼科、口齿兼咽喉科、正骨兼金镞科、疮肿科）分类，历经10年，于至元三年（1337年）编成是书，至正五年（1345年）刊行。

本书19卷，内容包括中医内、外、妇、儿、骨伤、五官等各科疾病231种。每门之下首论病源证候，继则分症列方，并附针灸之法。全书共载医方3300余首，其中有危氏辑录的古方，也有家传之经验秘方，且多行之有效，如治津枯便秘的五仁丸、治心虚胆怯的十味温胆汤等。每方之下设有主治、组成、用法及加减变化，内容详备。该书具有重要的考据与临床实用价值，其中卷十八为正骨兼金镞科，在用药方面，列"用药加减法"和"通治"的方剂，筛选了历代治伤的药物25味，附以随证加减，并载骨伤科方60余首及中药麻醉法。

十三、《丹溪心法》

本书由朱丹溪门人据其所述，集其要旨整理而成，经三次编定，于明成化十七年（1481年）成书。该书全面传承朱丹溪学术思想，特别是在总结阐发滋阴降火之法中充实了治法理论。

全书5卷，分列100则，内外妇儿各科疾病几无不备。载方千余首，其中左金丸、大补阴丸、固经丸、虎潜丸、越鞠丸、二妙散、萆薢分清饮等方至今仍为临床常用，这些方剂依其"阳常有余，阴常不足"之说，体现了治病从气、血、痰、火、湿、食着手的思想，是研究治气、治血、治痰与滋阴等方剂的重要参考。如灵巧化裁四物汤治阴虚，夹痰加枳壳、半夏、竹沥、姜汁；发热加黄柏、黄芩、龟甲；火旺加黄芩、栀子、童便，甚至加大承气汤；热毒加黄连、黄芩、大力子、甘草。以四物汤为主治血热，热甚加黄柏、黄连、栀子；气滞加香附、牛膝。以四物汤为主治血虚，热甚加解毒之品，血热加黄连、黄柏、生地黄，气虚加四君。以四物汤为主清降上窍、升下窍治疗血证，体现了据出血部位用药的特点：上窍出血以四物汤加童便、川牛膝清降引血热下行，下窍出血以四物汤加升麻升举阳气，是后人"上血必降气，下血必升举"的早期实践。现行本为程充编修，由明代文人程敏政为之作序者，是较为完善的版本。

第三节　明清时期的方书

一、明代的方书

明代现存的方书在汇集方剂的广度、研究方剂的深度和种类上都远远超过了前代。从广度看，有当时历史上最大的一部方书《普济方》（1406年）426卷；从深度看，有第一部方解专著《医方考》（1584年）6卷、第一个将方剂按治法分类的《新方八阵》与《古方八阵》（1636年）11卷；从名医心法、医方传承看，有程充整理编修的《丹溪心法》（1482年）5卷。

在方书的种类上，除汇编各科方剂的综合类方书，如徐用诚的（刘纯续增）《玉机微义》50卷、李恒的《袖珍方》4卷、胡源洁的《卫生易简方》12卷（此书载一二味药小方居多，堪称集易、简方之大成）、董宿（方贤续补）的《奇效良方》（1470年）69卷、周文采的《医方选要》10卷、张时彻的《摄生众妙方》11卷、龚廷贤的《万病回春》8卷与《鲁府禁方》4卷、龚信的《古今医鉴》、张浩的《仁术便览》4卷、王肯堂的《证治准绳类方》（1602年）8卷、万表的《万氏家抄方》6 卷、芮经的《杏苑生春》8 卷外，还有以介绍方法简便、药物易得之单方验方为主的方书，如姚思仁的《箓竹堂集验方》6 卷、潘之泮的《因应便方》2 卷、徐涉的《亲验简便诸方》1 卷、喻政的《虺后方》1 卷、佚名氏的《穷乡便方》等；亦有便于读者诵记的歌诀类方书，如龚廷贤的《种杏仙方》4 卷、佚名氏的《用药歌诀》等；还有专门记载急救方药的方书，如张时彻的《急救良方》2 卷、张子麒的《方外奇方》等。

在方书的编撰方式上，除传统的以病证统方的形式，又出现了以主方为纲，下列类似附方的类方形式编撰的方书，如王良璨的《小青囊》（1573 ～ 1619 年）10 卷、施沛的《祖剂》（1640年）4 卷；有按汤、饮、散、丸、膏等剂型分类的方书，如戴思恭的《证治要诀类方》4 卷等；按经络分类方剂的王君赏的《医便》5 卷等。方书之形式日渐丰富。

二、清代的方书

清代现存的方书数量之多是任何历史朝代都不能相比的。其特点有①偏于实用性，以汇编单方验方的小型方书为多，而综合性的大型方书少，特别是这一时期没有一部由政府组织编撰的大型方书。②研究方剂配伍理论之风盛行，故方论类著作大量涌现。③方书的种类与编撰形式较之前代更为丰富多样。

其中方论类专著，有罗美的《古今名医方论》（1675 年）4 卷、汪昂的《医方集解》（1682年）3 卷、张璐的《千金方衍义》30 卷、王晋三的《绛雪园古方选注》（1732 年）3 卷、吴谦等的《医宗金鉴·删补名医方论》（1742 年）8 卷、叶天士的《本事方释义》10 卷（1745 年）、吴仪洛的《成方切用》13 卷、徐大椿撰与陆士谔增订的《增注古方新解》8 卷、费伯雄的《医方论》4 卷、缪问与王旭高阐释的《宋陈无择三因司天方》2 卷、周学海的《评注史载之方》2 卷等。

综合类方书，有张璐的《张氏医通》16 卷、项天瑞的《同寿录》4 卷、徐大椿的《兰台轨范》8 卷、陈杰的《回生集》2 卷与《续回生集》2 卷、爱虚老人的《古方汇精》5 卷、汪汝麟的《证因方论集要》4 卷、祝勤的《卫生鸿宝》6 卷、云川道人的《绛囊撮要》5 卷、梁廉夫的《不知医必要》4 卷、王馥原的《医方简义》6 卷、张朝震的《揣摩有得集》等。

专门记载有效单方验方或用药简便廉的方书，有孙伟的《良朋汇集》5 卷、吴世昌的《奇方类编》2 卷、年希尧的《集验良方》6 卷、魏祖清的《村居救急方》7 卷、陶东平的《惠直堂经验方》4 卷、华岫云的《种福堂公选良方》4 卷、赵学敏的《串雅内外编》（1759 年）8 卷、鲍相璈的《验方新编》2 卷、虞仲伦的《医方简易》1 卷、王桂舟的《不药良方》2 卷、恬素的《集验良方拔萃》2 卷、谢元庆的《良方集腋》2 卷、孟文瑞的《春脚集》4 卷、文晟《偏方补遗》7 卷、黄统的《经验良方大全》10 卷、罗世瑶的《行军方便便方》3 卷、王世雄的《四科简效方》4 卷、梅启照的《梅氏验方新编》7 卷、赵濂的《内外验方秘传》2 卷、墨磨主人的《古今良方》32 卷、刘徽纪的《无医方便》2 卷等。

便于读者诵读记忆的歌诀类方书，有汪昂的《汤头歌诀》（1694 年）1 卷、陈修园的《长沙方歌括》6 卷、《金匮方歌括》6 卷及《时方歌括》2 卷、吴辰灿等的《景岳新方歌》、程曦的《方歌别类》1 卷、王泰林的《退思集类方歌注》与《医方歌括》等、黄保康的《吴鞠通方歌》1 卷与《陈修园方歌》1 卷、许栽的《古今名方摘要歌》1 卷、包育华的《经方歌括》1 卷、张秉成的《成方便读》4 卷、方仁渊的《新编医方汤头歌诀》等。

最早的记载外治方的专书，有程鹏程的《急救广生集》、吴师机的《理瀹骈文》。

专门汇集本草著作中方剂的方书，如蔡烈先的《本草万方针线》8 卷、佚名氏的《增订本草附方》2卷、曹绳彦的《本草纲目万方类编》32卷、喻昌的《喻选古方试验》（本草纲目方）4卷等。

专门记载某一种或某一类病证的方书，有潘为缙的《血症经验良方》1卷、倪涵初的《疟疾诸方》、汪汲的《怪疾奇方》1卷、徐文弼的《新编救急奇方》2卷、何其伟的《救迷良方》（专门记载戒除鸦片烟瘾的方剂）1卷、张鹤年的《治癫狗咬伤经验救急神效方》、费友棠的《急救应验良方》1卷、田绵维的《医方集锦》（记载易被忽略的病证与急证方）1卷、田宗汉的《痰饮治效方》2卷、汪汲的《解毒编》1卷（解诸毒的单验方）等。

当时市售各种中成药的汇编，有乐凤鸣的《同仁堂药目》、王鸿翥的《王鸿翥堂丸散集》《万承志堂丸散全集》、胡雪岩的《胡庆余堂丸散膏丹全集》、京师药行商会同人编辑的《京师药行商会配方》等。

在方书编撰形式上，除传统的按病类方的方书外，还有诸多按功效类方的方书，如汪昂的《医方集解》、吴仪洛的《成方切用》、张秉成的《成方便读》等；亦有按身体各部位，如上、中、下、四肢等类方的方书，如王晋夫《医方易简集》9卷、王者瑞的《居家远行随身备急方》10卷；还有按脉之浮、沉、迟、数类方的方书，如龙柏的《脉药联珠古方考》3卷；亦有按易经六十四卦类方的方书，如恩年的《易成及易成方》2卷等。

三、明清时期重要方书介绍

1.《普济方》　明代周定王朱橚通晓医药，亲自广采博收古今方剂，又命教授滕硕、长史刘醇等共同订定，于1390年编成这部古代最大的方书。本书自明永乐四年（1406年）刊行后，由于卷帙浩博，原刻本渐散佚，唯《四库全书》保留了全书内容。

全书426卷，分为1960论，2175类，共载明以前各家方书与各种传记、杂说、道藏与佛书中的方剂61739首。全书包括方脉、药性、运气、伤寒、杂病、妇科、儿科、针灸及本草等多方面内容。大致分为12个部分，以病统方，如卷八十至卷二百五十记载内科杂病方剂，其中包括治疗诸风、寒暑湿、积热痼冷、伤寒、时气、热病、身热、咳嗽、喘、痰饮、积聚、消渴、诸痹、水病、黄疸、诸疰、呕吐、泻痢、诸虚、劳瘵、诸虫、脚气等疾病的方剂。以小便淋秘门为例，其下分为"小便难""小便不通""小便利多""小便遗失"等病证，每病证下列出相应方剂。其中，"小便不通"下列有通关瞿麦汤、石韦汤、蒲黄汤、透水散、治下冷小便不通方、鸡苏散、滑石散、硝石散、鸡苏饮、大黄丸、宣气散、葵子汤等方。由于一方多治而见于数门或数病的情况比比皆是，如犀角散、瞿麦散、石韦散既见于小便难，又见于小便不通。所引内容大多注明出处，保存了大量古代医学文献，除了《外台秘要》《太平圣惠方》《圣济总录》等现存医籍外，还引用了《临产救急》《经效济世方》《傅氏活婴方》等60余部已佚方书的内容。故此书在古医籍的校注考证方面有着重要参考作用。

该书对明初及明以前的方剂做了一次大规模的整理，对后世的影响很大，如李时珍的《本草纲目》中所附之方，采用本书者甚多。近有李冀等对本书所载方剂进行了全面而系统的整理、校勘、诠释，著成《普济方注录》一书。

2.《奇效良方》　又名《太医院经验奇效良方大全》，原为明太医院使董宿正统十四年（1449年）所辑，但未完成，后经太医院判、迁院使方贤续补，杨文翰校正，于明成化六年（1470年）刊行。

本书69卷，汇集宋至明初医方之精华7000余首，综合内、外、妇、儿等各科医疗经验，将各科方剂按不同的病证治则分类编纂。全书分风、寒、暑、湿、燥、火、伤寒、疟、痢、泄泻、气、隔噎、脾胃、翻胃、呕吐、霍乱、诸虚、咳逆、心痛、腰痛、胁痛、秘结、痰饮、眼目、针灸、正骨兼金镞、妇人、小儿等 64 门，每门之下再分小类，每类均先论后方，每方除载药物组成、分量外，对于用法论述尤为详尽。如在疟门之下又按照经络将方剂分为足厥阴肝、手太阴肺、足太阴脾、手少阴心、足少阴肾、足少阳胆、足太阳膀胱、足阳明胃 8 类。按病证、病因、归经综合分类方剂，每一病证前先详论病源、辨证与治则，其论多本《内经》《脉经》等书，后列各治方，这些方剂大多配方合理，且有良效，保留了大量我们今天看不到的金元药方。该书将病证、病位、病因、功用、剂型等分类法加以综合对方剂进行分类，一方面是由于原有的单一方剂分类方法已不能满足方剂数量急剧增长的需要，另一方面也说明明代医家已经开始注重从方剂内部的特性出发来分类方剂，试图寻找一种系统实用、切于临床的方剂分类法。也正是明代医家这种大胆的尝试，为清代汪昂《医方集解》所创分类法提供了思路。

该书内容丰富，条分缕析，所选方剂均多奇效，切于临床实用。作者为太医院御医，既有很高的理论水平，也有丰富的临床经验，故此书深受医家的欢迎。其中许多方剂被《本草纲目》收录，现有商务印书馆的排印本。

3.《小青囊》 明代王良璨撰，成书于明万历年间（1573～1619 年），早于《祖剂》。内容及编撰体例独具特色，切合临床实用，该书在国内失传已久，《海外回归中医善本古籍丛书》收录此书。

本书 10 卷，前 8 卷为"附方"，卷九为"用药"，卷十为"诸贤论"。"附方"的特色在于没有采用明以前众多方书"以病统方"的编排形式，而是以主方统领其他加减化裁之方。全书载主方 39 首，其中既有张仲景的经典方，也有元、明两代盛行的医方，从主方之中又演变出 339 首化裁方，如四物汤化裁出的方剂就达 53 首：在主方基础上加减形成的方剂"加减汤"，有四物二连汤、奇效四物汤、风六合汤、虚寒六合汤、湿六合汤、增损四物汤、犀角地黄汤等 46 首；主方与另一个或几个方剂合并之后形成的方剂"合和汤"，有八珍汤、三和汤、玉烛散、柴胡四物汤、解毒四物汤、茯苓补心汤、十全大补汤等 7 首。《小青囊》与《祖剂》均以组成分类方剂，但二书同中有异，《小青囊》以临床应用为主旨，通过主方药味的加减，以及与其他方剂的联合使用，扩大了主方的治疗范围，有利于学习者掌握更多的遣方用药技巧，同时还可以研究每类方剂的源流关系和用药变化。

4.《医方考》 明代医家吴崑所著，为历史上第一部方论专著。初刻于明万历十二年（1584 年）。

全书 6 卷，按方剂主治病证分列中风、伤寒、感冒、暑湿、瘟疫、大头瘟等 72 门，"取古昔良医之方七百余首，揆之于经，酌以心见，订之于证，发其微义"。每门前设有小叙，提要本门重点和病名所出。每个方证后面，引经据典，附以或师说，或己验。这种体例具有条理清楚、易学易记的特点。每门下列一证，先论病因，次列诸家治法，再汇集名方，每方下列药物组成、功效、适应证及详细的方义分析，条理清晰，便于应用。如中风门列有乌梅擦牙关方、稀涎散、通顶散、苏合香丸、二陈汤、四君子汤加竹沥姜汁方、四物汤加桃仁红花竹沥姜汁方、八味顺气散、乌药顺气散、牵正散等方。每方"考其方药，考其见证，考其名义，考其事迹，考其变通，考其得失，考其所以然之故"。从方剂的命名、组成用药、功效、适应证、配伍意义、加减运用、禁忌等各个方面进行了详细的考证阐释。其方论既参考经典医籍与历代医家之说，又有自己独到的见解，为后人准确理解与应用这些方剂提供了重要的帮助。本书影响很大，清代吴仪洛所撰的《成方切用》，就是在此书与汪昂的《医方集解》的基础上增辑而成。

该书标志着方剂学理论研究进入提高阶段，开始注重规律性探讨，成为后世方剂学理论研究及临床运用的依据。原书初刻本已佚，现存明万历十四年（1586 年）亮明斋刊本，为最佳版本，并有以此为底本的点校本出版。

5. 《证治准绳·类方》　又名《杂病证治·类方》《类方》《王损庵先生类方》，成书于万历三十年（1602 年）。为明代王肯堂《六科证治准绳》之一，系将《杂病证治准绳》所用之方汇集而成，故其卷次、分类顺序均同于此书。

本书收入明以前 40 余种医籍中治疗杂病诸方 2925 首，可谓集明以前杂病用方之大成。所引诸方大多标明来源，已所创制者则以"自制"二字注明。除记载各方之基本内容外，有些重要之方则引名医之论加以阐发。是书按方剂的主治病证分类，卷一为卒中暴厥、中风、中寒、中暑、中气、中湿等；卷二为气病、水肿、胀满、积聚、痰饮等；卷三为呕吐膈气、反胃、噎膈、霍乱、血证等；卷四为头痛、胃脘痛、痹证、痿证等；卷五为疬风、破伤风、痉、颤振、眩晕、癫、狂、痫等；卷六为泄泻、大小便不通、淋证、遗精、痔等；卷七为目病、伤寒愈后之病等；卷八为耳鼻咽喉病、蛊毒、虫积等，共计 128 类。每证首列名方，次列诸家及王氏经验方，并一一详加考订。对于复杂病证，则首列诸家有关病因、病机、治则、用药之论，以供参酌。所录前人方剂，均注明出处；所辑诸方，多为临床常用效方。如虚劳类列有四君子汤、四物汤、十全大补散、圣愈汤、六味丸、八味丸、加减八味丸、黑地黄丸、还少丹、续断汤。王氏对于方剂的阐释博采众家之长，同时也积累了自己独特的心得体会，如他认为四物汤中的地黄"乃通肾经之药也……脐下痛，非此不能除"，这与当时医界普遍所持地黄滋腻"泥膈"的观点恰恰相反。再如王氏阐发"黑地黄丸"（熟地黄、苍术、五味子、干姜组成）一方妙谛，称其为："治阳盛阴衰，脾胃不足，房事虚损，形瘦无力，面多青黄，而无常色，此补气益胃之剂也"，把黑地黄丸作为补气益胃之剂来认识，与张景岳的熟地黄补土"厚肠胃"说异曲同工，足证其说亦非介宾一人独发也。

该书观点平正，不偏不倚，为历代医家所崇尚。但其中也杂有一些药名难考、主治不明的方剂。这种以病（证）统方的分类法，为医生按图索骥、依病检方提供了便利，便于临床用药。现传世者为万历年间的初刻本。近年人民卫生出版社出版了该书的点校本。

6. 《古方八阵》与《新方八阵》　明代张景岳撰《景岳全书》，刊于 1636 年。在书中张氏称治则治法为"八略"，将方药主治的论述称"八阵"，根据"八略"而列"八阵"，《古方八阵》9 卷、《新方八阵》2 卷，发展了按治法分类方剂的方法。

《古方八阵》收录古方 1516 首，《新方八阵》载有自拟方 186 首。张景岳鉴于"古方之散列于诸家者，既多且杂，或互见于各门，或彼此之重复"，巧妙地将古代朴素的军事辩证法思想引入中医药学领域，而"类为八阵，曰补、和、攻、散、寒、热、固、因"。"八阵"分类方剂有纲有目，简明扼要，大、中、小法融会贯通，不仅是方剂分类的一大改进，更可贵的是将古代的军事思想引入中医药学领域，借以提高组方遣药水平，启迪人们学会灵活的用方法则，是一个大胆的创新。此二篇一改既往以病证类方的方书编写形式，取用药如用兵之意，将方剂按补、和、攻、散、寒、热、固、因八种功用进行分类，突出了治法对方剂的统摄作用。作者并在《景岳全书·新方八略引》中解释说："补方之制，补其虚也。""和方之制，和其不和者也。""攻方之制，攻其实也。""用散者，散表证也。""寒方之制，为清火也。""热方之制，为除寒也。""固方之制，固其泄也。""因方之制，因其可因者也。"新方八阵中的右归丸（饮）、左归丸（饮）、玉女煎、济川煎、柴胡疏肝散、暖肝煎等疗效卓著，至今仍为临床习用之方。八阵之外，复列有妇人、小儿、痘疹、外科诸方，以便临证应用。《古方八阵》与《新方八阵》在中医方剂学发展史上占有重要的地位，发展了明以前按功用分类方剂的思想，以法统方，使方剂的分类更加纲举目张。作者还大大丰富了方剂学内容，其制方、用方思想，可为现今临床制方、用方提供思路。

7.《祖剂》 明代施沛著，4 卷，成书于崇祯十三年（1640 年），是一部按方剂的组成进行分类、对明以前流传之常用方进行介绍的方书。

作者认为，历代医家所传之方剂均可溯流追源，有宗有祖可考。故以《素问》《灵枢》《汤液》之方为宗，以《伤寒》《金匮》之方为祖，即主方 74 首；以《肘后备急方》《太平惠民和剂局方》、李东垣、朱丹溪之方等为流，即附方 787 首，一类一类方剂进行介绍，意在"上溯轩农，其于方剂之道，庶几焉近之矣"。例如桂枝汤下附桂枝葛根汤、桂枝加附子汤、桂枝加厚朴杏仁汤、桂枝加芍药汤、桂枝加桂汤、桂枝新加汤、桂枝加龙骨牡蛎汤、桂枝救逆汤、桂枝加大黄汤、桂枝去芍药汤、桂枝附子去桂加白术汤、茯苓甘草汤、桂枝甘草龙骨牡蛎汤、桂茯五味甘草汤、葛根汤、葛根加半夏汤、解肌汤、阳旦汤、阴旦汤、小建中汤、黄芪建中汤、当归建中汤、大建中汤、建中汤、桂枝麻黄各半汤、桂枝二麻黄一汤、桂枝二越婢一汤等 37 方。麻黄汤下附麻黄杏仁甘草石膏汤、甘草麻黄汤、麻黄附子细辛汤、麻黄附子甘草汤、麻黄加术汤、麻黄杏仁薏苡仁甘草汤、麻黄连翘赤小豆汤、麻黄加生地汤、麻黄黄芩汤、大青龙汤、小青龙汤、小青龙加石膏汤等 12 方。有些方后还附有作者之注释按语。书后附《云起堂诊籍》，记载了施氏医案 27 则。这种从方剂本身性质对方剂进行分类研究，以类方形式编辑的方书，对追溯方剂之源流，了解其变化运用规律，举一反三地掌握大量有效方剂极有裨益。现传世者为原刻本及中医古籍出版社影印本。

8.《古今名医方论》 明代罗美编著，是一部实用方论著作。罗氏选辑前人医论名言，并汇通《内经》等诸经微旨，编成《古今名医汇粹》。但因该书有论无方，遂收录清以前历代常用方剂与自订方编成是书，于清康熙十四年（1675 年）刊行。

本书 4 卷，精选方剂 150 余首，汇辑名医方论 200 余则。每方先载方名，次叙主治，再述药物组成与煎服法，最后录入古今名医如柯韵伯、喻嘉言、张景岳、张路玉、赵以德、程郊倩等有关此方的论述，所选方论各具特色，其中以《伤寒论》方与柯氏的方论最多。方论少则 1 条，多则数条不等，也有数方一论者。该书详论药性、方剂配伍和命名、适应证等。正如罗氏在凡例中指出"是编非但论其方之因、方之用，详其药性、君臣制法、命名之义而已，必论其内外新久之殊、寒热虚实之机，更引诸方而比类之，又推本方而互通之，论一病不为一病所拘，明一方而得众病之用，游于方之中，超乎方之外，全以活法示人"，意在示人以规矩准绳，启发读者触类旁通，举一反三。有些方后还附有罗氏对方论之评语，指出其精义所在，进一步突出了方论在方剂专著中的地位。

本书刊行后，在清代曾多次重刊，有单行本，也有与《古今名医汇粹》合刊本。吴谦《医宗金鉴》以本书为基础增减成《删补名医方论》，进一步扩大了该书影响。该书对后世医家深有影响，为方剂学的发展作出了一定贡献。现有点校排印本出版。

9.《医方集解》 清代汪昂编撰，1682 年刊行。汪氏在编辑《本草备要》的同时，很重视方剂理论指导的作用，指出"读方不得其解，治疗安所取裁"，于是"会集众说，由博返约"阐发方义，兼辑《医方集解》一书，使本草、方剂与临床实践相辅而行。

本书共收古今之中正平和、诸书所共取、世所常用正方 377 首，附方 488 首，分为补养、发表、涌吐、攻里、表里、和解、理气、理血、祛风、祛寒、清暑、利湿、润燥、泻火、除痰、消导、收涩、明目、痈疡、经产及救急良方共 22 门。在每门开始，简要地阐述其涵义，然后每方依次叙述其适应证、药物组成、方义解释、附方加减等，同时对有关病源、脉候、脏腑、经络、药性、服法均有所论析。汪氏特别强调方解在方剂专著中的意义，认为只有掌握了方解，才能抓住方剂的要害，灵活加减变化，"否则执方治病而病不瘳，甚至反以杀人"，从而使方解在方剂学专著中的地位进一步确立。书中所选各方药味简练，组方严谨，并通过附方对主方的药味加减变化起到对主方举一反三、变通化裁的作用，使选方的实用性进一步加强。该书所载之方与前人方论均注明来源，保留了一些原书已佚而疗效卓著的名方，如龙胆泻肝汤、金锁固精丸等，汪氏见解则以"昂按"标明。作者还将本来属于中药药性范畴的归经理论，扩展成为方剂归经。该书以法统方，集众家大成，实为由博返约之书。该书以"因"统方与以"法"统方有机结合，较好地诠释了"方证相应"观念，更符合中医辨证求因、审因论治的辨治程序，同时体现中医理、法、方、药一贯的特点，完善了中医方剂学分类体系。这种新的综合分类法成为现代方剂学分类的基础，虽有古今精粗之别，但汪氏创制新的方剂综合分类法功不可没。

该书于清康熙二十一年（1682 年）刊行后，多次重刻，其中刻本最精者，首推《增评童氏医方集解》。另费伯雄根据大量的临床体会撰《医方论》4 卷，依次对本书逐方予以评述，可供参考。

10.《汤头歌诀》　清代汪昂撰，1 卷，是影响最大、流传最广的一部歌诀类方书。汪昂在编写《医方集解》之后，又总结前人经验，精心研究，巧妙构思，按南朝沈约诗韵，编成七言歌诀208 首，1694 年著成此书。

本书收方 308 首，分补益、发表、攻里、涌吐、和解、表里、消补、理气、理血、祛风、祛寒、祛暑、利湿、润燥、泻火、除痰、收涩、杀虫、痈疡、经产等 20 类。如开卷第 1 首"四君子汤中和义，参术茯苓甘草比；益以夏陈名六君，祛痰补气阳虚饵；除却半夏名异功，或加香砂胃寒使"，寥寥数语便将四君子汤、六君子汤、异功散、香砂六君子汤的药物组成、功效概而论之，既泾渭分明，又相互联系，可以说是至简至要，且便于诵读记忆。每一歌诀下有简要注释，说明方义、主治、应用，实为一部重要的中医学入门书，在方剂学发展史上占有重要的地位。该书方歌"歌不限方，方不限句""或一方而连汇多方，方多而歌省"，并示古人用药触类旁通之妙，间及加减之法，便人取裁。

《汤头歌诀》这种编写构思对后世影响很大，自该书刊行后不断有各种刊本、续补本、增注本、白话本等问世。20 世纪 70 年代，人民卫生出版社出版了《汤头歌诀白话解》一书，为今天学习中医者提供了方便。

11.《绛雪园古方选注》　又名《十三科古方选注》，3 卷，清代王子接撰注，门人叶天士、吴蒙等校定，成书于雍正十年（1732 年）。

全书收方 345 首，上卷按和、寒、温、汗、吐、下剂归类《伤寒论》113 方、397 法：如桂枝汤为和剂祖方，统桂枝甘草汤、芍药甘草汤、小柴胡汤、生姜泻心汤、黄连阿胶汤、乌梅丸等44 方；白虎汤为寒剂祖方，统白虎加人参汤、竹叶石膏汤等 10 方；四逆汤为温剂祖方，统通脉四逆汤、人参四逆汤等 19 方；麻黄汤为汗剂祖方，统麻黄杏仁甘草石膏汤、麻黄附子甘草汤等13 方；栀豉汤为吐剂祖方，统栀子甘草豉汤、瓜蒂散等 5 方；承气汤为下剂祖方，统小承气汤、桃仁承气汤、大陷胸汤、十枣汤等 24 方。中下卷则记有内、女、外、痘疹、五官、折伤等科的汤、丸、散方，对《金匮要略》和《内经》所载的一些方剂也进行了解析，对《备急千金要方》《外台秘要》《太平惠民和剂局方》《济生方》《圣济总录》以及钱乙、刘完素、李东垣、朱丹溪等诸家良方，亦辑而注之，如四君子汤、归脾汤、温胆汤、《外台》茯苓饮、桂苓甘露饮、补中益气汤、大补阴丸等，统而称曰"古方选注"。本书是论述方剂配伍意义的专著，其中对于君臣佐使之义，铢两之宜，加减之道，均有独到见解。

12.《医宗金鉴》之《删补名医方论》 《医宗金鉴》由吴谦等于乾隆年间（1742年）奉政府之命编辑，凡90卷，所收方剂各科兼备，方药叙述系统扼要，切于实用，其中卷二十六至卷三十三为《删补名医方论》。

《删补名医方论》选取《伤寒》《金匮》《千金方》《外台秘要》诸书及刘完素、王好古、张子和、李东垣、朱丹溪、薛己诸方之佳者，采录成编，载汉、唐、元、明以来名方195首。除记述原方方名、主治及处方外，更精选成无己、吴崑、李中梓、柯琴、汪昂诸家方论，因各家"于医方虽各有发明，但其间或有择焉未精、语焉未详者，复推其立方之意，综其简要，删繁补缺，归于明显"，故名曰《删补名医方论》。全书按温、清、消、补等分为8卷，每方先列主治病证、药味剂量、制法服法，后附医学名家之论说作为注解，以说明方药配合、药理作用及加减变化。

本书是医学史上第一部由官方修订并刊行的方论专著，对于推动中医方剂学术的发展，提高临床组方用药的疗效，具有非常重要的意义。

13.《串雅内外编》 清代赵学敏编撰，成书于1759年，为其所辑《利济十二种》医学著作中的一种。

本书初刊时为1册，后又有分为《串雅内编》与《串雅外编》两册的版本。书中三分之一的内容来自同宗老走方医赵柏云的口述及手抄本方书，并参入《百草镜》《救生海》《养素园》《江闽方》等书籍，以及当时社会上流传的经验效方汇集而成，实属"走方医"（行医以摇串铃为标识）的经验汇集，故取名《串雅》。该书载列处方400多个，按照铃医的术语，分截（使病邪外出）、顶（催吐）、串（泻下）及单方等四类，每类之下，又分总治、内治、外治、杂治等项，治疗范围包括内外各科、一般常见疾病和一时难明原因的杂病等。本书所收之方具有简、便、廉、验之特点，如五倍子研末涂脐部治疗盗汗、吴茱萸贴足心治咽舌生疮等，至今仍有很高的临床实用价值。

14.《验方新编》与《梅氏验方新编》 《验方新编》为清代鲍相璈所撰，于道光二十六年（1846年）付梓后，深受医家和百姓欢迎，在民间广为流传，反复刊刻，版本众多。后清代梅启照于光绪四年（1878年）重刊此书时，又增入部分民间验方，书名《梅氏验方新编》。现有单行本，也有与《验方新编》的合刊本。

本书记载了当时民间流行的单方、验方、偏方、便方及各种治疗方法6000余条，按部位或病证分为18卷，99门。所涉范围极广，临床各科治方、食疗方、急救方、内服、外用、针灸、按摩、捏脊、刮痧、引流、心脏按压、人工呼吸、放血、心理疗法等无所不包。所列各方，用药少而易得，其中许多方剂至今仍被临床广泛运用，如名方四妙勇安汤等。

《验方新编》问世后，曾在民间广泛流传，并多次翻印，在当时引起了很大反响，带动了近代编写验方类医书的潮流。近年人民卫生出版社出版了此二书的合刊点校本。

第四节　近现代的方书

自1911年至今，中医方书在内容和形式上均与前代各个时期有了很大的变化。特别是在医籍中融入了大量西方医学的观点与理论，代表著作有张锡纯的《医学衷中参西录·处方讲义》（1909年）、丁福保的《中西医方汇通》（1910年）、恽铁樵的《验方新按》（1926年）、叶橘泉的《近世内科国药处方集》（1936 年）（6 集）与《近世妇科中药处方集》（1954 年）、马振亚编的《中药方剂免疫药理研究》（1986 年）、彭文协等编著的《汉英对照中西医汇通常用方药》（1996 年）、赖天松主编的《中西医汇通常用方剂》（1999 年）、刘公望主编的《按病索方》（2007 年）等。在方书的种类上，大致有以下几种。

讲义类方书：民国时期主要有上海国医学院王润民的《方剂学讲义》（1934 年）、浙江中医专校王仲香的《处方学讲义》（1936 年）、中国医学院盛心如的《方剂学》（1937 年）、陈永梁的《新中医方剂学》（1948 年）等，自 20 世纪 50 年代后期开始，陆续出版了用于高等中医院校教学的《方剂学》教材，并不断修订完善，出现多种版本。

方论与临床研究类方书：曹颖甫的《经方实验录》（1937 年）、权依经的《古方新用》（1981 年）、段苦寒的《中医名方鉴别运用》（1987 年）、冉小峰等的《历代名医良方注释》（1983 年）、傅衍魁与尤荣辑主编的《医方发挥》（1984 年）、李飞的《中医历代方论选》（1992 年）、刘渡舟等主编的《当代医家论经方》（1993 年）与《经方临证指南》（1993 年）、姜春华与戴克敏的《经方应用与研究》（1994 年）、焦树德的《方剂心得十讲》（1995 年）等。

临床与实验研究资料汇编、综述类方书：蔡陆仙的《中国医药汇海·方剂部》、李文亮的《千家妙方》（1982 年）、天津中医学院主编的《脏腑病证常用方药》（1990 年）、贾春华等的《方剂大成》（1995 年）、张丰强的《首批国家级名老中医效验秘方精选》（1995 年）、杨思澍主编的《中国现代名医验方荟海》（1996 年）等临床方剂汇编；王三虎的《经方各科临床新用与探索》（1992 年）、朱志章等的《经方临床应用与研究》（1997 年）、张建智著的《伤寒名方解析》（1999 年）、黄杰熙编著的《伤寒金匮方证类解》（1999 年）、左季云著的《伤寒论类方法案汇参》（2000 年）、吕志杰编著的《张仲景方剂学》（2004 年）、侯勇谋等主编《张仲景方剂现代临床应用》（2005 年）等经方临床运用综述；李飞的《方剂研究文献摘要》、白刚等主编的《中药方剂研究与应用大全》（1995 年）、黄泰康与施诚主编的《中药方剂现代研究大典》（1996 年）、谢鸣主编的《中医方剂现代研究》（上下卷）（1997 年）、孙世发主编的《中华医方》（2015 年）等临床与实验研究资料汇编综述类方书。

辞书类方书、中成药典与方剂丛书：主要有江克明的《简明方剂辞典》（1989 年）、中医大辞典编辑委员会编的《中医大辞典·方剂分册》、张浩良的《中国方剂精华辞典》（1996 年）、彭怀仁主编的《中医方剂大辞典》（11 册）（1997 年）及其精选本（上下册）（1999 年）与《中华医方精选辞典》（上下卷）（1998 年）等；除这些综合性辞典外，尚有各种从不同角度编撰、作用各不相同的方剂辞典，如朱邦贤等主编的《中医病证小方辞典》（1992 年）、张力群等主编的《中国民族民间秘方大全》（1992 年）、王玉玺主编的《实用中医外科方剂大辞典》（1993 年）、王旭东等主编的《男女科 5000 金方》（1994 年）、段苦寒的《中医类方辞典》（1995 年）、项平主编的《食疗方大全》、董连荣等主编的《古今止痛验方大全》（1995 年）、宗全和主编的《中医方剂通释》（1995 年）、伊广谦主编《中医方剂名著集成》（1998 年）、高文柱主编《中医必读百部名著·方剂卷》（2008 年）、陈仁寿主编的《临床实用方剂辞典》（2009 年）等。中成药典与汇编主要有原卫生部药典委员会颁布的《中华人民共和国药典》（自 1953 年至今已发行至第 7 版）、冉小峰与胡长鸣的《全国中药成药处方集》（1962 年）、上海市卫生局编的《上海市中药成药制剂规范》（1965 年）、苏州市卫生局编的《中药成方配本》（1959 年）、曹春林的《中药制剂汇编》（1983 年）等。方剂丛书主要有张民庆主编的《临床方剂丛书》14 册（1993 年）、柳长华主编的《专科专病实用方系列》18 册（1999 年）等。

下面将部分重要的近现代方书简介如下。

一、《医学衷中参西录·医方》

《医学衷中参西录》为中西汇通派名医张锡纯的代表作，是一部综合性医书。全书 30 卷，分医方、药物、医论、医话、医案五部分。医方部分 1909 年撰成，1918 年首次印行、1919 年再版，至今已多次刊行。百余年来，从初期的无标点版本到后期的校点本、重校本，影响越来越大。

医方部分均为张氏屡试屡验的经验方，涉及阴虚劳热、喘息、呕吐、消渴、癃闭、黄疸、淋浊、泄泻、痰饮、癫狂、大气下陷、肢体疼痛等内伤杂病方，以及伤寒、温病、瘟疫、疟疾、霍乱等外感病方，小儿风证方、女科方、眼科方、咽喉方、牙疳方、疮科方等，共载方 167 首，每方先列主治，后列方药剂量用法、加减法，方后对本方的主治病证、病机除以中医理论阐释外，还参以西医之说，或附有医案佐证。主张运用方剂可结合西医诊断，如以镇肝熄风汤治疗"脑充血"症，用建瓴汤预防"脑充血"症等；并开创了中西药同用治疗疾病的新方法，如用生石膏加阿司匹林的"石膏阿斯匹林汤"治疗关节肿痛而夹有实热者等。

该书所创方剂疗效肯定，如治疗肺咯血的补络补管汤、治糖尿病的滋膵饮、治大气下陷的升陷汤等方屡见有效报道。

二、《中国医药汇海·方剂部》

蔡陆仙主编，这是一部大型医书，其中的第 5 编方剂部是近代整理总结方剂学成就最突出的著作之一。

本书共分为 4 个部分，第一部分包括方剂总论、古今医方考、方剂制度、古今方剂之异点、方剂与药物、古今分量考，方剂种类、煎服法、加减法、禁忌法，方剂参考书目和方剂选择、方剂与医药、记诵法等 16 章；第二部分为方剂之性味气化配合，将方剂之性味气化配合分为 43 类，列举方剂 182 首，并附录了一些医家的注释和阐发；第三部分为方剂治法分类，分为 18 类，收方 208 首，每类方剂先引用各家论说，然后列举方剂，每方之后汇集各家论注阐明方理、方义；第四部分为方剂病证分类 10 篇，各篇分为若干病证，各病证按照治法分类，汇集了较为实用的若干方剂。蔡氏对古代方书进行了系统整理，收录了近代一些方剂学教材的精华以及近代名医对名方的论述，阐释了方剂学的理论和发展概况，运用中医药学理论，结合西医知识，从多个角度对名方进行分析。其中不乏蔡氏的高见，如其论方剂曰："以方剂合论，大概古称曰方，后称曰剂，近世又总称曰方剂。以方剂分论，则方与剂，义亦较有区别：盖所谓方者，谓支配之法度也；所谓剂者，谓兼定其分量标准也。方则仅定其药味，剂则必斟酌其轻重焉。"

总之，该书在方剂理论、历史、常用方剂及其组方原理、施用法度、古今剂量考证等方面，都做了较为详尽的论述，不仅总结了前人的成就，而且对考察近代方剂学的发展，启迪后学都有重要意义。

三、《历代名医良方注释》

冉小峰编注，科学技术文献出版社 1983 年出版。另台北逸群出版社出版的《白话中国名医良方新解》为此书的繁体字本。

全书共收方 2000 余首，开首为绪论，探讨了方剂学的起源与发展、方剂组成药物的相互作用、方剂的分类法则、方剂学与剂型的关系、古今方剂剂量差异与换算等。各论部分以病论方，按方剂所治病证分为风症、外感、暑症、热症、寒症、气滞、水滞、积聚、时疫、血症、咳喘、虚劳、催吐、肠胃、泻痢、驱虫、黄疸、淋癃、肛痔、诸虚、脚气、疮疡、伤损、五官、妇女、小儿、杂疗等 27 类，涉及内科、外科、妇科、儿科、五官科，包括近 500 个病种和症状，处方选自历代医学名著，上自汉代张仲景《伤寒论》《金匮要略》等经典著作，下至清代各家名著，选方书目在 200 种以上。每方下有方源、适应证、组成、制法、用法，以及冉雪峰、冉先德等对此方的详细注释。

该书是一本探讨理论、侧重实践，显示中医药学精华和成就的学术性参考书，对医学临床、药学生产、中医药教学和科学研究都有重要的参考价值。

四、《中医类方辞典》

段苦寒编，天津大学出版社 1995 年出版。类方是由经典处方（经方与时方）繁衍发展而成的方剂系统，为历代名医灵活运用古方之精华。研究整理类方是方剂学的一项重要任务，明代施沛之《祖剂》、清代徐大椿之《伤寒类方》皆开类方著作之先河。然《祖剂》取方仅 700 余首，明后方则阙如；《伤寒类方》限于伤寒，而杂病方则无从问津，段氏集几十年来的研究心得，编纂成《中医类方辞典》，实为类方研究之集大成之作。

本书共收类方辞目 2540 条，分为 187 类。每条辞目包括方名、出处、药物组成、服用方法、功能效用、主治病证、加减运用。每类方剂的第一个辞目加注名医方论，详者至十数家，可谓展一类则知千古之流变，阅一方则明各家之学说。此书不但所收资料翔实，分类合理，考订审校也十分精细，颇能反映方剂发展变化之脉络，值得读者研习应用。

五、《中医方剂大辞典》

这是有史以来最大的一部方书，由南京中医药大学等 7 家单位编写，彭怀仁主编，近 100 位中医专家参编，1986 ～ 1997 年历时 11 年撰成，人民卫生出版社出版。

全书共 11 册，两千多万字，收录历代（至 1986 年前）有方名之方剂 96592 首。篇帙巨大，对上自秦汉、下迄 1986 年，2000 年间有方名的方剂进行了全面收录。方剂以方名首字笔画排序，第 11 册为病证索引与全书目录索引。每一辞目内容包括方名、方源、异名、组成、用法、功效、主治、加减、宜忌、临床报导、实验研究、备考等。每项内容均融汇古今，反映了方剂的起源演变、基本内容、用方经验、理论研究、临床研究、实验研究、文献考证等各个方面的古今研究成果，展现出现代方剂学的完整体系。如补中益气汤的主治项，选出 18 种具有指导意义的内容；肾气丸在方论选录项，选取了具有代表性的历代方论 6 则；四君子汤的临证举例项，列举了 7 个典型病证；地黄丸的现代研究项，选取了比较成熟的实验研究成果 6 项。该书对保存传统方剂文献、推动中医药理论、临床、实验研究及新药开发等均具有重要的参考价值，在所收资料的广度上，以及方名、方源与有关内容的考证方面均代表了当代方剂学的最高水平，是一部集科学性、实用性、权威性为一体的方剂大典，可适应多层次、多方位、多领域研究方剂的需要。

为便于利用，全书撰成后，又从中精选了历代名方以及有研究开发价值的方剂共 1 万 5 千余首，撰成《中医方剂大辞典（精选本）》上下册，于 1999 年出版。为更新资料，2006 年起《中医方剂大辞典》启动重修工作，第二版（重修本）于 2019 年底全部出版，共 9 册，载方 99584 首。

六、《中国现代名医验方荟海》

杨思澍主编，1996 年由湖北科学技术出版社出版。这是一部专门收录中国现代名中医所创验方的大型方书。

全书共收集了1300余位名中医方1万余首，治疗疾病达700余种，按内、外、皮、骨伤、妇、儿、五官、肿瘤科等为序编排，各科内容主要按西医学疾病分门别类，中医病名分列入各西医系统中，以病类方。所选方剂之组方大多严谨奇巧，疗效确切可靠，每方或附有验案与方解，较能反映现代中医临床治疗水平。

七、《中医方剂现代研究》

谢鸣主编，1997年由学苑出版社出版。这是一部全面整理总结国内外关于中医方剂现代研究成果的方书。

本书上篇导论从学科宏观角度对方剂学发展的历史与现状进行了回顾、综述和评说；中篇各论汇集了古今800余首常用名方的复方制剂及其化学、药理实验和临床应用；下篇则选入了方剂理论方面较有价值的研究论文，并附有古今计量折算、方名、药理作用与中西医主治病证的索引等。该书通过对近几十年方剂研究的大量资料的收集整理、分析归纳，以中医"治法"为主轴，从复方药理、药化和临床应用等几个主要方面展现出现代方剂学的整体结构及其内容。

该书内容新、信息量大、学科知识系统，对全面和深入了解方剂学科的进展、确定中西医科研选题、提高中医方剂的临床应用水平、研制和开发中医复方新药等均有重要的参考价值。

八、《中华医方》

孙世发主编，2015年由科学技术文献出版社出版。这是一部依据病症列方的大型中医方书，临床实用性较强。共有12册，分列伤寒、温病、内科、妇科、儿科、外科、骨伤科、五官科、眼科等类别，以病症为篇目，收载方剂88489首，包括古代经方、时方、名老中医方以及食疗方、养生方等，篇幅达2800余万字，填补了明代《普济方》问世600余年来以病症列方大型方书的历史空白。

第五节　日本、朝鲜的方书

国外医学方书大多为日本与朝鲜汉医学家所撰。著名的日本方书有丹波康赖的《医心方》（982年）30卷，长泽道寿的《医方口诀集》（1681年）3卷，野谦亨的《医方提要》（1686年）20卷，吉益为则的《方极》（1755年）与《类聚方》（1762年），丹波雅忠的《医略抄》（1795年）1卷，丹波元简的《急救选方》（1801年）2卷、《观聚方要补》（1810年）10卷，贺古寿的《奇正方》（1830年）1卷，汤本求真的《汉方新解》（1927年），矢数道明的《临床应用汉方处方解说》（1966年），日本厚生省药务局监修、顾旭平译的《现代日本汉方处方手册》（1989年），河合隼雄著、宫力译的《心灵的方剂》（1994年）等；朝鲜方书主要有俞孝通等的《乡药集成方》（1433年）85卷，金礼蒙的《医方类聚》（1445年）266卷，许浚的《东医宝鉴》（1611年）23卷等。

几种重要的方书介绍如下：

一、《医心方》

本书为日本汉方医学家丹波康赖于982年撰成。原本虽早已亡佚，但存世的各种写本众多，现存传本主要有仁和寺本、半井本、延庆本、宝历本等四大系统。

全书 30 卷，收集了我国隋唐以前多种医籍内容，并加以整理汇编，特别是其中引述的一些古医书现已亡佚，故此书弥足珍贵。内容包括内、外、妇、儿等各科病证的治疗，以及针灸、养生、导引、房中、食疗本草等，以列方为主。其著录方式与《外台秘要》相同，即每一病证先论病因病机，内容取之《诸病源候论》，后录治疗方药，每条文字均记明出处，间附丹波氏按语。

本书所引资料丰富，保留了大量亡佚的古医籍内容，对研究中医学术源流与整理唐以前医学文献均有重要的参考价值。

二、《医方类聚》

朝鲜金礼蒙等编纂，约成书于 1445 年。此书收载了我国明代以前 150 多种医学方书（有些医籍在我国已经失传）。

本书共 266 卷，92 门，5 万余方，按病证分门编撰，妇人、小儿门更分细目。其内容之丰富广博，堪称集医方之大成。每门先论后方，按照方书的编撰年代载方，对所引原文不加任何改订。所引书目中后书与前书相同时，在条下记有与某书同；如果文章相同而内容有异时，在文下加注。在原书的引用诸书中，作者列出了所有书名，多为中国唐、宋、元旧帙，共收医书 153 种。其中中国书籍 152 种，朝鲜固有书籍 1 种。近来研究确认，有 35 部书籍已亡佚。此书除博引历代各家方书外，还兼收其他传记、杂说、道藏、佛书中的部分内容，对了解明代以前的中医学情况、文献考证校勘等均具有重要参考价值。

因部帙浩大，此书在朝鲜也早已散佚。直至 1852 年，日本人丹波元坚以家藏残本（缺 12 卷）为底本，并参考诸家加以补充，仿朝鲜原本活字铅印，于 1861 年刊行，即江户学训堂本，也就是现存的传世本，1979 年人民卫生出版社出版了以此为底本的点校本。

三、《东医宝鉴》

为朝鲜医家许浚等集我国 80 多种医籍（其中有些书在我国已经失传），以及《医方类聚》《乡药集成方》等数种朝鲜医书分类编撰而成。

本书分为内景篇、外形篇、杂病篇、汤液篇、针灸篇和目录等，共 25 卷 25 册。内容涉及人体生理、病因病候、治则、药物、方剂、针灸等各方面，是一部综合性医著。按人体部位系统依次论述生理、病因病理、治则、处方用药、单方等，每首方剂均注明来源，对方源的考证、方剂文献的校勘均极有价值。该书处方既有直接引用自中国医书的内容，也有对君臣佐使进行了调换，药量也是根据朝鲜的标准。古今医方均标有出处，有些在后面加了俗方或本人的经验方。

朝鲜版《东医宝鉴》于明万历四年（1576 年）以活字本形式首次刊行，该书通过与诸国交往流传至中国和日本，并分别在两国刊刻流传，对中日传统医学有一定的影响。

【复习思考题】

1. 《肘后备急方》的主要内容与成书过程是怎样的？
2. 宋金元时期官修方书的主要特点和成就有哪些？试举例说明之。
3. 明代现存主要方书及特点有哪些？
4. 《医方类聚》的内容有哪些？
5. 《中医方剂大辞典》主要内容与特点是什么？

方书类主要著作及推荐版本

1. 葛洪. 肘后备急方［M］. 北京：人民卫生出版社，1963.

2. 陈延之. 小品方辑校［M］. 高文柱，辑校. 天津：天津科学技术出版社，1983.

3. 孙思邈. 备急千金要方校释［M］. 李景荣，校释. 北京：人民卫生出版社，1998.

4. 孙思邈. 千金翼方校释［M］. 李景荣，校释. 北京：人民卫生出版社，1998.

5. 王焘. 外台秘要［M］. 加句缩影经余居本. 北京：人民卫生出版社，1958.

6. 王怀隐. 太平圣惠方［M］. 北京：人民卫生出版社，1958.

7. 王衮. 博济方［M］. 墨海金壶本. 上海：商务印书馆，1959.

8. 苏轼，沈括. 苏沈良方［M］. 影印本. 北京：人民卫生出版社，1956.

9. 太平惠民和剂局. 太平惠民和剂局方［M］. 刘景源，点校. 北京：人民卫生出版社，1985.

10. 赵佶. 圣济总录［M］. 北京：人民卫生出版社，1982.

11. 张锐. 鸡峰普济方［M］. 影印清道光八年艺芸书社重刊本. 上海：上海科学技术出版社，1987.

12. 许叔微. 普济本事方［M］. 日本享保廿年向井八三郎刊本. 上海：上海科学技术出版社，1959.

13. 严用和. 济生方［M］. 影印《四库全书》本. 北京：人民卫生出版社，1956.

14. 严用和. 重订严氏济生方［M］. 浙江省中医研究所文献组，湖州中医院，重订. 北京：人民卫生出版社，1980.

15. 刘完素. 宣明论方［M］//孙洽熙，点校. 河间医集. 北京：人民卫生出版社，1998.

16. 李杲. 东垣试效方［M］. 影印明刊倪维德校订本. 上海：上海科学技术出版社，1984.

17. 许国祯. 御药院方［M］. 王淑民，点校. 北京：人民卫生出版社，1992.

18. 危亦林. 世医得效方［M］. 上海：上海科学技术出版社，1964.

19. 朱橚. 普济方［M］. 排印《四库全书》本. 北京：人民卫生出版社，1959.

20. 方贤. 奇效良方［M］. 北京：商务印书馆，1959.

21. 王良璨. 小青囊［M］//郑金升. 海外回归中医善本古籍丛书·第八册. 北京：人民卫生出版社，2003.

22. 吴崑. 医方考［M］. 傅衍魁，点校. 北京：人民卫生出版社，1990.

23. 王肯堂. 证治准绳类方［M］. 彭怀仁，点校. 北京：人民卫生出版社，1991.

24. 施沛. 祖剂［M］. 影印明崇祯本. 上海：上海古籍书店，1983.

25. 罗美. 古今名医方论［M］. 王新华，点校. 南京：江苏科学技术出版社，1983.

26. 汪昂. 医方集解［M］. 上海：上海科学技术出版社，1959.

27. 汪昂. 汤头歌诀［M］. 上海：上海卫生出版社，1956.

28. 汪昂. 增辑汤头歌诀正续集［M］. 严云，增辑. 上海：上海科学技术出版社，1988.

29. 王晋三. 绛雪园古方选注［M］. 李飞，点校. 上海：上海科学技术出版社，1982.

30. 赵学敏. 串雅内外编［M］. 影印扫叶山房1914年本. 北京：中国书店出版社，1959.

31. 鲍相璈. 验方新编［M］. 梅启照，赠辑. 周光优，点校. 北京：人民卫生出版社，1990.

32. 张锡纯. 医学衷中参西录［M］. 王云凯，点校. 石家庄：河北科学技术出版社，1985.

33. 蔡陆仙. 中国医药汇海·方剂部［M］//中国医药汇海 19 ～ 23 册. 上海：中华书局，1943.

34. 丹波康赖. 医心方［M］. 王大鹏，校注. 上海：上海科学技术出版社，1998.

35. 金礼蒙. 医方类聚［M］. 浙江省中医研究所，点校. 北京：人民卫生出版社，1981.

36. 许浚. 东医宝鉴［M］. 影印明万历本. 北京：人民卫生出版社，1982.

扫一扫，查阅本章数字资源，含PPT、音视频、图片等

第十一章

内科类文献

从当代中医临床的角度而言，中医内科有广义和狭义之分。广义的中医内科包括外感时病和内伤杂病两大类，其中外感时病又分为伤寒、温病两类；狭义的中医内科则专指内伤杂病。本章以介绍内伤杂病类文献为主，伤寒、温病类文献则另列专章分别介绍。

"内科"之名出现较晚，但早在先秦时期的《周礼·天官》中就记载着最早的医学分科，当时的宫廷医生分为食医、疾医、疡医和兽医，其中疾医"掌养万民之疾病"，大体相当于现在的内科医生。以后随着社会的不断发展进步，医学分科越来越繁。隋唐时期，医学教育机构太医署下设医科、针科、按摩科和咒禁科，其中医科一门的修业内容包括了内、外、妇、儿、五官各科。宋代之后，临床分科开始较为明确，其中大方脉科、风科、杂医科均属于现代中医内科范畴。而"内科"之称始于元代，明清时期开始流行，明代薛己的《内科摘要》是我国第一部以"内科"命名的医籍。

在宋代以前，中医文献中没有内科学专著，但有关内科疾病方面的论述非常丰富，多见于综合性医书中。宋金元时期，出现了内科专病著作。明清时期，中医内科类文献大量涌现，无论数量还是质量上都有很大提高。此外，在历代的方书和医论著作中，也有很多内科疾病诊治方面的论述。

本章将重点介绍内科专科、专病类文献。对于其他各类文献，则采取别裁的方法，选取其中与内科有关的内容予以介绍。

第一节　先秦两汉时期的内科类文献

一、早期的内科疾病记载

在出土文献与现存先秦古籍中，我们可以发现一些有关内科疾病的片断记载。如甲骨文中与疾病有关的共有323片，415辞，其中记载了疾腹、病蛊、病首、疟、腹不安、疛（腹部疾病）、病骨、病软（类似后代所称的痿证）、病旋（眩晕）、病疫（传染病）等几十种内科疾病的病名、症状和简单的治疗方法。在《尚书》《周易》《诗经》等先秦古籍中，对热病、昏迷、虫蛊（寄生虫病）、水肿、噎膈等多种内科疾病有了初步的认识。在《山海经》中也记录了多种内科疾病的病名，其中包括传染病（疠、疫、蛊、疟、劳等）、消化系统疾病（瘕、瘅等）、神经系统疾病（狂、痴、瘹、厥等）以及运动系统病变（痹、胕），另外书中还记录了多种内科疾病的症状，如腹痛、嗌痛、心痛、呕等。

二、《内经》中的内科内容

《内经》中与内科有关的内容占了相当大的比例，首先，《内经》中关于脏腑、经络的生理、病理的论述，对致病因素及发病机理的阐发，以及在诊断、辨证方面的具体内容，乃是中医临床学科尤其是内科不可缺少的学科基础。其次，《内经》中对于病证的理论认识和具体描述十分丰富，据初步统计，书中涉及内科疾病60多种，如厥证、痹证、水肿、黄疸、癫狂、痫、风病、咳嗽、泄泻、疟、痢、消渴、淋、癥瘕等，在《素问》中从《气厥论》至《大奇论》的12篇，集中论述了厥证、咳嗽、鼓胀、消中、腰腿痛、五脏风、痹证、痿证等多种内科病证的病因、病机、诊断要点和证治。诸篇所论对后世中医内科学的发展有深远的影响，如《咳论》提出了"五脏六腑皆令人咳，非独肺也"的理论，揭示出咳嗽虽病位在肺，但究其病源，则与其他脏腑多有关系。同时还指出"皆聚于胃，关于肺"，即五脏六腑之咳皆与胃、肺有关。这些理论对于后世医家就咳嗽一证的辨证论治提供了重要的理论依据。又如《痹论》关于痹证的论述"风寒湿三气杂至合而为痹"等对现在的中医内科治疗痹证仍具有重要的指导意义，《痿论》中所提出的"肺热叶焦，发为痿躄"和"治痿独取阳明"等论述，为后世痿证的辨证施治奠定了理论基础，这些都毫无疑问地成为后世中医内科发展的渊源。在疾病的治疗方面，《内经》所载既有高度概括性的指导原则，更有丰富多彩的具体治法。前者如防重于治的原则、治病求本的原则、扶正祛邪的原则、标本缓急的原则；后者如"寒者热之，热者寒之""寒因寒用，热因热用""其高者因而越之，其下者引而竭之""诸寒之而热者取之阴，热之而寒者取之阳""开鬼门，洁净府""血实宜决之，气虚宜掣引之"等，这些都成为内科治疗学的指导原则。最后，在临证处方和用药方面，虽然《内经》对于药物和方剂的具体内容记载甚少，但是在药物理论和制方法则上却有很多重要的论述。如在药物理论上，《内经》指出了药物具有酸、苦、甘、辛、咸五味及寒、热、温、凉四气，并对药物性味的功能特点做了总结归纳，其所谓"辛甘发散为阳，酸苦涌泄为阴""味厚者为阴，薄为阴之阳，气厚者为阳，薄为阳之阴""味厚则泄，薄则通，气薄则发泄，厚则发热"等，都是非常重要的药物学理论，对于临床选药具有很高的指导价值。后世张元素、李杲等人即依据上述的药物学理论，结合临床用药实际进行了深入的阐发，总结归纳了脏腑虚实寒热标本用药式，对内科学的发展产生了巨大的影响。

总之，《内经》一书对中医内科学的形成和发展具有深远的影响，后世的中医内科学文献无一不受到《内经》理论体系的影响。

三、《伤寒杂病论》中的内科内容

东汉末年，张仲景所著《伤寒杂病论》一书，将中医的基础理论与临床实践紧密结合在一起，使中医的理、法、方、药融于一体，使中医理论对于临床治疗的指导作用得到了良好的体现，它标志着中医内科学体系的全面确立。

在《伤寒杂病论》中，张仲景以六经为纲辨治外感伤寒，以脏腑、经络为核心辨治内伤杂病。此书内容后世流传、分化为两部分，以辨治伤寒为主要内容的《伤寒论》部分，内有许多治法、方药，特别是关于六经和六经辨证的论述，同样适用于内科杂病的治疗。而《金匮要略》则主要论述各种内伤杂病的证治，在第2～17篇中涉及了痉、湿、暍、百合、狐惑、阴阳毒、疟、中风、历节、血痹、虚劳、肺痿、肺痈、咳嗽上气、奔豚气等40多种内科杂病，其中的黄疸、水肿、消渴、淋证、血证、虚劳血痹、痰饮咳嗽、胸痹心痛、呕吐、下利等病证，时至今日仍然是中医内科的常见多发病。书中对众多内科病证，大多分析了其病因、发病情况，对脉证病状做了详细的归纳，还对很多病证的发展预后做了推测，并且自始至终都以建立在脏腑经络理论基础之上的辨证、辨病为其核心。在内科的方药治疗学方面，张仲景的贡献是尤其突出的，他所创制的方剂，大多具有药味精简、配伍严谨、主治明确的特点，其中如茵陈蒿汤治黄疸，黄土汤治便血，白头翁汤治热毒痢疾，桃花汤治虚寒泄泻，大建中汤治寒疝腹痛等，都是卓有疗效的方剂。《伤寒杂病论》的方剂使中药的复方剂型形成了相当的规模，而成为后世临床中医内科学的典范。

四、《中藏经》中的内科内容

托名东汉华佗的《中藏经》，成书年代不详。书中所记载的很多内容古朴实用，符合汉魏时期的治疗用药特点，现今大多数学者也承认《中藏经》一书较多地保存了华佗的遗文。全书共3卷，分为医论和附方两部分。在医论部分第18～47篇是关于内科疾病的内容，其中所述包括阴厥、劳伤、传尸、中风偏枯、脚弱、水肿、痹证、痞证、癥瘕、积聚等多种内科杂病。

书中对每一个脏腑的辨证，都从虚实寒热几个方面，结合四诊的临床征象，进行比较、分析和论证，条理清楚，内容丰实，易于理解和掌握运用。该书还从临床实用的角度对常用方药剂型的功能特点和治疗优势给予论述，如谓汤剂可以荡涤脏腑，开通经络，调和阴阳，祛除邪恶，润泽枯朽，悦养皮肤，益充气力，扶助困竭；丸剂可以逐风冷，破坚癥，消积聚，补脾胃，舒荣卫，开关窍，具有缓缓然参合的功效特点；散剂可以祛风寒暑湿之气，寒湿秽毒之邪，发扬四肢壅滞，剪除五脏之结伏，开肠和胃，行脉通经。书中又对常用治法中的汗法、下法、吐法、补法等的适应证和禁忌证作了理论上的阐述。关于治病的具体方剂，其选药组方大多具有拙朴简练、药效迅捷的特点，大抵贵通不贵滞，意在涤除病邪，通调气血，平和阴阳。

第二节　晋唐时期的内科类文献

这一时期没有中医内科专著，众多的医学文献流传至今的也为数不多，在现存晋唐时期的方书如《肘后备急方》《小品方》《备急千金要方》等载有较多关于内科病证的内容，隋代巢元方编撰的《诸病源候论》一书，专论内、外、妇、儿各科疾病的病因、证候，其中对于内科疾病的证候分类和各种致病因素的研究较前代有了很大进展，特别是对于寄生虫病、消渴病、麻风病的认识已达到了很高的水平。

一、《肘后备急方》中的内科内容

《肘后备急方》为晋代葛洪所撰，本书内容几乎涉及临床各科，治病方法非常丰富，大多具有简约、便宜、有效等特点，尤其重视灸法和药物治疗。

在内科方面，本书记载了很多治疗温热病的方药，治法主要是汗法和清法，其次还有吐法、下法等。方剂如葱豉汤、葛根解肌汤、麻黄解肌汤、黄连解毒汤等，都是治疗温热病的较好方剂。方中将芍药与石膏、黄芩、大青叶等同用，具有清热、解毒、养阴的作用，此外还多用生地、苦参、龙胆草等药，这些都对明、清时期温病治疗学的进一步发展有一定的影响。

对黄疸一病，本书已开始认识到具有传染性，发病与气候的变异有关。书中记载以纸浸尿液检验黄疸的方法，说明当时的实践医学又有了进一步的发展。治疗上用瓜蒂赤豆散吹入鼻中，也是一种简便有效的治疗方法。此外，还认识到肺痨具有强烈的传染性，当时称为"尸注""鬼注"，治以獭肝散，有一定效果。

癫狂是神志失常的一类疾病，本书中有以酒浸莨菪子捣末口服的治疗方法，是以莨菪类药物治疗精神病的早期记载，同时也注意到了莨菪类药物的毒性作用，认为如果服用过多，反而导致发狂。对疟疾的治疗，已使用青蒿、常山作为主药。

总之，本书虽然卷帙不多，但内容丰富，对于中医内科疾病的病因、证候、治疗均有一定贡献，对晋唐医学的发展有不小的影响。

二、《小品方》中的内科内容

《小品方》又称《经方小品》，12卷，南北朝陈延之撰。本书在隋唐时期有很大影响，唐代曾被用为教授医学生的教科书，与仲景方齐名，朝鲜、日本两国颁布的诸多医事律令均将此书列为医学生必修。此外，书中内容还被后世中外方书医著广泛引录，足见此书影响之深远。本书在南宋初便已亡佚，其佚文保存在唐代《外台秘要》和日本的《医心方》等书中，其他唐宋时期的文献中也保存有部分佚文，1985年在日本尊经阁文库发现了《小品方》第1卷的残卷，其中包括序文、总目录、用药犯禁诀等。今人高文柱、汤万春、祝新年有辑佚本。

本书为综合性方书，记载有内、外、儿、五官等科多种疾病的治疗方药，并有溺死、中毒、虫兽咬伤等的急救疗法。治疗方法非常丰富，除药物治疗以外，尚有灸法、熏、洗、熨、烙等多种外治法。书中有关内科的内容，首先是区别了伤寒与温病的不同治法，提出"天行温疫是毒疠之气"，治疗当与伤寒有所区别，用药特点则以清解为主，如知母解肌汤中将石膏、知母与麻黄、葛根相配，其他如黄芩、黄连、栀子、大黄等也很常用。《小品方》中不仅较详细描述了瘿病（地方性甲状腺肿）的症状特征，而且还认识到该病的发生与地域及饮用水的不同有关。书中对痢疾和腹泻的分类非常详细，虽然尚未将痢疾与腹泻区别开来，并且也没有明确提出痢疾的病名，但其中却包括了痢疾和腹泻的多种证型，如赤白痢、白痢、休息痢、噤口痢等。治疗上记载有一首江夏太守传的方剂，名为"治杂下方"，由黄连、黄柏、熟艾、附子、甘草、干姜、乌梅七味药物制成丸剂服用，是一首适用范围广泛、疗效较好的方剂。此外，书中还注意到了"便血"与"痔"的鉴别，"下血者，其从腹里出者，悉为下血也；有痔病，血从孔旁出者，则寻痔方"。本书对于唐宋医学的发展有较大影响，对中医内科学的发展也有一定的贡献。

三、《诸病源候论》中的内科内容

隋代巢元方等编撰的《诸病源候论》一书，共50卷，成书于610年。其书专论内、外、妇、儿各科疾病的病因、证候。其中卷一至二十七为内科部分，详列内科病候660多条，其中对于内科疾病的证候分类和各种致病因素的研究较前代有了很大进展。特别是对于寄生虫病、痢疾、消渴病、麻风病的认识已达到了很高的水平。书中对于各种内科疾病的临床表现记述十分准确、细致，使人们一看便可大致确定它是现在的什么病，如消渴、中风、脚气等即是。这些记述为我们留下了许多研究中医内科病名演变的宝贵资料。

四、《备急千金要方》与《千金翼方》中的内科内容

《备急千金要方》卷七至二十一为与内科有关的内容，其中涉及内科病证包括诸风、脚气、消渴、淋证等近百种，《千金翼方》与内科有关的内容为卷九至卷十伤寒、卷十六至卷十七中风、卷十八至卷二十杂病。二书对内科学的贡献是多方面的，例如对病证、症状的细致描述，对病因、病机的深入认识，丰富多彩的治法、方药，详细周到的调养护理以及疾病的预防思想等。

中风是历代都要讨论的一大病证，孙思邈虽没有将中风与其他风病明确分开，但却提出了"中风多由热起"的内因观点，治疗上也记载了不少治疗中风神昏、半身不遂的方药，如《千金

翼方》中治疗"初得风，四肢不收，心神昏愦，眼不识人，言不出口"的竹沥汤方，由竹沥、生姜汁、生葛根汁三药相和而成，《千金方衍义》谓此方："专取竹沥通行经络、清痰降火；生葛汁鼓舞胃气，散热、生津；得姜汁之辛散，以解中外血气之滞。"从这三药的功能主治来看，既能祛除脏腑、经络的风热痰火，又能生津液、行血气，散而不峻，通而无补，性味平正冲和，确是治疗初犯中风、病邪尚未深痼的良好方剂。

晋唐时期，服石之风盛行，由于服石不得法或将息不慎造成了许多疾病的发生，消渴病便是其中之一。除服石之外，书中还认识到消渴的发生与饮酒无度有密切关系，对消渴的治疗，书中多以清热养阴、生津益气为主要治法，并很推崇瓜蒌汁或天花粉的治疗作用，其他如生石膏、黄连、知母、淡竹叶、葛根、茅根、麦冬、生地黄、枸杞子、黄芪、乌梅、五味子、菟丝子、肉苁蓉等，都是常用于治疗消渴的药物。

对虚损性疾病的治疗，书中记载了大量的方药，其治疗主要以五脏为中心，而尤其重视心、肾二脏，谓"疾之所起，生自五劳，五劳既用，二脏先损，心肾受邪，脏腑俱病"。两部《千金方》中应用补益药的特点，可作为晋唐时期应用补益药的代表。此外，书中对于水肿、痰饮、脚气、温热病等均有许多精辟论述。

总之，《备急千金要方》与《千金翼方》中的内科部分在唐以前的综合性医书中是最丰富的，代表了唐代以前中医内科疾病治疗的最高水平，是中医内科学发展史上的重要文献。

五、《外台秘要》中的内科内容

唐代王焘所编《外台秘要》共40卷，内容包括内、外、妇、儿、五官各科疾病方治，及采药、制剂、服石、腧穴、灸法等。其中卷一至卷二为伤寒，卷三至卷六为天行、温病、黄疸、霍乱等传染病、流行病，卷七至卷二十为心痛、痰饮、肺痿、消渴、积聚、胸痹等内科杂病。每病均先论述病因病机，再附以各家治疗方药。本书的内容基本上是纂集两晋至隋唐的各家医书而成，诸如《肘后备急方》《范汪方》《小品方》《删繁方》《深师方》《古今录验方》《经心录》《崔氏方》《延年秘录》《近效方》《张文仲方》等许多医书的部分内容，都在此书中有所收载。对于多种内科疾病如肺痿、黄疸、霍乱、心痛、痰饮、咳嗽、消渴、中风、水肿、淋证等在病因病机、辨证、治法方药方面都有详细而深刻的论述。因此可以说，本书在一定程度上反映了晋唐时期临床医学的发展情况，是一部研究学习中医内科治疗学的重要参考书。

第三节　宋金元时期的内科类文献

宋金元时期是中医内科学发展史上一个承前启后的重要阶段。宋代政府对医学的重视超过了以往任何朝代，因此极大地促进了宋代医药学的进步。在这一时期，内科学方面的专病著作开始出现。同时金元医家的学术争鸣与创新也极大地丰富了中医内科文献的内涵。

一、内科专病类文献

内科专病类文献是指专门论述内科中某一疾病的著作。宋代以前，内科文献多收录在综合性医书中，宋金元时期才开始出现内科专病著作。其中较著名者为宋代董汲的《脚气治法总要》、金代刘完素的《三消论》及元代葛可久的《十药神书》。

（一）《脚气治法总要》

宋代董汲撰，是现存第一部内科专病著作。全书分上、下二卷，上卷总论脚气病名的由来以及病源、证候等，下卷各论列方46首。

董氏云："脚气之疾，其来久矣。在黄帝时名为厥，两汉之间多为缓风，宋齐之后谓之脚弱，至于大唐始名脚气。"脚气的病因，董汲指出是由于风湿毒气中于肝、肾、脾经所致。本病南方为多，由食精米所致。由于感受季节和患者的禀赋不同又有寒、热、虚、实的不同变化，大抵病在夏者多湿热，病在冬者多寒湿。书中还根据脚气病临床症状的不同，分为干脚气和湿脚气两种。治疗上主张根据四时季节的不同和高卑、燥湿的地域特点以及证候的寒热、虚实性质分别施治，大抵以温化寒湿、清利湿热、祛风散湿、补益肝肾和养血润燥为常用治法。

脚气一病，近代已知为缺乏维生素 B_1 所致。宋以前方书多有论及，然大多概举其病名源流，而治法论方多有未备。董汲少患此疾十余年，因此深思其理，研之数年，遂得秘要，撰为本书。书中上采《内经》《甲乙经》《脉经》诸说，下汲近世方论，凡古今有其说，靡不赅备，可以说是宋及其以前脚气一病研究的集大成之作。

（二）《三消论》

金代刘完素撰，是论述消渴病的专著。全书1卷，主要阐明该病的病因、病机和方治。

消渴病名首见于《内经》，《素问》多称"消"，《灵枢》称为"消瘅"，《外台秘要》始将其分为消渴、消中、肾消三类，后世多从之而称为三消。关于此病的病因，《内经》认为与过食肥甘和情志不调有关，《诸病源候论》认为与房劳过度有关，而刘氏则在此书中指出"如此三消者，燥热一也"，确认燥热是三消之主要病因，这也反映了刘氏火热论的观点。关于本病的病机，刘氏指出："盖燥太甚，而三焦肠胃之腠理怫郁结滞，致密壅塞，而水液不能渗泄浸润于外，荣养百骸。"关于三消之治，刘氏认为宜用清热之剂以止渴，兼通经络之壅痹，采用神白散、猪肚丸等8方，药物涉及大黄、黄连、瓜蒌根、黄芩、石膏、知母、滑石等36味，大多为寒凉之品，并主张饮食宜清淡。

刘氏以燥热论三消病因受到后世的推崇，但治疗用药过于寒凉则受到非议，如朱丹溪、张景岳、叶天士等都认为清火热不应只治其标，应从养阴着眼，以护其本。这一点是此书不足之处，读者在阅读时应予注意。

（三）《十药神书》

元代葛乾孙撰，为论述肺痨病证治的专著。书中只有10首治痨方剂，故名之为《十药神书》。全书不分卷，内容大致分为肺痨的病因、治疗和预防。

葛氏认为，本病为壮年唯务酒色，更兼饥饱劳伤，耗竭精血所致，临床可见咳嗽、咯血、吐痰、骨蒸烦热、盗汗、形体消瘦、面色苍白而两颊潮红、口干咽燥、饮食难进、气力全无，以及小便白浊、遗精等症状，这是相当准确的。葛氏指出此病的预后很差，治疗也比较困难，宜取止血、止咳、补益、静养为法，所立10方为十灰散、花蕊石散、独参汤、保和汤、保真汤、太平丸、沉香消化丸、润肺膏、白凤膏、补髓丹。葛氏主张呕血、咳血者先服十灰散止血，如不止须加花蕊石散止之，血止后用独参汤补之；咳嗽用保和汤止咳宁肺，肺燥阴虚者用太平丸、润肺膏润肺扶痨；痰涎壅盛者用沉香消化丸祛痰；体虚骨蒸之证用保真汤、补髓丹治之。花蕊石散、十灰散被后世广泛用于治疗多种出血证，保真汤等则为虚劳病所常用，独参汤用治急证和大病后的虚脱，都对后世的临床治疗学有所贡献。

此书在医学史上影响很大，明清以来曾多次翻刻，后世医家每论及肺痨证治，多引用此书内容。清代名医叶天士的《临证指南医案》中所治吐血案例，就多采用葛氏之法。陈修园亦曾评释此书，他在每一方之后加以按语，分析各方的组成和功用，肯定了各方对肺痨的疗效，并将此书附于《伤寒》《金匮》之后，他认为："《伤寒论》《金匮要略》为万古不易之准绳，而此书则奇而不离于正，故可取焉。"可见其重视程度。

二、方书中的内科文献

（一）官修方书

1.《太平圣惠方》 本书卷三至卷三十一为内科学的内容，其编排大致和《千金要方》相近，主要以脏腑为纲统列病证，再按虚、实、风、冷、热等为辨治的纲领。其医理论述以《内经》《诸病源候论》为主，方药则来自宋初以前的各医家、医籍的经验医方，来源广泛，资料丰富，可谓集宋初以前医方、经验之大成。从晋唐时期开始沿用的以辨病（症）论治为主的方法，至宋元开始向以辨证论治为主要治病方法的方向转变。《太平圣惠方》中有关辨证论治的理论不多，大多沿袭《内经》《伤寒论》等著作，但其对疾病的归类趋于合理，处方、用药极大地丰富，多为煮散，充分反映出辨证论治时代疾进的步伐。其辨证论治的方法与方药，对于丰富中医内科治疗学理论及指导临床有很大帮助。

2.《太平惠民和剂局方》 本书记载了诸风、脚气、一切气、痰饮、咳嗽、积聚、诸虚、骨蒸、痼冷、积热、消渴、泄痢等内科杂病的治疗方剂，由于书中的大多数方剂都有良好的治疗效果，所以流传很广泛，对当时和后世的医学都有较大的影响。元代朱震亨谓此书行世以后，"官府守之以为法，医门传之以为业，病者恃之以立命，世人习之以成俗"。可见其影响之大。书中的很多有效方剂，如苏合香丸、人参败毒散、藿香正气散、平胃散、苏子降气汤、二陈汤、逍遥散、凉膈散、香连丸、八正散、人参养荣汤等，一直被后世医家沿用不衰。

3.《圣济总录》 本书卷五至卷一百为内科杂病证治及方药，编排分类大致与《太平圣惠方》相近，但较《太平圣惠方》更为集中、合理。文中医论部分补充了许多宋代医家的研究成果，内容十分宏富。虽然其中少有发挥，但所引医论均经过编著者的融会贯通，重新组织，并以统一的文体写成，而不似其他方书只是罗列原文，不加修饰。书中内科治疗用药亦与前代方书有别，多采丸、散、膏、丹、酒等成药，少用汤剂，反映了当时医学发展的特点。

《圣济总录》是临床医学汉唐至北宋较为全面的总结和体现，其丰富的临床用药经验，多为后人所借鉴和取法，金元医家的不少著名方剂在《圣济总录》中往往可找到源头。该书集中了宋以前的杂病证治经验，不少方药理法对后世临床产生了重大影响。

（二）私家方书

宋代医家撰著的方书中，不仅搜集和保存了不少古方，还有不少根据自己的医学研究和临床经验创制的新方，大部分方书都代表了各医家不同的医学思想和治病用药特点，他们在医理方面大多具有自己的见解，进行了不少阐发，与晋唐时期主要是据病（症）立方用药的治病特点不同，这一时期的医家，已开始对疾病的原因和证候的性质作比较细致的分析。其中最具代表性的便是张锐的《鸡峰普济方》、许叔微的《普济本事方》、陈言的《三因极一病证方论》、杨士瀛的《仁斋直指方论》、严用和的《济生方》等。

1.《普济本事方》 南宋许叔微撰，共 10 卷，按病分为 23 门，收方 366 首，其中多数为许叔微的经验总结及发明创造。书中记载的方药大多具有用药简洁、组方巧妙的特点，如治疗心经有热的门冬丸，只以麦冬、川黄连二味成方。又如地仙散一方，"治骨蒸肌热，解一切虚烦躁"，药用地骨皮、防风、甘草三味，组方用意非常巧妙。此外如治疗虚劳盗汗的牡蛎散、治疗咳嗽的杏苏散等，也都是临床有效之方。

2.《鸡峰普济方》 旧传宋代张锐撰，原书30卷，现存26卷，为清代翻刻宋本，收方3000余首。本书虽为方书性质，但对于疾病的病因、治法等诸多方面，有不少自己的见解，所载方剂大多合于临床实用。如对泄泻的病因，张氏就颇有见地，他依据《内经》"诸厥固泄，皆属于下"和"泄痢前后不止，肾虚也"的说法，认为肝肾气虚是造成泄泻的原因之一，谓："门户束要，肝之气也；守司于下，肾之气也。肝气厥而上行，故下焦不能禁固泄痢；肾为胃关，门户不要，故仓廪不藏。苟病泄痢，其源或出于此，若专以脾胃药治之，则谬固千里矣。"治疗上，书中记载有火轮散一方，张氏谓其具有"正阳固气，峻补下经"的功能，是治疗脏寒滑泄的效方。又如对于骨蒸的认识，晋唐间的医书虽有很多论述，但分类繁杂，难得要领，张氏则谓"其实五脏劳而生内热故也"，直接从病因上抓住了骨蒸的关键所在。此外，书中还有关于气虚发热的理论及治疗，书中记载，参橘丸"疗热从腹起，上循胸腋，绕颈额，初似温温，渐至大热，发作无时，遇饥愈剧……此由脾胃素弱"。橘皮甘草汤"疗若身大热，背微恶寒，心中烦闷，时时欲呕，渴不能饮，头目昏痛……此由饮食失宜，胃中空虚……其脉虚大而数"。不仅叙述了其主治证候的症状特点，而且还指出其致病之因是"脾胃素弱""饮食失宜"等，说明张氏对于脾胃损伤、气虚发热的病证已经有所认识，这是值得肯定的。

3.《三因极一病证方论》 南宋陈言撰。18卷，分为180门，录方1050余首，其卷二至十四为内科病证。本书主旨以三因立论，意在将各种疾病按三因分类，然后按因施治。书中关于内科疾病的治疗，也大都是按三因划分的。如卷二至七为外因病，卷八为内因病。有些疾病，病因复杂，如衄血、九痛、霍乱、咳嗽、腰痛等，陈氏又将其分别按三因分证来论述。陈氏的三因学说，丰富和发展了中医病因学的理论，对后世中医内科疾病的审因分证、辨证论治有一定的指导作用。

本书的另一特点是重视脉诊，强调以脉诊分别病证的阴阳寒热。在辨证诊断方面，书中对于风寒暑湿所致疾病，从脉象和症状方面作了简要的归纳，谓"脉浮则为风，紧则为寒，细则为湿，数则为热，外证走注自汗则为风，疼痛无汗则为寒，缓弱热烦则为暑，停着肿满则为湿"。这种认识疾病的方法已侧重于对疾病性质的分析，较晋唐时期侧重于对疾病症状的观察和记述更为深入。

4.《济生方》 南宋严用和撰，全书共10卷，卷二至卷七为内科疾病。其中先以五脏分门，次以杂症为类，每类之中排列病种，每病则立论在前，附方于后。其医论部分主要取前代医经之精华，同时兼取宋代名家方论，中间亦常自出机杼，多有发明。如在重视脾胃在内科疾病治疗中的作用之余，同时更强调补养肾中"真火"的重要，提出补脾不如补肾之说，此说对李杲的脾胃论和明清温补派医家的命门学说均有所启发。

严用和对于疾病的诊治，强调脉、因、证、治的密切联系，谓"夫微妙在脉，不可不察；察之有理，乃知受病之因；得病之因，乃识其证，既识其证，则可详其所治"。制方用药，善以刚柔相济之法，谓"用一刚剂，专而易效；须当用一柔剂，以制其刚，庶几刚柔相济，不特取效之速，亦可使无后患"。这很符合人体生理的辩证统一特性。对水肿的辨证，首次根据水肿的临床表现分为"阴水"和"阳水"两大类，谓"阴水为病，脉来沉迟，色多清白，不烦不渴，小便涩少而清，大腑多泄""阳水为病，脉来沉数，色多黄赤，或烦或渴，小便赤涩，大腑多闭"。这种辨证方法起到了执简驭繁的作用。治疗方面，书中记载了不少治疗水肿的有效方剂，如实脾散、疏凿饮子、加味肾气丸、三仁丸等都是治疗水肿的良方。其论"遗浊"的病机："此皆心肾不交，关键不牢之故也。"这是"心肾不交"说的始见。他还指出消渴病人所慎有三：一饮酒、二房室、三盐食和面。又论中风有内外所因，内因中风治当调气，不当治风，治疗中风不得用吐法。

总之，《济生方》一书立论精当，辨证精审，制方不泛不繁，切合内科临证实用，是一部在内科发展史上值得重视的文献。

5.《仁斋直指方论》 南宋杨士瀛撰，是一部以论述内科病证治为主的方书。全书26卷，卷三至卷十九所载为内科杂病。本书体例亦是以病类方，所论多为内科常见病证，涉及诸风、寒、暑、湿、诸气、痰饮、咳喘、虚劳、眩晕、惊悸、吐衄、积热、痼冷、黄疸、诸淋、消渴、头风等60多种。每一病证前有概论，详细论述病因病机、辨证方法与治疗原则，然后载列方剂。所收之方，多为历代诸家用之有效者，更益以家传经验之方，采摭既富，选方亦精，使读者心目了然，对病识证，因证得药，实得"直指"之意。书中对久病可导致血瘀的病机有所论述，对瘀血的临床症状的描述，也有参考价值，谓"凡病经多日，疗治不痊，须当为之调血""血之外证，痰、呕、燥渴、昏愦、迷忘，喜汤水漱口，不问男女老少；血之一字，请加意焉"，这与后世的"久病入络"之说有相似之处。

三、其他医著中的内科文献

（一）《素问玄机原病式》与《宣明论方》

二书均为金代刘完素撰。《素问玄机原病式》是刘完素火热学说的代表作，全书不分卷。论述以《素问·至真要大论》中的"病机十九条"为纲，结合运气学说加以发挥，将内科临床常见病证分为"五运主病"和"六气为病"11大类，详述每种病证的病因病机和治疗原则，强调火热致病的普遍性。如书中所列81种证候中，因火热引起的便有56种。同时强调风寒湿燥诸气在病理变化中均能化火生热，而火热又往往是产生风湿燥的原因。治疗火热主要采用宣、清、通三法，代表方为防风通圣散。刘完素论火热重视阳热怫郁之病机，认为六气五志等化火都有"郁"的过程，热和郁是紧密相关的，阳热怫郁是热病的主要病机。《内经》中有关燥气的论述很多，但病机十九条中独缺"燥"之条文，刘氏结合临床，并参考《内经》的论述，提出"诸涩枯涸，干劲皴揭，皆属于燥"，完善了中医病机理论。基于火热之邪致病独多的认识观点，刘完素对于很多疾病多从火热辨治，如其指出："中风瘫痪者，非谓肝木之风实甚而卒中之也，亦非外中于风尔；由乎将息失宜而心火暴甚，肾水虚衰不能制之，则阴虚阳实，而热气怫郁，心神昏冒，筋骨不用，而卒倒无所知也。多因喜怒思悲恐之五志有所过极而卒中者，由五志过极皆为热甚故也。"此说划清了内外风的界线，是中风病机认识由外向内的转折点，实开中风从内因辨治之先河，对后世医家有很大的启发。元以后历代医家关于中风病因病机的研讨，均是在刘完素五志过极引发中风和中风病机属阴虚阳实的理论基础上加以发挥的。

此外，刘完素还创立了玄府气液说。他将腠理统称玄府，玄府是一种幽微难见的孔道，在人体表里内外无处不有，是气液宣通之道。又因"神机"是建立在气血宣通基础上，因此只有玄府气液的宣通，"神机"才能通利，人体之九窍脏腑才能各自行使其功能。但是，内伤冷物、六淫易引起玄府闭塞，而最常见的原因是邪热侵犯。玄府闭塞，气液不能宣通，成为许多病的共同病理基础。对于玄府闭塞的治疗常用启闭开郁之法，多用辛味药。还要针对闭塞之因加相应之药，如阳热怫郁引起的玄府闭塞，多用辛苦寒法，用防风通圣散、双解散。这对当代疑难疾病的治疗有不少启发。

《宣明论方》15 卷，内容包括内、外、妇、儿、眼科等疾病的病证、方治。全书以《内经》中关于病机、病证的论述为理论依据，并作了进一步的阐发，后列治法方药。对于不少病证，可以说是从临床治疗方面对《内经》给予了进一步的补充，所述方药也大多合于临床实用，如防风通圣散为治一切风热而设，现广泛用于内、外、皮肤、五官科疾病的治疗；地黄饮子，原为治瘖痱，肾虚弱厥逆，语声不出，足废不用而设。其治热病多用寒凉药物，反映了作者学术思想和处方选药的特点。但作者对内科杂症的治疗多因证制宜，寒温药物并用，实际上《宣明论方》所列的 348 方中，内服方药可确定为寒凉者仅 39 首，可确定为温热者 44 首，其余多为寒热并用或平和之剂。可见作者并非胶于定法，而是讲求辨证论治的。

综上所述，刘完素的《素问玄机原病式》着重于对火热学说的阐发，而《宣明论方》则是将火热理论结合于临证实践的总结。

（二）《儒门事亲》

金代张从正编撰，共 15 卷。其中前 3 卷为张从正亲撰，4～5 卷《治病百法》、6～8 卷《十形三疗》、第 9 卷《杂论九门》、第 10 卷《撮要图》、第 11 卷《治法杂论》、第 12 卷《三法六门》、第 13 卷《三消论》、第 14 卷《治法心要》、第 15 卷《神效名方》共 12 卷，篇目较琐碎，体裁也与前面有所不同，系麻知几、常仲明等门人根据张氏日常行医论道所述扩充而成。

张氏治病，以善用汗、吐、下三法著称，反对滥用补药，制方遣药主张通塞解结，贵通而不贵滞，《儒门事亲》是其攻邪理论与临证经验相结合的全面总结。张氏继承了刘完素强调六气致病的主张，认为各种疾病非人身所固有，主要是由六淫邪气所引起，因此，将各种疾病分为风、寒、暑、湿、燥、火"六门"。而治疗这六门疾病的原则就是祛除邪气，具体治疗方法便是汗、吐、下"三法"。汗、吐、下三法出自《伤寒论》，但仅用于治疗外感热病中的一些证候。张氏扩大了三法的运用范围，许多内科杂病都以三法施治，据该书所载医案统计，具体有中风、痿、痹、厥、痛、呕吐、泻泄、痢疾、便秘、癫狂、诸痛、血证、五劳、失眠、风水、淋、肺痈、咳嗽、痰饮、黄疸、积聚肿块等共 149 例。同时，他还丰富了汗、吐、下三法的治疗手段。张氏认为，凡解表者均为汗法，如灸、蒸、熏、渫、洗、熨、烙、针刺、砭射、导引、按摩等；凡上行者皆为吐法，如引涎漉涎、嚏气追泪等；凡下行者均为下法，如催生下乳、磨积逐水、破经泄气等。张从正运用三法多有出神入化之举，许多久治不愈的顽疾疑症，常常应手取效。这种治疗方法在临证各科，尤其是内科杂病的治疗中可谓独树一帜，极大地丰富了中医内科治疗学的内涵。

张氏善用汗、吐、下三法，对于三法的适应证、注意事项、常用药物、禁忌证等言之甚详，但"亦未尝以此三法，遂弃众法"，而是主张"各相其病之所宜而用之"。可见其对汗、吐、下法的认识和应用并没有走向极端。张氏力主攻邪，但并不排斥补法，他认为只有"脉脱下虚，无邪无积之人，始可议补"。而补虚当以谷、肉、果、菜，目的在于调整各脏腑之间阴阳气血的平衡。此外，子和治病不局限于用药物治疗，对其他疗法也极为重视，特别是对放血疗法、精神疗法、饮食疗法等都独具匠心，值得研究。

（三）《医学启源》与《脏腑标本药式》

金代张元素撰。张元素在继承前代医书尤其是《内经》《中藏经》《小儿药证直诀》《素问玄机原病式》的医学理论和辨证用药方法的基础上，对内伤杂病的脏腑辨证做了深入的研究，著成《医学启源》及《脏腑标本药式》二书，形成了比较系统而又颇具特色的脏腑辨证和制方遣药体系，对后世内科杂病的诊断辨证和治疗用药产生了举足轻重的影响。

《医学启源》3卷，上卷论述脏腑、经脉、病因、主治等内容，中卷在《内经》有关内容的基础上，对"主治备旨"和"六气方治"作了详细的归纳和阐发，下卷论述"用药备旨"。

《脏腑标本药式》又名《脏腑标本寒热虚实用药式》，1卷，以十二脏腑为纲，以各脏腑的寒热虚实等证候为目，分别列出相应的治疗药物，书中对于温、清、补、泻诸治法以及药物的性味、归经、升降浮沉、功能效用等内容均有精当的论述，具有很高的临床实用价值。书中所载方剂多自创新意，如治疗风热郁结、血气壅滞的灵砂丹，治疗湿热水肿的葶苈木香散，治疗风虚便秘的润肠丸，治疗湿热侵犯肢体、经络，周身烦痛沉重的当归拈痛汤等，都是切合于临床实用的有效方剂。对中风的治疗，提出了"行经和血"及"开发腠理"的治疗方法，谓"经脉凝滞，非行经则血不顺，是治于内也；皮肤郁结，非开发则荣卫不和，是调理于外也。"这些治法均可供临证参考。

（四）《内外伤辨惑论》与《脾胃论》

金代李杲撰，《内外伤辨惑论》成书于1231年，3卷。上卷以医论为主，提出："脾胃有伤，则中气不足；中气不足，则六腑阳气皆绝于外，营卫不守，诸病由之而生。"着重讨论了内伤与外感病证的鉴别。中、下两卷主要为方论，中卷强调补脾胃之虚，故立补中益气汤等24方，方中多以参、芪健脾补气；下卷着重于饮食所伤，故立枳术丸等23方，方中多以枳曲消食和中，更佐以健脾厚胃之品。此书刊行（1247年）2年以后，李杲"惧俗蔽不可以猝悟也，故又著《脾胃论》叮咛之"。

《脾胃论》成书于1249年，3卷，共载医论36篇，方论63篇。此书是为阐述《内外伤辨惑论》中未尽之理而作，书中系统论述了脾胃的生理功能，指出人之生命赖元气维护，而元气之产生又在于脾胃，故"脾胃为元气之本""脾胃之气既伤，而元气亦不能充，而诸病之所由生也"。强调"养生当实元气""欲实元气，当调脾胃"。并提出"火与元气不两立，一胜则一负"，即胃气一虚，五脏受病，于是阳气下陷，阴火上乘，对此须以"益元气"为治疗大法，从而制订出补中益气汤、调中益气汤、升阳益胃汤等方剂，使元气旺，则阳气升，而阴火降，开创了"甘温除热法"，对后世影响极大。

李杲在对痿证的病机认识和治疗方药方面也作出了一定贡献，他认为，痿证的初始病因乃是湿气，"六七月之间，湿令大行，子能令母实而热旺，湿热相合而刑庚大肠，故寒凉以救之。燥金受湿热之邪，绝寒水生化之源，源绝则肾亏，痿厥之病大作，腰以下痿软瘫痪，不能动，行走不正，两足欹侧，以清燥汤主之"。《内经》有"治痿独取阳明"之说，而李杲则从胃、肺、肾三脏（腑）进行了细致透彻的分析，中焦脾胃湿热上刑肺金，金不能生水而致肾亏，津、血、精不足导致"痿厥之病大作"，应该说这是在《内经》的基础上对痿证病机的进一步认识。

张元素、李杲所创立的易水学派在中医内科杂病的治疗上独树一帜，对中医内科学的发展起到了重要的推动作用。

（五）《阴证略例》

元代王好古撰，成书于1236年。本书1卷，专论三阴虚寒证。王氏认为，伤寒为人之大疾，其候最急，而阴证尤为惨烈，因阳证易辨易治，阴证难辨难治，故著此书以明其理。书中收录伊尹、扁鹊、张仲景、王叔和、朱肱、许叔微、韩祗和、成无己等九家关于伤寒三阴证的论述，各证之后间附处方，书末附"海藏治验"8例。王氏对于阴寒证的研究，很重视内因在发病中的作用，认为人体正气先有虚损，是导致阴证的重要原因。治疗上，"有此病证者，更须急服辛热之药"，以温补脾肾阳气为主要法则。本书对伤寒各种阴证的病因、证候、治法等论述甚详，用药处方亦有独到之处，若能触类而长之，则对杂病的阴证也不无参考价值。中医论著中，专从阴证立论者不多，此书是研究和治疗阴寒证的一部佳作。

（六）《卫生宝鉴》

元代罗天益撰，24卷，由"药误永鉴""名方类集""药类法象""医验记述"4部分组成。其中，"药误永鉴"为罗氏总结的临床经验教训；"名方类集"载方766首，均为经验效方，先述饮食劳倦所伤病证，后载临床各科病证；"药类法象"是对张元素、李东垣药学理论的总结；"医验记述"为罗氏自己的临证治验。罗氏对疾病病机的认识，比较重视人体正气的强弱在发病中的作用，治疗用药也多以扶补正气为主。如其认为，喘证临床所表现的气盛有余之证，乃是邪气有余，而肺之本气恰恰是不足的，所以在治疗上如人参蛤蚧散即以补肺气、泻肺火为组方原则。又如书中记载治疗一切水肿、喘满不可支的人参葶苈丸方，由人参、葶苈、桑白皮、大枣组成，也体现了扶正祛邪、标本兼顾的治疗方法。对于黄疸的辨证治疗，他根据症状的寒热性质分为两大类，指出"身热，不大便而发黄者，用仲景茵陈蒿汤"，若"皮肤凉，又烦热，欲卧水中，喘呕，脉沉细迟无力而发黄者，治用茵陈四逆汤"。这大概是后世将黄疸分为阴黄与阳黄的雏形。书中总结了张元素、李东垣的医学理论，并在脏腑辨证理论和药性、药理的研究上多有发明。此书对内科临证的参考价值很高，也是研究易水之学的必读之书。

（七）《格致余论》

元代朱丹溪撰，1卷，成书于1347年。书中共收医论41篇，主要论点为人身相火易动，阴精易亏，百病皆由此而生。而抑制相火妄动，保护阴精则是养生防病及临床辨证施治的关键。由此朱氏提出了"阳常有余，阴常不足"的观点，提倡"独宿而淡味，兢兢业业于爱护也"。书中认为正常的相火为人身之"动气"，是维持人体功能活动的动力，而异常妄动之相火则为人身之"贼邪"，它暴悍酷烈，煎灼真阴。朱氏能从正反两个方面分析相火的正常生理功能和异常病理变化，观点是很客观全面的。另外，朱氏对脾胃的生理功能也有深刻的认识，认为"脾具坤静之德，而有乾健之运，故能使心肺之阳降，肝肾之阴升，而成天地之交泰，是为无病之人"。强调了脾脏对于调理脏腑气机升降功能的作用。另外还有"胃气者，清纯冲和之气，人之所赖以为生者也"等。这些说明了朱氏的医学思想不仅在于阐述阳有余、阴不足这一个方面，他对于脏腑气机的研究是较为全面系统的。

由于朱氏之学远接刘完素学说之衣钵，故可看出其理论明显受到完素火热论的影响。但完素的火热论主要说明了外邪火热的致病机理，而丹溪则着重阐发了内伤阴虚火热的病机。这一阐发，补充和完善了河间学派的学术思想，同时也对内伤杂病的辨证论治理论有着重大的影响。另外，书中对于内伤杂病的其他病机也有着深入的阐述，如对气、血、痰、郁所致的内伤杂证作者都进行了详尽的辨析。朱丹溪的学术观点，确实说明了人体生理病理的部分现象，因此对后世有很大影响。但作者过分强调了人体"阳常有余"的一面，却忽视人体阳气亦有亏损的时候，因而不免造成理论上的偏颇，后世医家对此多有微词。

（八）《金匮钩玄》

朱丹溪撰，戴元礼校补。成书于1358年，原名《订正丹溪先生金匮钩玄》。全书3卷，卷一至卷二为内科杂病证治，各病分证论治，先述病因病机，次言脉证治则，后立法处方。是书简明扼要，重视对各种疾病病因病机的探讨，治疗强调辨证分型，归类论治，不失为一部很有临床参考价值的医书，可以看作丹溪及其门人戴元礼辨治杂病的精粹。

书末附医论6篇，最后一篇"泄泻从湿，治有多法论"，指出了张仲景所谓"治湿不利小便，非其治也"的局限性。针对湿邪有兼风、兼热、兼寒及湿盛气脱之不同，提出泄泻的治疗有宜汗、宜下、宜化、宜补养、宜调和脾胃、宜升举、宜燥湿、宜寒凉、宜收敛等9种不同的治法。这些方法的提出，大大丰富了湿邪为病的治疗方法，对后世内科杂病的临床治法影响甚大。对于郁证的辨证和治疗，也是丹溪学派的贡献。书中认为，郁证的病因，乃是由于"结聚而不得发越也"，朱氏将郁证分为六种证型，即气郁、血郁、湿郁、痰郁、火郁、食郁，辨证分型的主要依据，一是临床症状，二是脉诊。治疗方面，创制越鞠丸一方，由香附、川芎、苍术、神曲、栀子组成，统治诸郁，后世对郁证的治疗，多宗于此。关于中风的病机，本书是从气、血、痰、热四个方面认识的。在气者多为气虚，在血者则有血虚、血瘀两种情况。书中尤为重视痰邪，认为"半身不遂，大率多痰"。治疗方面，气虚者主以参、芪补之；血虚、血瘀者以四物汤加桃仁、红花；属痰者以顺气化痰之法，用二陈汤为主方，而各种类型的中风，均应用竹沥、姜汁以清痰热、通经络。这种辨证分型，对临床的制方选药很有指导意义。本书将火热证分为郁火、实火和阴虚之火，对火热的形成机理，更提出"气有余，便是火"的真知灼见。治疗上，郁火当发，实火当泻，阴虚之火则当补阴降火，并提出清利小便的治疗火热方法。治疗方药，如以四物汤加黄柏，是"降火补阴之妙剂""甚者必加龟板"。又如以左金丸治疗肝经郁火之证，都是疗效颇高的方剂。丹溪学派对于火热病机的认识是很深刻的，如果说刘河间是阐发火热病机的倡导者，那么丹溪学派则在刘氏的基础上进一步丰富和发展了这种医学思想，并在疾病的辨治方面有了更多的实际内容。

此书后被收在《丹溪心法》一书的附录中。另外明代的其他医学丛书，如《医统正脉全书》《薛氏医案》等都收录了此书。

（九）《医经溯洄集》

元末明初王履撰。全书1卷，载医论21篇，除研究医经的心得外，还在某些临床问题上发表了个人见解。本书对中医内科学的最大贡献在于对中风的辨析，王氏强调要从内因和外因两个方面对中风进行认识和辨治，首次提出了"真中风""类中风"的概念，使中医在探讨"风病"的病因、病机时从概念上有了进一步的明确，因而对"风病"的辨治也就更有针对性。"因于风者，真中风也；因于火、因于气、因于湿者，类中风而非中风也。"这里实际上是说风从外受者为真中风，风自内生者则为类中风，使得中医内科学在中风的病因学上有了较大的突破。治疗上，"辨之为风，则从昔人以治；辨之为火、气、湿，则从三子以治。如此，庶乎析理明而用法当矣。"为中风病治疗用药的发展打下了基础。此外，"泻南补北论"即论补水泻火之法，专用于阴虚火旺一类病证，这不仅对虚劳的治疗具有重大意义，而且温病的滋阴诸法也提供了理论依据。

（十）《丹溪心法》

朱丹溪讲述，门人整理，又经3次编订，于1482年由程充编辑成书。全书5卷，以内科杂病证治为主，兼及外、妇、儿各科。书中每病首引朱氏原论，次录戴元礼之说，然后附以治疗方药，载方千余首。书中大旨仍以养阴论为主，并附有朱氏在内科杂病治疗方面的诸多创见。本书的特点，是对治疗各种病证药物的随证加减叙述较详。本书所记载的大量补益方剂，可以反映出丹溪重视养阴的学术观点，也可以看出其补阴方法的具体运用。丹溪补阴的最突出特点就是善用黄柏、龟甲，谓黄柏能去肾经火，燥下焦湿，治筋骨软，而龟甲则为滋阴潜阳、益肾坚骨的良药。所创制的方剂如大补阴丸之补肾水降阴火，补肾丸、虎潜丸之治痿证，都体现了朱氏善补肾阴的方药特点。除了使用大量的滋阴降火药物以外，方中还常配入干姜、陈皮等，这是朱氏"阳生阴长"制方思想的体现。《丹溪心法》对杂病辨治的贡献远不止上述内容，书中记载的大量方剂，如痛泄要方治疗腹痛腹泻、四生丸治疗血热吐衄、保和丸治食积等，都是卓有效验的治病良方。

本书是能够全面反映朱氏学术思想与临证成就的重要著作，对后代也有着很大的影响。1536年，明代方广在程充本的基础上，对全书重新分类，并补入大量文献资料，编成《丹溪心法附余》。以后又有多种改编本，其法大多与方广相类，这些书大都冠以"丹溪"字样，如明代卢和编注的《丹溪治法心要》《丹溪纂要》，佚名氏编的《丹溪总录》《脉因证治》和吴尚默整理修订的《丹溪手镜》等。这些著作尽管书名各异，但大都是在《丹溪心法》一书的基础上衍生而成，在传播朱氏学术思想方面起到了重要作用。

第四节　明清时期的内科类文献

明清时期医家在继承、总结和发展中医理论与临床经验的基础上，编撰了更加丰富多样的内科文献。现存中医内科文献中，绝大部分是明清时期的。这一时期中医内科文献的特点主要表现在以下几方面。

首先是综合性医书的大量出现，其中主要以内科为主。由于明清时期的医学从理论到实践都有较大的发展，临证各科均取得了许多新知识和新经验，为了全面整理和总结这些知识与经验，医家们编撰了大量综合性著作。如明代楼英的《医学纲目》、王肯堂的《六科证治准绳》、孙一奎的《赤水玄珠》、张介宾的《景岳全书》以及清代张璐的《张氏医通》和清政府主持编修的《医宗金鉴》等。这些著作虽然大都汇集了中医学术体系的多方面内容，如包括基础理论和临证各科证治，但其中仍以内科杂病证治为主。这些著作在论述内科杂病时，一般不持门户之见，对历代诸家医论兼收并取，折衷归纳，故内容十分丰富。除了整理前代的理论和经验外，这些著作中还多收有作者自己的心得和发挥，反映了各自的治病用药特点，为中医内科学的辨证治疗增添了新的内容。

在这些综合性医书中，值得注意的是许多专为医学普及而作的入门书。如明代李梴的《医学入门》、清代程国彭的《医学心悟》等。另外，许多医著虽未明言是医学门径书，但书中论理叙事多通俗浅显，明白易晓，较之前代医书的论理深奥、文字晦涩有明显的不同。比如明代龚廷贤的《寿世保元》《万病回春》，清代冯兆张的《冯氏锦囊秘录》等。这说明明清时期的医家较之前代更加关注医学的普及工作，这些著作构成了明清医学文献的一大特点。

明清中医内科文献的第二个特点，便是内科专科专病类文献的大量出现。明代温补派医家薛己撰写的《内科摘要》是中国医学史上第一部以"内科"命名的医书。另外，明代秦景明的《症因脉治》、周慎斋的《慎斋遗书》、李中梓的《医宗必读》、清代李用粹的《证治汇补》、尤怡的《金匮翼》、喻昌的《医门法律》等都是专门论述内科杂病证治的。这些著作大都根据作者多年的经验和心得写成，因此对中医内科杂病的诊治有着较高的参考价值。

明清时期还出现了一些论述某一种内科疾病如中风、虚劳、血证等的证治专书，其中发明较多的当推虚劳和血证二类，代表著作有绮石的《理虚元鉴》、胡慎柔的《慎柔五书》和唐宗海的

《血证论》等。

下面将这一时期的内科文献分类择要介绍。

一、内科专科类文献

(一)《内科摘要》

明代薛己撰,2卷,成书于1529年。书中上卷载"元气亏损内伤外感""饮食劳倦亏损元气"等11类医案,下卷载"脾肾亏损头眩痰气""肝肾亏损血燥结核"等10类医案,共计医案209例,论述了风、痹、痿、厥、眩晕、麻木、虚劳、痰饮、鼓胀、痞满等病证的治疗。此书为薛氏诊治内科杂病的经验实录,在内科学发展史上有较大的影响,其主要贡献大致有二:一是强调了辨证论治原则在内科杂病治疗中的重要性。薛己此书中治疗内伤杂病多从病机入手,书中所有医案均以病机分类,不似一些医书只以病名分类,这样做可以示人以法,其法便是辨证论治,务求本原,而非辨病论治,因病施药。二是确立了温补学派的学术思想基础。书中在理论上强调脾肾的重要性,反对刘河间、朱丹溪一派以寒凉药物攻伐肾阳的做法,指出临证时应以治本为原则,滋补化源脾肾两脏以治病求本。同时脾胃乃其他四脏之化源,凡病属虚损之证皆可用滋化源之法治之。这体现了他脾肾并重,以脾胃为主的学术思想。

薛己所治内科杂病以虚证为多,故积累了较为丰富的辨治经验。对于虚证,薛氏认为此虚必言阴虚,而此阴虚非津液、精血之谓,是足三阴肝、脾、肾之虚的概括。并强调对于杂病亏损之证,要重视肝脾肾三脏的调治,三者之中尤以脾土为关键。在虚证的辨治上,薛己开一代医风,明清以来,许多医家多遵其法治病,使杂病特别是虚证辨治达到较高水平。

(二)《慎斋遗书》

明代周慎斋撰,10卷,卷一至卷三为基础理论部分,卷四至卷十为各科杂病证治,其中以内科杂病证治为主。在各病证治中,先论后方,并附有作者心得及验案。周氏论医以李杲为宗,重视脾胃,强调"诸病不愈,必寻到脾胃之中,方无一失"。同时亦采温补学派之说,重视补肾,故书中有"人生之来,其原在肾;人病之来,也多在肾。肾者,命之根也。肾脉不伤,危也可许其生;肾脉有害,安也亦虑其危"之论。周氏治病首重辨证,是书首立"辨证施治"一篇,专述辨证在内科杂病治疗中的重要性。周氏总结归纳并创立辨证施治用药之心得为"理、固、润、涩、通、塞、清、扬、逆、从、求、责、缓、峻、探、兼、候、夺、寒、热、补、泻、提、越、应、验"二十六字玄机,概括了内科杂病的证治法规。对中风的治疗提出了"治痰先顺气,气顺痰自利;治风先治血,血行风自灭"的观点。曹炳章在《中国医学大成》中曾评价该书:"阐发病源病理,真能独出心裁,不拾前人牙慧。"

(三)《杂病证治准绳》

明代王肯堂编撰,书成于1602年。本书为王氏医学丛书《证治准绳》的第一部分,共8卷,分论诸中、诸伤、寒热、诸气、诸呕逆等13门150余种病证。每门前为总论,而后按证分述。所引文献包括《内经》以下历代著名医著,后阐明己见,辨别病证、脉象之异同,因证论治、立法、处方,不附方药。王氏主张博采众家,择善而从,于寒温攻补无所偏主,故书中多为折衷持平之论。王氏无门户之见,对金元四大家之学术观点研究较深,尤得洁古、东垣之奥旨。他认为"人之脏腑,以脾胃为主,盖饮食入胃而运于脾,犹地之土也"。脾胃为气机升降之枢纽,在治疗上须权衡气机升降。以其"药兼升降而用之者，盖欲升之，必先降之，而后得以升也，欲降之，必先升之，而后得以降也"。

由于本书收罗繁富，条理分明，博而不杂，详而有要，故颇受临床医生欢迎。另《杂病证治类方》为《杂病证治准绳》部分的方药编，分128种病证，所收类方多注明出处，可与本书相互参看。

（四）《景岳全书·杂证谟》

明代张景岳撰，约成书于1636年。本书是《景岳全书》中专论内科疾病证治的部分。张氏将内科杂病分为71门，每门之下，所列条目多寡不一，计有经义、述古、辨古、论证、论治、附案或新案、列方等。

张景岳的学术思想受李东垣、薛立斋的影响较大，崇尚温补脾肾，反对刘完素寒凉攻伐及朱丹溪"阳常有余，阴常不足"之论，提出"阳非有余，阴常不足"之说，并创立了许多温补方剂，对中医内科学的发展具有重要影响。张氏的学术思想比起同代医家更为解放，师古而不泥古，学经而不尊经，敢于破前人之成说，故能在学术理论上有所创新，在辨证治疗上有所发明。如他论中风一病时指出："时人所谓中风证也，本皆内伤积损颓败而然，原非外感风寒所致。"纠正了前代所述中风一证的病因为外风所中的说法，准确地指明中风的真正病因病机。同时还强调辨证要点在察明病之浅深虚实及中经中脏之别。又如指出喘证重在辨虚实，实喘为邪气实也，虚喘为元气虚；实喘气长而有余，虚喘气短而不续；实喘胸胀气粗，声高息涌，膨膨然若不能容，唯呼出为快，虚喘慌张气怯，声低息短，惶惶然若气欲断，提之若不能升，吞之若不相及，劳动则甚，而惟急促以喘，但得引长一息为快。论虚损，则有"虚邪之至，害必归阴，五脏之伤，穷必及肾"之论，主以甘平之剂专补真阴，然后察其可乘，或暂用清润，或渐加温润。治久痢脾肾俱虚，用胃关煎等壮脾胃之母，别创治痢新法。论治肿胀，有"其本在肾，其标在肺，其制在脾"之说，发展了《内经》之论。张氏治病，重视"治形"，指明凡欲治病者必以形体为主，欲治形者必以精血为先，填补精血以益真阴，外感、头痛、喉痹、痰喘、呕吐、泄泻、鼓胀等诸多病证，都主张通过滋补精血，扶养元气，以蠲除病邪。张氏治形以甘温濡润的熟地黄为主药，认为它善补精血，更能扶养脾胃，具有"厚肠胃"的作用，凡临床杂病而命门不足者，皆可用之，开拓了临证一大法门。张氏十分强调人身阳气的重要，特重虚证、寒证的辨治，大倡温补之法，但其论证用药并非一味温补，书中亦另列气滞者不宜补、火炽者不宜温等禁例，学者需全面领会。

（五）《症因脉治》

明代秦昌遇撰，成书于1641年，后由其孙秦之桢整理编次，初刊于1706年。秦氏主张治病当"先辨其症，次明其因，再切其脉，据症、据因、据脉施治"，故以此命名其书，亦体现了作者重视辨证论治的思想。是书5卷，卷首载"论《医宗必读》症因差误治法不合"等医论6篇，卷一至卷四依次列述中风、头痛、胸痛、胃脘痛、咳嗽、噎膈等病证40余种，每一病证首分外感和内伤两大类，然后分述各病的症、因、脉、治。诊断强调四诊悉备，且首重望、闻、问，而独后于切；辨证概从八纲出发，以辨寒热虚实；治法则设"从脉""从证"两项，并附有方药加减应用。本书以个人经验与前贤论述相结合，内容丰富而条理清晰，特别是这种先辨外感内伤，再按四诊顺序，分别症、因、脉、治的临证指导思想颇切合临床，对后世有很大的影响。

（六）《医门法律》

清代喻昌撰于 1658 年，6 卷。书中的"法"系指临床辨证施治的法则，"律"则是作者为防止医家临证失治、误治而出示的禁例。此书为作者有感于当时庸医误人而作，所以既论病析治，又为医生临证诊疗立法定律以纠偏。书中卷一为诊法，卷二至卷六分述中寒、中风、热、湿、暑、燥、疟、痢疾、痰饮、咳嗽、关格、消渴、虚劳、水肿、黄疸、肺痈、肺痿等多种内科疾病证治。每门疾病先为"论"，分析该病的病因病机；次为"法"，主要阐明治疗之术及运用之机；最后为"律"，指出医者临证易犯之错及避免之法。

喻氏在《内经》《伤寒论》基础上倡言"大气论"，认为"惟气以成形，气聚则形存，气散则形亡"，人身的营卫、脏腑、经络之气之所以能发挥正常的生理功能，主要是由于胸中大气的支撑作用，他说"五脏六腑，大经小络昼夜循环不息，必赖胸中大气，斡旋其间"。反之，"大气一衰，则出入废，升降息，神机化灭，气立孤危矣"。喻氏把大气与胸中阳气的功能联系在一起，并立辛温通阳之法，对后世医家颇有启发。"秋燥论"详述秋燥证治的理法方药，用甘凉滋润之品，以清金保肺立法，创清燥救肺汤，疗效确切。对于各种内科疾病的处方治疗作者论述尤详，其中多有过人之处，足资借鉴。如言下痢必从汗者，首用辛凉以解其表，次用苦寒以清其里，若表盛而里复急者，可用活人败毒散引邪外达，此即"逆流挽舟法"；治邪热下利而小便短赤者，创"急开支河法"，利其小便，分消热势，则下利自愈；认为关格乃胃中有邪气，阻遏阴阳升降之机所致，故创用进退黄连汤升降阴阳；论痹证，据证用药，归纳人身 20 余种不同部位和证型的痹证等。

（七）《证治汇补》

清代李用粹撰，8 卷，初刊于 1687 年。全书共论及内科杂病 80 余种，分别归于提纲、内因、外体、上窍、胸膈、腹胁、腰膝及下窍八门之中。每一病证分大意、内因、外候、辨证、脉法、总治、用药、选方几部分论述，先引《内经》有关原文，后选录后世医家所论要点，凡古人所未及者，则补以作者个人学术经验。此书之特点乃取前人著作予以汇集，删繁存要，补缺正偏，引文皆注明出处，李氏论述则标明"汇补"二字，此亦书名之由来。

本书于各病的辨证论治多有心得发挥，如论厥证的辨证要点："厥有多端，须分阴阳虚实。如未厥前吐泻不渴，身凉踡卧，及已发而脉迟，口出涎沫者，阴厥也；如未厥前便秘溺涩，口渴身热烦躁，及已发而脉数大，口中反干燥者，阳厥也；若厥而口噤牙闭者，实厥也；厥而口张自汗者，虚厥也。"细微准确，清晰明了。书中对发热的论述较详，除外感发热以外，共列有 11 种证候，计有郁火发热、阳郁发热、骨蒸发热、内伤发热、阳虚发热、阴虚发热、血虚发热、痰证发热、伤食发热、瘀血发热和疮毒发热，每种发热都论述其症状特点和治法方药，可作为临床辨证参考之用。作者于各种杂病的治疗亦时有独见，多堪师法，如其论便秘的治则："少阴不得大便，以辛润之；太阴不得大便，以苦泄之；阳结者清之，阴结者温之，气滞者疏导之，津少者滋润之。大抵以养血清热为先，急攻通下为次。"对于痢疾的治法，书中提出初痢忌涩，久痢忌攻，痢久当补脾肾的治疗原则，另外还提出痢有汗法，如果痢疾"初起发热恶寒、头痛、身痛，表症见者，即宜发散，所谓风邪内结者，汗之是也，治以加味防风汤"。对腰痛的治疗，指出"治惟补肾为先，而后随邪之所见者以施治。标症则治标，本急则治本。初痛宜疏邪滞，理经隧；久痛宜补真元、养血气"。这种分清标本先后缓急的治疗原则，对临床很有指导意义。

总之，本书内容丰富，条理清楚，为一部由博返约的内科专著。

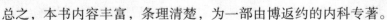

（八）《医宗金鉴·杂病心法要诀》

《医宗金鉴》是一部大型医学丛书，共90卷，清代吴谦等编撰，1742年书成刊行。《杂病心法要诀》系其卷三十九至卷四十三，专论内科杂病证治。全书分为40门，各门均以歌诀体裁论述，先为总括，后分述诸证、辨生死之法及治法方药，辅以"注""按"加以诠解阐释。每论一证，均于阴阳、表里、寒热、虚实反复详辨，故谓之心法，所论大都理术精当，不尚奇异。对虚损、痿病、失血、中风、水肿、疟疾等论述精详。如论虚损内伤证治，着重脾胃气血，有"内伤劳役伤脾气，饮食伤胃伤其形"之说，有热中、湿热、暑热、火郁、寒中之分；伤气宜补，伤形宜消，治疗多取东垣之方加减，如升阳益胃汤、补脾胃泻阴火汤等。论痿病多责肺热，更重阳明为病，谓多因胃家湿热及积热、湿痰而起，治疗则遵经"独取阳明"。论失血多源于损伤，而损伤之道则以热伤、劳伤、怒伤为主，分别治以清热（犀角地黄类）、理损（救肺饮类）、破逐（芎归饮类）。全书强调辨证以八纲为本，求因以七情为重，论治以脾胃为主，攻补以胃气为先，投方用药不囿于汤散之类内服，而倡导外治妙法。

总之，此书繁简得宜，编裁得当，论理明白晓畅，文字通俗易懂，是一部较好的医学入门书。此书刊行后，对后世影响很大。

（九）《金匮翼》

清代尤怡编撰，8卷，成书于1768年。本书是尤氏一生临证经验的总结，意欲发挥《金匮要略》未尽之理，补其不足，故名之。书中主要论述内科杂病的辨证论治，共计论病40余种。各种杂病分门编录，各门有总论，融会诸家之说，然后附以作者经验心得。书中于杂病治法发明颇多，如中风门，立卒中八法：开关、固脱、泄大邪、转大气、逐痰涎、除热风、通窍隧、灸腧穴；诸湿门，分散湿、渗湿、上下分消三法；痰饮门，则分攻、逐、消导、和补、温、清、润七法；诸痢门，则立寒下、疏解、温通、温补、冷涩五法。条目井然，对临证颇有指导意义。尤氏为《伤寒论》研究大家，曾以治法类分《伤寒论》条文，《金匮翼》则是以治法类分内科杂病，体现了尤氏重视辨证论治的思想。书中所收方剂以仲景方为主，同时亦博采古今名医之方，精选慎取，分隶条下，使读者按证求方，因方施治，颇为方便。

（十）《杂病源流犀烛》

清代沈金鳌撰于1773年，30卷，卷首2卷。本书所论杂病，并非相对外感而言，而是指一切发生于皮毛、肌肉、经络、脏腑之病证，故而沈氏将内、外因所致之各种疾病统称"杂病"。全书卷首分"脉象统类"及"诸脉主病诗"两部分，以论脉形、主病；卷一至卷三十分别从脏腑、奇经八脉、六淫、内伤外感、面部、身形6个方面，分门别类论述诸病证治。每门之下又分若干小类，如脏腑门按十二经脉所属脏腑分作12类，每类之下再分列病证。在每病之下，先作"源流"一篇，论述该病的病因、病机和病证特点，详究病源，悉列形证，尤重病因、病脉。书中博采前人论说，并多阐发个人见解。该书对中医内科学的发展有一定影响，如其论痰证："人身非痰不能滋润也，而其为物，则流动不测，故其为害，上至巅顶，下至涌泉，随气升降，周身内外皆到，五脏六腑俱有。"强调了痰证发病的广泛性。他在书中把25种杂病的病因归结为痰，是历代医书中最多者。这一观点丰富了中医内科病机学说，后世遂有"怪病多由痰作祟"之说。沈氏也十分重视将摄调养，于诸病方药治法之下，必附导引运功之术，以养气理气，祛病延年。

总之，此书分类简括，条理井然，启蒙解惑，源流清晰，是一部较好的内科证治参考书。

（十一）《医醇賸义》

清代费伯雄撰，成书于 1863 年。费氏曾撰《医醇》24 卷，书稿不幸毁于兵火，晚年追忆其内容，随笔录出，汇为 4 卷，故题为《医醇賸义》。

费氏长于内科杂病证治，曾两次应召入宫，为道光皇帝和皇太后诊病，均应手取效。是书察脉辨证施治，平实可用，意在指导初学者执简驭繁，一归醇正。首论病证，继载自制方，后附成方。作者首倡医学和缓醇正之风，主张议病用药既不可偏执成法，亦不可趋奇立异，立论当以和缓平正为宗，用药亦当以清润平稳为旨。醇正之精华，"在义理之的当，而不在药味之新奇"，盖"天下无神奇之法，只有平淡之法，平淡之极，乃为神奇"。费氏认为，凡虚劳内伤，实"不出气血两途"，他根据阴阳互根、气血互生理论，认为"人生之宝，无外乎气血"，而"治气血者，莫重于脾肾"，因气之根在肾，血之统在脾，"气血旺盛，二脏健康，他脏纵有不足，气血足供挹注，全体相生，诸病自已"。强调虚劳之治，时时应以中焦脾胃之气为念，提倡"不足者补之，以复其正"的和法缓治。其所定拯阴理劳、拯阳理劳二方，一宗生脉，药用甘寒，滋化源而补阴血，一宗保元，剂属甘温，补真元而益阳气，皆立法和缓，不燥不腻，确无伤阴败胃之弊。论秋燥，他指出"初秋尚热，则燥而热，深秋既凉，则燥而凉"，主张应以"燥为全体，而以热与凉为之用"，燥必"兼此二义，方见燥字圆相"。治疗上，以脏腑为中心，参合其所受热凉之殊，分别施治。如肺受燥热，以清金保肺汤治之；肺受凉燥，以润肺降气汤治之，他如心燥、肝燥、肾燥等，大都宗法如此。他认为三消为病每多夹痰，主张在具体施治之时，当于清热养阴的原则立法中，视上消、中消、下消所病脏腑的不同，分别佐以渗湿、润燥、清利化痰之品，方能切合病机，提高临床疗效。此外，费氏临证颇善化裁古方以制新方。《医醇賸义》全书共载方 480 首，其中费氏自制者 186 首，其中多以古方随机化裁加减而成，如治中暑的加味白虎汤，治心火炽盛、吐血衄血的加味泻心汤，治心火下移、溲尿淋浊涩痛的琥珀导赤汤等，寓发挥于继承，均有推陈出新之妙。

二、内科专病类文献

（一）虚劳、痨瘵类文献

明清时期，还出现了许多内科专病类文献，这些文献多以研究某一内科杂病的辨证论治为主，其中以论述虚劳、痨瘵者为多。虚劳是由脏腑亏损、元气虚弱所致的各种慢性病证的总称，而痨瘵则是由劳伤正气，感染瘵虫所引起的以发热、咳血、消瘦为主症的一类疾病，相当于现代的各种结核病。这两种病在当时均属难治，故成为医家研究的重点。

1.《慎柔五书》 明代胡慎柔撰，5 卷，约成书于 1636 年。胡氏晚年将自己所著医书授予弟子石震，后由石震订正刊行，因书中包括"师训""医劳历例""虚损""痨瘵"和"医案"五个部分，故名《慎柔五书》。胡氏有感于历代医家对虚劳的认识非常笼统，不知证有不同，治有相反，故将虚劳分为虚损和痨瘵两类。他认为，损病自上而下，瘵病自下而上；损病传至脾与肾者不治，瘵病传至脾与肺者不治；以劳法治损，多转泄泻，以损法治劳，必致喘促。胡氏师从明代名医查了吾、周慎斋，医学主张与其师相近，远宗李东垣，近取薛立斋，偏于温补，注重顾护脾胃，书中治疗虚损痨瘵亦概以脾胃为中心。其培补脾胃，主以甘淡为法，则较之东垣偏于辛燥者为之一变。胡氏通过长期的临床实践，提出了辨治虚劳当分"三关"的观点：第一关，"或久遇劳碌，或伤风失治……阳气虚弱，倒入于内，便化而为火，而发热也……损病初发，十数日间，未经寒凉药，可用火郁汤、升阳散火汤及补中益气汤。若久之，则火郁汤不宜用矣，保元、四君继之，此第二关也。盖元气已虚，只助阳气，不宜散火……损病六脉俱数，声哑，口中生疮，昼夜发热无间。经云'数则脾气虚'，此真阴虚也，此第三关矣……需用四君加黄芪、山药、莲肉、白芍、五味子、麦冬……此为养脾阴秘法也。"论述了虚劳从元气下陷，阴火上冲到脾胃元气大虚，再到真阴不足的发展过程，使后学者对虚劳证候的病理机制易于领会，其治法亦为临床家所习用。清代周学海评价："此书格律谨严，可为老人、虚人调养指南。"

2.《理虚元鉴》　明代汪绮石所撰的《理虚元鉴》是所有虚劳专书中影响最大者，是书2卷，约成书于明末。书中提出虚劳病因有六：先天之因、后天之因、痘疹及病后之因、外感之因、境遇之因、医药之因，对虚劳的病因作了较为全面的总结。病机上，则从阴虚与阳虚两方面进行分析，阴虚者多由精血不足，水不济火，以致阴虚火亢，相火上炎，伤其肺金所致；阳虚之证有夺精、夺火、夺气之不同，故有"阴虚统于肺""阳虚统于脾"之说。治疗上，其谓"治虚有三本，肺、脾、肾是也，肺为五脏之天，脾为百骸之母，肾为性命之根。治肺、治脾、治肾，治虚之道毕矣"。发前人所未发。其治阴虚，主清金；治阳虚，主建中。具体而言，"一曰清金保肺，无犯中州之土，此用丹溪而不泥于丹溪也；一曰培土调中，不损至高之气，此用东垣而不泥于东垣也；一曰金行清化，不觉水自流长，乃合金水于一致也"。又以肺脾两脏尤为重要，强调补肾水者，不如补肺以滋其源；补命火者，不如补脾以建其中。治脾调中，惟宜甘温，不宜火热，其自创归养心脾、归养心肾、养心固本、养心固肾等方剂，皆以甘温益气见长。主张清金保肺之法，或清润，或疏降，务使肺脏复其清肃之能。其自创之清金百部、清金甘桔、集灵胶、清金养荣等方剂，皆以清润之功见长。此外，作者于虚劳病的预防上亦有所发挥，认为"虚劳当治其未成"，提出六节、八防、二护、三候、二守、三禁等预防要点。

总之，该书对虚劳的病因、治法、预防等都进行了系统的论述，使虚劳一病的治疗在理、法、方、药上形成了完整的体系，且文字简要，重点突出，故备受后世医家赞誉。

3.《不居集》　清代吴澄撰，成书于1739年，50卷。分上下两集。上集30卷，以论治内伤虚损为主，除阐明统治大法外，主要总结了历代医家治虚损证十法，汇集了秦越人、张仲景、孙思邈、葛可久、刘完素、李东垣、朱丹溪、薛立斋、张景岳及吴氏本人的治法，还介绍了其他各家治法，以及嗽、热、痰、血四大证和各种内损杂证。下集20卷，以论治外感虚损为主。虚劳之证，历代医家多责之于内伤所致，治疗亦多用补法。吴氏则认为论治虚损，当首辨内伤和外损。外邪乘人体之虚而入，亦可出现虚劳内伤的病理表现，而治疗之法，又当与内伤虚损区别对待。欲补其虚，必先去其外邪，欲治其内，必先察其外。而不能单用补虚一法，否则"欲敛汗而汗愈多，欲安神而神愈躁，欲滋阴而郁热愈甚，欲补气则胀愈加"。必以扶正与祛邪兼顾，作者依此原则创立了"解托"和"补托"二法。若内伤重而外感轻者，宜用补托之法，方如益营内托散、助卫内托散和宁神内托散等；内伤轻而外感重者，宜用解托之法，方如柴陈解托汤、和中解托汤，总以培护元气为主。吴氏的这些主张，可以说是在辨治外感和内伤同时出现的一类内科杂病时，对前代治疗方法的补充和发展。对于一般虚损性疾病的治疗，吴氏比较重视照顾脾胃中气，而对丹溪学派以滋阴降火治疗虚损的方法提出异议。此外，书中还提出了补脾阴的方法，强调须避寒凉诸药，倡芬香甘平之法，所制理脾阴正方（人参、河车、白芍、山药、扁豆、茯苓、橘红、甘草、莲肉、荷叶、老米），是养阴、生津、益气、调补脾胃的代表方。

本书有论、有法、有方、有案，是现存内容最丰富的虚损治疗专书，对于临床治疗内伤杂病有较高的参考价值。

明清时期关于虚劳证的专书还有明代龚居中的《痰火点雪》（又名《红炉点雪》）、清代洪炜的《虚损启微》、清代何炫的《何氏心传》等。但这些书大多为汇集前人旧论，少有心得发挥，唯于研究历代关于虚损证治的学说演变间有可取之处。

（二）血证类文献

明清时期医家对于血证的研究也较深入，编撰了一些论述血证的专书，如清代王清任的《医林改错》、唐宗海的《血证论》等。

1.《医林改错》 清代王清任撰于 1830 年，2 卷。是书主要为纠正古书记载脏腑经脉之误而作，然而主要贡献却是在内科疾病的治疗上。书中强调补气活血和活血逐瘀两大治血证原则，其大旨谓人身之血瘀，与气虚密切相关，"元气既虚，必不能达于血管，血管无气，必停留而瘀"。依此气有虚实，血有亏瘀的理论，王氏结合临证实践，总结出 60 种气虚证和 50 种血瘀证。他认为许多内科杂病的病机均与瘀血有关，除中风、胸痹外，发热、腹痛、失眠、虚劳、积聚等也可因血瘀而造成。基于其对气血病理的认识，几乎各种疾病的治疗，都程度不同地贯穿着活血化瘀的方法在内，除以活血化瘀为主的血府逐瘀汤、膈下逐瘀汤、少腹逐瘀汤、通窍活血汤外，还有补气活血的补阳还五汤、助阳活血的急救回阳汤、祛风活血的身痛逐瘀汤、解毒活血的解毒活血汤等方，分别是治疗气虚血瘀、阳虚（脱）血瘀、风痹血瘀和热毒血瘀的有效方剂。

总之，王清任对中医内科瘀血证的辨证诊断及治疗方药都作出了杰出的贡献。他所主张的补气活血逐瘀的治疗原则，为后世医家沿用、化裁，他所创制的多种活血化瘀方剂，已经成为后世医生的临证常用方，并在许多疑难杂证的治疗中取得满意的疗效。

2.《血证论》 清代唐宗海的《血证论》在血证的论述上，较之王清任的《医林改错》更为全面和深入。书中将血证分为血上干证、血外渗证、血下泄证和血中瘀证四大类，然后再细分为吐血、汗血、便血、经闭等 32 证。其论述大旨谓水、火、气、血相互维系，运血者为气，守气者为血。气病可累血，血病可累气。故治血应先理气，以调和阴阳水火，方可左右逢源。作者还认为，五脏之中，心生血，肝藏血，气生于肾而上主于肺，其间运上下者为脾，故治疗血证当以调理脾气为先。关于血证的治疗，"唯以止血为第一要法。血止之后，其离经而未吐出者，是为瘀血，既与好血不相合，反与好血不相能，或壅而成热，或变而为痨，或结瘕，或刺痛，日久变证，未可预料，必急为消除，以免后来诸患，故以消瘀为第二法。止吐、消瘀之后，又恐血再潮动，则须用药安之，故以宁血为第三法。邪之所凑，其气必虚，去血既多，阴无有不虚者矣。阴者阳之守，阴虚则阳无所附，久且阳随而亡，故又以补血为收功之法。四者乃通治血证之大纲。"立止血、消瘀、宁血、补虚为先后次第。治疗的宜忌，唐氏认为最宜和法，最忌吐法，而攻下和发汗则当视具体病情，斟酌而定，特别倡立"瘀血去则新血生，新血生而瘀血去"之论，强调"凡血证，总以祛瘀为要"。唐氏认为补法尤应慎重，所谓"实证断不可用补虚之方，骤用补法，则实以留邪为患，而正气反不受益，而虚证则不废实证诸方"，并应以补肾、补阴为主，而以补脾、补阳次之，主张滋血必用清火诸药，此处所谓"清火"，包括两方面内容：一为清滋之法，加白芍、天冬、麦冬、阿胶之类；一为泄火热法，如芩、连、栀、柏之类。另一方面，唐氏也认识到有"火化不及而血不能生"的情况，治疗这种证型，则当以"禀受火气之药，以温达之"，如桂枝、艾叶、干姜、细辛之类，可见其对血证的认识是较全面的。本书是唐氏临床实践之总结，对后世血证论治有较大影响，不失为一部较好的临证参考书。

三、综合性医著中的内科文献

（一）《医学纲目》

明代楼英编撰，刊于 1565 年。该书 40 卷，卷十至卷二十九为肝胆部、心小肠部、脾胃部、肺大肠部、肾膀胱部等，主要论述内科杂病证治。前代医书编写多以病为纲，只作一次划分，至楼氏始以五脏六腑为纲，各脏腑所属疾病为目，一二级类目依次排列，条理井然。这种分纲列目编排病证的方法实为楼英首创，对后世医学著作的编辑体例有很大影响。此外，楼氏在引用前代文献时也十分认真严谨，收录历代名方、验方，务求实效；凡所引医论医方中有衍文、错简等时，都详作考订以正之；对所引文献方论不合或互有矛盾之处，则尽可能予以辨明。总之，本书采集的文献资料极为丰富，对总结明以前的各家学说、指导临床辨证，均具有重要参考价值，故对后世影响极大。

（二）《赤水玄珠》

明代孙一奎撰，刊于 1584 年，本书是孙氏个人丛书《赤水玄珠全集》中的一种，共 30 卷，书中将中医各科疾病分为 72 门，其中内科杂病共 67 门，其他 5 门为伤寒、妇人、小儿、痘疹、外科。其论病先列古今各家之说，再附己意于后，评论短长，指摘得失，发挥颇多。孙氏在书中对一些混淆不清的杂病病名作了详尽的鉴别，如噎膈和反胃古时多认为是一种病证，孙氏始将其分为二证。他认为："反胃者，食犹能入，入而反出，名曰反胃；噎膈，隔塞不通，食不能下，故曰噎膈。"释疑解惑，简明扼要。此外，孙氏论医不泥于一家之说，但以择善而从为宗，故书中持论较为公允。

（三）《医学入门》

明代李梴刊于 1575 年。书共 9 卷，卷首 1 卷。全书内容丰富，医史医论、本草方剂、针灸脉法、内外妇儿各科证治，无所不及。其中卷三至卷四论述内科疾病证治，所引文献以危亦林《世医得效方》及丹溪治杂病诸法为主，兼引历代方论，其间亦时有作者发挥之处，如论咳嗽之病机，古时多责之脾肺二脏，李氏则提出与肾有关，"肾为藏气之脏也，凡咳嗽引动百骸，自觉从脐下逆奔而上者，乃肾虚气不归源"。此实为"肾不纳气"理论之滥觞。其对咳嗽的辨治亦有新意："新咳……无痰，便是火热，只宜清之……久咳……无痰者，清金降火。盖外感久则郁热，内伤久则火炎，俱宜开郁润燥。"由于此书内容全面，简明实用，语言通俗，对临证有较好的指导作用，因此流传较广，不但国内有多种刊本，而且还传入日本、朝鲜和越南。

（四）《医林绳墨》

明代方隅集撰，8 卷，方谷校正，初刊于 1584 年。此书原系方隅之父方谷教授学生的手稿，后由方隅整理校正后刊行。书中卷一至卷六主要论述内科杂病证治，卷七至卷八为五官、妇、儿等科杂病证治。书中理论以《内经》《伤寒论》等医学经典为宗，参考金元诸家学说，凡前人有论无方者，一一为之配补方药。方氏论病，先明其病源，析其病机，继则随证处方，按方施药，间议药性及方药加减。对八纲辨证论述颇详，可供临证参酌。本书的特点在于每论之下均有"治法主意"一项，对各种病证的治法要点和治疗注意事项给予扼要的论述，多是作者自己的经验和见解。如痰证的治法主意谓："治痰以清气为先，气顺则痰清，气降则痰下。久病必于理脾，清气兼于降火。"简要明白，抓住关键。又如燥证的治法主意谓："治燥不可太寒，开结不可太峻。燥必润之，随血而行；结欲开之，随气而顺。"因肺为娇脏，大热、大寒、峻利之药均所不宜，所以燥邪伤肺虽致灼津生热，但治之不可太寒。燥邪闭肺而气壅不行，须开之但不可太峻，必须润之行之，使津生气顺，而燥邪可解，此深得治燥之妙法。其他如"狂由热致，当清其热而利大便；癫因痰生，当开其痰而养血气。"都是很有参考价值的治病方法，素为后世医家所重。

（五）《先醒斋医学广笔记》

明代缪希雍撰，成书于1622年。此书初名《先醒斋笔记》，为丁元荐汇集缪氏言论、临证心得、证治验方而成，后经缪氏修订补充，更名付梓。书中前3卷分述内、外、妇、儿各科证治，卷四列常用药物及其炮炙大法。缪氏论医不拘常法，敢于突破成说而自抒己见。如他认为五运六气学说实为唐以后好事者所为，无益于治疗，而有误于来学，并从理论上予以批判。书中对内科杂病的治疗多有独到见解，如其所论中风多指内虚暗风，内虚即阴虚，暗风即内风，这是中风病机认识的又一发展。治疗内风，则提出清热顺气开痰以救其标，养阴补阳以治其本的原则，阴虚益血，阳虚益气，气血两虚则气血兼补，久而持之，并认为"治痰先清火，清火先养阴，最忌燥剂"，对叶天士发展中风主治方法有较大影响。论吐血的治疗，提出"宜行血不宜止血""宜补肝不宜伐肝""宜降气不宜降火"等治血三要法，实为经验之谈。缪氏十分重视脾胃的调理，提倡制肝实脾，益火燠土，临证常用资生丸、脾肾双补丸等着意于脾、肝、肾三脏功能的协调。在内科杂病的临证用药上，缪氏亦有精到见解。他认为"阴无骤补之法"，反对用寒凉之味降火。主张制肝选白芍、甘草，清肺取枇杷、麦冬，养脾推薏苡仁、山药，养心宜酸枣仁、茯神，补肾用山茱萸、枸杞子，补阴清热须青蒿、牡丹皮，下气惟降香、紫苏子等，这些主张多为后世医家所推崇。除上述四方面外，缪氏尚有不少实用的临床经验，如他喜用紫苏子，不仅用治咳喘、痰嗽，而且用于呕吐、噎膈、饱胀、胃痛、便秘、吐血、血晕，另用肉苁蓉治便秘，鱼鳔胶治滑精，黄连治痢等，每以单味取效。总之，此书在内科杂病的治疗大法和制方遣药上，颇多发明之处，对中医内科学的进一步发展作出了重要贡献。

（六）《医宗必读》

明代李中梓著，10卷，成书于1637年。主要论述内科疾病证治，兼及医理、脉法、方药等。其中卷六至卷十论内科杂病35种，每病均对病因病机、证候表现、治法方药详加阐述，先取《内经》旨意，次采历代名家医论，并附以己见和医案。李氏论医虽以《内经》为宗，并吸取李杲、薛己、张介宾诸名家的理论，然他能折衷诸论，去其偏颇，扬长避短，推陈出新，故多所创见。此书在中医内科学的发展上有较大的影响，书中提出的一些医学主张，如"肾为先天之本，脾为后天之本""气血俱要，而补气在补血之先；阴阳并需，而养阳在滋阴之上""乙癸同源，肝肾同治"，以及"泻木所以降气，补水所以制火"等，已经成为后世临证的格言。另外作者在内科杂病的辨证治疗上也多有创见发挥，如他认为：人身根本有二，一是先天，一是后天，先天之本在肾，后天之本在脾，治疗先天当分水火，治疗后天当分饮食劳倦。水不足而火旺者，用六味丸壮水以制火；火不足而水盛者，用八味丸益火以制水。饮食所伤者，虚中有实，用枳术丸消而补之；劳倦所伤者，属虚，用补中益气汤补之。可谓深得治法之要。又如将中风首次分为闭、脱二证，这种分法比起以前的真中、类中和阴中、阳中等更为明确和实用。其论水肿虚实的辨证，"小便黄赤，大便秘结为实；小便清白，大便溏泄为虚"，脉"滑数有力为实；弦浮微细为虚。色红气粗为实；气怯声短为虚"，均属简单明了，要言不烦。此书中还收录了作者丰富的内科临证经验，如论泄泻的治疗，以淡渗、升提、清凉、疏利、甘缓、酸收、燥脾、温肾、固涩等9 法为原则，对临床有着广泛的指导意义。又如其论咳嗽的治疗时有云："大抵治表者药不宜静……故忌寒凉、收敛……治内者药不宜动……故忌辛香燥热"，实为经验之谈。他如主张伤风兼顾防与治，肿胀应分寒热虚实辨治，心腹诸痛应根据部位分析与脏腑经络的关系等，对内科临床辨治均有重要指导价值。总之，此书立论纯正，析理透彻，归纳前人医理多有妙手天成之句，临证处方用药更不乏独出心裁之举。故流传极广，对后世影响很大。

（七）《石室秘录》与《辨证录》

清代陈士铎撰，成书于 1687 年。二书均托名岐伯口授，雷公、秦越人、张机、华佗、孙思邈等补充评述，因世传傅山所撰《傅青主女科》《傅青主男科》等与此二书内容大致雷同，故有人认为此实为傅山遗著，经陈氏补充整理而成。亦有人认为此确为陈氏原著，后人从书中摘录部分内容，伪托成傅山著作。

《石室秘录》6 卷，全书以治法为纲，并将分立的治法治则并列叙述，共计 128 法，以医理结合实际病证，全面论述了中医治病的各种大法以及各种治法的特点和适应证，体现了《内经》"三因制宜"的治疗思想。卷一至卷五结合病证分述正医、反医、内治、外治、急治、缓治、正治、反治等 128 法，卷六为伤寒和内科杂病等证治。书中所论不袭常法，治法处方尤多新意，如治疗法则，除有内治、外治、劳治、逸治、急治、缓治外，又有因人而治的男女治法、老少治法、贫富治法，因时而治的春夏秋冬治法，以及因病而治的寒治、热治、正治、反治法等。书中对于内科杂病的辨证治疗也多有独到之处。如其治痿证不只独取阳明，更重补肾，立消阴坚骨汤一方，谓"肾水一生，则胃火自然息焰，况又有麦冬以清肺气，牛膝以坚膝胫，故以此方长治之，则痿废之状可免"，实得治本之法。又如治疗呆病，谓"治呆无奇法，治痰即治呆也"，在治痰的同时，作者还注意配合心理治疗，实可谓得辨证论治之精髓。关于痰病的治疗，除重视健脾化湿以外，还提出了补肾治痰的方法，谓"久病之痰，切不可以作脾湿生痰论之。盖久病不愈，未有不肾水亏损者，非肾水泛上为痰，即肾火沸腾为痰，此久病之痰，当补肾以祛逐之。"此外，在《石室秘录》128 法中，有一种奇治法，谓"奇治者，可以一味而成功，不必更借重二味也"。如以一味车前子（一两）止水泻、一味白术（四两）治腰痛等，都是卓有疗效的方法。

《辨证录》一书，共 14 卷，分为 126 门，770 余证。其中前 10 卷为伤寒、内科杂证及五官疾病等，后 4 卷为妇科、外科、儿科病证。本书的特点是，医理与"医案"相结合，重辨证而轻辨脉，对各种病证的认识和治疗多以医话、医案的形式进行讨论，使理法方药融为一体，尤其是书中以阴阳互根、五行生克的理论辨析证情，对脏腑之间的生理病理联系作了透彻的论述。所载治疗方药，均说明其配伍关系及治病机理，有很高的临床应用价值，在明清的诸多临床医籍中，可谓独具特色。其论病、制方，逻辑严谨，考虑周到，配伍组方之新巧，多出人意料。陈士铎几乎对各种疾病的治疗，都具有攻补兼施而又补重于攻，寓祛邪于扶正之中的特点，如治疗中风两手麻木者，以养血益气为主，辅之以祛风通络、化痰活血之药，制方遣药，具有配伍主次分明、用量轻重各宜的特点。其具体方法是，凡主病之君药多重用，而佐使或反佐之药用量则轻。如其治疗血虚肝旺所导致的半身不遂或四肢痿软、内热口干者，创制舒怒益阴汤，制方遣药严谨审慎，法度分明。对血虚中风的治疗，提出养血与消痰并用的方法，谓"血病多痰，消痰始能补血"，"况中风之病，血虚之极，隔膜之间，无非痰也，非多用白芥子断不能消"，如书中记载有一首生血起废汤，治"血虚中风，未颠仆而半身不遂，语言謇涩"者，养血、消痰并用，适宜血虚而痰阻络道的中风证。对于剧烈而大量的吐血，陈氏认为，这是由火邪所致，但治疗却不能以泻火为主，因为血出之后，"火必变为虚火""而虚火断不可泻"，否则"血已吐出，无血养身，而又用泻火之药，以重伤其胃气，毋论血不能骤生，而气亦不能遽转，往往有致气脱而死者"，所以治疗"急当固气。盖气固则已失之血可以渐生，未失之血可以再旺耳"，以固气生血汤治疗。此外对其他类型出血证的治疗，陈氏也多以扶正为主，止血为辅，如在益肾、养肝、补心、润肺等的基础上加用止血之药，这也反映了他补重于攻、治病求本的用药特点。

就以上二书的学术思想和独特临证经验而言，陈士铎实对中医内科学的发展作出了一定贡献，故历来为医林所重视，清代及近时的许多重要医书都曾引用其方论。

（八）《张氏医通》

清代张璐刊于 1695 年。是书原名《医通》，为别于明代韩懋所撰《韩氏医通》，始改今名。全书 16 卷，前 12 卷以内科杂病证治为主，兼及外、妇、儿、五官各科病证，后 4 卷论方。其论病部分共分 16 门，仿王肯堂《证治准绳》体例，每论各病，先列《内经》《金匮要略》之论，次引李东垣、朱丹溪、薛己、赵献可、张介宾等诸家之说，间或参入己见，最后附以治例。全书以论治内伤杂病为重点，尤其对血证、痢疾、痰火等阐述最精。如其论血证治法时反对骤用寒凉济阴之法，主张应辨清人体气禀阴阳病机而后施治。其论固然偏重于温通，而实热衄血亦不废寒凉；强调缓急有制，无论吐衄各证，病始皆应行血破瘀，折其锐气，然后再区别治之，以防骤加止塞，而使败血留积，变为发病之宿根。其论诸痢之证治，重视脾胃，反对迫利攻伐而使脾胃有损，要求审其寒热虚实，尤着意于寒凝，主张温理气机，不避升阳补阴之嫌，涩因涩用，反对皆从湿热论治的流弊。认为痰火是劳累伤神、嗜欲伤精、饮食不节而使精髓枯于下，痰火凌于上。强调治痰应先治其火，治火应先养其阴，并自定玉竹饮子养阴清火，通治痰火痰涎涌盛、咳逆喘满之证，同时也不弃甘温之剂，对兼外感或虚火上浮、食少便溏之证，亦选用甘温平补之法，显示了其灵活变通的治疗思想。

总之，此书引录诸家之说较为详备，论证选方切合实用，更兼编排得当，文字晓畅，故书成后流传甚广。

（九）《医学心悟》

清代程国彭撰，5 卷，成书于 1732 年。全书基本涵盖了中医理论和临床的大部分内容。卷一为总论，阐述八纲辨证等内容；卷二辨析《伤寒论》六经证治；卷三至卷五为各科杂病证治。该书对中医内科学术作出了重大贡献，主要表现在：①总结了中医病因学说，指出"人身之病，不离乎内伤外感，而内伤外感中，只一十九字尽之矣。如风寒暑湿燥火，外感也；喜怒忧思悲恐惊与夫阳虚、阴虚、伤食，内伤也。"②明确提出八纲辨证的概念，谓"病有总要，寒热虚实表里阴阳八字而已"。③明确提出了治疗八法：汗、吐、下、和、温、清、补、消，逐一介绍其概念、适用范围、代表方剂、使用禁忌等，对内科临证有着全面的指导意义。④病证辨析清楚，脉因证治丝丝入扣。如论咳嗽，首分外感内伤，外感中复分风寒、暑邪、湿气生痰、燥气焚金等；内伤又分七情气结、郁火上冲、肾经阴虚、内伤饮食、脾气虚弱等，基本涵盖了咳嗽的各种证型。⑤自拟方剂，药简效宏。本书附方百余首，多为程氏"苦心揣摩所得，效者极多"，如止嗽散、加味香苏散、消瘰丸、治痢散等至今仍在临床中广泛使用。此外，作者对"火"的论述亦简约明了，切于实用。历代中医论"火"，称谓繁杂，如壮火、少火、天火、人火、君火、相火、龙火、雷火等，不易把握。程氏取丹溪思想之精华，以虚、实二字概括之："夫实火者，六淫之邪，饮食之伤，自外而入，势犹贼也。虚火者，七情色欲，劳役耗神，自内而发，势犹子也。"并指出治火之法为"贼至则驱之，如消散、清凉、攻伐等药……子逆则安之，如补气、滋水、理脾等药"，颇便临证掌握。

总之，此书内容丰富，切于实用，作者又善于归纳总结，提要钩玄，故全书条理清晰，纲目分明。更兼语言生动形象，明白晓畅，故流传极广，影响极大，颇益于初学。

（十）《类证治裁》

清代林珮琴撰，8 卷，附录 1 卷，成书于 1839 年。作者谓治病之难在于识证，识证之难在于辨证，而辨证的重点则是阴阳虚实、六淫七情及病机病位，故著此书以明之。卷首为内景综要，介绍脏腑生理，卷一至卷八以内科杂病为主，兼及他科病证。每一病中，先概述病因、脉证，然后分析重点证候及辨证要点，最后介绍治法方药，并附以作者验案。书中医论以《内经》为宗，并广采历代各家，择善而从，务切实用，不以名气大小为取舍标准。《类证治裁》善于抓住疾病的本质，用简练的语言，揭示辨证施治的大纲，然后再层层推勘，分列子目。如虚损篇把古人繁复的虚证分型归纳为阴虚、阳虚两大类，并且作了概括性的提示："凡怯寒少气，自汗喘乏，食减无味，呕胀飧泄，皆阳虚证也，此脾肺亏损，由忧思郁结，营卫失和，惟四君、保元、建中、养营、归脾诸汤宜之。若怔忡盗汗，咳血吐衄，淋遗崩漏，经闭骨蒸，皆阴虚证也，此心肝肾亏损，由君相火炎，精髓枯竭，惟补心、三才、六味、大造、固本诸汤宜之。"不仅概括了虚损的见证、性质、病位、病机和治法，而且运用对举的方法，简练的词语，既有鉴别意义，又便于记诵。他如中风之分真、类，伤风之辨寒、热，喘促之别虚、实，黄疸之析阴、阳，吐血之审三因等，都有提纲挈领之妙。其论肝病治法云："夫肝主藏血，血燥则肝急。凡肝阴不足，必得肾水以滋之，血液以濡之。味取甘凉，或主辛润，务遂其条达之性，则郁者舒矣。凡肝阳有余，必需介属以潜之，柔静以摄之。味取酸收，或佐酸降，务清其营络之热，则升者伏矣。"凡此均为治疗的总则，乃林氏之宝贵经验，临床只要略加化裁，就可左右逢源。至于分列的子目，也颇有条理和系统。以不寐篇为例，依次分为心血不足、肝虚受邪、营卫俱虚、胆火郁热、肾阴久亏、孤阳浮越、心火焦烦、惊恐伤神、思虑伤脾、胆虚、心胆俱怯、病后虚烦、虚劳烦热、高年血衰、喘不得寐、卧易惊醒、通宵不寐、烦不得寐服药不效、病久余热不止遗精诸条，每条出方或列药，不过二三十字，可谓言简意赅，搜罗详备。另外对于内科杂病的治疗，作者亦多心得发明。如论治咳嗽，林氏提出当顺应四时季节变化："春季咳，木气升也，治宜兼降；夏季咳，火气炎也，治宜兼凉；秋季咳，燥火乘金也，治宜清润；冬季咳，风寒侵肺也，治宜温散。"对于胃脘痛的治疗，林氏认为首先当辨清病变之在气在血，或理气，或和营，审证施治，不可概以香燥之药理气止痛为常法。又如治疗劳伤元气之发黄，"不与诸疸例治，若一例茵陈、栀子除湿热，恐变成胀满矣"；治历节风"非厉剂不除"（用川草乌、油松节）；治痹证"宜宣风逐寒燥湿，兼通络，如臂痛服舒筋汤，必腋下漐漐汗出，则邪不滞于筋节，而拘急舒矣"，并指出日久不愈，"必有湿痰败血瘀滞经络，加桂心、胆星、川乌、地龙、红花、桃仁以搜逐之"，等等，均属经验的总结。对郁证的治疗，除常法外，作者强调要进行心理治疗："种种郁悒，各推其原以治之，然以情病者，当以理遣以命安。若不能怡情放怀，至积郁成劳，草木无能为挽矣。"这在今天看来也是十分科学的。综上所述，《类证治裁》是一部内容丰富、切合实用的临床参考书，在中医内科学发展史上作出了较大的贡献，影响十分深远。近代的许多内科文献都曾引用了该书的内容。

第五节　近现代的内科类文献

近现代的中医内科学是在一个发生重大变革的历史时期发展进步的。进入 20 世纪以后，西方医学在中国得到了迅速的发展和传播，传统医学因此受到挑战，同时由于社会动荡，中医内科学的发展也受到一定影响，因此在 1949 年之前，影响较大的内科专著较少。1949 年后，中医内科学进入了一个新的发展时期，主要表现在继承与发扬的结合上。一方面，许多医家继续运用中医传统理论指导内科杂病的辨证治疗，进一步补充完善了中医内科学的学术思想。另一方面，许多医学工作者开始运用现代科学的理论和方法进行中西医结合的研究，并在某些疾病的治疗上取得了较大进展。从 20 世纪中期到现在，中医内科文献逐年增多，不仅校注出版了大批古代内科著作，而且编著了大量新的中医内科学专著，这些著作全面整理总结了古今中医内科学的成就和经验，反映了当代中医内科学理论研究和临床实践的新成果。据不完全统计，1949 年以来出版的与内科有关的著作共有 460 余种，比 1949 年前相关著作的总和还要多。因其距今时间较近，便于查检，故仅择要介绍部分重要著作。

一、内科专科类文献

（一）《医学衷中参西录》

又名《衷中参西录》，清末民初医家张锡纯撰于 1909 年，30 卷。书中主要论述了内科疾病的证治，包括伤寒、温病、阴虚劳热、喘息、阳虚、心病、肺病等 35 类，每类均以方为目，随方附论，其论述包括了医方、药物、医论、医话、医案等内容。张锡纯是中西汇通学派的代表医家，故书中对中医的理论、用药和辨证，多以中西汇通的方法加以阐释。其大旨谓"西医新异之理，原多在中医包括之中"。在临证上，作者也多采用西医新说与中医传统理论相结合，共同指导内科杂病证治。如用西医脑充血说来解释中医中风的病机，并据此自拟"建瓴汤"，重用赭石、牛膝引血下行，更辅以清火镇肝之品，取得较好的疗效。在临床用药上，张氏或以中西药物相济为用，取相辅相成之效；或以西药治标，中药治本，收标本兼治之功。前者如以阿司匹林配石膏以退热；后者如在血证治疗中，先用西药麦角、醋酸铅止血治标，然后按虚实寒热辨证用药以治其本。此外，张氏对中医传统理论亦有独到的体会与发挥。如在脾胃病的治疗中，主张脾阳与胃阴并重，升肝脾与降胆胃兼施，补养与开破结合，诸法共施，以收良效。又如对于脱证的治疗，张氏主张病机在肝，提出了升补肝气、大气的补气固脱疗法，同时注重以酸药收敛肝气。总之，此书不但汇集了张氏有关中西汇通的学术思想，也是其一生临证经验的总结，在中医学界颇有影响。

（二）《实用中医内科学》

方药中、邓铁涛、李克光、陈可冀等主编，1985 年上海科学技术出版社出版。全书分总论和各论两部分。总论系统阐述了中医内科学术理论的源流以及内科疾病的病因病机和辨证论治的总原则。各论部分分为急症、外感病证、肺系病证、脾胃病证、肾系病证、心系病证、肝胆病证、气血津液病证、经络肢体病证、虫病和癌症等 11 章，共计 120 个病证。每证分列定义、历史沿革、范围、病因病机、诊断和鉴别诊断、辨证论治、转归及预后、预防与护理、现代研究及小结等内容。书后附有中医病证、西医病名和方药三种索引，便于检索。

　　本书是 1979～1983 年由原卫生部组织全国中医内科专家编写的，是由国家主持编修的第一部中医内科学的集大成之作。全书内容十分丰富，编写亦较有条理，尤其在考辨病证源流方面，颇为详尽，故出版后深受读者欢迎。

（三）《临床中医内科学》

　　王永炎等主编，1994 年北京出版社出版。全书分为总论、各论、附篇三部分。总论部分系统阐述中医内科学的起源与发展、辨证论治的理论基础、现代研究方法与进展等。各论又分为上、中、下三篇，上篇中医病证，介绍了 156 种中医病证的治疗，编写体例为病名（或证名）、定义、范围、历史沿革、证候学特征、病因病机、临证思路、诊断与鉴别诊断、辨证与治疗、转归与预后、护理与调摄、康复、预防、古今医论选粹等；中篇西医疾病的辨证论治，共论及 165 种用中医辨证论治治疗的西医疾病，每种疾病按概述、证候学特征、病因病机、辨证论治、转归与预后、护理与调摄、康复、预防等项叙述。下篇为现代研究进展，收载了 1992 年以前国内运用中医疗法治疗中医病证和西医疾病的概况，分别从理论、临床和实验研究三方面进行综述。附篇载方剂索引、常用人体正常值检验参考标准、常见中医病证的诊断与疗效标准等。

　　本书是由中国中医药学会内科学会组织全国各地近 300 名中医临床专家编写的，在体例和内容上都有创新之处。如书中设立的"证候学特征""临证思路"等项，均卓有创意。又如书中专设"脑髓情志疾病"一章，是以往同类著作中没有的。该章总结了历代医家对脑病治疗的丰富经验，反映了近代中医脑病学研究的最新进展。书中西医疾病的辨证论治部分也有独到创意，对于临证工作有较高的指导意义。"现代研究进展"部分收录内容之丰富亦为同类书籍中所少见。总之，本书编写严谨，体例完整系统，内容丰富并多创意，是同类著作中较有特色的一部。

（四）《今日中医内科》

　　王永炎等主编，2000 年人民卫生出版社出版。本书为《中医临床丛书》之一，书中对 20 世纪以前中医内科学的发展做了全面总结。分为上、中、下 3 卷，每卷选择当今中医临床一些主要病证进行论述，每一病证按"今日临床""近代研究"和"古训今释" 3 个要目编写。"今日临床"反映了当今中医临床的实际水平和疗效情况；"近代研究"重点报道了近年来中医临床、实验和理论研究的最新成果；"古训今释"则汇辑了历代医家的理论观点和学术见解。书中论述极有条理。如"今日临床"下分有诊断标准、证候特征、病因、病机、临证思路、鉴别、临床治疗、疗效评定标准、护理、预防等 10 大类，所论详而有要，系统性很强。本书具有两大特点：①实用性强。书中处处从临床实际出发，以提高中医疗效为中心，力求使编写内容与诊疗实际保持一致，所收治疗方法更是博采众长，几乎囊括了当今所有行之有效的治疗方法。另外，还附有"临床治疗经验和体会"，综合介绍了中医专家治疗各病的用药经验和体会，对读者有非常大的指导意义。②具有明显的时代特征。书中联系当今疾病谱的变化情况，对一些严重危害人类健康的主要病种如冠心病、中风、高血压病、糖尿病、肝炎、恶性肿瘤等，均进行了详尽的论述；另外在"近代研究"中，重点反映了当今中西医结合以及多学科研究中医的内容，充实了中医内科的研究思路、方法和手段，揭示了中医临床研究今后的发展趋向。

二、内科专病类文献

(一)《中风斠诠》

张山雷撰,成书于1917年,本书为中风专著,乃张氏宗《内经》气血上菀之旨,受张士骧《类中秘旨》启示,参用西医血冲脑经之论,较全面地阐述了中风的病因病机、脉因证治。所谓斠诠者,取考订正误,诠释疑难之义。

全书共3卷:卷一为中风总论;卷二为内风脑神经病之脉因证治,详论中风病的辨证论治;卷三为古方平议。张氏创立了内风脑病学说,崇真阴亏而内热生风之论,认为五脏之性肝为暴,肝木横逆则风自生,五志之极皆生火,风火相煽,真气耗散,阴亏于下,肝阳鸱张,阳化风动,气血上逆,夹痰夹火冲击入脑,震动神经而失其知觉运动。总结中风脉法为弦劲滑大、浮数浑浊,甚者上溢促击,虚大散乱。列中风治疗八法,即闭证宜开,脱证宜固,肝阳宜潜镇,痰涎宜开泄,气逆宜顺降,心液肝阴宜培养,肾阴宜滋填,偏废宜宣通等。提出初宜清热顺气开窍,而后培本的证治方法,阐发了治疗中风猝仆虚实两大法门。选辑中风古方,于方中精切或不合处,均逐加阐明驳正。张氏此书对指导中风证治有较大临床价值。

(二)《常见病证中医文献专辑》

本书为一套中医临床病证丛书,开始由上海市中医文献研究馆编辑,计有《哮喘》《肿胀》《黄疸》《中风》《疟疾》等,由上海科学技术出版社自1959年陆续出版。"文革"时期工作中断。1978年以后,由上海中医学院中医文献研究所主持,会同有关部门合作继续进行。并定名为《常见病证中医文献专辑》。初出的5个专辑《惊悸怔忡》《虚损》《痹痿》《失眠嗜卧》《调经》,仍由上海科学技术出版社出版。其余的病证专辑(有《癫狂痫》《汗证》《咳嗽》《胃脘痛》等)改由中医古籍出版社出版,并更名为《中医病证专辑》。每一专辑的内容分为历代方论、医案医话、单方、其他、附录5部分,其中"其他"部分又分为针灸、食治、外治、养生导引等,附录部分为方剂索引和引用书目。书中所辑录的资料一般至清代为止,亦收有个别近代著名医家的著作。所引资料均按成书年代先后排列,凡文字深奥难懂之处均加注释,凡有缺讹错简,则附校勘于后。此书是内科单一病证收录前代文献资料最为丰富的著作,故对于中医内科临床、科研和教学工作都具有较高的参考价值。

(三)《专科专病中医临床诊治丛书》

罗云坚、刘茂才总主编,2000年人民卫生出版社出版,2004年修订再版。这是一套深入介绍当代中医专科专病诊疗经验、技术方法和科研成果的大型丛书,由全国100余位从事中医临床医疗、科研工作且在某些专病诊疗中有独到之处的专家学者编撰,丛书共16个分册,其中属于内科学的分册包括《心血管科专病中医临床诊治》《呼吸科专病中医临床诊治》《消化科专病中医临床诊治》《泌尿科专病中医临床诊治》《神经科专病中医临床诊治》《内分泌科专病与风湿病中医临床诊治》《血液科专病中医临床诊治》《肿瘤科专病中医临床诊治》。每个分册均以西医病名为纲,选择若干种临床常见、中医药治疗具有明显优势、疗效较好的专科疾病,每个疾病分概述、病因病机、临床表现、实验室和其他辅助检查、诊断要点、鉴别诊断、治疗、医案精选、难点与对策、经验与体会、预后与转归、预防与调理、现代研究、名医专家论坛、评述、古籍精选等16个部分。作为核心的"治疗"部分,分辨证治疗、其他治疗、西医治疗、名医专家经验方等，使辨病与辨证相结合，尽量使中西医两种思维模式在临床实践中达到某种程度的协调，切实反映现代中医治疗的实际情况。本丛书特点之一为立足中医临床，侧重对治疗方法和经验的全面深入总结，即在明确西医诊断基础上介绍确实有效的中医、中西医结合及西医的综合治疗方法和经验；特点之二是其可读性强。颇具特色的内容是"难点与对策""经验与体会""名医专家论坛"，这部分着力对中医诊治过程中有关难点、重点问题作了讨论，以期给临床医师以启迪。"医案精选""古籍精选"反映了中医名家关于该病的学术见解和临床经验，体现了"继承不泥古，发扬不离宗"的精神。"现代研究"包括了中西医新观点、新理论和临床、实验室研究成果，反映了多学科的交叉渗透，以期充实中医专科专病的研究思路、方法和手段。"评述"综合分析评价该病的中医药治疗特色及中西医各自的优势与不足，并据此做出前景展望。总之，本丛书体例新颖，内容丰富，资料翔实，重点突出，是同类著作中特色较为鲜明的一部，在推动中医专科专病建设方面产生了积极的影响。

（四）《中医临床病证大典》

陈仁寿总主编，由上海科学技术出版社于 2020～2023 年陆续出版。内科病分脾胃病、心系病、肾系病、肺系病、肝系病、气血津液与肢体经络病 6 卷，另外有妇科病、儿科病、外科病、眼科病、耳鼻喉科病 5 卷，共 11 卷。每卷以病证为篇章，广泛收集历代中医药古籍中的相关论述，选取其精要，对病名、病因病机、辨证论治、处方用药、医论医案等进行梳理、分类、归纳、评价，揭示中医病证的历史沿革与学术源流，展示古代医家对内科及其他科病证的辨治规律和临床经验，为现代临床提供思路。

【复习思考题】

1. 《内经》对中医内科学的发展有哪些指导意义？
2. 《伤寒杂病论》对中医内科学的发展有哪些突出贡献？
3. 《千金要方》中的内科论述主要有哪些？
4. 宋金元时期内科专病文献有哪些？列举三部著作说明其主要内容与学术价值。
5. 金元四大家所著文献在内科学说上的主要论述与观点有哪些？
6. 明清时期中医内科文献的特点主要有哪些？
7. 近现代中医内科类文献的内容、特点与价值有哪些？试举三部书说明。

内科类主要著作及推荐版本

1. 李聪甫. 中藏经校注［M］. 北京：人民卫生出版社，1998.
2. 丁光迪. 诸病源候论校注［M］. 北京：人民卫生出版社，1991.
3. 董汲. 脚气治法总要［M］. 北京：商务印书馆，1958.
4. 张锐. 鸡峰普济方［M］. 上海：上海科学技术出版社，1987.
5. 杨士瀛. 仁斋直指方论［M］. 盛维忠，校注. 福州：福建科学技术出版社，1989.
6. 刘完素. 素问玄机原病式［M］//孙洽熙，点校. 河间医集. 北京：人民卫生出版社，1998.
7. 刘完素. 三消论［M］//孙洽熙，点校. 河间医集. 北京：人民卫生出版社，1998.
8. 张从正. 儒门事亲［M］//邓铁涛，点校. 子和医集. 北京：人民卫生出版社，1994.

9. 张元素. 医学启源〔M〕. 任应秋, 点校. 北京: 人民卫生出版社, 1978.

10. 张元素. 脏腑标本用药式〔M〕. 北京: 中医古籍出版社, 1997.

11. 李杲. 内外伤辨惑论〔M〕// 丁光迪, 点校. 东垣医集. 北京: 人民卫生出版社, 1993.

12. 李杲. 脾胃论〔M〕// 丁光迪, 点校. 东垣医集. 北京: 人民卫生出版社, 1993.

13. 葛乾孙. 十药神书〔M〕// 曹炳章, 原编. 中国医学大成 19. 上海: 上海科学技术出版社, 1990.

14. 王好古. 阴证略例〔M〕. 左言富, 点校. 南京: 江苏科学技术出版社, 1985.

15. 罗天益. 卫生宝鉴〔M〕. 北京: 人民卫生出版社, 1963.

16. 朱震亨. 格致余论〔M〕// 浙江省中医药研究院文献研究室, 点校. 丹溪医集. 北京: 人民卫生出版社, 1993.

17. 朱震亨. 金匮钩玄〔M〕// 浙江省中医药研究院文献研究室, 点校. 丹溪医集. 北京: 人民卫生出版社, 1993.

18. 朱震亨. 丹溪心法〔M〕// 浙江省中医药研究院文献研究室, 点校. 丹溪医集. 北京: 人民卫生出版社, 1993.

19. 王履. 医经溯洄集〔M〕. 左言富, 点校. 南京: 江苏科学技术出版社, 1985.

20. 薛己. 内科摘要〔M〕. 陈松育, 点校. 南京: 江苏科学技术出版社, 1985.

21. 周之幹. 慎斋遗书〔M〕. 南京: 江苏科学技术出版社, 1987.

22. 王肯堂. 证治准绳〔M〕. 倪和宪, 点校. 北京: 人民卫生出版社, 1991～1993.

23. 张介宾. 景岳全书〔M〕. 赵立勋, 点校. 北京: 人民卫生出版社, 1991.

24. 秦景明. 症因脉治〔M〕. 上海: 上海科学技术出版社, 1990.

25. 胡慎柔. 慎柔五书〔M〕. 沈凤阁, 点校. 南京: 江苏科学技术出版社, 1985.

26. 汪绮石. 理虚元鉴〔M〕. 北京: 人民卫生出版社, 1988.

27. 楼英. 医学纲目〔M〕. 北京: 人民卫生出版社, 1987.

28. 孙一奎. 赤水玄珠全集〔M〕. 凌天翼, 点校. 北京: 人民卫生出版社, 1986.

29. 李梴. 医学入门〔M〕. 金嫣莉, 点校. 北京: 中国中医药出版社, 1995.

30. 方隅. 医林绳墨〔M〕. 上海: 上海商务印书馆, 1957.

31. 缪希雍. 先醒斋医学广笔记〔M〕. 王新华, 点校. 南京: 江苏科学技术出版社, 1983.

32. 李中梓. 医宗必读〔M〕. 邹高祈, 点校. 北京: 人民卫生出版社, 1995.

33. 李用粹. 证治汇补〔M〕. 上海: 上海卫生出版社, 1959.

34. 吴谦. 医宗金鉴〔M〕. 北京: 人民卫生出版社, 1973.

35. 陈士铎. 石室秘录〔M〕. 北京: 北京科学技术出版社, 1984.

36. 陈士铎. 辨证录〔M〕. 王永谦, 点校. 北京: 人民卫生出版社, 1989.

37. 张璐. 张氏医通〔M〕. 李静芳, 点校. 北京: 中国中医药出版社, 1995.

38. 喻昌. 医门法律〔M〕. 徐复霖, 点校. 上海: 上海科学技术出版社, 1983.

39. 沈金鳌. 杂病源流犀烛〔M〕// 田思胜, 点校. 沈金鳌医学全书. 北京: 中国中医药出版社, 1994.

40. 尤恰. 金匮翼〔M〕. 上海: 上海卫生出版社, 1957.

41. 吴澄. 不居集〔M〕. 何传毅, 点校. 北京: 人民卫生出版社, 1998.

42. 程国彭. 医学心悟〔M〕. 北京: 人民卫生出版社, 1963.

43. 林珮琴. 类证治裁〔M〕. 北京: 中国中医药出版社, 1997.

44. 唐容川. 血证论［M］. 魏武英, 点校. 北京: 人民卫生出版社, 1990.

45. 王清任. 医林改错［M］. 北京: 人民卫生出版社, 1991.

46. 费伯雄. 医醇賸义［M］. 王新华, 点校. 南京: 江苏科学技术出版社, 1982.

47. 张山雷. 中风斠诠［M］. 上海: 上海卫生出版社, 1958.

第十二章
外科类文献

扫一扫，查阅本章数字资源，含PPT、音视频、图片等

凡生于体表肌肤等处，有局部症状可凭，能直接观察到的病灶，如疮疡痈疽、瘰疬痰核、虫蛇咬伤、皮肤及肛肠疾病等，都属于中医外科疾病的范畴。在历史上跌打、金刃所伤及眼耳鼻口腔等疾患，曾都属传统中医外科的范畴，后来随着临床分科的发展，它们逐渐发展成为独立的学科或归并入相应学科。我国古代的外科文献除外科专著外，有些被收入医方类或综合性医书中。据《中国中医古籍总目》统计，现存中医外科古籍 300 多种，除外科专著之外，还有大量散在其他文献中的外科资料。中医外科文献内容丰富，是中医文献的重要组成部分。

第一节　唐代以前的外科类文献

在唐代以前，尚无外科的称呼，统称为金疮折疡，其中除了今天的外科内容之外，还包括骨伤科、五官科等。早在远古时期，由于生存条件和劳动工具的落后，我们的祖先在日常生活中，遭受野兽伤害或劳动中的意外伤害非常普遍，外伤成为当时最为重要的致病致死原因，而对于外伤的处理和救治方法，也就有着悠久的历史。从最初用树叶泥土等包扎伤口，拔除体内异物，压迫止血止痛等外治方法，到后来用砭石、骨针等刺破脓肿，排脓放血，及至后世对于外科疾病日益准确的认识和极为丰富的内治和外治方法，自有文献以来，皆有记载可征。

在殷墟出土的甲骨文中，就有不少关于外科病证的记载，如疾自（鼻病）、疾耳（耳病）、疾齿（牙病）、疾舌（舌病）、疾止（趾病）、疾足（脚病）、疥（泛指皮肤病）、疕（头疮之类）等。据《周礼》记载，在周代外科已发展成为独立的专科，治疗方法也日益丰富。当时宫廷将医生分为食医、疾医、疡医、兽医 4 科，疡医即今之外科医生。《周礼·天官》曰："疡医掌肿疡、溃疡、金疡、折疡之祝药、刮杀之齐。凡疗疡，以五毒攻之，以五气养之，以五药疗之，以五味节之。"

春秋至秦汉三国时期外科又有了进一步的发展。1973 年湖南长沙马王堆 3 号汉墓出土的《五十二病方》，为先秦时期的作品，所载外科疾病达 30 多种，以外治法为主。1975 年出土的《云梦秦简》中载有战国晚期至秦代医家对疠病（今之麻风病）的认识。1972 年出土的《武威汉简》为东汉早期的文物，其中《治百病方》所载 30 余方中，用治金疮等外科方就有 10 余首，且内服方占多数。《黄帝内经》为中医外科奠定了理论基础，列有外科病的专篇，并记载了多种外科病证。据《汉书·艺文志》记载，西汉时期有《金创瘛疭方》30 卷，虽已亡佚，但从书名推测，当为治疗包括破伤风之类疾病的外伤科方书。东汉张仲景《伤寒杂病论》所确立的辨证论治的原则，丰富和发展了中医外科治疗学，其所论杂病部分记载了肠痈、寒疝、浸淫疮、狐惑病等多种外科疾病的辨证治疗。华佗应用麻沸散作为全身麻醉剂进行剖腹手术，《后汉书·华佗传》

载："若疾发结于内，针药所不能及者，乃令先以酒服麻沸散，既醉无所觉，因刳破腹背，抽割积聚；若在肠胃，则断截湔洗，除去疾秽；既而缝合，傅以神膏。四五日创愈，一月之间皆平复。"

魏晋隋唐时期，由于战乱频仍，加之魏晋时服石成风，当时的医家在外科和伤科方面积累了更多的认识和治疗经验。南北朝的《刘涓子鬼遗方》是我国现存第一部外科专著，此外，《肘后备急方》《小品方》等方书亦有外科内容。《隋书·经籍志》亦载有多种中医外科文献的书名，惜早已亡佚。隋代《诸病源候论》及唐代《外台秘要》《备急千金要方》《千金翼方》等医书中，也载有大量有关外科的内容，反映了当时外科学的发展水平。

一、《五十二病方》中有关外科的论述

本书为马王堆汉墓出土的帛书，共载有内、外、妇、儿、五官等各科疾病共 52 类（实存 45 类）103 种，而以外科病证为多，共有 30 多类，包括创伤、虫蛇咬伤、痔漏、肿瘤、皮肤病等。在治疗方法上有药物内服、外敷、熏蒸、洗浴、按摩、熨、灸、手术、祝由等多种。对疽病、痔疮进行证候分类，并采用不同的治疗方法，可见到辨证施治的萌芽。本书还开创了用酒洗创口进行消毒的先河，最早应用雄黄、汞剂来治疗疥疮，对于创伤的治疗以解痛止血为主，并载有感染性化脓及伤后瘢痕的防治方法。所载的用布裹、用瓠壶盛疝，外加叩击，使疝回复的疝气治疗方法，实用有效，开后世疝托、疝罩之先河。对于内痔的治疗以狗尿脬引出痔核进行手术等治疗方法，表明当时外科治疗已具有较高的水平。

二、《内经》中有关外科的论述

《内经》记载的外科病证多达 40 余种，其中仅痈疽就有 20 多种，并在《灵枢》中辟有《痈疽》专篇予以论述。它对外科某些疾病的病因病机、临床诊断和治疗原则都有较为系统的论述，认为饮食、心火、气血壅滞等都是引起痈疽疮疡等外科病的原因。如《素问·生气通天论》曰："汗出见湿，乃生痤痱。高粱之变，足生大丁……劳汗当风，寒薄为皶，郁乃痤。"又说："营气不从，逆于肉理，乃生痈肿。"《素问·至真要大论》曰："诸痛痒疮，皆属于心。"《灵枢·痈疽》曰："血脉营卫，周流不休……寒邪客于经络之中则血泣，血泣则不通，不通则卫气归之，不得复反，故痈肿。寒气化为热，热胜则腐肉，肉腐则为脓。""营卫稽留于经脉之中，则血泣而不行；不行则卫气从之而不通，壅遏不得行，故热；大热不止，热胜则肉腐，肉腐则为脓。"在外科疾病的诊断上，综合运用望闻问切四诊，对所属病证、病性、预后等都有系统而明确的认识。治疗方法以针刺为主，少数病证提出结合内服药物治疗。

三、《伤寒杂病论》中有关外科的论述

汉代张仲景所著《伤寒杂病论》丰富和发展了中医外科治疗学，为外科疾病的辨证论治奠定了理论基础。所论杂病部分（《金匮要略》）的《疮痈肠痈浸淫病脉证并治》和《百合狐惑阴阳毒病证治》等篇载有多种外科病证的辨证施治，如肠痈未成脓而实者用大黄牡丹皮汤，已成脓者用薏苡附子败酱散；用王不留行散治外伤金创，黄连粉主浸淫疮。以甘草泻心汤治疗狐惑病，蚀于前阴以苦参汤洗之，蚀于肛用雄黄熏之，酿脓则赤小豆当归散主之。对后世中医外科临床医学的发展具有深远影响。

四、《刘涓子鬼遗方》

晋代刘涓子编著，南齐人龚庆宣于 499 年重编，原书 10 卷已散佚，今存宋刻本 5 卷，是我

国现存最早的外科专著。全书以痈疽的辨证治疗为主，详细论述了痈疽的鉴别和辨证治疗经验。此外，还有部分金疮、瘀血、外伤治疗，包括止痛、止血、取出箭镞等内容。全书共载方140余首，多为治疗痈疽之方，用治金疮外伤等方计有34首。治疗用药外伤多用止血、收敛、止痛，痈疽多用清热解毒，肠痈用大黄汤，脓成不可服，都较符合临床实际。在痈疽的治疗上，提出"火不止则热盛，热盛则肉腐为脓"的理论，一直为后世外科医家推崇。方中多重用黄芪，实开后代内托治法之先河。书中所载内治清热解毒、补托生肌，外治排脓生肌、敷以膏药等治疗经验，为后世医家所普遍采用。

五、《诸病源候论》中有关外科的论述

隋代巢元方等编著，其中论述外科疾病数十门360余论，对瘿瘤、丹毒、疔疮、痈疽、痔瘘、兽蛇虫咬伤等外科病证的病因和症状载述尤详，仅皮肤病就有40余种。其论以病因证候为主，对后世外科学的丰富和发展影响极大。对不少病因的认识已显示出很高的水平，如发癣、疥疮等病，认为"并皆有虫"，在当时的条件下，能够认识到病原体的存在，实属难能可贵；在"漆疮候"中，提出漆疮的发生与过敏体质有关。在"金疮肠断候"中对"腹珊"（网膜）的脱出和肠吻合的手术都有详细记载，其方法也较为合理规范，反映了当时的外科手术治疗已具有较高的水平。

六、其他医著中有关外科的论述

晋唐时期仍有许多综合性方书中载有大量外科学内容，如晋代葛洪《肘后备急方》，其中第5～7卷为外科内容。书中很多外科病治疗方法简便而有效，如以含碘药物海藻治瘿，以狂犬脑外敷治疯狗咬伤等。书中还记载了口对口人工呼吸、压迫烧灼止血、清创、引流、导尿、灌肠、肠吻合、腹腔穿刺等多种外科急症治疗技术。

唐代孙思邈《备急千金要方》和《千金翼方》继承了唐以前的外科内治医学成果，大量使用清热解毒、理气活血方药，突出了消法的应用。在外治方面，发背初起用冷熨法，瘘管初期用纸捻引流，脓肿用水蛭及火罐吸脓。手术疗法亦有不少记载，如葱管导尿法、连体婴分离术、五官整形术等。

王焘《外台秘要》所载医方6000余首中很多为外科方。并列有瘿瘤、痈疽等外科疾病门，每门先列医论，阐述各病的病因、病机，后附方剂，比较全面地反映了唐代以前外科学的治疗经验。

第二节　宋金元时期的外科类文献

宋代陈自明《外科精要》是我国历史上第一部以外科命名的书籍，从此之后外科的称呼逐渐明确起来。宋金元时期中医外科有较大的发展，在病机上已很重视整体与局部的关系，治疗上注重扶正与祛邪相结合，内治与外治相结合，治疗经验愈加丰富。《太平圣惠方》提出应鉴别"五善七恶"，同时总结了内消、托里等内治方法。其他如用砒剂治疗痔疮，用蟾酥酒止血止痛，用烧灼法对手术器械进行消毒等，都是这一时期的创新。《魏氏家藏方》已载有痔核周围先涂膏剂，以免灼痛，使枯痔疗法更为完善。这一时期的外科专著日益增多，其中《卫济宝书》专论痈疽，用方已注明加减之法；同时还记载了很多医疗器械。李迅的《集验背疽方》对背疽病因、症状、治疗作了全面论述。陈自明的《外科精要》强调对痈疽应辨证施治，区分寒热虚实对证治疗。元

代齐德之的《外科精义》、朱震亨的《外科精义发挥》，以及李仲南的《永类钤方》、危亦林的《世医得效方》等对外科的发展亦有很大贡献。

一、《卫济宝书》

原撰人佚名，宋代东轩居士增注，成书于 1170 年。原刊本 1 卷 22 篇，已佚。现存本为清代《四库全书》辑佚本，析为 2 卷。卷上为论治、痈疽五发（癌、瘭、疽、瘤、痈），卷下为治疗大法和方药及乳痈、软疖的证治，共载有外科常用方剂 50 首。本书对痈疽的证治论述详细，并最早记载了"癌"字，是较为重要的外科参考著作。正如作者序言所称："其方论精微，图证悉具，随病施效，可以传之无穷，而为卫家济世之宝。"

二、《集验背疽方》

宋代李迅撰，成书于 1196 年。全书 1 卷，主要论述了背疽的证治，详细介绍了背疽的主症和兼症的鉴别、诊治及多种经验药方。书中提出疽有内外之别，外发者体热、肿大、多痛，但易治，内发者不热、不肿、不痛，但较难治。治法上重视补托，主张清解与补益药共用，并阐述了痈疽内服用药大法，如扶正、托毒、活血、行气、解毒、散结、排脓等。

三、《外科精要》

宋代陈自明撰，成书于 1263 年。全书 3 卷。卷上选录前贤有关痈疽的病因、病机、诊断、治法及方药的论述，卷中论痈疽的形证顺逆、护理及禁忌，卷下论述痈疽的变证、治法及后期调理。本书提出外科用药应贯彻审因察证、对证施治原则，强调要根据痈疽所处的不同阶段，及脏腑经络的阴阳、虚实、寒热，因证施治，不可拘泥于热毒内攻而偏用寒凉克伐之剂。强调重视分辨善恶形证之法、调补气血养护之理，以及灸法治疗痈疽之必要。重视整体和内外结合治疗，指出"治外必本诸内""大凡痈疽，当调脾胃"等治疗观念，是外科重要的临床参考文献。

四、《外科精义》

元代齐德之撰，成书于 1335 年。全书 2 卷。卷上主要论述疮疡、痈疽的诊断和治疗。有外科医论、论疮肿诊候入式法、论荣卫色脉参应之法等 35 篇，包括疮肿的辨识、脉法、内服剂外治诸法，五发疽、跗骨疽、阴疮、时毒、疔疮、瘰疬、痔疮等病的证治；卷下收有内服、外用方 145 首，并附论炮制诸药及单方主治疮肿法。本书总结了元代以前关于外科的病因病机理论及辨证治疗经验，重视整体观念，指出外科病是阴阳不调、营卫凝滞、气血不流所致。辨证简明扼要，诊断强调四诊合参，而尤重其外观形色与脉候虚实。在治疗上主张以证遣方，内外兼治。内治重视内消、托里法，外治则有针烙、灸疗、贴胁、追蚀诸法。本书所论全面、系统，对后世外科学的发展有很大的影响。

第三节　明清时期的外科类文献

中医外科发展到明清时期已较为成熟，出现了大量外科学著作并形成了不同的学术流派。明代陈实功注重全面掌握传统中医外科的理论和技能，内外治法并重，内治以消、托、补三法为宗，外治重视刀针手术，著有《外科正宗》，集明以前外科之大成，被称为"正宗派"；清代王维德在外科的治疗上主张"以消为贵，以托为畏"，反对滥用刀针，提倡内治，并以温通为大法，尤对阴证治疗具有独到见解，著有《外科证治全生集》，被称为"全生派"；清代高锦庭则吸收了温病学说的学术思想，主张温病与外疡在病因病机与治疗上的一致性，著有《疡科心得集》，被后世称为"心得派"。

这一时期综合性外科著作还有很多，如明代薛己的《外科发挥》《外科心法》《外科枢要》，系统论述了薛氏对于外科学的理论与治疗经验，汪机的《外科理例》提出了"治外必本诸内"的思想；王肯堂的《证治准绳·疡医》内容系统全面，还记载了多种外科手术方法。其他还有《外科启玄》《疡科选粹》等都很有特色。清代祁广生的《外科大成》是继明代《外科正宗》之后的又一重要外科著作，其孙祁洪源等在此基础上整理而成的《医宗金鉴·外科心法要诀》也具有很大影响，其他如《洞天奥旨》《疡医大全》《外科证治全书》《外科传薪集》等著作都各有特点，外治法专著《理瀹骈文》亦有不少治疗外科病证的记载。

除此之外，还有多部外科专病著作问世，如明代陈司成的《霉疮秘录》、薛己的《疠疡机要》、沈之问的《解围元薮》和清代萧晓亭的《疯门全书》等。

一、《外科心法》

明代薛己著，成书于 1528 年，全书共 7 卷。卷一至卷二为外科诸家医论，卷三至卷六为疮疡用药总论、薛氏辨疮疡与痈疽诸证及治疗医案，卷七为外科治疗方药。书中共载述病案数百例，所涉病证 60 余种，在治疗上擅用补益，既兼采前贤，又汇集薛氏临床治疗心得，是一部较有特点的外科著作。

二、《外科发挥》

明代薛己撰，成书于 1528 年，共 8 卷。全书以肿疡、溃疡、发背、脑疽、肿瘘、肠痈、瘰疬、流注、咽喉、杨梅疮、痔漏、乳痈、疮疥等 31 种病证为纲，先简述脉证治则，次列病案，详记患者病情、诊断、治疗方药及治疗过程、病情分析等内容，是一部理论与临床并重而附列大量医案的外科临床著作。在治疗上以内治为主，而长于温补，可资临床参考。主要论述了作者治疗外科疾患的验案。本书于每病证前简述脉、证、治则，次列临床治验，论述本病证各种治法，后附方剂。论病简明扼要，强调辨证施治，所载方药有内服之汤、丸、散、丹，亦有外治之膏、箍药等剂型，并载灸法、针法等，适宜临床参考。

三、《外科理例》

明代汪机著，成书于 1531 年，凡 7 卷，另有补遗 1 卷，附方 1 卷。卷一至卷二总论痈疽脉、因、证、治，卷三至卷七及补遗 1 卷，从头面赤肿到血风疮，分述多种常见外科病的病因、病机、诊断、治法及其经验，以上共分 154 门，附方 1 卷列外科常用方 265 首。提出了"治外必本诸内"的思想，在治疗上主张以调补元气为先，不轻用寒凉攻利之剂和刀针之术；以消散为常法，不使化脓穿溃，并提出托里、疏通、和营卫三大法则。

四、《疠疡机要》

明代薛己撰，成书于 1554 年，全书 3 卷。本书对麻风病的本证、变证、兼证与类证的辨证治疗等予以全面阐论和辨析，并收载较多麻风病治疗验案，条目清晰，治法全面，内外并用，所载药方如大枫子膏等倍受后世推崇。

五、《外科枢要》

明代薛己著，刊于1571年，全书4卷。卷一载疮疡诊候辨证共21论；卷二至卷三以病证为纲，分论全身各部疮疡共30余病的证治，并附验案；卷四列疮疡各证治疗方剂，共154首。本书第一次详细叙述了对新生儿破伤风的诊治。所论条理分明，辨证精详，方药合宜，所附治验，温清消补诸法皆用，尤以补益脾肾为多。

六、《外科启玄》

明代申斗垣撰，12卷成书于1604年。作者主张治外必本诸内，提出外科施治的基本大法在于先定标本，而后分标本施治，强调因证、因人、因地、因时制宜。内托以调和营气为治本，次去其兼见之证为治标。本书对外科诸证的辨治较切于临床。

七、《外科正宗》

明代陈实功著，成书于1617年，全书共4卷。卷一总论外科疾患的病源、诊断与治疗；卷二至卷四分论外科各种常见疾病100余种，首论病因病理，次叙临床表现，继之详论治法，并附以典型病例，是一部明代最具代表性的外科学著作。作者陈实功为外科正宗派的代表人物，此书比较全面地反映了他在外科学上的主张与贡献。陈氏内外治法并重，在内治上重视脾胃，常宗消、托、补三法，同时他又非常重视应用刀针等手术疗法，创造和记载了当时多种外科手术方法，如截肢、鼻息肉摘除、气管缝合、咽喉部异物剔除术，以及用枯痔散、枯痔钉、挂线法治疗痔漏等。书中对许多外科病证的认识颇具临床价值，如记载了多种肿瘤，其中颈部恶性肿瘤的记载，是现今已知最早的文献，还创立和荣散坚丸、阿魏化坚膏治疗，能较好地缓解症状，延长生存时间，因此他称其为"缓命剂"。对乳癌的描述和预后判断，全面具体，切合实际。后世对《外科正宗》一书的评价甚高，《四库全书总目提要》称其"列证最详，论治最精"。

八、《疡科选粹》

明代陈文治撰，刊于1628年。全书共8卷，主要论述了外科、皮肤科、五官科及伤科的各类病证，共分111篇。本书系辑录各家学说并参以作者经验编成，主张疡科治疗虽要辨别虚实，但始终以调理脾胃为大法，持论选方均较切于实用。

九、《霉疮秘录》

明代陈司成撰著，成书于1632年，全书5卷，是我国现存最早的梅毒专书。此书对梅毒的传染途径、治疗方法、禁忌、预防等予以全面阐述和辨析。陈司成经过深入的调查研究发现梅毒病主要由接触传染，也会间接传染。书中记述了梅毒不同病期的症状，提出了用丹砂、雄黄等含砷的药物治疗，这是世界医学史上最早应用砷剂治疗梅毒的记载。

十、《外科大成》

清代祁坤撰，成书于1665年，全书4卷。本书集前贤之论，潜心考订，汇而成篇。祁氏辨名从博，虽小疵悉备无遗，其重视脉诊，以三因概病源，列阴阳善恶、生死顺逆以判凶吉，肿疡、溃疡之辨治详尽，内外诸方具备，所选方药强调临床实效，药简方约，其中不乏独悟之心法、不传之秘方。本书对后世影响较大，清代官修的《医宗金鉴·外科心法要诀》即以此书为蓝本。

十一、《洞天奥旨》

又名《外科秘录》，清代陈士铎著，成书于 1694 年，全书共 16 卷。书中辨证清晰，论治详尽。对外科病证的治疗，力主内消，不喜刀针手术；用药主张以补为主，不尚攻伐；强调阴阳辨证，并强调外科病证的治疗应以急治为主，以免病邪迁延，败伤正气，篇后附有刀针手术疗法，意在用之救急。书中所载病证与治方极为全面，选方多为临床有效之方，用药尤喜金银花，专门撰有"疮疡用金银花论"一篇。

十二、《外科证治全生集》

又名《外科全生集》，清代王维德著，成书于 1740 年，全书 4 卷。王氏为外科全生派的代表人物，此书比较全面地反映了他在外科学上的学术主张和贡献。创立了以阴阳为主的外科辨证论治法则，重视外科阴阳辨证，而尤以治疗阴证最为著名。治疗上提倡"以消为贵，以托为畏"，提倡内治，反对刀针手术疗法。临床治病疗效卓著，备受后世医家推崇。书中所载的阳和汤、犀黄丸，以及外敷之阳和解凝膏等方，至今仍是临床常用方剂。

十三、《疡医大全》

清代顾世澄著，成书于 1760 年。全书 40 卷，汇集了自《内经》以下历代外科著述，并附以顾氏按语及经验方药，分类编纂而成。此书广搜博采，资料丰富，辨证精详，施治准确，图文并茂。除了药物治疗之外，还介绍了多种手术疗法，对麻醉、手术步骤、缝合止血、术后护理等，分别做了介绍。是清代重要的外科学著作，具有很高的文献价值和临床参考价值。

十四、《医宗金鉴·外科心法要诀》

清代吴谦等编撰的《医宗金鉴》之中《外科心法要诀》部分，主要讨论中医外科临床诊治知识，包括十二经络循行歌、外科脉诊、外科常用方药及婴儿外科疾病等，内容丰富，实用性强。

十五、《外科证治全书》

清代许克昌、毕法著，成书于 1831 年。全书 5 卷。本书反对滥用寒凉攻伐，强调固护脾胃，主张慎用金石丹药和刀针之法。全书有论有方，内容系统全面，是清代比较有影响的外科学著作。

十六、《理瀹骈文》

原名《外治医说》，清代吴尚先著。全书不分卷，共分为"略言""续增略言""理瀹骈文"和"存济堂药局修合施送方并加药法"四大部分，刊于 1872 年。本书系吴氏毕生外治临床经验的结晶，是著名的外治法专著。他认为"外治之理即内治之理"，除外科病证外，他主张"内病外治"，推广了外治法在各科的应用，而尤其善用膏药，体精用熟，疗效卓著。

第四节 近现代的外科类文献

近百年来，由于帝国主义的文化侵略和国民政府对中医实行的排斥和限制政策，使中医外科的发展几陷停滞。1949 年后，尽管西医学先进诊疗技术广泛应用，使中医外科学发展遇到一定的困难，但自身的优势和特点使它依然具有强大的生命力。如 1949 年以来，中医和中西医结合治疗急腹症的开展，大大降低了手术率，提高了治愈率。据初步统计：近现代中医外科著作有600 余种。现代的中医外科文献，有名老中医的专著专集，有临床实用型及教材类著作，同时国内多家出版机构还编著和重印了大量的中医外科学专著，不断交流全国各地中医外科学的学术经验与成就，对中医外科学的发展与提高，起到了极其重要的作用。

一、《疡科纲要》

张山雷著，成书于 1917 年，2 卷。本书汇集了作者 30 年临证经验心得，辨证提倡从整体出发，首重阴阳。在治疗上，主张外证内治，立法用方精详，所论消肿化脓、行气治痰、清热利湿、温养补益、提脓托毒、清养胃家诸法，立意清晰，治法明确，备受医家推崇。特别是他还提倡兼取中西药物之长，结合运用，颇有新意。

二、《实用中医外科学》

顾伯华主编，上海科学技术出版社 1985 年出版。全书分总论、各论两部分，分别介绍了中医外科发展概况、范围、疾病的命名及分类、病因病机、诊断、治法、技术操作、预防和护理，以及中医外科的常见病证。比较全面地反映了 1949 年之后 30 年间中医外科学发展的新成就。

三、《实用中医外科方剂大辞典》

王玉玺主编，中国中医药出版社 1993 年出版。本书从古今 500 余种医籍中精选外科内服、外用方剂 6000 余首，其中有许多鲜为人知的珍秘验方。每首列有制法、用法、功效、主治、方义分析、加减，并附有验例、用方经验与现代研究成果。书后附有中医和西医病名笔画索引，便于查检。

四、《中医外科治疗大成》

王沛等主编，河北科学技术出版社 1997 年出版。全书分上下两篇，凡 17 章。本书密切结合临床实际，挖掘前人经验，反映最新发展，重点突出治疗原则。基础部分首先系统概述中医外科治疗源流，提出切于临床的辨证纲要和治法述要，最后反映治疗进展的现代研究。临床部分共介绍 190 余种疾病，所录病种较全，并多取中医病名，分列概述、病因病机、辨病、辨证、鉴别诊断、治疗、预防调护、古籍选录、研究进展等项，各病以治疗为重点，突出中医外科治疗特色。对西医疗效显著之治法，简述其要。部分病种列有国家中医药管理局颁布的中医病证诊断疗效标准，可供医疗、教学和科研之参考。

五、《今日中医外科》

王永炎等主编，人民卫生出版社 2000 年出版。本书资料丰富，论述系统，分别对丹毒、红斑狼疮、痈、乳腺增生等 23 种常见外科疾病，从今日临床、近代研究、古训今释三方面进行了阐述和介绍，比较全面地搜集了由古及今的文献资料，系统地反映了中医学对这些病证的认识与辨证治疗全貌，可供外科临床和教学、科研参考。

六、《中医外科学》

谭新华、陆德铭主编，人民卫生出版社 2003 年出版。全书分四篇，第一篇为总论，主要介绍中医外科发展史、疾病名分类、病因病机、辨证辨病、治法等内容；第二篇为外科疾病，计116 种；第三篇为肛肠疾病，计 11 种；第四篇为皮肤病与性传播疾病，计 106 种；书末为常见病附方。本书在继承发扬传统外科学成果的基础上，吸取了当代新经验、新理论、新观点、新技术，突出临床实用。本书内容丰富，病种较全，切合临床，着重治疗，实用性强，信息量大，基本反映了目前中医外科领域的治疗经验及学术成就。

七、《现代名中医外科绝技》

费兰波等主编，科学技术文献出版社 2003 年出版。本书收集和整理了现代名老中医 10 余人在中医外科领域的临床治疗经验与绝技。内容包括疔疖、痈疽、乳腺病、结石、甲状腺疾病、周围血管病等多种外科病证的诊治。有助于读者开拓外科治疗视野，提高诊疗水平。

八、《中医外科常见病证辨证思路与方法》

唐汉钧主编，人民卫生出版社 2007 年出版。本书以外科病证的辨证思路及病例思维程序示范为重点，详细介绍了多种外科病证的概述、主要病因病机、辨证注意点、辨证思路、病例思维程序示范、医案、经验方及常用中成药等，有助于读者提高外科病证的辨证施治基本技术和技巧。

【复习思考题】

1. 《五十二病方》《刘涓子鬼遗方》中关于外科的主要论述分别有哪些？
2. 《外科精要》《外科正宗》《疡疮机要》的主要内容和医学思想分别有哪些？

外科类主要著作及推荐版本

1. 刘涓子. 刘涓子鬼遗方［M］. 龚庆宣，编. 北京：人民卫生出版社，1956.
2. 撰人佚名. 卫济宝书［M］. 东轩居士，增补. 北京：人民卫生出版社，1956.
3. 李迅. 集验背疽方［M］. 清光绪二年（1876 年）归安陆氏刻十万卷楼丛书本.
4. 陈自明. 外科精要［M］. 北京：人民卫生出版社，1982.
5. 齐德之. 外科精义［M］. 南京：江苏科学技术出版社，1985.
6. 薛己. 外科心法［M］//盛维忠，主编. 薛立斋医学全书. 北京：中国中医药出版社，1999.
7. 薛己. 外科发挥［M］//薛氏医案选. 北京：人民卫生出版社，1983.
8. 汪机. 外科理例［M］. 北京：人民卫生出版社，1963.
9. 薛己. 外科枢要［M］//薛氏医案选. 北京：人民卫生出版社，1983.
10. 薛己. 疡疮机要［M］//薛氏医案选. 北京：人民卫生出版社，1983.
11. 申斗垣. 外科启玄［M］. 北京：人民卫生出版社，1955.
12. 陈实功. 外科正宗［M］. 北京：人民卫生出版社，1956.
13. 陈文治. 疡科选粹［M］//曹炳章，原编. 中国医学大成续集 31. 上海：上海科学技术出版社，2000.
14. 祁坤. 外科大成［M］. 上海：上海科学技术出版社，1959.
15. 陈士铎. 洞天奥旨［M］. 柳长华，点校. 北京：中国中医药出版社，1991.

16. 王维德. 外科证治全生集［M］. 上海：上海卫生出版社，1956.

17. 顾世澄. 疡医大全［M］. 凌云鹏，点校. 北京：人民卫生出版社，1987.

18. 许克昌. 外科证治全书［M］. 曲祖贻，点校. 北京：人民卫生出版社，1987.

19. 吴师机. 理瀹骈文［M］. 赵辉贤，注释. 北京：人民卫生出版社，1984.

20. 张山雷. 疡科纲要［M］. 上海：上海卫生出版社，1958.

扫一扫，查阅本章数字资源，含PPT、音视频、图片等

《周礼·天官》所载疡医包括骨伤科在内，说明早在 2000 多年前，中医学对骨伤类疾病的诊治已有了专业性的研究。《汉书·艺文志》载有《金创瘈疭方》，可知骨伤类文献的出现不迟于汉。据《中国中医古籍总目》统计，现存中医骨伤类古籍近 110 种，《中国医籍通考》载录亡佚骨伤类古籍 88 种，1900 年以后中医骨伤类医籍有百余种，此外还有大量散见于其他文献中的骨伤科资料。

第一节　唐代以前的骨伤科类文献

唐以前骨伤科的内容常常是伤科与外科并集。《汉书·艺文志》记载有《金创疭瘛方》30卷，《隋书·经籍志》《旧唐书·经籍志》与《新唐书·艺文志》记载有甘濬之撰《疗痈疽金创要方》14 卷，秦政应撰《疗痈疽诸疮方》2 卷，喻义撰《疗痈疽要诀》1 卷，沈泰之撰《痈疽论》2 卷及佚名氏《痈疽论》1 卷，《疗痈经》1 卷，《疗三十六瘘方》1 卷等。上述各书均佚，仅有少量佚文散见于方书。现存最早的骨伤科著作为唐代蔺道人撰《仙授理伤续断秘方》，该书专论骨折、脱臼的诊断、整复、外固定及内外用药法，是中医骨伤科的奠基之作。此外唐以前的其他医著，如中医经典《黄帝内经》《金匮要略》，魏晋南北朝时期的《肘后备急方》《刘涓子鬼遗方》《小品方》《针灸甲乙经》《集验方》，隋唐时期的《诸病源候论》《千金方》《古今录验》《必效方》《救急方》《广济方》《传信方》等医著，对骨病、筋伤、骨折、关节脱臼的病因、病机、诊治方药，已有相当丰富的论述。现将有关著作的骨伤科内容简介如下。

一、《内经》中有关骨伤科的论述

《内经》论及骨伤科的基础理论以及骨关节肌肉疾病的病因、病机、临床表现、治疗原则等条文约有 28 条，散见于《素问》之《上古天真论》《生气通天论》《阴阳应象大论》《脉要精微论》《经脉别论》《逆调论》《痹论》《痿论》《缪刺论》《至真要大论》，及《灵枢》之《邪气脏腑病形》《寿夭刚柔》《骨度》《病传》《刺节真邪》《痈疽》《经水》等篇章中。《内经》在解剖方面首先描述了全身骨骼、骨性标志及关节名称。生理方面强调并记载了肝主筋及肾主骨学说，指出骨的生长、发育、衰老、修复无不关乎肾。病因病机方面提出了"气伤痛，形伤肿""外伤内损，恶血留内""劳伤损害气血、筋骨及内脏"等学说。尤其是关于风寒湿三气杂至成痹，肺热叶焦致痿，及营卫虚弱致不仁不用等论述，给后世论治痹证、痿证以指导。望诊方面，重视形体观察，指出腰部"转摇不能，肾将惫矣"，膝部"屈伸不能，行则偻附，筋将惫矣"。切诊方面，指出"肝脉搏坚而长……当病坠若搏……"通过切脉可诊察跌坠或搏击所伤。治疗方面，采

用外治、内治、针灸、导引、按摩、药熨等疗法；并载有对外伤瘀血和痈肿采用放血和切排脓血的经验以及治寒痹用药熨法的处方、制备工艺、操作方法等。

二、《肘后备急方》中有关骨伤科的论述

晋代医家葛洪编著的《肘后备急方》第 4 卷第 32～33 篇，为骨伤科疾病篇，论述腰胁痛急性期及劳损性疾病急性发作的内治外治方法。其中治"胁痛如打"用芫花、菊花、踯躅花等麻醉止痛药外用热熨，有较大的实用价值。"治肾气虚衰，腰脊疼痛，或当风卧湿，为冷所中"用独活、牛膝等 12 味祛风湿、补肝肾、强筋骨药，可视为名方"独活寄生汤"的前方。治四肢骨折，用生地黄泥外敷，竹片夹裹固定等，也有参考价值。

三、《刘涓子鬼遗方》中有关骨伤科的论述

南齐龚庆宣整理的《刘涓子鬼遗方》，卷二至卷五专论金疮外伤治法，并载列治金疮跌仆方 34 首。该书着重论述了金疮的病因病机及鉴别诊断，提出骨痈疽与骨肿瘤的辨证论治及外治法。对感染创口与骨关节化脓性疾病，实施外消、内托、排脓、追蚀、生肌、灭瘢的治疗，奠定了外科消、托、补三法基础。提出"营卫稽留于经脉之中，久则血涩不行，血涩不行则卫气从之不通"，阐发了化脓性疾病的瘀血病理。此外，关于痈疽将息法的描述，至今仍有参考价值。

四、《诸病源候论》中有关骨伤科的论述

隋代巢元方等编撰的《诸病源候论》记述金疮证候 23 种，腕折（泛指骨折）证候 9 种，还有痹痛、腰腿痛和痈疽等证候，可视为伤科第一部病因证候学著作。书中着重记述了开放性创口和开放性骨折感染的病因证候。介绍了异物清除、血管结扎、骨折固定、分层缝合的清创技术，可惜后世对这一开放性骨折早期实行清创缝合的先进方法研究重视不足。

五、《仙授理伤续断秘方》

唐代蔺道人著，全书分三节，首论"医治整理补接次第口诀"，次论"方论"，后"又治伤损方论"。"口诀"一节有条文 43 段，原书记方剂 46 首，有方有药 35 首，用药 160 多种。书中主要论述四肢骨折、脱位、颅骨骨折、腹部损伤、内伤和创伤后遗症的诊断、治疗和方药。在骨折治疗方面，首创整复、固定、锻炼、内外用药的治疗原则和基本步骤。对开放性骨折，主张先行清创、扩创、后行整复固定内外用药。整复骨折的方法主要有切开复位法，"相度""拔伸""搏捺"和"捺正"，也即手摸心会、拔伸牵引、端挤提按等整复法。书中还具体介绍了前臂骨折、肋骨骨折和颅骨骨折的整复方法。在整复关节脱臼方面，书中首次记载了髋关节脱位，"从裆内出"（前脱位）和"从臀上出"（后脱位）两种类型，介绍了用椅背圈胁，整复肩关节脱臼的方法。提出了"凡损药必热，便生血气，以接骨耳"的骨折愈合观念。书中在介绍运用内外用药换药法的同时，还推出了"七步内治伤损法"，即辨证用药法，这是对汉代以来医家用药物内治创伤骨折经验的总结，奠定了骨伤科辨证、立法、处方和用药的基础。蔺氏治疗骨折的方法和步骤，包括小夹板固定及辨证用药方法，对后世治疗伤折有很大影响。

六、其他医著中有关骨伤科的论述

《五十二病方》为 1973 年长沙马王堆汉墓出土的帛医书，抄录年代约在春秋至秦汉，记载内、外、骨伤、妇、儿、五官诸科等 52 种疾病的治疗。载药方 283 首，用药 254 种。该书的第

一种病为"诸伤"，第二种病为"伤痉"，均系骨伤科疾病。

托名华佗撰著的《华佗神医秘传》中，有"华佗神方秘传""华佗伤科秘传""华佗外科秘传"3篇，主要为骨伤文献资料。讨论华佗麻沸散神方、治多骨疽神方、治骨折神方的组成、功用、适用范围，骨折竹片外固定及下颌关节脱臼的整复方法。其中所提麻沸散方由羊踯躅、茉莉花根、当归、石菖蒲组成，对后人研究中药麻醉颇有裨益。提出多骨疽脱出之死骨"实为湿热之毒所化"，内服用金银花、茯苓、车前、牛膝、紫花地丁等药，也成一家之言。

西晋皇甫谧《针灸甲乙经》，其中有关痹痛、腰腿痛的治疗，是骨伤科运用针灸疗法的资料。

南北朝陈延之《小品方》第6卷有"疗腰痛方"，第9卷有"疗痈、疖诸疮方""疗诸疽方"，第10卷有"疗金疮方"。书中对金疮、骨痈疽的治疗积累了一定的经验。所收载的少数民族医方"胡方"，记载了骨伤科常用药物如阿魏、血竭、苏合香等。

唐代孙思邈《备急千金要方》和《千金翼方》，辑录了唐以前治伤的医方，如"治失欠颊车蹉开张不合方"，其口内整复下颌关节脱臼的方法，直至现代仍普遍沿用。书中还记述了治疗内伤的经验，如用当归散方治外伤腕折臂脚痛不止，尿疗法治外伤后瘀血攻心、气绝不能言等。

唐代王焘《外台秘要》，辑录唐以前方书如《集验方》《古今录验》《必效方》《救急方》《广济方》《许仁则方》及《删繁方》等中的骨伤科内容。

北周姚僧垣《集验方》，该书记载了痈疽论治，对研究骨疽、骨肿瘤治疗史有参考价值。

隋唐间甄权《古今录验》，记述了甄氏对创伤和骨病的诊治经验。

唐代孟诜《必效方》，记述了孟氏对创伤和骨病的治疗经验。

唐代张文仲《救急方》，记述了张氏对创伤和痈疽的治疗经验。书中所载"疗骨折，接令如故，不限人畜也方"，用单味铜屑治疗骨折，被后世接骨方所沿用。近年研究证实，铜类药物对骨折修复能起促进作用。

唐代李隆基等编撰《广济方》，记述了压伤、内伤的疗法，如疗"从高坠下，内损瘀血，消血散方"，药用蒲黄、当归、干姜、桂心、大黄、虻虫六味，体现了唐代治伤用药习用温经活血的特点。

《许仁则方》中有"许仁则疗吐血及堕损方三首"，记载用"鸡苏七味汤""桑白皮散"，治内伤出血；用"生地黄一味敷之法""芥子苏等摩之方"，治外伤局部疼痛。

六朝时谢士泰撰《删繁方》，记述了痈疽、骨极、外伤等病的病因病理治疗等。

第二节　宋金元时期的骨伤科类文献

北宋设太医局，骨伤科仍未作为专科，而"疡科"是"太医局"三大分科之一。至王安石变法，"太医局"分科增至9科，疡科名为"疮肿兼折疡科"。元代医学分13科，专设正骨兼金镞科，骨伤科从外科中分出独立，但骨伤科文献仍与外科并集。现将这一时期有关著作中的骨伤科内容简介如下。

一、宋金方书中有关骨伤科的论述

北宋初官修方书《太平圣惠方》，汇集唐以前骨伤科文献内容，增记民间治伤折经验，诸如"淋熨""贴熁"的疗法，处方21首。对骨折的治疗提出"补筋骨，益精髓，通血脉"的方法。治疗创伤提出活血化瘀、养血舒筋、培元补肾三大原则。还论述了痈疽"五善七恶"的辨证法，对后世有较大的影响。

北宋末官修方书《圣济总录》设"伤折门""金疮门"，增加了一些骨折的固定法，强调了骨折复位的重要性，讨论了附骨疽与附骨痈的病理与辨证。书中重视膏摩在临床上的应用，录膏摩方 40 首。

其他医学方书也载有治疗骨科创伤疾病的方药，某些学术观点还充实了骨伤科的理论。如：

王衮《博济方》记载了治金疮止血和骨折损伤的方剂。

许叔微《普济本事方》推崇甘凉方药治伤，并用苏合香丸治跌伤重症。

陈言《三因极一病证方论》提倡攻下逐瘀治折伤恶血留内，创制著名的"鸡鸣散"方，同时还用三因论说腰痛、历节、附骨疽及痹证。

刘完素《素问玄机原病式》阐发破伤风的病因病理。

张杲《医说》收载"搓滚舒筋法"，以恢复骨折后膝、踝关节的功能。

张从正《儒门事亲》提出用"攻下逐瘀法治伤"。

宋慈《洗冤集录》描写了骨骼系统的解剖结构及一些验伤的经验。

李杲《医学发明》提出"恶血皆归于肝"论，创疏肝活血名方复元活血汤。

朱震亨《格致余论》提倡滋阴疗法，于疗伤及治疗筋骨痹、腰痛、骨痛疽等有其独特的一面。

此外，这一时期还有一些著名的外科专书，如南宋东轩居士撰《卫济宝书》、南宋李迅撰《集验背疽方》、南宋陈自明著《外科精要》等，载有骨肿瘤、附骨疽等骨伤科方面的重要内容。以上这些著作，反映了当时的骨伤科技术水平，丰富和发展了骨伤科的学术理论与经验。

二、元代方书中有关骨伤科的论述

（一）《永类钤方》中有关骨伤科的论述

《永类钤方》由元代医家李仲南编撰，刊于 1331 年。全书 22 卷，以脉、因、病、证、治分述，钤而为图，书初名曰"锡类"，后改为"永类"者，是因"书成于亲殁之后，衔哀茹痛，所以著以永感也"。书末最后 1 卷"风损伤折"，为骨伤科专篇，卷中辑录《仙授理伤续断秘方》中关于骨折创伤的内容，辑录治伤方药 20 多首。对颈椎骨折脱位，首创用"悬吊牵引"与"卧位对抗牵引"复位法治疗。对屈曲型腰椎骨折，提倡用俯卧位过伸复位法治疗，为骨伤科史上的创举。对肱骨外科颈骨折的整复方法与现代相同。此外，对股骨骨折、胸锁关节脱位、髋关节脱位、踝关节脱位的手法整复与固定，都有较具体的描写。诊断方面，指出髋关节脱位以"膝比并之"为诊断标准，如"粘膝不能开"，即是后脱位，"如不粘膝"，即是前脱位，较蔺氏以股骨头脱出方向，如"裆内出""臀上出"为诊断依据者，其观点及鉴别方法更接近现代。

（二）《世医得效方·正骨兼金镞科·疮肿科》

《世医得效方》由元代医家危亦林编撰。全书 19 卷，其中卷十八为正骨兼金镞科，卷十九为疮肿科。正骨兼金镞科继承发扬蔺道人的学术，在用药方面，列"用药加减法"和"通治"方剂，筛选了历代治伤药物 25 味，附以随证加减，还载骨伤科方 60 余首及中药麻醉方法。在骨折脱臼的治疗方面，系统地描述了"手六出臼四折骨""脚六出臼四折骨"的整复、固定方法。在"脊椎骨折"的治疗上，创用"悬吊复位法"，这种过伸位整复固定法，符合现代对屈曲型脊椎骨折治疗固定的认识。书中首次将踝关节骨折与脱位分为内翻型与外翻型。宋元时期对骨折创伤的治疗用方药者多，而用整复固定技术者寡，正如明代方贤所评"正骨兼金镞科，惟危氏言其整顿手法"。

（三）《回回药方·折伤门》

《回回药方》约成书于元至正二十八年（1368 年），系我国少数民族回回医人的遗著。全书 16 卷，现残存 4 卷。其中卷三至卷四为金疮门、折伤门、针灸门、汤火所伤门、棒疮门、治人齿所伤门。金疮门主要收录箭伤药方。折伤门继承蔺道人学说，并辑录《永类钤方》和《世医得效方》的有关内容，对各类骨折和关节脱位的证治详加介绍，手法丰富，颇有特色。书中记载了影响骨折愈合的四方面原因，即外洗过多、活动过早、去除固定过早及饮食不当等。所记载的肩关节脱位复位手法肩掮法与举梯法较危亦林架梯法与杵撑法更加安全有效。

第三节　明清时期的骨伤科类文献

明初太医院分 13 科，"金镞""接骨"各居其一，1571 年改名外科和正骨科（又名正体科）。清太医院设 9 科，其中有疮疡科和正骨科。正骨科治骨折脱位及跌打损伤，后又称伤科。伴随着骨伤科的独立，骨伤科在理论和临床上均有很大发展，一是伤科专著出现，二是名医辈出，学派形成。明清时期伤科专著有 20 余种，其中较著名的有异远真人的《跌损妙方》、薛己的《正体类要》、吴谦等的《医宗金鉴·正骨心法要旨》、胡廷光的《伤科汇纂》、赵廷海的《救伤秘旨》、钱秀昌的《伤科补要》、王瑞柏的《秘授伤科集验良方》、江考卿的《伤科方书》等。另在综合性医著和外科著作中，也包含有大量骨伤科资料，如明代有朱橚等人的《普济方》、方贤的《奇效良方》、杨清叟的《仙传外科集验方》、薛己的《外科枢要》、汪机的《外科理例》、王肯堂的《疡医证治准绳》、陈实功的《外科正宗》、陈文治的《疡科选粹》等，清代有祁坤的《外科大成》、王维德的《外科证治全生集》、吴谦等的《医宗金鉴·外科心法要诀》、顾世澄的《疡医大全》、高秉钧的《疡科心得集》等著作。现将明清时期的主要骨伤科文献介绍如下。

一、《跌损妙方》

明代僧人异远真人编著，刊于 1523 年，是至今所能见到的最早的少林派伤科著作。全书列"治法总论""用药歌""血头行走穴道歌""左右论""药中禁忌"等。记载全身 57 个穴道，根据穴道不同载方药 102 首，另全身方 28 首，金疮方 12 首，通用方 10 首，合 152 方。内记察目验伤法、创伤骨折的处理方法、伤科基本方及加减用药式、血头行走学说、"遇时遇穴"伤及点穴治疗等。全书注重用药的循经走穴、升降浮沉、上下左右，所用方药多为微温、辛甘、甘凉之行气活血化瘀药。后人评其为"用药平稳，立法精详，洵医林中仅见之作，可补《灵》《素》以来所未备"。

二、《正体类要》

明代薛己编著。成书于 1529 年。全书分上下 2 卷。上卷为正体主治大法、仆伤之症治验、坠跌金伤治验和汤火所伤治验 4 门，下卷附诸伤方药。全书记载内伤证治 19 条大法和治验医案 65 则（85 例），方剂 71 首。书中强调体表脏腑相关，主用八纲辨证及气血辨证，重脉理，轻部位；重内治，反对单纯用手法和外治法；主张平补，反对应用寒凉药物；治气以补气为主；治血则以补气养血与活血化瘀为主；重点突出脾胃肝肾在伤科病中的重要意义，其重视脾胃不亚于东垣，重视肝肾有异于丹溪。常用方剂有四物汤、补中益气汤、八珍汤、六味地黄丸等。

三、《正骨心法要旨》

清代吴谦等人编撰的《医宗金鉴》丛书之一。成书于 1742 年。书共 4 卷，卷一论外治法，设手法总论、释义、器具总论，载骨折复位及固定器材图 10 幅，各种骨折脱位 40 个部位。卷二至卷三分述头面、胸背、四肢的解剖形态及损伤。卷四为内治杂证法，共 22 证。书中重视手法，把正骨复位技术概括为摸、接、端、提、推、拿、按、摩 8 种。规范并创制了伤科用固定器材的名称、制法、适应证。其中使用攀索叠砖法整复腰椎骨折脱位，主张于腰背骨折处垫枕以保持脊柱过伸位等，较以前进步。书中还列方 38 首，其根据损伤部位的不同而变化用药方式，受少林派伤科的影响。所记载内伤的辨证及治法，则宗《正体类要》。此书为清代医生的必修课本，对后世影响极大。

四、《伤科汇纂》

清代胡廷光编著，成书于嘉庆二十年（1815 年），但未刊刻，以抄本流传民间，后由人民卫生出版社据抄本编排印行。全书共 12 卷，卷一至卷二记叙理论及解剖，卷三介绍手法及治疗器具，卷四至卷六介绍内外各证，卷七至卷八介绍处方用药，卷九至卷十二系后集，为正集的补遗。书以《正骨心法要旨》为经，伤科各家诸论为纬，博收伤科诸要，参以家传之法汇辑而成。计续辑诸伤 44 门，附增单方 1000 余首，全书辑录 40 多家清以前的文献，所录各家学说和治法方药似同《普济方》。所辑方药以方名字数归类排列，并录治伤药物名称，可谓方剂和本草均备。书内还辑家传《陈氏秘传》及《可法良规》等已佚治伤方书，以及 14 幅骨折脱位手法复位图等。

五、《伤科补要》

清代钱秀昌编著，刊于嘉庆二十三年（1818 年）。全书 4 卷，仿《正骨心法要旨》编排，论骨折脱位固定 10 则，治伤 36 则，附方并配歌诀 92 首，秘方 47 首。书中绘制人体骨骼图，为临床提供了骨度参照。所记录的骨折复位技术与《伤科汇纂》相似，间有自己的经验，如创用提膝屈髋伸足法复位髋关节脱位。治伤原则及方药宗薛己学说，重视伤科脉学及辨证内治，还提倡用运、熏、灸等外治法疗伤。是一部理法方药俱备、理论联系实践的伤科专著。

六、《伤科方书》

清代江考卿撰，成书于道光二十年（1840 年）。全书分 5 节，首论断死证秘诀，后论 12 则骨折创伤的处理方法，记载全身大穴 36，小穴 72，合 108 穴，又认为 36 大穴为致命穴。载通治方 11 首，秘方 57 首，合 68 方。此书宗异远真人之说，用药亦大同小异，但也有经验创新。如对开放性骨折、粉碎性骨折的治疗，书中记载"凡人骨跌出内外折肉中，用二十号宝麻药一服，再将肉破开，取骨整""若骨碎甚，即以别骨填接"。这是麻醉后切开复位术及用骨移植术治疗的珍贵记录。

七、《救伤秘旨》

清代赵廷海编撰，刊于咸丰二年（1852 年）。此书不分卷次，以收集流传民间的技击家跌打秘方为主，介绍拳击伤、骨折的处理步骤和治疗方剂，载有十二时气血流注歌，三十六大穴图说和救治方药。其论点和治法与异远真人、江考卿一脉相承。书中还辑有《王瑞柏损伤用药方》，内附辨证用药方剂 13 首，少林派伤科的常用方药 9 首及救治创伤的方法，用药受薛己影响。王瑞柏精伤科，著有《秘授伤科集验良方》1 卷，但未见传世。

八、《跌打损伤回生集》

清代胡青崑等编撰，刊于咸丰六年（1856 年）。全书 3 卷，以论治损伤为主体，提出了治损的诸多原则与方法。书中重视损伤局部与整体的关系，辨证重视不同部位、不同经络、不同性别及年龄。发展了药物内治法，应用了不少民间的处方与药物，如国主、六汗、三贵、四六、虎次、花通、木宅、宅南、金刚鞭、八解麻等。胡氏系伤科世家，其著临床实用价值较高。

九、《伤科大成》

清代医家赵濂编撰，刊于光绪十七年（1891 年）。全书不分卷次，描述各部位的骨折及复位手法，记述"颅骨骨折""颈椎骨折""肾挫伤""直肠破裂"等的吉凶判断法，察目验伤法，跌打行经用药法等。

十、其他医著中的骨伤科文献

明初朱橚等编撰的大型方书《普济方》中有"折伤门"4 卷、"金疮门"2 卷、"膏药门"3 卷，专论伤科。书中记录 12 项骨折脱位的复位固定法，共载伤科方药 1210 首，为 15 世纪以前骨伤文献资料的汇编。书中所记"手牵足蹬法"整复肩关节脱位，"搜摇动捻"法整复踝关节脱位及骨折，"十字"固定法治锁骨骨折，及提出骨折后用超关节外固定法，与现代临床所用方法相同。

明代王肯堂《证治准绳·疡医证治准绳》中，卷六损伤门专论跌打损伤、金疮和创伤。书中辑录上自《内经》下至《正体类要》等有关骨伤文献，仿《仙授理伤续断秘方》书写格式，载跌打损伤方 75 首，叙述人体骨骼解剖，介绍全身各部骨折、脱位、伤筋等的诊断，手法整复，束缚固定以及内外用药法等，是一部重要的骨伤科文献。

明代薛己《外科枢要》卷二中，有专论附骨疽、多骨疽的病因病机及辨证施治部分。书中对附骨疽的治疗，急性期主张选用仙方活命饮等，若体倦食少或进入中后期则以温补脾胃为主，选用六君子汤等。外用针刺排脓、隔蒜灸、葱熨法等治疗。多骨疽的治疗则以补中益气汤为主，再根据阴虚阳虚分别治疗，阴虚佐以六味地黄丸，阳虚则佐以八味丸，外用附子饼、葱熨法。该书为明代对骨病辨证论治的代表作之一。

明代陈实功《外科正宗》。卷三有"附骨疽""多骨疽"论，卷四有"跌仆""金疮""杖疮""落下颏拿法"等伤科内容。陈氏主张外治，并重视用药保护脾胃。这一观点也贯穿于对金疮、附骨疽等疾病的治疗中，如论治附骨疽，症见"寒热作肿，色白光亮，按之如泥不起"时，"宜健脾渗湿"；"已溃脓水清稀，饮食减少，形体消瘦"时，宜"补中健脾胃"，与东垣、薛己学术一脉相承。

清代顾世澄《疡医大全》卷三十六跌打部属伤科内容，顾氏强调骨折整复必须"凑合端正"及外固定的重要性，同时还提出"瘀不去则骨不能接"的论说，主张骨折内治"宜活血化瘀为先"，是蔺道人"损药必热，便生血气，以接骨耳"理论的发展。

清代王清任《医林改错》下卷关于瘀血证治的论说，对伤用药多有裨益。所倡补气活血法治疗半身不遂，用活血化瘀法分治头部、胸中血府、膈下、少腹、四肢躯干部瘀血证，相应方剂如补阳还五汤、通窍活血汤、血府逐瘀汤、膈下逐瘀汤、少腹逐瘀汤、身痛逐瘀汤等，为今天治疗神经损伤后引起的偏瘫、局部肢体运动障碍、脑震荡后遗症、胸胁内伤、腰腿痛、筋骨痹证常用的方剂。

第四节　近现代的骨伤科类文献

1949 年以前中医骨伤科专著有金倜生《伤科真传秘抄》（1932 年）、董志仁《国医军阵伤科学概要》（1936 年），来章氏辑《易筋经》也流传较广。1949 年以后，随着西方骨伤理论与技术的传入及中医事业的蓬勃发展，中医骨伤科文献大量刊行。现代中医骨伤科文献大致可分为三类。第一类是名老中医的专著专集，如王子平《却病延年二十势》、石筱山《正骨疗法》、郭春园整理《平乐郭氏正骨法》、郭汉章《实用正骨学》、北京中医学院附属东直门医院整理的《刘寿山正骨经验》、张安桢等整理的《林如高正骨经验》、李国衡整理的《魏指薪治伤手法与导引》、苏玉新等主编的《苏氏正骨》等。主要总结个人临床经验和心得体会，如王子平擅长武术，常结合练功治伤；石筱山重内伤，喜温补；平乐郭氏长手法，主张筋骨并重，动静结合，正骨方法似推拿；林如高善理骨折及固定，并对陈旧性肩关节脱臼的复位有独到手法；刘寿山也擅手法，总结接骨、上骱、治筋各 8 法；苏氏也重正骨，并引入复位器械，在颅脑、胸腹、泌尿、创伤外科、显微外科、假体置换等方面颇多建树。以上医家均具特色，各有千秋，显示了 19 世纪前骨伤科流派的延续与发展。第二类是中西医结合类著作。这类著作数量不多，但影响极大，代表着中医骨伤学科的发展。如方先之等主编的《中西医结合治疗骨折》、冯天有编撰的《中西医结合治疗软组织损伤》、吉林医科大学编著的《中西医结合治疗骨折与脱位》、武汉医学院第一附属医院编著的《中西医结合治疗骨与关节损伤》、朱汉章撰著的《小针刀疗法》、杨楣良编著的《中国钩针疗法》等。第三类是教材类著作及综合性骨伤科著作，这类著作数量较多，内容大多中西参酌，兼采各家知识。如全国统编教材《中医骨伤科基础》《中医筋伤学》《中医骨伤科发展史》《中医骨伤科各家学说》《中医骨伤科古医籍选》《中医正骨学》《中医骨病学》《骨伤内伤学》《骨伤方剂学》，尚天裕主编的《中医按骨学》，张安桢主编的《中医骨伤科学》等。现将近现代较有代表性的骨伤科著作介绍如下。

一、《却病延年二十势》

王子平等编著，1959 年上海卫生出版社出版。书中记载了王氏继承华佗五禽戏、达摩易筋经、近代八段锦、十三太保和太极拳、气功静坐法而创作的，适合健身锻炼的二十种姿势，在学术界颇有影响。王氏是伤骨科世家，又是武术气功家，擅长导引练功，并运用于骨伤科。从王氏的经验，可以看到少林寺伤科学派的延续与发展。

二、《正骨疗法》

石筱山编著，1959 年人民卫生出版社出版。书中收录了一百多年前石氏先祖兰田公以来的正骨用药经验。其学术上尊薛己学说，重八纲辨证，在内伤论治上特有专长，用药以四物汤、六味地黄丸为基本方，喜用温补法。

三、《中西医结合治疗骨折》

方先之等编著，1966 年人民卫生出版社出版。书中总结了历代中医骨伤科的经验，吸取西医治疗骨折的教训，并结合自己多年来运用小夹板配合中医传统的练功方法治疗骨折的经验。提出了"动静结合""筋骨并重""内外兼治""医患合作"治疗骨折的四大原则及新的正骨八法，奠定了中西医结合骨折新疗法的临床基础。

四、《中西医结合治疗软组织损伤》

冯天有编著，1976 年人民卫生出版社出版。书中吸取民间整骨经验，参以现代解剖学及生物力学的知识，创导了以脊柱旋转法为主要内容的新医整骨方法。提出了以弹拨、理筋、镇静为原则的软组织损伤治疗手法，新医整骨方法的推广应用，还更新了以往对某些软组织疾病的知识，如网球肘的粘连机理，肩周炎的六痛点，寰枢、寰齿关节紊乱导致的综合征等。

五、《中医骨伤科学》

张安桢等主编，1988 年人民卫生出版社出版。全书分 7 篇，36 章。全面介绍了骨伤科学，内容涉及发展史、病因病机、辨证、手法、外固定、药物治疗、练功、针刺、创伤急救、各种骨折、关节脱位与错缝、各种筋伤、各种内伤、损伤内证、骨关节疾病、骨科检查法、各种中医手法及骨关节手术等，有插图 1490 幅，可供教学、科研及其他医务人员参考。现为骨伤住院医师规范化培训必读教材。

六、《小针刀疗法》

朱汉章编著，1992 年中国中医药出版社出版。小针刀疗法是中医针刺疗法和西医手术疗法的有机结合和发展，是中医筋伤疾病治疗的一个重要研究成果。书中分 16 章，讨论了以往软组织损伤的病理学说和各种疗法，提出了与小针刀疗法密切相关的动态平衡失调理论，介绍了小针刀的操作方法、适应证、禁忌证及注意事项，并对小针刀疗法的发展及价值做了有益的探讨。

七、《中国钩针疗法》

杨楣良编著，1998 年浙江科学技术出版社出版。钩针疗法是在古代针具"九针"的基础上发展起来的，是治疗软组织损伤的有效方法之一。书中分六章，全面介绍了钩针的理论、操作方法及临床应用，值得推广。

八、《中医骨伤科古医籍选》

阙再忠等主编，1998 年人民卫生出版社第 2 版教材。书中首选《内经》《难经》《金匮》《伤寒》4 部医经中有关中医骨伤理论知识的内容。次录汉至清末中医骨伤文献及其他医著中有关骨伤内容的文献 38 部。通过阅读该书，可概览历代重要文献中骨伤科的主要内容。

【复习思考题】

1. 现存最早的骨伤科著作是哪一部？其主要内容有哪些？
2. 唐代以前的骨伤科类文献有哪些？
3. 宋金方书中有关骨伤科的论述有哪些？
4. 明清时期的骨伤科文献有什么特点？试举例说明。
5. 近现代的骨伤科文献如何分类？有何特点？

骨伤科主要著作及推荐版本

1. 蔺道人. 仙授理伤续断秘方［M］. 北京：人民卫生出版社，1957.

2. 李仲南. 永类钤方［M］. 王均宁，整理. 北京：人民卫生出版社，2006.

3. 佚名. 回回药方［M］. 北京：学苑出版社，1998.

4. 异远真人. 跌损妙方［M］. 上海：上海科学技术出版社，1963.

5. 薛己. 正体类要［M］. 上海：上海卫生出版社，1957.

6. 吴谦. 医宗金鉴·正骨心法要旨［M］. 北京：人民卫生出版社，1973.

7. 胡廷光. 伤科汇纂［M］. 北京：人民卫生出版社，1962.

8. 钱秀昌. 伤科补要［M］. 2 版. 阙再忠，点校. 上海：上海科学技术出版社，1981.

9. 江考卿. 伤科方书［M］. 上海：上海卫生出版社，1958.

10. 赵廷海. 救伤秘旨［M］. 上海：上海科学技术出版社，1958.

11. 胡青昆. 跌打损伤回生集［M］. 丁继华，点校. 北京：中医古籍出版社，1991.

12. 赵濂. 伤科大成［M］//陆拯，主编. 近代中医珍本集·伤科分册. 杭州：浙江科学技术出版社，1994.

13. 王子平. 却病延年二十势［M］. 上海：上海卫生出版社，1958.

14. 石筱山. 正骨疗法［M］. 北京：人民卫生出版社，1959.

第十四章
妇科类文献

扫一扫，查阅本章数字资源，含PPT、音视频、图片等

中医妇科文献历史悠久，数量庞大，内容丰富，是中医文献的重要组成部分。据《中国中医古籍总目》统计，现存中医妇科古籍729种。《中国医籍通考》载录亡佚妇科古籍有93种。1949年以后出版的中医妇科著作超出1千种，另外还有大量散见于其他文献中的妇科资料。

第一节 唐代以前的妇科类文献

《史记·扁鹊仓公列传》记载："扁鹊过邯郸，闻贵妇人，即为带下医。""带下医"即妇科医生，说明早在二千多年以前，中医学对妇科就有了专门的研究。根据马王堆出土的医帛《胎产书》，可以判定妇科文献的出现不迟于汉初。

唐以前妇产科的专著，见诸史志目录的有《汉书·艺文志》中的《妇人婴儿方》19卷；《补后汉书·艺文志》中的卫汛《妇人胎藏经》1卷；《隋书·经籍志》"医方"中的《张仲景疗妇人方》2卷、《范氏疗妇人药方》11卷、《徐文伯疗妇人瘕》1卷、不著撰人《疗妇人产后杂方》3卷，及"五行"中的《推产妇何时产法》《生产符仪》《产图》等产书；《新唐书·艺文志》中的杨归厚《杨氏产乳集验方》3卷等。此外，张仲景《伤寒论·序》中提到的《胎胪药录》，亦当是一部妇产科著作。上述各书原本均佚，仅有少量佚文散见于他书。

现在能见到内容稍完整的是马王堆医帛《胎产书》和唐代昝殷所著《产宝》。二书以论胎产为主，较少论及妇科杂病。但唐以前的其他医著，如《内经》《金匮要略》《脉经》《小品方》《褚氏遗书》《诸病源候论》《备急千金要方》《外台秘要》等，对妇女的生理、病理、病因、病机、诊断、方药等，已有了相当丰富的论述，大致可以反映当时妇科的概况。现将有关著作的妇科内容简介如下。

一、马王堆医帛《胎产书》

1973年在湖南省长沙马王堆三号西汉古墓出土的医帛《胎产书》（原无书名，整理者据书中内容命名），是迄今为止我国发现最早的妇产科专论。全文34行，千余字，主要记载了养胎、埋胞、转胞、求子、产后处理等方面的内容。其中论述了受孕时间与月经周期的关系，指出男女交合须避开经期，主张按月变化养胎以顺应胎儿生长发育的需要等，反映了秦汉之际中医学对妇女妊娠及优生养胎已有了较多的研究。后世如北齐徐之才的《逐月养胎法》及《诸病源候论》《备急千金要方》等所载的逐月养胎法，皆源于《胎产书》之说。

二、《内经》中有关妇科的论述

在《内经》中论及女子的生理、病理、妊娠及某些妇科疾病诊治的条文有30余条，散见于

《素问》"上古天真论""离合真邪论""五常政大论""阴阳别论""平人气象论""腹中论""骨空论""奇病论""至真要大论""六元正纪大论"，《灵枢》"水胀""五音五味"等篇章中。《内经》在生理方面强调了肾气在妇女身体中的作用，指出妇女"以血用事"，并论述了天癸、任脉、太冲脉等与生殖的关系；病因方面指出引起妇女病变的病因有外感六淫、内伤七情、房室劳伤等；望诊方面重视对人中的观察，指出"面王以下"（鼻唇沟）与"子处"（子宫）的相应关系；切诊方面描述了妊娠脉象；病证鉴别方面，以月事是否"以时下"作为对石瘕和肠蕈的鉴别依据；论治用药方面，提出妊娠用药"有故无殒，亦无殒也"的原则，并载有四乌鲗骨一藘茹丸等治疗妇科病的方剂等。以上内容对后世妇产科学的发展起到了重要的启发作用。

三、《金匮要略》中有关妇科的论述

《金匮要略》中有"妇人妊娠病脉证并治""妇人产后病脉证并治"和"妇人杂病脉证并治"3个妇科专篇，为现存最早对妇科疾病进行分类专题讨论的文献。妇人三篇共有原文44条，载方36首，讨论病证20余种，其理、法、方、药悉备，内外治法俱全，论述了妊娠呕吐、流产、妊娠水肿、妊娠下血、产后抽风、产后昏晕、产后腹痛、产后发热、产后恶露不净、带下、闭经、漏下、前阴疾病等的脉证和主治方药。其中许多方剂，如温经汤治经候不调、胶艾汤治疗漏下、桂枝茯苓丸治癥瘕、当归芍药散治妇人腹中诸疾痛、抵当汤治瘀血阻滞、当归散安胎、干姜人参半夏丸治妊娠呕吐气逆等，至今仍为妇科临床所常用。书中除了汤、丸、散、膏、酒等不同剂型的内治法外，还有妇科洗剂、阴道栓剂和针刺等外治方法的应用，说明东汉时期的妇科已发展到相当水平。《金匮要略》妇科专篇是中医妇科学的雏形，对后世妇科学的发展产生了深远的影响。

四、《诸病源候论》中有关妇科的论述

隋代巢元方等编撰的《诸病源候论》有8卷（第37～44卷）为妇产科诸病。分妇人杂病、妊娠病、将产病、难产病、产后病5大类，论述证候283种。该书是在继承《内经》《金匮要略》《脉经》的基础上，吸收了《徐文伯疗妇人瘕》《疗妇人产后杂方》等书的内容而成，丰富和发展了中医妇科学理论，尤其对中医妇科证候学贡献巨大。书中有关妇科证候、病机的论述，分类编列，内容详备，反映了当时对妇科疾病的了解和认识。隋以后的女科专著有关证候病机的理论大多依据此书。所论妇科病因病机多归诸风冷，这一观点主导妇科数百年，至金元四家后，才渐予纠偏。

五、《产宝》

唐代昝殷撰，成书于唐大中七年（853年）。原书3卷，52论，378方，后周颋增补三论，并撰序。今传世者为宋刊增删本《经效产宝》，计41论266方（不同版本收方数稍有出入，《医方类聚》中录有320多方），又附录续编1卷，收载周颋"济急方论"4则，李师圣、郭稽中产科方论19证14则及"产后十八论"等。该书上卷主要论述妊娠、产期各种常见病证的治疗，中下卷为产后各种病证的治疗。各论先述证后列方治，证论较简略而选方大多简易实用。治疗上重视调理气血，补益脾肾。此书在《胎产书》出土前，一直被公认为现存最早的妇产科专著，被后世广泛引用，对妇产科学的发展产生了一定影响。

六、其他医著中有关妇科的论述

西晋王叔和《脉经》第9卷为妇儿科专卷，又以妇科内容为主（全卷分9篇，妇科部分占8

篇）。记载了妇女妊娠、产后、带下、月经疾病及妇女杂病的脉法和辨证，主要在脉诊方面有较多的补充和发展。如在妊娠的脉诊方面，提出了"尺中肾脉也，尺中之脉，按之不绝，法妊娠也；三部脉沉浮正等，按之无绝者，有娠也"等。其他还指出"居经""避年"等月经的特殊表现，记载了妊娠后仍按月行经但量微少的"激经"，以及临产的"离经脉"和"五崩"的证候等，补充了妇科学的内容。

西晋皇甫谧的《针灸甲乙经》卷十二内有"妇人杂病"专篇，编录了妇科疾病的针灸治疗方法 53 条，为针灸治疗妇科疾病的最早专篇。

南北朝陈延之所著的《小品方》中第 7 卷为妇科专卷，指出了早嫁早产的害处，正确描述了妊娠子痫症状，介绍了药物堕胎及妇女绝育的经验等，还具体描述了临产时骨盆的变化。

南齐褚澄所著《褚氏遗书》，内有求嗣一门，指出晚婚的重要意义，还提出节欲和节制生育，并指出不育的原因应责之于男女双方。

唐代孙思邈的《备急千金要方》和《千金翼方》均列有妇人专篇，广泛讨论了求子、妊娠、产难、胞衣不出、月经病、带下病、杂病的证候和治疗方法，编写体例上以收录治方为主，对证候病机的论述则不若《诸病源候论》为详。

第二节　宋金元时期的妇科类文献

宋代医事制度将妇人产科列为九科之一，北宋太医局设有产科教授，这是世界医事制度上妇产科最早的独立分科。北宋初年所编《太平圣惠方》的妇科部分，在《诸病源候论》广集诸证的基础上又广采治方，从而初具妇科全书的规模。北宋后期《圣济总录》的妇科部分，则是对北宋妇科学术和临床治方的汇集，反映了北宋妇科的概貌。1237 年，陈自明的《妇人大全良方》问世，该书对宋以前的妇产科论治经验进行了全面总结，构建了理法方药完整的妇科证治体系，标志着妇科作为独立学科的成熟。宋代妇产科专书较为著名的还有李师圣、郭稽中的《产育宝庆集》，杨子建的《十产论》，薛轩的《坤元是保》及郑春敷的《女科济阴要语万金方》，不著撰人《产宝诸方》，朱端章的《卫生家宝产科备要》，齐仲甫的《女科百问》等。此外，在许叔微的《普济本事方》，陈言的《三因方》，严用和的《济生方》等著作中，都有一些各具特色的妇科专论，丰富了宋代妇科学术的内容，也常被后世妇科专著所引录。

金元四大家在妇科方面各有造诣。刘河间在其所著《素问病机气宜保命集·妇人胎产论》中，重视火热、湿热病因，强调带下多为"湿热冤结"所致，突破了宋以前偏重虚损风冷的学术藩篱。张子和在其《儒门事亲》中，提出"妇人贵流不贵滞"的观点，多采用吐、泻法治疗妇科病。李东垣在其《兰室秘藏·妇人门》中，治疗月经不调、崩漏等妇科病证，以补脾益气、升阳摄血、升阳除湿等法为主，现仍为妇科临床取法。朱丹溪以"阳有余而阴不足"立论，善用滋阴降火之法，在妇科病的治疗上亦贯彻了这一思想。反映朱氏妇科学术思想的文献有《丹溪心法》卷五、《金匮钩玄·妇人科》《格致余论·秦桂丸论》等。金元四大家学术上的争鸣，从不同角度丰富了妇科学的内容，促进了妇科学术的繁荣。现将宋、金、元时期主要妇科类著作简介如下。

一、《产育宝庆集》

又名《产育保庆集》。北宋大观年间，李师圣得产论 21 则，但有论无方，即由当时医学教授郭稽中将所收家方附于诸论之末而成此书。2 卷，第 1 卷包括原书方论 21 则，34 方，及杜莸增入的陈言《三因方》中有关评论 16 则；第 2 卷是赵莹在《产乳备要》基础上增入杨子建"七说"，又有元代冀致君增入御药院"杂病方论"及"入月产图"、阴阳避忌等内容，计62方。今人何时希《珍本女科医书辑佚八种·产育保庆集》据《普济方》补辑得佚文11方。本书迭经增补，实际上已成宋代部分妇科文献的汇编。

二、《妇科秘兰全书》和《陈素庵妇科补解》

南宋陈沂（字素庵）为宋高宗时名医，擅长妇科，尝治康王妃危疾有奇效，赐御前罗扇，凡宫中有疾，欲不时召之者，听持扇入禁中，子孙标木扇象之，世称"陈木扇"。著有《妇科秘兰全书》2卷，未刊，今存有抄本（自序题名作"陈迁"）。

另有《素庵医要》15卷，为临床综合性著作。其中妇科部分5卷，析作《陈秘兰妇科》，经其19世孙陈文昭（约为明末人）加以补解，1983年由上海中医学会整理出版，命名为《陈素庵妇科补解》。《补解》分调经、安胎、胎前杂证、临产、产后众疾5门，共167论。陈沂原著主要为治验心得，多家传秘方。学术上重调理气血，例如"调经门"谓"女子经血宜行，一毫不可壅滞""治妇人之病，总以调经为第一""妇人经水不调，多因气郁所致，治宜开郁行气，则血随气行"等。用药主平和，既反对过用寒凉，也反对过用辛热。陈文昭的"补解"在理论上颇多阐发。

三、《产宝诸方》

原书未著撰人，因书前有王卿月序，故有认为王卿月撰者。王卿月为南宋乾道淳熙（1165～1189年）间人。原书佚，今本为《四库全书》从《永乐大典》辑复者，1卷。内容包括调经养血、安胎、胎中诸病、催生、产后、杂病等，存70余方。其所引各方多为后人所承用，如《丹溪心法》"达生散"以人参配大腹皮，即取法于本书"人参饮子"；后世以白术、黄芩保胎，已见于此书"枳壳汤"；以荆芥一味治产后血风，出自此书"青金散"等。书中用药多为偏辛热及降气破血之剂，反映了南宋妇科的风气。

四、《卫生家宝产科备要》

又名《卫生家宝产科方》，南宋淳熙十一年（1184年）初刊，为南宋南康郡守朱端章嘱州从事徐安国，将所藏诸家产科著作汇编而成，8卷。卷一内容源于《外台秘要》和《圣济总录》；卷二、卷三采自孙思邈《备急千金要方》和《千金翼方》；卷四为《产育宝庆集》及张世臣《累用经效方》；卷五全录庐江助教刘宝《经验名方》；卷六收载虞沆《备产济用方》和许叔微《普济本事方》中的胎前产后方；卷七编入陆子正《胎产经验方》及朱肱《活人书》中"四物汤加减法"；卷八杂采《肘后备急方》《诸病源候论》《备急千金要方》《千金翼方》《外台秘要》《太平圣惠方》等书中内容；各卷中有数十方未注出处者据徐安国序当为朱氏家传方。本书总结了宋以前产科临证经验和初生儿保育方法，是一部珍贵的产科文献。

五、《女科百问》

又名《产宝百问》，南宋太医局教授齐仲甫著，约成书于嘉定十三（庚辰）年（1220年）。传本自序署为"嘉泰庚辰"，但嘉泰无庚辰，一般认为"嘉泰"系"嘉定"之讹。全书分上、下两卷（又本附《产宝杂录》1卷，著录作3卷）。本书采用问答形式，上卷50问，主要论述了妇女天癸、经候及妇科诸病的证治；下卷50问，主要论述妊娠生理和胎产诸病的证治。每证后附有治方，部分问答条后附有验案病例，条理清晰，内容简要。今本下卷中散入严氏《济生方》

"校正时贤胎前十八论"内容，系后人增补。

六、《妇人大全良方》

又名《妇人良方大全》，简称《妇人良方》。24 卷，作者陈自明，成书于南宋嘉熙元年（1237 年）。该书融辑《内经》以降 40 余种医籍妇科精要，附以家传经验方，对妇科病证进行了全面论述，集宋以前妇科之大成，奠定了后世妇科学术体系，在中医妇科文献中具有极重要的地位。全书分为调经、众疾、求嗣、胎教、妊娠、坐月、产难、产后 8 门，计 260 余论，1400 余方。内容广博，条目清晰，论理精详，正如《四库全书总目提要》所评："自明采撷诸家，提纲挈领，于妇科证治，详悉无遗"。书中所引他书内容，大多注明出处，从中可以了解宋以前妇科文献的概貌。明代薛己曾为之补注，而后王肯堂的《女科证治准绳》、武之望的《济阴纲目》均一脉相承，宋以后其他妇科著作亦多少受其影响。

第三节 明清时期的妇科类文献

明清时期妇科学在理论和临床上均有较大发展，现存妇科专著有数百种，其中比较著名的有薛己的《女科撮要》、万全的《万氏妇人科》、王肯堂的《女科证治准绳》、武之望的《济阴纲目》、张介宾的《景岳全书·妇人规》、傅山的《傅青主女科》、吴谦等编的《医宗金鉴·妇科心法要诀》、沈金鳌的《妇科玉尺》、竹林寺僧的《竹林寺女科》及陈修园的《女科要旨》等。另有一些专讲胎产的书，较著名的有清代亟斋居士的《达生篇》、阎纯玺的《胎产心法》等。还有一些汇辑各家的妇科著作，如萧壎的《女科经纶》、沈尧封的《女科辑要》、陈秉钧的《妇科秘诀大全》等，这些著作以搜采广博和选论精当著称，又辑入一些非妇科专著中的妇科资料，起到兼综各家的作用，其间也时有编者个人的独到见解。明嘉靖年间，著名临床学家薛己对陈自明的《妇人大全良方》进行了重新修订，编撰成《校注妇人良方》；后王肯堂以《校注妇人良方》为基础，兼采其他各家而撰成《女科证治准绳》；武之望又以《女科证治准绳》为蓝本，加以补充发挥，撰成《济阴纲目》，故有"《妇人大全》而薛注，薛注而《女科准绳》，《女科准绳》而《济阴纲目》"之说。上述四家在学术上有着明显的继承关系，形成了宋后妇科的主流。除妇产科专著外，在一些综合性医书中，也包含有大量妇科内容。作者虽不以妇科为主，但他们的学术特点往往在妇科部分体现出来，如陈梦雷原编、蒋廷锡重编的《古今图书集成·医部全录》（妇科卷三百八十一至四百），叶天士的《临证指南医案》，石寿棠的《医原》等。明代以前非妇科专著中的妇科资料，大多已被妇科专著所引录；清代以后的这类文献则缺少系统汇辑，易被忽略，检索利用妇科文献时宜加注意。现将明清时期主要妇科文献简介如下。

一、《校注妇人良方》和《女科撮要》

明代薛己对陈自明所著的《妇人大全良方》进行了增删重订，于嘉靖二十六年（1547 年）编成《校注妇人良方》刊行。该书对原书论述作了较多删减，又将陈无择、熊宗立二家的评论治法择要并入本论；所加按语不是对陈著文字的考订，而是着重发挥薛氏自己的学术主张，并增入大量薛氏个人的临床验案（原书附有医案 48 例，薛己增至 530 余例）；治方部分删去原书 600 余方，增入 260 余方；编次方面另设候胎、疮疡两门，将原书 8 门增至 10 门，又将原 24 卷补遗方并入各卷，另将补入的疮疡门茧唇等 14 症方论充作第 24 卷。薛氏学术上注重脾肾，擅长温补，这一特色在他的《校注》中有充分体现。随后，薛己又将他在《校注》中的论述重加整理，编成《女科撮要》2 卷，于《校注妇人良方》刊行次年问世。《女科撮要》30 论，收验案 183 则（许多为《校注》所未录者），更集中反映了薛己自己的学术观点和妇科临床经验。

二、《万氏妇人科》和《广嗣纪要》

《万氏妇人科》又名《万氏女科》《万氏家传妇人秘科》，明代万全著，4 卷，约成书于明嘉靖（1522～1566 年）间。全书分为调经章、崩漏章、种子章、胎前章、产后章和保产良方 6 部分。对于妇科常见病证论理精当，其中不少内容来自家传和个人实践经验；所列方药简便实用，并多附有验案。书前写有"立科大概"和"济阴通元赋"2 篇，概括了妇科各证的治疗原则，也表述了万氏的学术主张，如"调经专以理气补心脾为主，胎前专以清热补脾为主，产后专以大补气血行滞为主，此妇人科调治之大略"等。万氏妇科对后世有相当影响，明代著名医家王肯堂、张景岳、武之望，清代著名医家沈金鳌等，在各自的妇科著述中，均多处摘引万氏的学术论点。

万氏另有《广嗣纪要》16 卷，讨论了嗣育胎产诸问题，关于女子先天生理缺陷导致不孕的"五不女"，即首见于该书的记载。《广嗣纪要》中对胎前病有较多论述，可作为《万氏妇人科》的补充。

三、《女科证治准绳》

明代王肯堂著，成书于明万历三十五年（1607 年）。该书系广采前人有关妇产科的论述和方药，并结合自己的临床体会编成，但重点取材于陈自明、薛己两家。该书自序中说："是编务存陈氏（指陈自明《妇人大全良方》）之旧而删其偏驳者，然亦存什之六七而已，至薛氏之说则尽收之，取其以养正为主，且简而易守"。对于两书中有关"积德求子与夫安产藏衣吉凶方位"等内容，则认为"皆非医家事，故削不载云"。在编写体例上，该书首列治法通论，提出妇科病的治疗法则，次列调经、杂证、胎前、产后等门，每门又分若干病，每病先叙病机，再列方药，条理分明，博而不杂，详而有要，切合临床实用。

四、《济阴纲目》

明末武之望著，5 卷，成书于万历四十八年（1620 年）。武氏以王肯堂《女科证治准绳》为蓝本，增辑各家妇科精华，重加编次而成本书。《四库全书总目提要》评其"所分门类与《证治准绳》之女科相同，文亦全相因袭，非别有所发明，盖即王肯堂书，加以评释圈点，以便检阅耳"。但内容较《女科证治准绳》更为丰富，可视为《女科证治准绳》的增修重编本。此书康熙四年（1665 年）经汪淇重订笺释，汪氏将原书 5 卷改编为 14 卷，部分正文目次也有调整，并增删了一些方药和医论，书末附录了"保婴经验方"。

五、《邯郸遗稿》

明代赵献可著，约成书于 1617 年。全书 4 卷，分论经、带、胎、产。赵氏倡命门学说，习用"六味""八味"补肾命水火，这一学术特点在《邯郸遗稿》中也非常突出。如论调经，强调"以滋水为主，不须补血""滋水更当养火"；论妊娠安胎，主张"安胎先固两肾，使肾中和暖，始脾有生气，何必定以白术、黄芩为安胎耶？""如肾中无水胎不安，用六味地黄丸壮水，肾中无火，用八味地黄益火"等。本书流传不广，以往书目中均无著录，1982 年浙江中医杂志社据祝怀萱所藏抄本整理刊出，1984 年由浙江科学技术出版社出版。

六、《景岳全书·妇人规》

明代张介宾所著《景岳全书》中有《妇人规》2 卷，专论妇科病。书分总论、经脉、胎孕、产育、带浊、乳病、子嗣、癥瘕、前阴等 9 类，每类分为若干证，先说理，后辨证立方。既引用各家之言，又提出自己的学术见解。学术上继承薛己温补思想较多，如认为妇科疾病"虚者极多，实者极少"，主张"补脾胃以资血之源，养肾气以安血之室，知斯二者，则尽善也"；诊视月经病特别重视辨"血色"，以分别寒热虚实，同时指出要随证、随人来分别调经。《景岳全书》中另编有《妇人规古方》1 卷，收方 186 首，其中采自"钱氏"的生化汤，为产后常用名方。

七、《傅青主女科》

明末清初傅山（字青主）著，4 卷，书成于康熙初年，傅氏好友著名学者顾炎武曾于康熙十二年（1673 年）为之作序，但直至道光七年（1827 年）才首刊于世。全书分女科上、下卷，产后编上、下卷，详细论述了带下、血崩、鬼胎、调经、种子、妊娠、小产、难产、正产、产后等病证，每病又分若干类型，每一类型先有理论，重视证候鉴别，后列方药。全书 162 方（种子、鬼胎方除外），妇科常用名方完带汤、清经散等即出于此书。傅氏在提出自己的学术观点之前，先将世人对病证的一般理解进行叙述，而后用自己的观点进行辨析，论述简要，但每多独立见解，如提出"带下俱是湿症"，认为肝郁多因虚，解郁慎用辛燥而重在"养阴血，健脾气"等。傅氏尤擅用生化汤治疗产后诸疾，书中灵活运用生化汤加减治疗产后诸疾多达 30 余处。《傅青主女科》自刊行后，得到后世医家的广泛重视，在妇科著作中独树一帜，具有较高的学术和临床价值。

八、《医宗金鉴·妇科心法要诀》

《妇科心法要诀》是清代吴谦等所编《医宗金鉴》中的妇科部分。6 卷，包括调经、经闭、崩漏、带下、癥瘕积痞痃癖疝诸证、嗣育、胎前诸证、生育、产后、乳证、前阴诸证、杂证十二门。每门类又列若干病证，每一证项先列歌括，后加注释，每门之后再列方药，条理分明，使学者易诵易学；而所选方剂，亦以常用名方为主。该书是教科书性质，编写宗旨为"折衷群书，详加探讨，病情方药，要归正当""不尚奇衺""惟期平易"，是一部由博返约、平稳实用的妇科入门书，为世人所推崇。

九、《达生篇》

清代亟斋居士著，2 卷（或不分卷），专论产科（"达生"即顺产之义），初刻于康熙五十四年（1715 年），内容包括临产、保胎、小产、产后等。西医传入以前，本书是流传最广的一部产科书。现代产科临床虽逐渐被西医所取代，但书中有关保胎、产后调养及对一些产后病的处理等内容，仍有许多可取之处。其他中医产科著作类此。

十、《妇科玉尺》

清代沈金鳌著，6 卷，成书于乾隆三十九年（1774 年），为《沈氏尊生书》五种之一。自序云："尺者划分寸，量短长，取其准也。尺而以玉分之，分寸所划，坚久不磨，尤准之准也。"自以为书中"摘录前人之语及方，悉皆至精至粹，百用百效者"，故以玉尺作比喻而名书为《妇科玉尺》。全书共 6 卷，分为求嗣、月经、胎前、小产、临产、产后、带下、崩漏、杂病九篇，每篇先作总的论述，然后引用各家之论，逐一分列诸证，后附方药。沈氏对脉诊甚为重视，每篇皆立脉法一项，广泛收集《内经》《难经》《脉经》各家之脉论，着重叙述妇产科诸疾之脉象。书中所论妇产科常见病证比较全面，辨证尤为细致，对各证究其原委，悉其症形，无微不至。如辨带下病因有气虚、胃中湿热及痰、伤于五脏、风寒入于胞门或中经脉；析崩漏病因有火热、虚寒、劳伤、气陷、血瘀、虚弱六大端等。沈氏广采各家，对寒温攻补无所偏主，持论平允，论述精细是其特点。

十一、《竹林寺女科》诸书

清代浙江萧山竹林寺僧所传。萧山竹林寺僧人以善治女科著称于世，所用秘方，师徒递相传授，后寺外人经各种途径得其稿本传抄，或加刊印，流传于世的各种传本不下 40 种，书名各不相同，内容则大同小异，大多未署撰人。较早的有《竹林寺女科全书》（又名《竹林寺女科秘要》），初刊于清乾隆三十六年（1771 年），共 20 卷，前集 8 卷题"静光禅师考定"，后集 8 卷题"雪岩禅师增广"，续集 4 卷题"轮应禅师续纂"。全书收方 545 首，为各本中录方最多者。其他较重要的传本有《宁坤秘笈》（录 97 症）、夏晴崶刊本《竹林寺女科秘传》（录 102 症）、《宁坤宝航》（录 108 症）、当涂黄氏刊本《竹林女科》（录 96 症）、周岐隐重订本《女科秘方——浙江萧山竹林寺秘授女科一百二十症》等。竹林寺女科历史悠久，经验积累之多可以想见；所录治方除采用前人名方外，许多为竹林寺僧人历代相传的验方，较有临床价值，故被广泛传抄刊印。

第四节　近现代的妇科类文献

民国时期中医妇科发展滞缓，有影响的专著不多，较有造诣的当数张山雷的《沈氏女科辑要笺正》，其他如严鸿志所辑《女科精华》《女科证治约旨》和《女科医案选粹》，时逸人著《中国妇科病学》，杨志一著《妇科经验良方》等亦可资参考。此外，一些非妇科专著中也有许多有价值的妇科资料，如张锡纯的《医学衷中参西录》中设有"妇女科"和"治女科方"，虽论述病证不多，但理论和遣方用药都很有特色，妇科临床常用名方固冲汤、寿胎丸等即出于该书。类似情况在其他名家医著中也时有所见，宜加关注。

1949 年以后，随着中医事业的繁荣，妇科文献也大量涌现。现代中医妇科著作大致可分三类。第一类是名老中医的专著、专集，如钱伯煊的《女科证治》和中国中医研究院西苑医院整理的《钱伯煊妇科医案》，朱南孙等整理的《朱小南妇科经验选》，北京中医医院等整理的《刘奉五妇科经验》，广州中医学院妇产科教研室编的《罗元恺医著选》和罗颂平等整理的《罗元恺女科述要》，哈荔田的《哈荔田妇科医案医话选》等。这类著作有数十种，主要总结个人临床经验和心得体会，如钱伯煊之善用古方化裁，朱小南之重视理肝，刘奉五之治肝八法，罗元恺之善调脾肾，哈荔田对气分药之运用等，均具特色，各有千秋，为现代中医妇科之精华。还有一些荟萃性的著作，如高春媛、陶广正编的《中医当代妇科八大家》，丛春雨编著的《近现代 25 位中医名家妇科经验》，吴大真等主编的《现代名中医妇科绝技》等。

第二类是临床实用型专著及教材类著作，这类著作数量较多，内容大多融汇古今，兼采各家，并结合一些西医学知识，如各版统编教材、上海中医学院妇科教研组编写的《中医妇科临床手册》、罗元恺主编的《实用中医妇科学》等。还有一些妇科治方的汇编，如胡国华等编的《新编妇人大全良方》、杜惠芳编著的《名医名家用药心得会讲·妇科卷》、张晋峰等编著的《名医名家方剂心得汇讲·妇科卷》等。

　　第三类是对古代妇科文献的整理、校注、汇编、研究类著作，例如何时希的《女科三书评按》和《珍本女科医书辑佚八种》，黄绳武的《傅青主女科评注》，张奇文主编的《妇科医籍辑要丛书》，牛兵占主编的《中医妇科名著集成》，单书健、陈子华编著的《古今名医临证金鉴·妇科卷》，哈孝贤、哈小博编著的《金匮妇人篇集义》等。现将近现代较有代表性的妇科著作简介如下。

一、《沈氏女科辑要笺正》

　　张山雷著，2卷。《女科辑要》为清代沈又彭（字尧封）选集诸家妇科医论参合己见编辑而成，后经徐政杰补注、王孟英加按刊出。张山雷喜其选论简要，"寥寥数十页，精当处勘透隐微、切中肯綮，多发前人所未发"，王孟英所加按语，"更能刻进一层，洞见症结"，因而详加笺正，用作授课教本。但张氏的笺正并非单纯对原文的阐释，而是多加辩驳，借题发挥，阐述了张氏自己的妇科学术思想。张氏学术深湛，观事缜密，所作笺正见解独到，有较高学术价值。书成于1922年，初版首行及书口题作"女科学讲义"。

二、《女科三书评按》和《珍本女科医书辑佚八种》

　　何时希著。《女科三书评按》是何时希对昝殷《经效产宝》、朱端章《卫生家宝产科备要》和萧壎《女科经纶》3部妇科古籍的评按。何氏学术上有较深造诣，对原著内容有阐释赞赏，也有驳难批评，旁征博引，信步徜徉，而成一家之说。

　　《珍本女科医书辑佚八种》是何时希从20余种文献中辑佚的7种妇科古籍，加上23种其他医书的零星佚文，合编为《女科医书佚文丛钞》，计作8种。其中隋人《产经》、唐代张杰《子母秘录》和杨归厚《产乳集验方》、宋人《产书》和杨康侯《万全护命方》为失传已久的妇科著作，《产育保庆集》和《便产须知》则仅有残本或内容不完整的辑佚本，故本书所辑资料甚为珍贵。作者在每种书前均撰有对该书的考略，书中亦时有按语，书后附有方剂索引，以便检阅。

三、《中医妇科临床手册》

　　上海中医学院妇科教研组编。全书分总论和各论两个部分，总论介绍妇科基础理论和证治概要，各论介绍妇科常见病的辨证施治，以中医病证名为主，也结合一些必要的西医学病名，如"子宫内膜异位""滴虫性阴道炎"等。参加本书编写的沈仲理、朱南孙、庞泮池、王大增等均为上海中医妇科名医，故书中汇聚了他们的临床经验，又酌采古今名著、名家及民间的经验效方，切合临床实用。

四、《妇科医籍辑要丛书》

　　张奇文主编。本书有《妇科基础理论》《月经病证》《胎产病证》《妇科杂病》4个分册，全面收录了清末以前历代中医妇科方面的文献，摘录辑要，分类编纂，检索方便，并加以必要的校注和按语，有利于学习和研究。

五、《中医妇科名著集成》

　　牛兵占主编。本书为《历代中医名著文库》之一，收录历代重要妇科专著20种：《经效产宝》《女科百问》《妇人大全良方》《万氏妇人科》《宋氏妇科秘书》《济阴纲目》《傅青主女科》《女科正宗》《女科经纶》《达生编》《产宝》《妇科玉尺》《胎产秘书》《胎产新书》《产孕集》

《竹林寺女科》《秘方女科要旨》《沈氏女科辑要》《胎产指南》和《女科秘诀大全》。书前撰有前言，略述中医妇科发展简史；每书前有点校说明，记叙作者、成书年代、内容提要、版本流传及点校方法等，并作简要学术评价；书后附有"未收名著提要"，引导读者了解和利用更多的妇科古籍。

以上两书一为妇科类书，一为妇科丛书，通过两书可概览历代主要妇科文献，为阅读和利用妇科古籍提供了很大便利。

【复习思考题】

1. 唐代以前有哪些非妇科专著中亦记载了妇科的相关内容？试举三部书说明之。

2.《妇人大全良方》的主要成就和影响有哪些？

3. 试述明清时期妇科文献之间的学术传承关系。

4.《傅青主女科》的主要内容及学术特点有哪些？

5. 近现代中医妇科类文献的分类有何特点？

妇科类主要著作及推荐版本

1. 佚名氏. 胎产书［M］// 马继兴，著. 马王堆古医书考释. 长沙：湖南科学技术出版社，1992.

2. 昝殷. 经效产宝［M］. 影印清光绪影刻北宋. 北京：人民卫生出版社，1955.

3. 李师圣，郭稽中撰. 产育保庆集［M］. 四库全书本.

4. 陈沂，陈文昭. 陈素庵妇科补解［M］. 上海中医学会妇科学会文献组，整理. 上海：上海科学技术出版社，1983.

5. 产宝诸方［M］. 清光绪四年（1878）钱塘丁氏当归草堂《当归草堂医学丛书》刻本.

6. 朱端章. 卫生家宝产科备要［M］. 影印宋南康郡斋刻本. 北京：人民卫生出版社，1956.

7. 齐仲甫. 女科百问［M］. 影印乾隆元年（1736）聚锦堂刻本. 上海：上海古籍书店，1983.

8. 陈自明. 妇人大全良方［M］. 余瀛鳌，点校. 北京：人民卫生出版社，1985.

9. 薛己. 校注妇人良方［M］. 明金陵书林对溪唐富春刻本. 上海：科技卫生出版社，1958.

10. 薛己. 女科撮要［M］// 薛氏医案·下册. 明万历间初刻《薛氏医案》24种本. 北京：人民卫生出版社，1983.

11. 万全. 万氏妇人科［M］. 清康熙二年（1663）忠信堂《万密斋医学全书》刻本. 武汉：湖北科学技术出版社，1984.

12. 王肯堂. 女科证治准绳［M］// 臧载阳，点校. 六科证治准绳. 北京：人民卫生出版社，1993.

13. 武之望. 济阴纲目［M］. 重校蜩寄刊本（汪淇笺释本）. 明万历四十八年（1620）刻本. 上海：科技卫生出版社，1958.

14. 赵献可. 邯郸遗稿［M］. 杭州：浙江科技出版社，1984.

15. 傅山. 傅青主女科［M］. 清道光七年（1827）刻本. 上海：上海科学技术出版社，1959.

16. 亟斋居士. 达生篇［M］. 康熙五十四年（1715）刻本. 上海：锦章书局，1920.

17. 沈金鳌. 妇科玉尺 [M]. 清乾隆五十九年（1794）刻本. 上海：科技卫生出版社，1958.

18. 竹林寺僧. 竹林寺女科全书 [M] // 周岐隐，校订. 女科秘方——浙江萧山竹林寺秘授女科一百二十症. 抄本（据乾隆三十六年刻本抄）. 上海：中医书局，1955.

19. 沈尧封. 沈氏女科辑要笺正 [M]. 张寿颐，笺疏. 上海：科技卫生出版社，1959.

20. 何时希. 女科三书评按 [M]. 上海：学林出版社，1985.

21. 何时希. 珍本女科医书辑佚八种 [M]. 上海：学林出版社，1984.

扫一扫，查阅本章数字资源，含PPT、音视频、图片等

儿科，古称"少小科""小方脉科""幼科"。唐代太医署在医科中设少小科，促进了儿科专业的发展。两宋时期，在小儿生长发育、喂养保健、生理病理、辨证论治等方面已形成了较为完整的理论体系。明清时期，大批儿科医家著书立说，现存的儿科类文献绝大部分出自这一时期。明清温病学说兴起，进一步促进了儿科学的发展。1949 年后，在党的中医政策指引下，名医辈出，流派纷呈，儿科类文献的数量和质量显著提升。

第一节　唐代以前的儿科类文献

根据古代文献记载，早在春秋战国至两汉时期已有小儿医、婴儿病和婴儿方书。《史记·扁鹊仓公列传》载"（扁鹊）闻秦人爱小儿，即为小儿医"。马王堆帛书《五十二病方》中关于"婴儿瘛"的论述，是中医儿科对惊风病的最早记载。《汉书·艺文志》载"妇人婴儿方"19 卷（已佚）。

《内经》已涉及小儿体质特点与部分疾病的症状、诊断、脉象和预后，如《灵枢·逆顺肥瘦》指出"婴儿者，其肉脆血少气弱"。《素问·通评虚实论》载有"乳子病热""乳子中风热"的症状，并指出"喘鸣息肩者，脉实大也，缓则生，急则死"。《灵枢·论疾诊尺》亦指出"婴儿病，其头毛皆逆上者，必死。耳间青脉起者，掣痛。大便赤瓣飧泄，脉小者，手足寒，难已；飧泄，脉小，手足温，泄易已。"

魏晋隋唐时期，儿科学得到了很大的发展。据唐《六典》记载："宋元嘉二十年（443 年），太医令秦承祖奏置医学，以广教授。"据《新唐书·百官志》载："朝廷设医博士一人，掌教授诸医生，率二十人，其中以三人学少小，五年学成。"表明学科分化已经明确。据《隋书·经籍志》和新、旧《唐志》所载，有儿科医家 7 人、儿科方书十多部。如徐叔向《疗少小百病杂方》37 卷、《疗少小杂方》29 卷、范氏《疗小儿药方》1 卷、王末《疗小儿杂方》17 卷、《小儿经》1 卷、俞宝《少小节疗方》1 卷、《少小方》10 卷、《少小杂方》20 卷、俞氏《治小儿方》4 卷、王超《仙人水镜图决》1 卷、姚和《众童子秘决》3 卷和孙会《婴孺方》10 卷等，惜以上书籍均已佚亡。

一、《脉经》中有关儿科的论述

《脉经》是我国现存最早的脉学专著，为西晋王叔和所撰。书中对儿科的论述见于"平小儿杂病证"，主要有三个方面，一是小儿脉象较成人至数为多，正常情况下一呼一吸为八至，若超过八至，则为异常，即"过九至者伤，十至者困"；二是首次提出"小儿变蒸"概念，指出变蒸

是小儿的独特生理现象，无须治疗；三是描述了小儿危重症的症状特点，如汗出如珠，头毛上逆，囟门凹陷，口干目上视，口出气冷，身体蜷缩或手足四肢瘫软无力，身僵如缚，掌中冷等。

二、《诸病源候论》中有关儿科的论述

隋代巢元方《诸病源候论》45～50卷介绍小儿疾病，共256论、225候。对儿科养护、初生疾病、外感内伤、痈疽、瘰疬等，从证候、病因病机方面作了全面的论述，包括了儿科的常见病候，构建了中医儿科学的基本框架，对后世影响很大。

三、《备急千金要方》和《千金翼方》中有关儿科的论述

唐代孙思邈本着"生民之道莫不以养小为大，若无于小，卒不成大"的观点，在《备急千金要方》中首列"少小婴孺方"2卷，并将疾病分为9门，是最早记载儿科理法方药的专篇，总结了唐代以前的儿科诊疗经验。在《备急千金要方》卷五和《千金翼方》卷十一中，详尽地阐述了小儿的生理病理、养护保健、临床治疗、疾病预防等内容。《备急千金要方》卷十五"小儿痢第十"、卷三十"小儿病"及《千金翼方》卷二十六"小儿惊痫第三"中，亦论述了小儿病的防治。孙氏调治小儿疾病以攻邪为要，善用泻下，并配合针灸、涂、敷、摩、滴等外治方法，至今仍有较高的临床参考价值。

四、《外台秘要》中有关儿科的论述

唐代王焘《外台秘要》卷三十六、卷三十七为"小儿诸疾"。广泛搜集当时医家医著中的大量医论及有效剂，分别列于各门之内，保存了大量亡佚的文献，反映了当时儿科学的水平。所载《刘氏方》可能是目前尚可见到的少数唐代以前的中医儿科专书。

五、《颅囟经》

又名《小儿颅囟方》《小儿颅囟经方》《小儿颅囟经》等，不著撰人。《四库全书总目提要》疑为唐末宋初人所撰，为我国现存最早的儿科专著。原书已佚，今传《颅囟经》是从《永乐大典》中辑出，共2卷。全书首论小儿脉法，次列病证，有小儿夜啼、下利、目赤、湿热、惊痫、客忤、诸疳、疟疾、腹痛、火丹（丹毒）等15种病目，载方42首。本书最早提出小儿体质属"纯阳"的学说，曰"三岁以下，呼为纯阳"。方论中对惊痫、火丹的论述尤为详尽，还确认小儿骨蒸乃营养不良所致，治用鳖甲更属创见。其对小儿生理特点的论述，对宋代儿科医家钱乙影响颇深。

第二节　宋金元时期的儿科类文献

宋金元时期，儿科已经发展成为一个独立的专科，涌现了一批著名的儿科学家，儿科文献显著增加，很多医书也将儿科列专章论述，如《伤寒总病论》《普济本事方》《三因方》《太平圣惠方》和《圣济总录》。其中《太平圣惠方》论小儿病共12卷，262门，246论，2781方；《圣济总录》"小儿门"共16卷（167～182卷），126目。两书皆先论后方，其论精要，其方切用。在儿科专科文献方面，有宋代钱乙《小儿药证直诀》、刘昉《幼幼新书》、不著撰人的《小儿卫生总微论方》、陈文中《小儿病源方论》、杨士瀛《仁斋直指小儿方论》，元代曾世荣《活幼心书》等，推动了后世中医儿科学的发展。

一、《小儿药证直诀》

又名《小儿药证真决》，3 卷，署名宋代钱乙（字仲阳）撰，实为其弟子阎孝忠（一作季忠）将钱氏理论和经验整理编辑而成，约刊行于 1119 年。上卷为脉证治法，论述小儿脉法、变蒸、五脏所主、五脏病等 81 脉证，是全书的核心；中卷记载钱氏所治病证 23 案例；下卷载方120 余首；卷末附《阎氏小儿方论》及《董汲小儿斑疹备急方论》。

钱乙继承《颅囟经》的学术思想，结合临证经验，创立了小儿五脏虚实辨证纲领。他认为，在生理上"小儿五脏六腑成而未全，全而未壮"；在病理上"脏腑柔弱，易虚易实，易寒易热"；在诊断上注重望"面上证""目内证"，并归纳小儿脉象为六种，以浮沉分表里，缓急辨寒热，细乱促弦定虚实；在治疗上力主"柔润"，反对"痛击""大下""蛮补"。他创制了泻白散、泻青丸、益黄散、导赤散、地黄丸等新方。书中还对小儿常见的疹、痘、惊、疳四大儿科重症进行了重点论述；记述了急、慢惊风的发病原因和区别高热惊厥的珍贵医案；提出"疳皆脾胃病，亡津液之所作"的著名理论。本书在儿科发展史上具有深远的影响。《四库全书总目》称此书为"幼科之鼻祖，后人得其绪论，往往有回生之功"。

二、《小儿斑疹备急方论》

宋代董汲撰，1 卷，成书于北宋元祐八年（1093 年），集宋以前诊治麻、痘、斑、疹经验之大成，为我国现存第一部斑疹专书。全书分总论和方药两部分，对斑疹的临床见证、各种转归、治疗方药进行了系统的论述；提出斑疹初起症状与伤风相类似，若不详审，则易误诊；若治疗错误，每致夭亡难救。现存有 1936 年建德周学熙家刻原本（福建双修馆刊本）及《周氏医学丛书》影印本。

三、《幼幼新书》

宋代刘昉（字方明）撰，40 卷，成书于南宋绍兴二十年（1150 年）。本书整理汇集宋以前的儿科学术成就，所辑文献多属罕见或佚书，是当时最完备的儿科专著，也是中医儿科学古籍中规模最大的一部专书。卷一至卷三为儿科总论部分，卷四至卷六为胎期及初生诸病，卷七至卷十为儿科特有疾病，卷十三至卷十七为外感病，卷十八至卷三十二为其他各种杂病，卷三十三至卷三十九为外科疾病，卷四十为儿科常用药及引用书目。书中将疳分风、惊、食、气、急五种；提出小儿用药剂量须依体质、病况而定；辑录中草药 197 味，其中有宋以前本草著作未载者。并将方书分前代、近代及士大夫家藏三类，共载方 14275 首，拾遗方 35 首。本书收载《石壁经》《仙人水鉴》《婴孺方》《张涣方》《王氏方》等 10 余种今已亡佚的儿科专著，具有重要的文献学价值。本书流传极少，明代陈履端经多年搜索，始获全帙，删繁理乱，删去原书十之三，仍作 40卷，成 547 门，于明万历十四年（1586 年）校正并刊行。

四、《小儿卫生总微论方》

又名《保幼全书》，20 卷，未著撰者，约为南宋初年人所作。全书详述新生儿护理、小儿五脏生理病理、主病、脉象及小儿内、外科杂证的治疗。共载论 108 条，方剂 1490 首。书中对病因病机、证候归类、治则方药之论繁而有序，博采众长，可谓集南宋以前儿科医学之大成。本书在学术上颇多独特见解与发明，如提出十四岁以下为小儿，纠正十八岁以下为小儿之说；认为母气胎育有盛衰虚实，故子生后有刚柔勇怯之别，怯弱者可用方药补养。在"胎中病论"中记载有小儿双瞽、只眇、骈拇、六指、体残、支废、独肾、缺唇、侏儒等先天畸形。首次提出小儿脐风与成人破伤风同类，并倡用烙脐饼烧炙脐带，封脐散裹脐部以预防，为防治新生儿破伤风开辟了新的给药途径，这在世界医学史上实属罕见。

五、《小儿病源方论》

宋代陈文中（字文秀）撰，成书于南宋宝祐十二年（1254 年），原为 1 卷，后经明代医家熊宗立类证析为 4 卷。本书载医论 43 篇，望诊图 6 幅，歌诀 3 首，方药 16 则，并附惊风及小儿痘疮治验病案共 18 例。陈氏主张对三岁以下小儿采用虎口诊脉，以“气、风、命”三关定吉凶；明确指出小儿的生理特点是“脏腑娇嫩”“皆未坚固”、阳气不足，提出了小儿以阳气为本的思想；儿科证治中，力倡补养脾胃，固护元阳，临证广泛施用温补，颇为后世医家所推崇。

陈氏另有《小儿痘疹方论》1 卷，专论痘疹病因、症状与治法，陈氏强调据证立法，依法施方，重视托里、疏通、和营卫三法之运用，反对妄投宣利之剂，首创用附子、肉桂、丁香等燥热温补之剂，以治痘疹之阴盛阳虚而出迟倒塌者，为温补药治痘疹之创始人。明代薛己加以补注，其注多从太阴论治而尤重温补脾胃。

六、《仁斋直指小儿方论》

宋代杨士瀛（字仁斋）撰，5 卷，成书于南宋景定五年（1264 年）。全书分初生、变蒸、惊、中风、疳、积、伤寒、痰嗽、脾胃、丹毒、杂证、疮疹等 12 门，载医论 110 余篇，附图、歌、诀、证共 54 则。杨氏认为“小儿病证，唯惊、疳、泻、痢四者难治”，尤重在惊、疳二证。杨氏强调脏腑辨证，其论疳有心、肝、脾、肺、肾疳之别，论脾胃所伤的原因主要包括先天因素、外感因素、乳食内伤、药物所伤四个方面。论治儿科多种病证，步步以顾护脾胃为重，指出“胃气不可一日而不强也”，善用甘温补脾、平剂和胃。本书自初刊后，经明代朱崇正整理补充，以《新刊仁斋直指小儿方论》为名重刊印行。

七、《活幼心书》

元代曾世荣撰于至元三十一年（1294 年），3 卷。上卷列“观形气”“五色主病”“诊脉明证”及胎寒、脏寒、胎热、弄舌、舒舌、脐风、脐突、夜啼、急惊、天钓、急惊后如疟、慢惊、搐证、诸风毒等 67 种小儿病证；中卷列风毒、伤积、热证、伤寒、咳嗽、诸吐、诸泻、赤白痢、肿证、疳证、走马疳等 43 种小儿病证，并附有“不内外因”“小儿常安”“拾遗方论”等篇；下卷载小儿方 225 首，包括汤、散、丸、丹、膏、饮、金饼类之剂。

本书博采元以前儿科诸家精华，参以临床经验，内容丰富全面，颇多独到之处。针对当时社会过分溺爱而致小儿发病的现象，曾氏提出科学育儿的方法和要求，做“小儿常安”歌：“四时欲得小儿安，常要一分饥与寒”，颇得民众欢迎。诊断上，他认为不能以形体肥瘦定虚实；主张以面部望诊和脉诊为主，“凡理婴孩先看面部，定气察色最为要也”；提出一息六至为平脉，七至八至为数脉，纠正了自《脉经》以来一直认为的孩童脉搏一息八至为平脉的讹误。他在前人指纹诊法的基础上，对小儿食指络脉形态进行拓展，将其归纳为“流珠形”“环珠形”“长珠形”等 13 种，进一步扩大了小儿食指络脉的主病范围。在论治疾病中，应遵循先表后里或表里同治的原则，反对不辨虚实，一味纯补。本书第一次提出了“五软”之名，曰“头、项、手、足、身软，是名五软”。在治法上除内服汤、丸外，尚有不少外治法，如脱肛用草麻膏贴囟门，瘰疬用槲皮散外洗，五淋用姜豉饼贴于脐上等。对小儿惊风抽掣反对滥投金石、脑、麝、蜈、蝎等剂，指出搐惊不仅属惊风所致，亦有因气郁所致者，宜用宽气饮治之；又认为五苓散具有安神息风之用，将其灵活运用于治疗惊风痰搐和疮疹等病，实补前人所未逮。

八、金元四大家有关儿科的论述

金元四大家大多一专多能，各科兼长，他们分别将自己的学术观点贯穿到对儿科疾病的认识和辨证论治中，给人以耳目一新的感觉。

刘完素以火热立论，在其《宣明论方·小儿科论》中提出"大概小儿病者纯阳，热多冷少故也"。他辨治多种儿科疾病多从火热入手，如"小儿惊风者，皆由心火暴甚而制金，不能平木，故风火相搏而昏冒、惊悸、潮热，此证皆由热甚而生风""小儿脾疳泻痢者，皆热甚"。在治疗上多用通圣散、凉膈散、芍药汤、益元散之类方药。

张从正在学术上私淑刘完素，在其《儒门事亲·过爱小儿反害小儿说》中提出："小儿除胎生病外，有四种：曰惊、曰疳、曰吐、曰泻。其病之源止有二：曰饱、曰暖。惊者，火乘肝之风木也。疳者，热乘脾之湿土也。吐者，火乘胃膈，甚则上行也。泻者，火乘肝与大肠而泻者也。""故余尝以牵牛、大黄、木通三味，末之为丸，以治小儿诸病皆效，盖食乳小儿多湿热相兼故也。"反映出以攻下逐邪为特点的学术思想。对疳积，不仅论述了身瘦疳热一类病证的辨证和治疗，还对眼疳、牙疳等疳证作了详尽的阐述，所举甘露散、益黄散等方剂，一直为后世所沿用。

李杲的学术思想着重于阐明脾胃的功能作用及其对人体的重要性。他认为小儿脏腑娇嫩，小儿疾患除脾胃本身的病变外，肺、心、肝、肾亦易于受病，但是这些病变的关键仍在脾胃。临床上尤以肺胃兼病、脾肾兼病较为多见。他在《内外伤辨惑论》中指出："小儿无嗜欲劳倦，而内伤更有甚者，或禀赋不足也，或饮食不和也，或久病失治也，或病后失调也。禀赋之伤多在肾，因病之伤多在脾。"

朱丹溪在《丹溪心法》中提出："乳下小儿，常多湿热、食积、痰热、伤乳为病，大概肝与脾病多。""小儿易怒，肝病最多，大人亦然。肝只是有余，肾只是不足。"这是其"阳常有余，阴常不足"学术观点在儿科中的运用。朱氏还用"声高气粗肺炎"来描述肺闭喘咳的症状，这是中医学文献中首次使用"肺炎"一词。

第三节　明清时期的儿科类文献

明清时期，儿科学飞速发展，诊疗水平日益提高，从事儿科专业的人员激增，大批儿科医家著书立说。目前存世的古代中医儿科专书近 300 种，除宋元时期少数几种外，几乎全部出于这一时期。《全幼心鉴》《保婴撮要》《婴童百问》《幼科证治准绳》《幼科铁镜》《幼幼集成》等一大批儿科著作的涌现，表明儿科学向深入发展，特别是在小儿推拿及对传染病的认识和防治方面更为突出。在小儿按摩推拿方面，明代有四明陈氏《小儿按摩经》、龚廷贤《小儿推拿秘旨》等。清代推拿专著增多，推拿范围扩展到儿科多种杂病，发展成为小儿推拿专科。

这一时期，天花、麻疹、猩红热、白喉等传染病肆虐，小儿受染很多。而天花、麻疹严重危害儿童生命和健康，所以痘、麻专科已成为儿科的分支学科。据《全国中医图书联合目录》记载，截至 1949 年，痘疹专书达 658 种，竟占儿科文献总数的十分之六。如明代万全《痘疹世医心法》12 卷、翁仲仁《痘疹金镜录》4 卷、高我冈《仙传痘疹奇书》3 卷、聂尚恒《活幼心法大全》9 卷，清代宋麟祥《痘疹正宗》2 卷、张琰《种痘新书》12 卷、谢玉琼《麻科活人全书》4 卷等。

现将这一时期的儿科文献择要介绍如下。

一、《婴童百问》

明代鲁伯嗣撰，10 卷，初刊于明建文四年（1402 年）。本书采用列问答疑的形式，每卷十问，共一百问。列初生养护、诊法、五脏病证、伤寒、吐泻、痢、蛔、疟及外科病证等，究其病源，详其证治。共载方 868 首（324 首重复）。书中将惊痫分阴、阳两证及惊、风、食三因，主张阳证不用温，阴证不用寒；风痫先散风，惊痫先治惊，食痫先治积，后以定痫。方多精选于《诸病源候论》《千金方》《小儿药证直诀》《仁斋小儿方论》《太平圣惠方》等，颇切临床实用。王肯堂评其"自成一家，病无遗载，方有余奇，开卷昭然，蒙是发矣"。

二、《全幼心鉴》

明代寇平撰辑，4 卷，成书于明成化四年（1468 年）。卷首论医德、药物炮制、服法及小儿证治，图解面部形色与五脏病证的关系；卷二至卷四列小儿证治近百种，其中卷二论初生儿断脐法、浴法、将护法等；卷四有儿科病灸法，如小儿明堂灸法、点灸法、下火法、贴灸疮法，以及正人形图、背人形图等。本书提倡小儿宜防病于未然，重视望诊，以闻声知病源委，观色知病表里。行文或括以歌赋，言简意赅，便于诵习，是明初著名的儿科全书。然编排略显杂乱，是其小疵。现存明成化四年全幼堂刻本，嘉靖二十六年（1547 年）玉峰书堂刻本及日本刻本等多种刊本。

三、《保婴撮要》

20 卷，明代薛铠（字良武）撰前 10 卷，后经其子薛己整理并增补后 10 卷及各卷验案，陕西巡抚赵克怀在刻印时曾改名为《保婴全书》，后辑入《薛氏医案》。薛己为明代著名医家，著述甚多，儿科方面尚有《保婴金镜录》（又名《过秦新录》）、《校注钱氏小儿方》。

本书卷一论述初诞、护养、噤风、脉法、辨证及五脏证治，卷二至卷十主要论述小儿内科诸证，卷十一至卷十六论述小儿外科诸证，卷十七至卷二十专论痘疹。全书论述病证共 221 种，附方约 750 余首。每一病证先引述前贤之说，然后详细辨证立法，最后附临床治验，并加按语阐释其理，末附各种方药，既有较高的医学理论，又有实用的临床参考价值。

薛己在学术上深受钱乙、陈文中、张元素及李杲的影响，儿科诊断注重望诊，对面上证、虎口三关均有论述，强调"母安子安，母病子病""未病则调治其乳母，既病则审视婴儿，亦必兼治其母为善"。辨治儿科诸证，重视顾护脾胃，常以五脏生克之理析其病机，求本治疗。对小儿外科诸证，如痈肿疮疡、丹毒疔疖、瘰疬时毒、痔疮肿瘤、跌仆金疮等均论述颇详。痘疹用药较多温补，并对斑疹、水痘等作简单鉴别。《四库全书总目提要》认为该书"于幼科证治，最为详悉"。

四、《幼科发挥》

明代万全撰，4 卷，成书于明嘉靖二十八年（1549 年）。卷一专门论述小儿生理病理、诊断、五脏主病等，卷二主要论述急惊风证及惊风后遗症的辨治，卷三为脾经主病和脾经兼证，卷四为疟、痢、黄疸病证治及五脏虚实补泻法。每论病后又附万氏亲验之案，理法方药一以贯之。本书对中医儿科学的发展产生了深远影响。

万氏三世业医，行医 50 年，以儿科、妇科、痘诊科享有盛誉，在养生保健理论和实践方面独树一帜，其在儿科学上深受钱乙的影响，指出小儿生理特点是"气血未定，易寒易热，肠胃软脆，易饥易饱"，提出了"三有余、四不足"之说，即肝常有余、心常有余、阳常有余，脾常不足、肺常不足、肾常虚、阴常不足，并用以指导对疾病的诊断治疗。治疗上注重顾护正气，调理脾胃，强调补泄无过其剂，反对滥用攻伐或金石之剂败阳损胃。遣方用药精练灵活，喜用丸散膏丹。他总结出100多个家传经验方，其中安虫丸、玉枢丹、牛黄清心丸等一直沿用至今。万氏另有《幼科发挥》《片玉心书》《育婴秘诀》《片玉痘疹》《痘疹心法》《幼科指南秘传方》等著作。

五、《幼科证治准绳》

明代王肯堂撰，9卷，成书于明万历三十五年（1607年），系《六科证治准绳》之一。卷一为初生儿调护和初生儿疾病，卷二为肝部，卷三至卷六为心部，卷七至卷八为脾部，卷九为肺部与肾部。全书重视五脏论治，多宗钱乙、张元素、万全等，将五脏论治法则运用又推进一步。对襁褓小儿之衣着、乳哺、起居，以及初生儿拭口、浴儿、断脐、灸脐、裹脐及下胎毒等均有细述。小儿内科以五脏分门，讨论惊、疳、疹、疳四大症，其中论治脾部之疳证，有五脏分类、证候分类、内外分类共计30种，证治分明。小儿外科有疮疡专节，列于心脏部内加以叙述。对丹毒讨论最多，痈疽、疔、疮、疥分门较细。本书采录丰富，本末具备，分门别目，条理井然，博而不杂，详而有要，其因证论治，尤能不偏不倚而归于平正，为历代医家所推崇，具有较高的参考价值。

六、《活幼心法》

又名《活幼心法大全》，明代聂尚恒撰，9卷，成书于明万历四十四年（1616年），是一部痘疹专书。卷一至卷六论述痘证的发病原因，痘证自发热及出齐、灌浆、回水、结痂各期的辨证立法、遣方用药；卷七论述痧麻证候及其各期治法；卷八为幼科杂证方论，重点介绍急慢惊风、吐泻、疳积、腹痛、发热等小儿常见病、多发病的治疗经验；卷九列治痘要方与论脉。全书载医论10余条，治疹医案11则，治痘要方12首。本书认为痘证乃受毒于母胎，孕妇恣食厚味而致胎毒。痘证发于五脏，必藉血气旺盛，方可送毒外出、灌浆成脓、结痂收功，因此治痘与治诸疮不同，必须处处留心虚实寒热，不可妄投寒凉解毒之品，而使气血受损，毒气郁遏内攻。指出若见痘出不快、色白顶陷等逆证，当速用温补药物扶养胃气、补益气血，以保胃气为要。

七、《小儿推拿秘旨》

又名《小儿推拿方脉活婴秘旨全书》《小儿推拿活婴全书》，明代龚云林撰，2卷，刊于崇祯十三年（1640年）。上卷除论述小儿生理、病理和蒸变、惊风、诸疳、吐泻外，还介绍儿科诊法、推拿法、穴位及附图等。下卷将多种儿科疾病编成歌诀，分述小儿诸病证治。本书是现存较早的一部小儿推拿专著，在总结前人有关小儿推拿疗法成就基础上，结合龚氏临证经验编辑而成，内容充实，切合临床实际，易学易记，较有参考价值。

八、《幼科铁镜》

清代夏鼎（字禹铸，号卓溪叟）撰，6卷，刊于康熙三十四年（1695年）。卷一至卷二重在辨证，论点鲜明，词义朴实，多为经验之谈；卷三至卷五为儿科常见病证论治，计列66种杂病，而尤详于惊风，曰"惊生于心，痰生于脾，风生于肝，热生于肺，此一定之理也。热盛生风，风盛生痰，痰盛生惊，此贼邪逆克必至之势"，强调"疗惊必先豁痰，豁痰必先祛风，祛风必先解热"等论点；卷六为儿科用药药性；最后附录常见方剂75首。夏氏治学实事求是，不人云亦云。他重视望诊，提出"有诸于内而形诸于外"的著名论点；他以亲身所验，否定了小儿虎口指纹诊法，并斥其"乃医家异教"；他对小儿推拿疗法十分推崇，认为对某些病证具有独特的效果，方法简便，值得推广。本书切近临床，合于实用，至今仍有很高的临床参考价值。

九、《幼科直言》

又名《幼科指掌集成》《孟氏幼科》，清代孟河撰，门人庄尧文、小茗等辑录，6卷，成书于1725年。卷一至卷三论痘疹、水痘、痧证等证治；卷四至卷六列小儿诊法及儿科病证，涉及内、外、皮肤各科。全书载医论24篇、方293首，对痧、痘论述甚详。所载加味逍遥散、加味地黄汤、加味平胃散等均为临证验方，对大黄、石膏、西河柳、浮萍等运用也颇有心得。本书还收录了不少民间单方验方，如陈萝卜缨治久痢、生杏仁疗痔疾等，可资临床参考。现存清代雍正四年刻本、嘉庆三年（1798年）刻本等，并见于《中国医学大成》。

十、《幼科要略》

清代叶天士撰，后经周学海补注增订，辑入《周氏医学丛书》，2卷。叶氏一生忙于诊务，无暇著述，唯此篇传为叶氏手著。叶氏为温病名家，对幼科造诣亦深，本书所载，可见一斑。上卷论伏气、风温、夏热、疳、秋燥等证治；下卷为三关诊法和痧疹、痘惊等证治；共收医案107首。叶氏既参前贤之说，又承家学之源，结合临床实践，对小儿体质特点提出，生理上"稚阴稚阳""生阳充沛"，强调小儿"阳常有余，阴常不足"，认识到儿科"所患热病最多"的病理变化；诊断上"望颜色，审苗窍""先明体质强弱，肌色苍嫩，更询起居致病因由"；治疗上顾护小儿正气、胃气，认为当于平稳中求索，"平和无奇，断不败事"，主张用药轻灵、简练平稳，"药气味宜以轻""慎勿用苦燥，劫灼胃汁"，诊治小儿杂病多半从脾胃立论。书中提出"幼科也有伏邪"之说，对惊、疳、胀、吐泻等证论治亦有独特见解。本书撰成于1746年，附刻于《临证指南医案》，现存版本见于《临证指南医案》《周氏医学丛书》，并见于《古今医学会通》。

十一、《幼幼集成》

清代陈复正撰，成书于清乾隆十五年（1750年），6卷。卷一论小儿禀赋、诊法、初生疾病；卷二详辨惊风及论治；卷三至卷四讨论儿科杂证，重点叙述了40余种儿科常见疾病的治疗；卷五至卷六为陈氏修订的万氏痘麻歌赋170余首，附方130余则。陈氏重视三关指纹诊法，提出通过"浮沉分表里，红紫辨寒热，淡滞定虚实"来观察指纹形色而辨别主病的方法。在"小儿脉法"中，提出以浮、沉、迟、数四脉取代《内经》诊视小儿的大、小、缓、急四脉，再以有力、无力辨其表里寒热。在治疗上，反对滥用寒凉，明确指出前人治小儿悉以阳不足阴有余立论，后人误以为婴儿一团阳火，肆用寒凉，每败伤脾胃，故临证当以顾护元气，扶补脾胃为首务，保元护正，慎施攻伐。对惊风、伤寒、痉病、杂病、诸搐搦症，提出误搐、类搐、非搐的区别，推动了惊风理论的研究和发展。本书理法方药平正严谨，行文流畅，说理透彻，是一本较好的中医儿科临床、教学、科研参考书，对后世的影响极大。

十二、《幼科释谜》

清代沈金鳌撰于1773年，6卷。沈氏著有丛书《沈氏尊生书》，《幼科释谜》专论儿科，系其中之一。本书卷一至卷四为总论、初生诸病、惊风、痫痉、疳积、黄疸、水肿、感冒、咳嗽等

24 篇；卷五至卷六为诸病应用方，共 381 首。每节之首各著四言韵语，以阐明其义理，使学者便于习诵。韵语之后，复采前人学术经验，融汇己说，以相发明。沈氏基于小儿脏气未全，难胜药力的体质特点，反对用药过猛，力主小儿用药应以"中和当病"为原则，切不可偏于专攻、专补、专寒、专热，造成不良影响；强调胎教，认为母怒脉兴，母惊阴触，母思气拘，母忧神蹋，凡此诸因，皆能停毒。本书师古而不泥古，多有阐发之见。书中唯缺"痘"证，是由于作者未"亲临教诲，相随痘家，故独于痘弗敢言也"，其治学严谨可见一斑。

十三、《福幼编》

清代庄一夔撰，不分卷，成书于清嘉庆二年（1797 年）。庄氏善医，尤精幼科，尚著有《遂生编》等。本书专论慢惊，主张以温为主，提出了"补土所以敌木，治本即所以治标"的观点，认为急惊之证小儿气血壮实，属实属热，清热可治；慢惊多缘病后气血不足，属虚属寒，温补可疗。创立治慢惊经验方二首：逐寒荡惊汤、加味理中地黄汤，并附治验 7 则。本书篇幅虽小，但简明扼要，对惊风治疗有一定参考价值，自刊行后，曾被多次刻印。清光绪十六年（1890 年），临潼田氏六安写刻本，将《福幼》《遂生》合编镌为一册，为现存较为易见的版本。

十四、《幼科杂病心法要诀》

清代吴谦等撰，6 卷，成书于清乾隆七年（1742 年），系《医宗金鉴》卷五十至卷五十五。卷一为四诊总括，述察色、听声、审病、切脉之要，及初生保育之法；卷二介绍初生儿疾病 15 种，并详论惊风、痫证；卷三论疳证、吐证、泻证 3 门；卷四为感冒、瘟疫、暑证、霍乱、痢疾、疟疾、咳嗽、喘证等门；卷五至卷六论疝证、淋证等小儿杂病 14 门。内容系统扼要，易于掌握运用。另有《种痘心法要旨》1 卷，系《医宗金鉴》卷六十，详细介绍了种痘要旨及选苗、旱苗种法、痘衣种法等，其中尤重鼻苗种痘法。现存清乾隆四十六年（1781 年）刻本，并见于《医宗金鉴》。

十五、《麻科活人全书》

清代谢玉琼撰，4 卷，成书于清乾隆十三年（1748 年）。系据《麻疹辨证》《麻科秘本》两书，综括各家治麻心得，间阐己见而成。卷一总括麻疹及其辨证治疗、常用药物等；卷二至卷四介绍麻疹发病每阶段的证候与变证的具体治法。全书共 108 篇，每篇均有歌诀及论说，末附刘齐珍辑《麻疹论》及医案等。本书论痘与麻之别颇有卓见，认为痘出五脏，脏属阴，阴主血，故痘有形而有汁，其证热寒兼备；麻发六腑，腑属阳，阳主气，故麻有形而不浆，其证多实热而无寒。痘以稀疏为贵，麻以透密为佳；痘以气尊血附为美，麻以血凉解肌为妙。痘忌汗，泻以泄气；麻喜呕，衄而分消，两者相去径庭。论述治法亦简明贴切，如麻证初起、已出及已收时忌用峻补与霸药，应随时解毒；麻疹初起潮热，用宣毒发表汤；已出潮热，用葛根疏邪汤；已收潮热，用生地骨皮汤。并分述麻疹烦躁、谵语、咳嗽、泄泻、呕吐、大小便不通等证治。

第四节　近现代儿科类文献

20 世纪初西学东渐，各种新思想不断涌入，中西汇通著作大批问世，如卜子仪等编的《中西痘科合璧》、顾鸣盛的《中西合纂幼科全书》等。同时，受西医学的影响，中医界大量兴办民间中医药学校、中医医院，刊行了一批儿科普及性读物和教材，如徐方士《儿科浅解》、恽铁樵

《保赤新书》、蔡陆仙《小儿科病问答》、何炳元《儿科诊断学》、钱今阳《中国儿科学》、胡光慈《实用中国小儿科学》等。

1949年后，在党的中医政策指引下，中医儿科学有了迅速发展。古代所称的痧、痘、惊、疳四大要证中，天花已被消灭，麻疹成为散发性疾病，由传染病引起的急惊风大为减少，新生儿破伤风发病率明显下降。全国各地建立了中医院校，招收不同层次的学生，发展中医儿科教育，编写了很多中医儿科学教材、参考资料，如时逸人《中医儿科病学》、王伯岳与江育仁主编的《中医儿科学》、江育仁主编的《中医儿科学》等。整理和出版了大批中医儿科学著作，如石效平等编《小儿百病秘方》、张奇文主编《儿科医籍辑要丛书》、王大淳主编《中华大典·医药卫生典·医学分典·儿科总部》等。同时，为记录名老中医儿科学术经验，王静安等编《静安慈幼新书》、史广字等主编《当代名医临证精华》之《小儿腹泻专辑》和《小儿咳喘专辑》、单书健等主编《古今名医临证金鉴》、马融主编《全国名老中医儿科病验方》等。

下面将这一时期重要的儿科著作介绍如下。

一、《中医儿科学》

王伯岳、江育仁主编，分上、下两篇，上篇总论，论述了儿童保育、护理、儿科诊断、辨证及治疗要点；下篇各论，介绍初生儿疾病、传染病、时令病及内、外、五官各科病证共160多种，具体分析了每种病证的历史源流、病因病机、辨证要点、治疗总则、分证施治、单方验方，以及预防护理，并摘录了大量文献参考资料。本书编写时汇同全国9个医学单位的40多位儿科专家学者反复商榷，坚持高标准严要求，是一本形式与内容统一、理论与临床紧密结合、资料丰富、实用价值较高的临床参考书。

二、《中医儿科集成》（第1、2集）

《中医儿科集成（第1集）》由张宝林、凌锡森主编。本书搜集1949～1980年底，各地公开发行的期刊和资料汇编700余种，收文6470篇，分总论和各论两部分。总论部分列中医儿科史、儿科概论、论述历代医家、预防保健与护理、诊法、辨证与脏腑病理、药物、治法、方剂、针灸、针麻、中药麻醉及其他麻醉、推拿按摩及其他疗法、医案医话经验谈、中西医结合的有关问题等目；各论部分分为新生儿、传染病、内科、外科、皮肤科、五官科、肿瘤等六编，包括病证与症状40多个，各类疾病210多种，每篇文章均摘其要点，注明篇名、作者、期刊名、年代、刊次、页码，按先后排列于后。

《中医儿科集成（第2集）》由张宝林、凌锡森、张明宇主编。本书搜集1981～1999年国内的各类医学期刊及全国性中医儿科、中西医结合儿科学术会议论文集中有关中医、中西医结合儿科文献的大型参考工具书。全书萃集此期间名医新秀学验之大成，系统整理介绍了辨证有特色、施治有良效的妙理精方，以及简便验廉的偏方、单方、验方和针灸、推拿、捏脊等多种疗法。总论篇基本按照中医分类方法编目；新生儿、传染病、内科、外科、皮肤科、五官科、肿瘤各篇则按西医病名排列，均分别以文献刊出年份及刊期先后次序辑录。

三、《儿科医籍辑要丛书》

张奇文主编。本书从基础到临床，精选历代儿科医籍中的精华进行辑录，集各家学说为一体，融历代医家经验为一炉。资料按时代先后编次，标明出处，然后加以校注、按语。共分6个分册。

《儿科基础理论》，辑录 80 余种儿科专书和其他医籍中的相关内容，按总论、胎养胎教、生长发育、护养、病因病机、诊法、辨证、治法、预防保健等 9 大类编次。

《初生儿病证》，采用 118 种儿科专书和其他医籍中的相关内容，分初生总括和病证证治两大部分编排。初生总括下又分先天禀受、初生儿生理、病理、诊法、治疗特点，以及初生儿养护保育。病证证治下列胎疾 10 种、脏腑病证 15 种、口疾 7 种、脐疾 4 种、肤疾 5 种，每病按医论、治方、病案分别排列。

《儿科常见病证》上、下册，采用 90 种儿科专书和其他医籍中的儿科内容，按五脏归类，列病 47 种，另有五官疾病 7 种，中毒 1 种，分病种编次。每一病证下，又分论治和病案两部分，辑录原文，适当加以校注和按语。

《小儿时行病证》采用 83 种儿科专书和其他医籍中的相关内容，列感冒、麻疹、丹痧、水痘等病证 13 种，每一病证分医论、治方、医案三部分。

《小儿病证外治法》，采用 178 种儿科专书和其他医籍中的儿科常见病、多发病的各种外治法，按时代先后排列。

四、《中华大典·医药卫生典·医学分典：儿科总部》

王大淳主编。本书以系统反映中医儿科学的全貌和发展脉络为宗旨，搜集了从先秦至 1911 年间中医儿科文献千余种，精心选择，去除重复，引用书籍 344 种，共 250 万字，覆盖了中医儿科学全部内容。资料编排以现代中医儿科学体系为框架，分设 7 部 51 分部。部与分部之下，按内容需要，分设题解、论说、综述、著录等纬目，经纬交织，眉目清晰，便于检索。所用资料均选择较好版本，详加校勘，并标明出处，避免了古代类书校勘不精、眉目不清的缺点。本书先总论，论述儿科学的学科划分和基本特点，以下再分为生理病理、诊法、治法、养护四部。儿科诸疾部以疾病分类，共 40 个分部，具体讨论各种儿科疾病的诊断治疗。痘疹部分天花分部、麻疹分部、水痘分部。方剂部列方 3150 余首，按笔画数排列。最后为引用书目。本书是我国有史以来最大一部中医儿科专科类书，具有较高的临床、科研、教学参考价值。

五、《实用中医儿科学》

张奇文、朱锦善主编，全国近百家医疗机构百余人参编。全书分儿科学术源流、儿科基础、儿科治法、儿科名医验方、证候、疾病及附录 7 篇。本书破除"辨证分型""分型（证）施治"的西医思维模式与框架，从临床实际出发，对每一病证的治疗以"证治条辨"的形式编写，充分体现中医辨证论治的原则性、灵活性与包容性，并对每一病证专设"临证思路"一栏，从"病机辨识""症状识辨""治法与处方原则"及"用药式"四个方面加以阐述，启迪中医临床思维。

以上重点介绍了历代部分儿科专科文献，大体反映了中医儿科文献源流的概况。在另外一些非儿科专科文献中，也存在大量的儿科内容，同样都是重要的儿科类文献，应该给予足够重视。如《普济方》卷三百五十八至卷四百零八"婴孩门"、徐春甫《古今医统大全》卷八十八至卷九十"幼幼汇集"、楼英《医学纲目》卷三十六至卷三十九"小儿部"、张介宾《景岳全书》卷四十至卷四十一"小儿则"、冯兆张《冯氏锦囊秘录·杂证大小合参》20 卷、张路《张氏医通》卷十一至卷十二"婴儿门"、吴瑭《温病条辨》"解儿难"、朝鲜金礼蒙《医方类聚》卷二百三十九至卷二百六十六"小儿门"等。

【复习思考题】

1. 我国现存最早的儿科学专著是什么？它在学术上有何特点？

2.《四库全书总目》评价为"幼科之鼻祖，后人得其绪论，往往有回生之功"的儿科学著作是什么？

3. 中医儿科学古籍中规模最大的一部专书是什么？

4. 金元四大家对中医儿科学的主要论述有哪些？

5. 叶天士对于中医儿科学的著述有哪些？

儿科类主要著作及推荐版本

1. 撰人不详. 颅囟经［M］. 北京：人民卫生出版社影印《四库全书》辑本，1955.

2. 钱乙. 小儿药证直诀［M］. 阎孝忠，辑. 张灿玾，点校. 北京：人民卫生出版社，1991.

3. 董汲. 小儿斑疹备急方论［M］//董汲医学论著三种. 北京：商务印书馆，1958.

4. 刘昉. 幼幼新书［M］.《幼幼新书》点校组，点校. 北京：人民卫生出版社，1987.

5. 撰人不详. 小儿卫生总微论方［M］. 吴康健，点校. 北京：人民卫生出版社，1990.

6. 陈文中. 小儿病源方论［M］. 上海：商务印书馆，1958.

7. 杨士瀛. 仁斋直指小儿方论［M］. 上海：上海科学技术出版社，1958.

8. 曾世荣. 活幼心书［M］. 北京：中国书店，1985.

9. 鲁伯嗣. 婴童百问［M］. 北京：人民卫生出版社，1961.

10. 寇平. 全幼心鉴［M］//《续修四库全书》编纂委员会，编. 续修四库全书·子部·医家类. 上海：上海古籍出版社，2002.

11. 薛铠，薛己. 保婴撮要［M］//薛氏医案·下册. 北京：人民卫生出版社，1983.

12. 万全. 幼科发挥［M］. 武汉：湖北科学技术出版社，1984.

13. 聂尚恒. 活幼心法大全［M］. 清道光二十二年（1842年）庆古斋刻本.

14. 龚云林. 小儿推拿秘旨［M］天津：天津科学技术出版社，2003.

15. 夏鼎. 幼科铁镜［M］. 上海：上海卫生出版社，1958.

16. 孟介石. 幼科直言［M］//曹炳章，原编. 中国医学大成31. 上海：上海科学技术出版社，1990.

17. 叶桂. 幼科要略［M］//曹炳章，原编. 周学海，注. 中国医学大成续集39. 上海：上海科学技术出版社，2000.

18. 陈复正. 幼幼集成［M］. 蔡景高，点校. 北京：人民卫生出版社，1988.

19. 沈金鳌. 幼科释谜［M］. 上海：上海卫生出版社，1957.

20. 庄一夔. 福幼编［M］. 清嘉庆十八年（1813年）刻本.

21. 谢玉琼. 麻科活人全书［M］. 上海：上海卫生出版杜，1957.

第十六章
五官科类文献

扫一扫，查阅本章数字资源，含PPT、音视频、图片等

我国古代并无五官科的称谓，五官疾病分别称为眼病、耳病、鼻病、口唇病、齿病、咽喉病等。历代五官科类文献较为分散，既见于各类中医五官科专著中，又见于综合性或其他专科性医籍中，有少部分内容还见于非医学书籍之中。

中医眼科分化较早，大约在南北朝即有专治眼病的方书问世，到唐代已经出现从理论到临床较全面论述眼病的眼科专书，经历代发展，形成了数量较多的眼科专著。其次是口齿，大约至唐代已有专书，后世虽有发展，大多亡佚，所以专书数量极少。喉科专书的出现大约在明清，虽出现较晚，但发展迅速，至民国时，专书数量已达 200 余种。1949 年前，有关耳鼻的文献没有专著，其内容均存在于其他类中医书籍之中。1949 年后，中医文献有了前所未有的发展，中医五官科专书的种类日益丰富。

中医五官学科的划分，历代均有差异，目前较固定地分为中医眼科和中医耳鼻咽喉科，中医口腔科未发展成独立的学科，附属于中医耳鼻咽喉科。

本章将中医五官科类文献集中介绍，按时代分为唐以前、宋金元、明清、近现代等四节，以中医五官科学科发展为主线，选择历代重要的、有一定影响的、流传较广的中医五官科专科文献和其他医籍中的五官科内容加以介绍。

第一节　唐代以前的五官科类文献

中医记录五官科疾病的文献出现很早，在出土的殷墟甲骨中，已有多条有关五官疾病的卜辞，如"贞王弗疾目，大目不丧明""贞旨自（鼻）病""贞病耳""贞病舌""贞病口"等。记载有病口、病齿、龋、病舌、病耳、耳疠、病鼻、病言、病目、丧明等多种五官疾病。殷商时期针对帝王的五官疾病进行占卜之后，想必有相应的治疗方法，这些可以说是中医五官科文献的源头。另外，如《山海经·南山经》记载佩戴旋龟可以不聋，《山海经·北山经》载有白䳈食之已咽痛等。《左传·僖公二十四年》载"目不别五色之章为昧"。《韩非子·解老》曰："目不能决黑白之色谓之盲。"《淮南子》记载了用梣木（秦皮）治疗眼病，其中提到"目中有疵，无害于视，不可灼也""喉中有病，无害于息，不可凿也"。《管子·禁藏篇》"七情不营则耳目穀"。《史记·扁鹊仓公列传》载："扁鹊……过雒阳，闻周人爱老人，遂为耳目痹医。"这些记载都显现出，至少在战国以前，已有许多治疗五官疾病的方法，并且出现了专门治疗五官疾病的医生。

《内经》《难经》《神农本草经》《伤寒杂病论》等重要医学典籍，均有关于五官问题的论述，其内容比以往更为丰富，反映出人们对五官疾病认识的不断发展。

两晋南北朝时期，中医在五官疾病的诊断、治疗方法、治疗药物和方书上有进一步发展。

《晋书·景帝纪》中有"帝目有瘤疾，使医割之"的记载。《梁书·鄱阳王恢传》《北史·张元传》等书中，也有关于眼科手术的记载。《晋书·温峤传》和《晋书·魏詠之传》分别记载了拔牙和兔唇修补术。这一时期的医学文献，如《中藏经》《针灸甲乙经》《肘后备急方》《脉经》等，其中都有一些五官科的内容。同时对眼病的治疗手段增多，经验也更加丰富，出现了专门治疗眼病的方书及本草书。

隋唐时期，中医学术得到了很大的发展，文献数量增多，出现了反映学科分化的专科文献。公元 624 年，唐政府设立太医署，设有耳目口齿科，这是中医五官独立设科之始。随着与周边国家友好往来的增多，加速了医学知识的交流，此时，印度医学的眼科理论已经传入我国，对我国眼科学的发展有一定影响。唐代是中医眼科发展的重要时期，这一时期问世的眼科专书对后世的影响最为显著，同时亦有口齿专书问世。

一、出土简帛医籍中的五官科内容

（一）马王堆汉墓帛书

1973 年，在长沙马王堆三号汉墓中出土了大量简帛医籍，其帛书整理成《足臂十一脉灸经》等十一种，简书整理成《十问》等四种。成书年代大约在战国时期，要早于现行本《内经》。《足臂十一脉灸经》和《阴阳十一脉灸经》论述了经脉循行，以及经脉异常所产生的疾病。其中关于五官科的内容，如《足臂十一脉灸经》："足泰阳脉……之耳，其直者贯目内渍（眦），之鼻。"其产生的疾病有"产聋，目痛，鼽衄"等。"臂阳明脉……之口"，其产生的疾病有"病齿"。另外，如足少阳脉、足阳明脉、足少阴脉等，均分别与五官的生理和疾病相关。《阴阳十一脉灸经》中，尚有耳脉、齿脉的循行和疾病的记载。

（二）《武威汉代医简》

20 世纪 70 年代初，在甘肃武威旱滩坡出土了一批汉代医药简牍，后来整理成《武威汉代医简》出版。其中关于五官病证的记载有"目痛、喉痹、嗌痛、齿痛、耳聋、（鼻）息肉"等。治疗五官科疾病的方剂，如"治雁声□□□言方"，即治疗声音嘶哑的方剂，药用术、防风、细辛、姜、桂、附子、蜀椒、桔梗。"治目愚方"，即治疗眼病的方剂，药用曾青四两、戎盐四两，以乳汁合，用以敷目。

二、综合性医籍中的五官科内容

（一）《内经》

《内经》一书较为详尽地论述了五官的生理病理、五官与脏腑经络的关系，指出了目、眼、眶、内眦、外眦、约束、白眼、黑眼、瞳子、目系等结构，记载了多种眼病，其疗法主要用针刺。《灵枢·肠胃》记载了唇、齿、咽的长度、重量等。五官作为脏腑经络的外候，其变化反映了脏腑经络的生理病理改变，在诊断上具有极其重要的作用。五官与脏腑经络的这些特定关系，又指导我们对五官疾病进行辨证治疗。《内经》中的许多篇章，都有关于五官疾病的内容。如《灵枢·九针论》的"病生于咽喝，治之以甘药"成为后世治疗咽病的规范。《素问·阴阳别论》："一阴一阳结，谓之喉痹。"《素问·气厥论》："胆移热于脑，则辛頞鼻渊。鼻渊者，浊涕下不止也，传为衄蔑瞑目。""膀胱移热于小肠，鬲肠不便，上为口糜。"《素问·痿论》："肾热者，色黑而齿槁。"《灵枢·经脉》论述了经脉与五官病证的关系，如"大肠手阳明之脉，是动则病齿痛颈肿，是主津液所生病者，目黄口干，鼽衄喉痹""热病身重骨痛，耳聋而好瞑""骨病不食，啮齿耳青"。《灵枢·口问》："上气不足，耳为之苦鸣，目为之眩。"《灵枢·决气》"精脱者耳聋""气脱者目不明"。《灵枢·海论》："髓海不足，则脑转耳鸣，胫酸眩冒，目无所见。"《灵枢·大惑论》："精散则视歧，视歧见两物。"其中还详述了脏腑精气与眼目的对应关系，是后世五轮学说的理论基础。这些文献虽然散见于各篇，有的仅有只言片语，但因其具有很强的指导作用，为五官学科的发展奠定了理论基础，因而是我们学习中医五官科知识需要首先了解的内容。

（二）《难经》

《难经》中也有一些五官科的内容，如《二十难》有"脱阴者目盲"的论述；《四十难》中有耳听声、鼻闻香臭的论述。《四十二难》有咽喉等解剖生理："咽门重十两，广二寸半，至胃长一尺六寸，喉咙重十二两，广二寸，长一尺二寸，九节。"

（三）《伤寒论》与《金匮要略》

《金匮要略》中有目瞑、目暗、目眩、目赤、目泣、目晕黄、目不识人、直视、目如脱、目肿、鼻塞、鼻燥、咽干、气逆不利、喉中水鸡声、咽喉痹痛等病状的描述。《伤寒论》和《金匮要略》所立方剂，至今有一些仍有效地运用于治疗五官疾病，如用猪肤汤、甘草汤、桔梗汤、苦酒汤、半夏散及汤治疗少阴咽痛，用半夏厚朴汤等治疗痰气互结咽喉之梅核气，麻黄汤、真武汤、小柴胡汤、苓桂术甘汤等至今仍为眼科常用。

（四）《中藏经》

《中藏经》中五官科的内容，如论肝气逆而致耳聋，肺风而致鼻不闻香臭，肺实而致鼻流清涕等，对于辨治耳鼻疾病具有指导意义，另外尚有依据五官的变化来辨别疾病预后的内容。

（五）《诸病源候论》

该书将耳鼻喉口齿科设专卷论述，列有目病共38候、鼻病11候、耳病9候、牙齿病21候，另外小儿杂病诸候中还有鼻衄、咽喉痛、耳鸣耳聋、聤耳、目赤痛、眼障翳、雀目等五官病证。妇人诸候中也有许多五官病，如产后目瞑耳聋、虚热口生疮等。连同散在其他各病候中有关耳鼻喉科的病证，共有130多候。大多从病证、病因、病理变化与脏腑经络的关系等方面分析论述了五官病证的发病机理。

（六）《备急千金要方》与《外台秘要》

《备急千金要方》将五官疾病列为七窍门，包括目、鼻、口、舌、唇、齿、喉、耳、面病，列方数百首。其治疗方法有药物、外治、手术、针灸、导引及食疗等，较为全面地介绍了五官疾病的治疗方法。《外台秘要》中载有治疗耳鼻咽喉疾病的方药400余首。尤其对眼病的认识，在解剖、病因、治疗等方面均有所发展。还介绍了白内障的成因、症状，并提及用金针拨障术治疗。在第21卷中，还保存了《天竺经眼论》的部分内容。

（七）《医心方》

该书收集了我国隋唐以前的医学书籍，经整理汇编而成，其中保存了大量佚书资料。其卷五收载有治疗五官疾病的方剂 70 余首，书中还引有《眼论》一书的佚文。

三、五官科专书

南北朝时期即有五官科专书产生，如《甘睿之痈疽耳眼本草要钞》九卷、《甘睿之疗耳眼方》十四卷、《疗目方》五卷等，原书已佚，书名见于《隋书·经籍志》。唐代出现的五官科专著如《龙树眼论》《天竺经眼论》《眼论准的歌》《龙木总论》《邵英俊口齿论》《排玉集》等，尽管原书不存，但其中部分内容散见于后世文献之中。

（一）《龙树眼论》

该书最早见于宋代王尧臣《崇文总目》著录，赵希弁《读书后志》作 3 卷。丹波元胤《医籍考》认为是隋唐间人传录夷法而成，并认为《医方类聚》所辑《龙树菩萨眼论》保存了此书的内容。同时认为白居易《眼病》诗"案上漫铺龙树论，盒中空拈决明丸"中所称的"龙树论"即是此书。龙树是公元 3 世纪印度高僧，又称为龙树菩萨，该书托名以广其传。目前较为一致的看法是，此书大约产生于唐代，是最早的眼科专书。

（二）《天竺经眼论》

陇上道人撰。《外台秘要》卷二十一引用了该书的部分内容，故其成书要早于《外台秘要》，大约在中唐时期，也是我国早期的眼科专书之一。作者吸取了印度医学的部分内容，结合中医治疗方药，其中运用了地水火风之"四大"学说，同时运用中医理论分析病因，并列有治疗眼暴肿痛的方剂 11 首。

（三）《眼论准的歌》

刘皓撰。此书最早见于郑樵《通志·艺文略》著录。《宋史·艺文志》作《眼论审的歌》。该书全部内容保存于《龙木总论》中，以歌诀的形式阐述了七十二证学说和五轮学说，并详细记载了金针拨障术。关于此书的成书年代，目前仍然存在较大争议，有认为成于唐代，《太平圣惠方》中所引用的五轮学说、金针拨内障术等内容，即来源于此书；有认为成于宋代，是对《龙木总论》进行改编而成。究竟如何，尚待进一步考证。

（四）《龙木总论》

作者不详。此书最早见于《圣济总录》第 112 卷，称《龙木论》。《医心方》所引《眼论》也可能是该书的省称。目前比较一致的看法是，此书即上述《龙树眼论》，因避宋英宗（赵曙）讳而改称《龙木论》。亦有人认为该书是对《眼论准的歌》补充释义，而改题新名，亦待考证。

第二节　宋金元时期的五官科类文献

宋代医学分科更为详细，眼科、口齿咽喉科均为太医局九科之一。更由于当时朝廷对医学的重视，集中人力物力对前代的医学成就进行了大规模的整理总结，编写了如《太平圣惠方》《圣济总录》等医学巨著，不但保存了前代的医学文献，也使中医知识更加条理化而易于掌握和应用。当时的科学技术进一步发展，印刷术已普遍应用，所以，宋代的各类中医文献数量更多，流传更广。

金元时期，众多医家根据各自的临床实践，对中医学术展开了广泛探讨，尤其是以金元四大家为代表的各家学术思想，对中医五官科的发展也产生了重要影响。如刘完素提出"耳聋治肺"的观点；张子和认为咽喉牙齿痛皆属于火；李东垣认为"脾胃虚则九窍不通"；朱丹溪提出了鼻出血是阳盛阴虚，有升无降，血随气上越而出窍，脓耳是热气乘虚随脉入耳，聚热不散，脓汁出，还有喉痹大多是虚热的观点。

一、方书中的五官科内容

（一）《太平圣惠方》与《圣济总录》

《太平圣惠方》第32～33卷为眼科内容，共49门。第34～37卷为口齿耳鼻咽喉科内容，共76门。其内容十分丰富，有论有方，基本上保存了宋初以前的中医五官科的重要内容。在现存医籍中最早论述了中医眼科的五轮学说，并最早较详细记录了金针拨内障手术。明确提出了咽为胃之系，喉为肺之系的观点。《圣济总录》共200卷，其五官科的内容见于第70卷鼻衄门、第102～113卷眼目门、第114～115卷耳门、第116卷鼻门、第117～121卷口齿门、第122～124卷咽喉门。每门之下列若干病证，先论病因病理，次列方药治疗。既有经验，又有理论，切合临床实用。

（二）《世医得效方》

《世医得效方》20卷，其中第16卷为眼科，第17卷为口齿兼咽喉科。第16卷中，首论眼的生理病理及五轮八廓，次列眼科七十二证与治疗方剂，分为内障与外障，最后列治疗眼病的方剂，分为虚证、热证、风证、气证、翳障、通治、拾遗等类。其眼科内容较为全面，后世眼科专书，多有取材于此书的内容。第17卷口齿咽喉科，分为总说、口病、唇病、舌病、齿病、喉病等类，每类下列治疗方剂。并将《儒门事亲》之喉痹八症更名补充为"秘传咽喉一十八种喉风证"，对后世喉科专书有较大影响。

二、五官科专书

《崇文总目》载："《口齿论》三卷，中和先生撰。《广陵正师口齿论》一卷。《口齿玉池论》一卷，释普济撰。《咽喉口齿方论》一卷。《张仲景口齿论》一卷。《口齿论》一卷，邵英俊撰。《疗口齿杂方》一卷。"《宋史·艺文志》《通志·艺文略》所载与《崇文总目》基本相同。但以上各书均佚失。现存的五官科专书主要有以下几种。

（一）《走马疳急方》

宋代滕伯祥撰，1卷。本书成于13世纪，是我国现存最早的一部论述疳证的专著。走马牙疳是一种小儿口齿重证，初起口有臭气，渐至齿黑齿烂，或血聚成脓。若迁延失治，则齿牙皆落，气促痰鸣，腮漏见骨而死。该书即以论述此证为主，详细介绍了对本病的治疗方法，采用了药物内服外敷、针刺放血和手术治疗等综合措施。书中还叙述了其他疳证，如耳疔内疳、胎毒头疳、头面手足遍体疳等，这些又当属于外科证治的范畴。

（二）《银海精微》

原题唐代孙思邈撰。此书有二卷本和四卷本两种传世，内容相同。目前公认是托名之作，具体成书年代尚无法确定，大约成于元明时期。该书首列五轮八廓、五脏六腑等基础理论，次列八十一证，后列药性、汤头等内容，并载有眼科疾病辨证施治、立法用药及针刺外治等论十余则。内容混杂，文体各异，应是辑自多种眼科文献。但该书的内容比较丰富，对后世有一定影响，是研究中医眼科学理论及临床的重要参考资料。

（三）《原机启微》

元代倪维德撰于 1370 年，明代薛己校补。2 卷，卷上论眼病病因治则，共 18 论，卷下论眼症的制方例法，述药物的君臣佐使、从逆反正，附方 46 首，每方均载炮制方法、临床应用与方义。另有附录 1 卷，系薛己校补时增入，共有 11 论，39 方。最后附东垣诸先生治法，载方 39 首，对小儿眼疾的治法述之颇详。

（四）《秘传眼科龙木论》

葆光道人撰。10 卷，卷首 1 卷，另有 8 卷本。作者生平已不可考，旧多题为明代人，据丹波元胤《医籍考》考证，是书当是宋元间人所编。卷一至卷六载《龙木总论》及七十二证方论，述七十二种内外障眼疾之临床表现和治疗方法。卷七为"诸家秘要名方"，引录《诸病源候论·论针眼候》《三因方》《本事方》《百一选方》《和剂局方》等书 38 个眼药方。卷八为针灸，从各书辑录眼科常用针灸穴位、针灸治法及适应证与禁忌证。卷九至卷十记述 155 种眼病用药的药性、主治、炮制和用法。卷末附《葆光道人眼科龙木集》，内有"论五轮八廓、钩割针镰法、论眼捷法、论眼昏花捷要、七十二问答"等。此书保存了早期眼科专书《龙树眼论》《眼论准的歌》及《龙木总论》等书的内容，是我国眼科学的重要文献之一。

第三节　明清时期的五官科类文献

明清时期，中医学术全面发展，医学文献更为丰富，种类也更加繁多。明代分医学为十三科，眼科、咽喉科均单独设科，促进了这些专科的进一步发展。明清时期兴起的温病学派对五官疾病尤其是喉科疾病的治疗提供了理论依据。这一时期，许多大型医学方书、全书、类书均包括五官科的内容，五官科专书也大量增加，特别是咽喉科专书。此外，由于白喉、喉痧等烈性传染病的流行，又出现了不少的白喉、喉痧等专书。

一、综合性医籍中的五官科内容

（一）《证治准绳》

其中七窍门为五官科内容，分为目、耳、鼻、齿、咽喉门，每门之下先列总论，后按病证分述。每证之下首引历代医书有关论述，次叙证治，所附方则另集于"类方"专册。书中的眼科部分最具特色，详述了 41 种目疾的病因、证候、治法，每种目疾之中又包括若干病证。卷 6 记载了耳郭再植和割喉患者的分层手术方法，不仅内容全面，而且论述详尽，称得上是一部学术价值甚高的眼科专著。

（二）《古今医统大全》

书中卷六十一眼科，卷六十二鼻证门、耳证门，卷六十四舌证门、齿候门，卷六十五咽喉门、诸物梗喉，汇集了自《内经》而下至明代各家著述中的五官科内容，为阅读学习五官科文献提供了便利。

（三）《古今图书集成·医部全录》

《医部全录》有耳门、鼻门、口唇门、眼目门，汇集了清初以前的医学文献中的五官科内容，按文献的时代先后排列，然后集中列方，最后为针灸治法。本书收罗广泛，内容丰富，既可阅读研习，又可作为工具书查阅。

二、眼科专书

（一）《审视瑶函》

又名《眼科大全》，6 卷。明代傅仁宇撰，由其子傅国栋刊于明崇祯十七年（1644 年）。卷首述五轮八廓、五运六气，并录前人医案。卷一为总论，有五轮八廓所属论、目为至宝论、钩割针烙宜戒慎论、内外二障论等；卷二论病机；卷三至卷六为眼病证候，述其证因及治法，兼论小儿目疾及针灸法等。全书分眼病为 19 类，108 症，载方 300 余首，论前有歌括，便于记诵。是书为综合前代各家名著编纂而成，其内容主要录自《龙木论》《证治准绳》《原机启微》等，并参以作者家传眼科三十余年的临床经验，是一部切于实用的综合性眼科专书。

（二）《异授眼科》

明代李涿鹿授，现有清初抄本，1 卷。首载论、赋、歌诀 10 篇，为眼科基本知识。继述眼科外用的主要方药及其炼制、使用方法、禁忌，以及遣方用药法则。后以问答形式介绍眼病 72 证的症状、病因、治法、方药，并附眼丹证治 2 条。本书所用成方多属独创，72 证治法颇切临床实用，流传甚广。

（三）《一草亭目科全书》

明代邓苑撰，1 卷，著作年代未详。该书将眼病总括为内障与外障二类，书中首列议论，次为内障、外障及其治法，次为小儿眼病及治法，共分九节讨论眼科诸疾的证治。书末附薛氏选方一篇，介绍了明目地黄丸、加减驻景丸等 13 个方的应用。其主张外障眼病以金液汤为主加减治疗，内障眼病以六味地黄丸为主加减治疗。全书文字简略，易于掌握。本书刊于清康熙年间，另有与《异授眼科》合刊本。

（四）《眼科百问》

清代王子固撰，2 卷，成书于 1657 年，全书共 111 问，上卷 42 问，主要内容为五轮八廓、五运六气、七表八里、三阴三阳，以及目赤、流泪、目痛、目昏等常见眼病的辨治。下卷 79 问，主要论述妇女、小儿、老人眼病的辨治。书末为眼科杂集，收载外治法和单验方 55 个。其成书时代大约在清初，但现存最早的只有清光绪间刻本。

（五）《医宗金鉴·眼科心法要诀》

清代吴谦等奉敕编，2 卷，刊于清乾隆七年（1742 年）。首列"目睛原始歌"，言五轮八廓及病因。次为内、外障及补遗，列 89 种眼科病证及治疗方药。书末附外治方 7 首。采用先歌诀、次注解、后列方药的体例，既简明而又全面，便于记诵，是深受读者欢迎、流传甚广的眼科专书。

（六）《目经大成》

又名《目科正宗》，3 卷，清代黄庭镜撰于 1748 年。该书由黄庭镜的门人邓赞夫刊于 1804 年，题名为《目科正宗》，黄庭镜之孙于 1818 年再刊时，更名为《目经大成》。上卷总论，包括眼的解剖、生理、病因辨证、内外治法、诸药外治章等论述。中卷各论，述眼病十二因及八十一症，以及似因非症 8 条。下卷类方，有眼病方剂 290 首及外用药 19 方。该书对眼病症状及治疗学均有发挥，其眼病分类亦具特点，并介绍了多种手术方法，将内障针拨术总结为"拨眼八法"，是中医眼科的一部总结性著作。

（七）《银海指南》

又名《眼科大成》，4 卷，清代顾锡撰于 1810 年，刊于清嘉庆年间。卷一为总论，述眼科基本理论。卷二为临床各科疾病在眼部的表现及其治疗，并探讨了诊断、组方、用药的规律。卷三选录眼科常用方剂 170 多首。卷四为医案。本书注重对眼病病机的阐发，施治灵活多变，不拘成方，强调内服药物以治其本，充分反映了《内经》的整体观在眼科中的具体实践。对治疗目疾，尤其是慢性目疾，是非常必要的。本书辨证精细，方药切合实用，书末所附医案亦较详明，为眼科临床一部较好的参考书。

三、咽喉口齿专书

（一）《咽喉脉证通论》

著者佚名，1 卷，约成书于 1279 年，现存最早刻本刊于清嘉庆十二年（1807 年）。是现存最早的喉科专书。内容包括总论、通治用药、用药禁忌、丸散方药和喉科十八证。书中既有咽喉诸疾之脉证通论，又对锁喉、乳蛾、缠喉等十八种喉证的病因、病机、症状及治法详加论述，在理论和实践方面均有独到之处。

（二）《口齿类要》

明代薛己撰，1 卷，书成于明嘉靖八年（1529 年），是现存最早的一部口腔病专著。首论唇口部疾病，其次为诸般齿痛，再次为舌及咽喉疾患，论及病变 12 科，每种疾病的叙述均附有案例，计 81 例，书末并附有诸鲠、误吞诸物疗法及方剂 70 个。作者对口齿疾病的治疗，主张从整体上进行，多采用内服药物进行辨证施治，论述颇有独到之处。该书刊于《薛氏医案》中。

（三）《尤氏喉科秘书》

又名《无锡尤氏秘传喉科真本》《喉科尤氏书》《喉科秘本》等，清代尤乘撰，1 卷，成书于 1667 年。该书首列喉症总论，并将喉症病机归结为少阴、少阳君相之火。次为咽喉门、口牙舌颈面腮门、喉症治法、制药法则、用药法、喉症验方，论述了各症的病因病机及辨喉症的基本要点和治疗原则，介绍了 26 种病证的病因及临床表现，列验方 16 首，详述其药物组成、剂量及制法。

（四）《喉科指掌》

又名《治喉指掌》《喉科秘旨》，清代张宗良撰，6 卷，初刊于清乾隆二十二年（1757 年）。卷一总论咽喉病大纲、分经及治法等；卷二为选方和制药法；卷三至卷六载咽喉、乳蛾、喉痹、喉风、喉痈、大舌、小舌、杂喉八门，记载了咽喉病 50 种、口齿及舌部病 23 种，是影响较大的喉科专书。其后的许多喉科专书，均收有此书的内容。

（五）《重楼玉钥》

清代郑宏纲撰。2 卷，书成于清乾隆年间（1768 年），后经同里方成培整理，其子郑承瀚增补，刊于清道光十九年（1839 年）。上卷论病因、证治及不治之症等，列 36 种喉风名目，治方则以紫地汤化裁。下卷论针法及喉间发白症，详述喉科病证的针灸疗法，所论喉间发白症两条，对"白缠风"（类似白喉）的辨治及宜忌论述较详，以养阴清肺汤为主治之方，为后世临床家所遵循。本书内容简洁，切于实用，可操作性强，在中医喉科学中居于重要地位。

（六）《疫痧草》

又名《疫痧草辨论章》《疫痧草病象章》，清代陈耕道撰，3 卷。书成于清嘉庆六年（1801 年）。卷上为"辨论章"，有论 14 篇，介绍了疫痧的名义、病因病机及诊治预防的法则。卷中为"见象章"，介绍疫痧的症状及治疗方法。卷下为"汤药章"，介绍治疗疫痧的方剂、药物，立疏达、清散、清化、下夺、救液五法，以为治疗喉痧症的准绳。

（七）《喉症全科紫珍集》

又名《喉科紫珍全集》《经验喉科紫珍集》《七十二种绘图喉科全书》等，清代燕山窦氏撰，朱翔宇增补，2 卷。此书初刊于清嘉庆九年（1804 年）。上卷以歌诀形式叙述咽喉、口舌疾病的治则、方剂、宜忌等，方证分 20 类，方剂 143 首。下卷为咽喉七十二证图说，附有歌诀，详述用药及针刺法。书中对喉舌病论述精详，治法多样，被后世推为喉科经典之作。

第四节　近现代的五官科类文献

鸦片战争后，西方医学以较快的速度传入我国，冲击传统中医药学，五官科学也出现了中西汇通学派，如唐容川的《中西汇通医经精义》用中西医结合的方式对眼科的大体解剖作绘图说明。陈滋的《中西眼科汇通》采用西医分类法，将眼科病分为 13 类，标志着中西医结合诊治眼病的萌芽。民国时期，中医文献多为祖述或汇编前代文献，编辑出版的各种丛书中大多有中医五官科文献。在此期间，因教学所需，还编写了许多中医五官科教材，如《眼科学》《喉科讲义》《咽喉病》《咽喉科》等，为 1949 年以后中医高等教育的兴办和教材编写提供了参考。

1949 年以后，中医五官科学得到了很大发展，陆续编写了《中医眼科学》《中医五官科学》及《中医耳鼻咽喉科学》等教材。从 1972 年开始，中医眼科和中医耳鼻喉科正式分科，中医口腔科包括在耳鼻喉科中。各类中医五官科专著、丛书、类书、学术论文等愈来愈多，其数量是以往任何时代都不能相比的。如路际平的《眼科临症笔记》、陆南山的《眼科临证录》、姚和清的《眼科证治经验》、陈达夫的《中医眼科六经法要》，另外还有《韦文贵眼科临床经验选》《陈溪南眼科经验》等。

一、《中医耳鼻咽喉口腔科学》

王德鉴主编，人民卫生出版社1994年出版。全书首列中医耳鼻咽喉口腔科发展简史，次为总论，分四章介绍了耳、鼻、咽喉、口腔与脏腑经络、病因病机、诊断、治疗，其次为饮食、忌口及护理法，再次为疾病各论，每病列概述、历史源流、病因病机、临床诊断、辨证论治、归转预后、预防护理、古代资料分析、现代资料分析等。全书收录方剂1300余首，皆注明出处。后有"有关医籍选介"，选录古代医籍中有关耳鼻咽喉口腔科的内容。该书较为全面地介绍了中医耳鼻咽喉口腔科的内容。

二、《中医喉科集成》

张赞臣主编，人民卫生出版社1995年出版。全书汇集了历代喉科文献资料。上自《内经》，下迄民国初年，引用中医文献共170种，包括综合性医著和专科医著。分为中医历代医学著作咽喉病症论述、中医咽喉科专籍的载述、中医咽喉科医案选和中医咽喉科常用中药与方剂四个部分。第二部分为本书的主要内容，分总论和各论，总论列通论、解剖生理、病因病理、诊断、治疗、预防、护理、预后8项，各论载白喉、喉痧、喉风等37种病症。将引用资料按不同类别分门编排，为阅读研习这些文献提供了极大的方便。本书收罗广泛，内容丰富，编排合理，是学习中医喉科文献不可多得的参考书。

三、《中医眼科全书》

唐由之、肖国士主编，人民卫生出版社1996年出版。全书共分为8个分册。第1分册《眼科学说源流》，介绍了眼科发展史、眼科重要古籍及五轮、八廓、内外障、肝窍、玄府、精津、气血、六经等八种眼科的独特学说。第2分册《眼科古文荟萃》，精选了从《内经》到清末的历代文献中的眼科专论81篇。第3分册《眼科治法指南》，介绍了药物内治法、药物外治法、针灸法、手术法等4种传统的眼科治法。第4分册《眼科方剂精选》，收载方剂199首，分内服、外用两大类，内服方又按其不同功效分为十二章。第5分册《眼科药物纂要》，选介了眼科常用药253种，按功效分为14类。第6分册《眼科证治要诀》，列常见眼科病证61种，分为8类，每一病证下分列"别名、释名、病因病机、临床表现、诊断要点、分型论治、预防护理、预后等项。第7分册《眼科临证精华》，重点收集现代中医在眼科诊断辨证、处方用药方面的独到经验，共有论文102篇。第8分册《眼科现代研究》，从基础理论和临床研究两个方面介绍现代中医眼科研究概况，其资料来源于学术期刊及全国性学术会议交流论文。

四、《中医五官科名著集成》

徐又芳主编，华夏出版社1997年出版。此书为一部中医五官科丛书，其子目有《银海精微》《原机启微》《眼科龙木论》《明目至宝》《审视瑶函》《一草亭目科全书》《异授眼科》《目经大成》《喉科指掌》《咽喉经验秘传》《喉症全科紫珍集》《重楼玉钥》《疫痧草》《口齿类要》。书末附有"未收五官科名著提要"19种。

【复习思考题】

1. 我国古代五官科文献的发展特点是什么？
2. 唐代以前的五官科内容主要分布在哪几类文献中？各自代表性文献都有哪些？

3. 宋金元时期的五官科专书主要有哪几部？其各自特色是什么？

4. 明清时期的五官科类文献特色是什么？请各举出一部眼科和咽喉口齿专书，并简述其特色。

5. 近现代的五官科类文献相比古代有什么特色和不同？试举出 4 部代表文献。

五官科类著作及推荐版本

一、眼科

1. 佚名氏. 秘传眼科龙木论 ［M］. 接传红，高健生，整理. 北京：人民卫生出版社，2006.

2. 倪维德. 原机启微 ［M］. 薛己，校补. 上海：上海卫生出版社，1958.

3. 佚名氏. 银海精微 ［M］. 郑金生，整理. 北京：人民卫生出版社，2006.

4. 傅仁宇. 审视瑶函 ［M］. 上海：上海卫生出版社，1958.

5. 邓苑. 一草亭目科全书 ［M］. 上海：上海卫生出版社，1957.

6. 王子固. 眼科百问校注 ［M］. 卢丙辰，校注. 郑州：河南科学技术出版社，2014.

7. 黄庭镜. 目经大成 ［M］. 李怀芝，郭君双，郑金生，整理. 北京：人民卫生出版社，2006.

8. 顾锡. 银海指南 ［M］. 北京：人民卫生出版社，1960.

9. 异授眼科 ［M］. 北京：中国书店，1987.

二、耳鼻咽喉口腔科

1. 滕伯祥. 走马疳急方 ［M］ //秘本医学丛书. 影印本. 上海：上海书店，1988.

2. 旧题宋异僧. 咽喉脉证通论 ［M］ //曹炳章，原编. 中国医学大成 24. 上海：上海科学技术出版社，1990.

3. 薛己. 口齿类要 ［M］. 郭君双，整理. 北京：人民卫生出版社，2006.

4. 尤乘. 尤氏喉科秘书 ［M］. 上海：上海卫生出版社，1957.

5. 张宗良. 喉科指掌 ［M］. 熊大经，点校. 北京：人民卫生出版社，1989.

6. 郑梅涧. 重楼玉钥 ［M］. 郭君双，整理. 北京：人民卫生出版社，2006.

7. 陈耕道. 疫痧草 ［M］ //刘国祥，校注. 中医五官科名著集成. 北京：华夏出版社，1997.

8. 燕山窦氏. 喉症全科紫珍集 ［M］ //朱翔宇，编. 孙中堂，校注. 中医五官科名著集成. 北京：华夏出版社，1997.

扫一扫，查阅本章数字资源，含PPT、音视频、图片等

针灸和推拿都是最古老的医疗技术，有着悠久的历史。《史记·五帝本纪》有"伏羲制九针"的传说；史载东周名医扁鹊为虢太子治"尸厥"病时，"乃使弟子子阳厉针砥石"（《史记·扁鹊仓公列传》）、"使子明灸阳，子游按磨（即按摩）"（《韩诗外传·卷十》）。说明针灸、按摩当时已在临床上广泛应用。

针灸文献起源较早，数量较多。就针灸专著而言，《中国医籍通考》载录针灸古籍306种（其中亡佚者157种），近现代针灸专著初步统计在1500种以上，另外还有大量针灸文献散见于其他医著中。

推拿文献出现也较早，但传世的专著不多。据《中国中医古籍总目》记载，现存1949年以前的中医推拿著作有74种。明代以后，推拿文献逐渐增多，现存的第一部推拿专著产生于明代。近现代推拿文献大量涌现，合计应在千种以上。

兹将历代主要针灸推拿类文献介绍如次。

第一节　先秦汉魏时期的针灸推拿类文献

先秦两汉时期的针灸文献，主要反映在中医经典著作《内经》和《难经》中，魏晋时期皇甫谧编成《针灸甲乙经》，奠定了针灸理论的基础。近代出土的古医籍中，也有一些针灸专著，如马王堆出土的《足臂十一脉灸经》甲本和《阴阳十一脉灸经》（甲本、乙本），张家山出土的《脉书》等，丰富了这一时期针灸文献的内容。此外还有少量针灸文献的残卷或佚文，如《黄帝针灸虾蟆经》和《针灸甲乙经》中的《明堂孔穴针灸治要》佚文等。

推拿文献除《汉书·艺文志》所载已亡佚的《黄帝岐伯按摩》外，尚未发现其他专著，但在《内经》和一些综合性医书中有散在记载。推拿古称按摩、案扤、按跷、按蹻、矫摩，或单称"按"或"摩"，凡涉及上述名称的古代医学文献，均属推拿文献。另外，推拿治疗方法还应用于古代导引术中，故古代导引文献中包括一部分推拿文献。

一、《足臂十一脉灸经》《阴阳十一脉灸经》《脉书》

1973年出土的西汉长沙马王堆三号汉墓中的医学帛书《足臂十一脉灸经》《阴阳十一脉灸经》是现存最早的针灸学文献。两书均论述人体十一脉的名称、循行、主病和灸法。《足臂十一脉灸经》分足、臂两篇，《阴阳十一脉灸经》则按经脉的阴阳次序排列。《脉书》是1983年底至1984年初出土于张家山西汉墓的医简。此书首叙人体各种疾病之名，其他内容则同于马王堆帛书中的《阴阳十一脉灸经》《脉法》和《阴阳脉死候》。其中《阴阳十一脉灸经》与马王堆同名

帛书仅小有差异，当源出同一祖本之不同抄本。三书记述的十一经脉学说较之传世文献《灵枢·经脉》中的十二经脉学说，带有明显的早期经脉学说的特征，其内容原始、简略，是研究经脉学说发生及其演变的重要资料，对研究经络学说的起源及早期状况有重大意义。

二、《黄帝内经》

较为成熟的针灸学理论体系的建立，以成书于东汉时期的《黄帝内经》为标志。尤其是《灵枢经》（又名《九卷》《针经》），较为完整地论述了经络腧穴理论、刺灸方法和临床治疗，基本是一部针灸学理论专著。《内经》在针灸方面的具体贡献在于：①建立了较为完备的经络理论体系；②明确载有 160 多个穴位，并对阿是穴、特定穴等有专门论述；③确立了选穴处方两大原则，即按经选穴和按脏腑选穴；④记载了三十多类病证的针灸处方，为后世针灸学术的发展奠定了基础。

《内经》有多篇内容涉及导引按摩，如《素问·异法方宜论》"中央者……其治宜导引按蹻，故导引按蹻者，亦从中央出也"，说明导引按摩最早发源于我国中部地区。《素问·离合真邪论》谈到了针灸补泻手法同按摩手法结合的内容，《灵枢》除多处谈到按摩的临床应用外，还论述了按摩与针灸的结合应用。《灵枢·寿夭刚柔》介绍了一个药熨方及运用，具有药物与按摩双重性整合作用。《灵枢》还描述了按摩的工具，如"九针十二原"提到的"员针""鍉针"。总之，《内经》成书时，按摩的应用已经很普遍，《内经》基本上奠定了推拿按摩的理论基础和治疗原则。

三、《黄帝岐伯按摩》

《汉书·艺文志》载有《黄帝岐伯按摩》，这是迄今所知我国第一部推拿专著，其产生年代可能与《黄帝内经》同时，可惜已亡佚，其少量佚文或内容可见于《内经》等著作中。

四、《难经》

大约成书于秦汉之际的《难经》，全称为《黄帝八十一难经》，原题秦越人撰。全书所设八十一个问难中，二十三至二十九难论经络，四十五、六十二至六十八难论腧穴，六十九至八十一难论针法，对《内经》的针灸内容有重要阐发和补充。《难经》与《内经》共同构建了针灸学理论的基本框架。具体的贡献主要在于：①首次提出了奇经八脉是区别于十二经脉的一个独立的经脉体系；②提出了八会穴理论，并对俞募穴、原穴皆有论述和新的发挥；③发展了《内经》的针刺补泻及配穴理论。对针法中的"押手"及"母子补泻法"也有深入阐述。

五、《黄帝明堂经》

又称《黄帝内经明堂》，简称《明堂经》《明堂》等，是我国第一部针灸腧穴专著。原书已佚，撰者不详。《针灸甲乙经》中收录的《明堂孔穴针灸治要》（也大约成书并流行于秦汉之际）佚文，因与杨上善注《明堂经》残卷内容一致，故一般认为《明堂孔穴针灸治要》即《黄帝明堂经》的早期传本。唐代有《黄帝明堂经》的两种注本：一是杨上善撰注的《黄帝明堂类成》（又名《黄帝内经明堂》）13 卷。自序谓"以十二经脉各为一卷，奇经八脉复为一卷，合为十三卷焉"。今杨注全书已佚，但尚存序文及手太阴肺经 1 卷。杨氏对穴名及主治注释颇精，尤其是穴名释义以此书为最早。另一种为杨玄操的《黄帝明堂经》注本 3 卷，此书也亡佚，其部分佚文见于《外台秘要》的卷三十九及《医心方》卷二中。

据《针灸甲乙经·序》云，该书与《素问》《九卷》"皆黄帝岐伯选（遗）事也，三部同归，文多重复"，说明有着共同的学术渊源。该书影响深远，后世针灸之学往往称之为"明堂之学"。故一些针灸书往往也称《明堂》，如《小品方》所引之《明堂》、唐后出现的《黄帝明堂经》等，均非指本书，应注意区别。

六、《黄帝虾蟆经》

《隋志》录为《黄帝针灸虾蟆忌》，撰者不详。现存 1 卷。本书国内早佚，现有从日本传回的复刊本。本书主要内容是按月之盈亏定出刺灸禁忌的部位，认为人体的气血周行，可随月亮之圆缺而变化，因此书中每日配一图，图上部根据月中有"虾蟆（蟾蜍）"和"兔"的传说，记月中虾蟆和兔的生省变化状况；下部为人形图，标明人气、人神所在，以定针灸避忌，图右为解说。本书是我国针灸史上最早阐述针灸避忌的论著，后世针灸著作中有关人神避忌等内容皆遵此说。

七、《针灸甲乙经》

全名《黄帝三部针灸甲乙经》，简称《甲乙经》，皇甫谧撰辑于魏甘露年间（256～259 年）。该书系由《素问》《九卷》《明堂孔穴针灸治要》三部古医经分类合编而成，是它们的古传本之一。尤其是《明堂孔穴针灸治要》，原著早已亡佚，主要内容借本书得以保存。原书 10 卷（见《隋书·经籍志》），以天干编次，故名"甲乙经"。但至南北朝时期已被析为 12 卷，现通行本亦为 12 卷。此书内容大体有二：卷一至卷六为中医学的基本理论和针灸学的基本知识，卷七至卷十二为临床治疗部分。其具体贡献：①补充完善了《内经》的针灸理论，共收录 349 个腧穴的名称、定位和刺灸方法；②采用分部依线厘定腧穴的方法，结束了经穴分离的局面，使经脉和腧穴理论初步结合了起来；③首次明确了 80 多个交会穴（后世增减极少）；④保存了晋以前的重要文献，第 7～12 卷以将近一半的篇幅记述了约 200 多种病证的 500 多个处方，其内容多是现存晋以前其他古籍中所未记载的。唐代太医署将《针灸甲乙经》列为医科必修书，确立了本书在中医学中的经典地位。唐代《备急千金要方》《外台秘要》等有关针灸的内容多取材于此书，北宋官颁针灸腧穴专书《铜人腧穴针灸图经》也以本书的第 3 卷为基础加以扩充而成。

本书经北宋校正医书局校刊，后世传本皆据北宋校定本。现存最早刊本是明万历吴勉学校刊的《医学六经》本，此本于万历二十九年（1601 年）收入吴勉学校刊的《医统正脉》丛书中，此后各家印本多以此本为祖本。

这一时期的推拿文献记载见于一些相关书籍中，如东汉张仲景《金匮要略》中已经有"膏摩"的记载，晋代葛洪《肘后备急方》中，除记有灸疗处方99首外，还有按摩记载4条。在卷一"救卒恶死方"中有"爪其病人人中取醒"一语，是我国最早对掐人中急救法的记载。另外，"治卒心痛方"中，用大指按心下治心下卒痛；"治卒腹痛方"中，抓脐下三寸治腹痛兼治卒心痛，也是较早关于按法、抓法的记载。另外该篇另一条有"拈取其脊骨皮，深取痛引之，从龟尾至项乃止，未愈更为之"，乃是捏脊疗法的最早记载。

第二节　南北朝至宋元时期的针灸推拿类文献

《内经》《难经》《甲乙经》是针灸学的奠基著作，以后从魏晋时期到宋元时代针灸学呈发展态势。这一时期的针灸文献总体上说多只是对针灸学理论的补充或局部的发挥，在理论框架及总体思路方法上，皆未超出《内经》等经典体系。因这一时期跨度较长，所以内容相对丰富。晋代葛洪的《肘后备急方》，唐代孙思邈的《备急千金要方》、王焘的《外台秘要》以及宋代官修方书《太平圣惠方》《圣济总录》等综合性著作，虽不是针灸专著，但却保留了大量针灸文献资料。宋代王惟一的《铜人腧穴针灸图经》为针灸专著，书中对腧穴进行了全面的考订整理。此外，宋代王执中的《针灸资生经》、闻人耆年的《备急灸法》；金代何若愚的《流注指微赋》、窦默的《针经指南》；元代王国瑞的《扁鹊神应针灸玉龙经》、滑伯仁的《十四经发挥》等，皆是流传至今的重要针灸学专著。

这一时期推拿理论的发展速度与针灸理论并不十分同步。葛洪以后，南朝陶弘景《养性延命录》中载有"导引按摩"一则，谈及自我按摩法。唐代王焘编著的《外台秘要》对按摩也比较重视，书中所载"养生导引法"中有关于按摩的内容，但多与《诸病源候论》相同。宋金元时期，以按摩命名的专著仅见《宋史·艺文志》所载《按摩法》1卷，已亡佚。有关推拿的内容除散见于大量养生导引文献中外，临床医书和方书中也有部分相关内容，如《太平圣惠方》《圣济总录》保存了数量不多的一些记载。金元四大家对推拿按摩在临床上也有应用。总之，虽然临床按摩应用广泛，但宋金元时期未能有专著流传下来。

一、《诸病源候论》

隋代巢元方编著，是一部关于病因病候学的专书，书中基本未涉及方药与治疗，但对导引、养生及按摩，则作了专题辑录整理。内容大多辑录自《养生方导引法》《养生方》《养生方真诰》《无生经》等早期养生著作。该书共载导引按摩法 289 条，除去重复，计 213 条，是后世手法的雏形和源头，也是早期较为系统的推拿文献。书中不仅记述了 131 种按摩治法及其适用的 110 种病候，涉及内、外、妇产、五官、口腔、皮肤等科，而且将按摩同导引、养生、气功等方法融为一体，综合运用。清代廖平曾将本书导引按摩内容编成《巢氏宣导法》1 卷，但只辑录其半，后经曹炳章复辑出佚文，编了续卷，收入《中国医学大成》丛书，于 1936 年出版。南京中医学院编写了《诸病源候论校释》（1982 年），将全书的导引部分汇成专篇，列于书末，并作了校释。赵邦柱主编的《古代气功治病法〈诸病源候论〉导引法新解》一书，将其导引法部分的 213 种功法整理为 158 法，每一种功法均冠以新的名称，关于按摩的如"按摩冲脉法""交臂摇肘法""搓手熨目法"等，共有 32 种，对临床有一定的指导意义。

二、《备急千金要方》和《千金翼方》

唐代孙思邈的《备急千金要方》第 29～30 卷、《千金翼方》第 26～28 卷专论针灸，其他卷中也间有一些有关针灸治法的记载。孙氏对针灸学的贡献主要表现在以下几个方面：①保存了许多唐以前的针灸文献，如徐嗣伯的灸风眩法，支法存的灸脚气法，以及"扁鹊"、郭玉、"曹氏"、范汪、甄权等的针灸资料。②记述了大量经外奇穴（有穴名者 120 多个，无名穴的"阿是穴" 70 余处），其中对"阿是穴"的描述，对后世产生了深远影响。③收录针灸处方及治案 400 余条，涉及病证 100 余种，填补了针灸临床文献的空白。④对刺灸法的记载较前大为丰富，如各种针灸补泻手法、火针及用多种药材施行隔物灸等。⑤孙氏对灸法尤多研究，不但广泛用于各种疾病的治疗，还提倡用灸法保健。书中收集载录了较多灸法资料，反映了南北朝隋唐时期重视灸法的历史特征和成就。

孙思邈继承了巢氏导引法中的按摩疗法，在《备急千金要方》卷二十七养性篇中，设有按摩专章，即"养性·按摩法第四"，其中保存了两种重要的按摩文献内容：一是"天竺国按摩法"，源自佛教，共 18 法，多为养生防病之用；另一种为"老子按摩法"，源自道教，共 49 法，包括了按、捻、抱、挑、托、顿、捉、摇、挽、摩、振、拍、推等手法，内容丰富。本卷还多处具体介绍了按摩治疗方法，如"道林养性第二"中，提到了"食讫以手摩面及腹"；在"居处法第三"中，提到"小有不好，即按摩按捺，令百节通利，洩其邪气"，强调养生保健"每日必须调气补泻，按摩导引为佳"；在"调气法第五"中，引录道家彭祖调气时"展两手于脚膝上，徐徐按捺肢节，口吐浊气，鼻引清气"的方法。此外，书中对"失欠"（下颌关节脱位）的推拿法和"爪刺法""药摩法"等记载也颇具特色。

三、《外台秘要》

唐代王焘编著，40 卷，其中第 39 卷专载经络孔穴灸法，采取以经统穴之法，将所有腧穴分列于十二经脉中，穴下分述部位、取穴、主治病证及灸治壮数等，并收录 357 个穴名。本书多处引录《针灸甲乙经》和《明堂经》的内容，保留了两部书的早期资料。同时，因收罗宏富，此书还保存了许多后世失传的灸疗文献，如《集验方》《古今录验》《范汪方》《小品方》《骨蒸病灸方》等，为校勘或辑佚提供了重要参考。

四、敦煌卷子中的针灸文献

敦煌卷子中有《灸法图》《新集备急灸经》《灸经明堂》《人神流注》4 部针灸专著，撰人不详。前二种以灸疗图谱为主，系现存最古针灸图；后二种主要涉及针灸时间禁忌。其中《灸法图》卷子残存 6 段，尚能辨认者计 18 图。《新集备急灸经》有甲、乙两种本子，均有残缺。甲本首行记"京中李家于东市印"，卷末记有"成通二年（861 年）岁次辛巳十二月二十五日衙前通引并通事舍人范子盈、阴阳泥景询二人写讫"，知其为据唐代刊印本抄写者。甲乙两本均正背面连续写绘。甲本正面尚存部分人形穴位图，反面则存有后部的人神禁忌部分；乙本图谱全部残缺，仅存人神禁忌的内容了。

五、《太平圣惠方》

为宋代官修方书，书中第 99 卷为《针经》，论针灸及穴法；第 100 卷为《明堂》，以论灸法为主。《针经》图文对照，穴随图出，以偃、伏、侧三人图形为纲，每个图形再衍化为四图，每图所标列的穴位，均随附文字说明，陈述穴道，穷理尽性，包括主治性能、针灸宜忌、补泻操作、留针时间、灸壮多少、艾炷大小、施灸方法等，均按病分列，详尽清晰。同时倡用饮食禁忌，对针灸治病与饮食禁忌的关系十分重视，几乎每穴均有饮食禁忌的记载。还补充了若干奇穴，虽然《千金方》《外台秘要》等书都有奇穴记载，但本书是唐代文献以后记载奇穴较多的一本著作，其中四神聪、前关、上昆仑、鬼哭等穴均首见于本书。

《明堂》是继唐《外台秘要》以后的另一本灸法专论，总结了北宋以前的灸法经验，辑录了不少佚传文献，包括黄帝灸中风法、岐伯灸法、华佗疗男子卒疝法、张文仲灸法、秦承祖明堂等。而下卷《小儿明堂》辑集诸文献，多数穴位一穴一图，精简实用，计列 40 余症，70 余穴，包括不少其他文献中未见的奇穴，如灸惊痫取"顶上旋毛中""耳后青络脉"；灸目翳取"第九节上"等。这些记载都是腧穴早期的描述，可以看成是一本通俗的小儿灸疗专著。其他如卷五十五"治三十六种黄证候点烙论并方论一首方四十五道"和"三十六种黄点烙应用俞穴处"亦为针灸内容。

六、《圣济总录》

为宋代官修大型方书，200 卷，其中第 191～194 卷为"针灸门"，不仅论述了骨度、骨空、十二经脉及奇经八脉的循行、病证、腧穴部位、主治、针灸深浅壮数及禁忌，还详细介绍了内、外、妇、儿各科数十种病证的针灸治疗方法，内容较《圣惠方》更加丰富而有条理。

七、《铜人腧穴针灸图经》

全称为《新铸铜人腧穴针灸图经》。本书流传过程中有较多别名简称，如《铜人图经》《铜人腧穴针经》《铜人针经》《天圣针经》《铜人经》等。本书为北宋医官王惟一奉旨主持编撰，完成于天圣四年（1026 年）。王氏又于次年设计并主持铸造铜人针灸孔穴模型二具，与书配合，随后政府刻书于石碑而颁行全国。这是首次国家级的经穴大整理，总结了北宋以前针灸腧穴的主要成就，增补了新穴并增加了一些腧穴主治，考定了腧穴定位及刺灸方法，为针灸图经的传播和针灸学的规范化发展，作出了很大贡献。

本书北宋石刻本，辗转保存到明代中叶时已颇多残损，所以正统八年（1443 年）明政府重新铸制针灸铜人时，也仿照天圣时的旧例，将其重新刻于石碑，颁行国内。明英宗序曰："宋天圣中，创作《铜人腧穴针灸图经》三卷刻诸石……于今四百余年，石刻漫灭而不完，铜像昏暗而难辨……乃命砻石范铜、仿前重作，加精致焉。"并将此书镂刻木版，即正统间（正统八年前后）刊本。只是正统刊本在清中叶以后，国内已不复见。但在正统刊本基础上产生了多种明代复刻本及抄本并流传至今，所以现存有多种明清版本。人民卫生出版社于 1955～1956 年出版了影印本，1956～1957 年出版了铅印本。

八、《针灸资生经》

简称《资生经》，针灸专著，南宋针灸名医王执中汇集诸家之书而成。全书 7 卷。卷一论腧穴，附经穴图 46 幅，正文主要采录王惟一《铜人腧穴针灸图经》，所载腧穴的排列顺序及腧穴部位、刺灸法等均按原貌引录，而腧穴主治部分则分别辑入卷三至卷七部分；卷二杂录是有关分寸定穴、穴名同异、艾灸法、避人神等内容；卷三至卷七分论各种病证的取穴施治，收载内、外、妇、儿各科病证 195 种，可见有关治疗学内容占绝大部分篇幅，每个病证之下，辑录了大量前人治疗该病所用的腧穴，《内经》《明堂》《铜人》《甲乙》《千金》《外台》《本事》等书以及秦承祖、许希等人和当时民间所用的腧穴，莫不兼收并蓄，所以从某种意义上讲，《针灸资生经》也是一部腧穴学专书。

九、《备急灸法》

南宋闻人耆年撰，1 卷，成书于南宋宝庆二年正月（1226 年），灸法专著。此书由三部分组成："备急灸法""骑竹马灸法"和"竹阁经验备急药方"。其中"备急灸法"22 条，均为闻人氏"已试之方"，且多为"仓卒救人"之方。后来孙炬卿氏于南宋淳祐五年（1245 年）再刊时，附入"骑竹马灸法"和"竹阁经验备急药方"，前者详录治痈疽的灸法，并附药方数条，与灸法备用；后者列有外用、内服、复方、单方、灸、熏等方法数种。因此，今本《备急灸法》一书，已非一人所撰集，其内容也不限于灸法。本书的主要特点是所介绍的方法简便易行，并且附图多幅，文字通俗易懂，是研究古代针灸急救的一部珍贵文献。

十、《针灸四书》

元代窦桂芳集《黄帝明堂灸经》《灸膏肓腧穴法》《子午流注针经》《针经指南》4 书而成，初刊于元至大四年至皇庆元年（1311～1312 年）间。

《黄帝明堂灸经》3 卷，内容与《太平圣惠方》卷一百"明堂"基本相同。该书首列定穴法、点灸法及人神时忌等方面的论述 20 则，次载正人形、背人形、侧人形及小儿明堂应验穴图计 45 幅（合称"四十五人形图"），并以图为题，详述循经取穴及其主治各症。

《灸膏肓腧穴法》1 卷，南宋庄绰撰，约成书在 1142 年后。本书专论膏肓穴的部位、主治病证及各家不同流派的取穴法。同时绘有身体屈、伸、坐、立等各种插图多幅，是后世研究膏肓灸法治病的重要参考书。

《子午流注针经》3 卷，金代何若愚撰，闫明广补注。成书于贞元元年（1153 年）。上卷为"流注指微针赋""流注经络井荥说"及"平人气象论经隧周环图"；中卷为"手足井荥六十六穴图""三阴三阳流注总说"和"五子元建日时歌"等；下卷为"针经井荥歌诀"60 首及"五行造化"歌诀 1 首，全书插图 28 幅。此书是研究子午流注针法的专著。

《针经指南》1 卷，为金元针灸大家窦汉卿的针灸论著汇编。书中"针经标幽赋"系窦氏发挥闫注"流注指微针赋"之作，内容涉及刺法、取穴、治疗等针灸基础知识，是一篇流传很广的针灸名赋。"流注通玄指要赋"是窦氏将李浩所传的针灸临证经验（"授穴之所秘者四十有二"），也编成韵语歌赋，便于记诵。然后分题详述有关针灸的基本理论和操作手法，包括经脉气血运行、取寸法、刺法、针与灸的关系、补泻手法、子午流注及针灸禁忌等内容。其中"真言补泻手法"系统论述了各种针灸补泻方法，并将基本针刺手法整理归纳为"手指补泄十四法"，对后世针刺法的研究产生了深远影响。

书末附有窦桂芳的《针灸杂说》，主要为取穴时辰、禁忌、经穴流注和开穴法等。

十一、《扁鹊神应针灸玉龙经》

简称《针灸玉龙经》，元代王国瑞撰，1 卷，成书于天历二年（1329 年）。专论针灸，以歌赋体为主。首为"一百二十穴玉龙歌"八十五首，次为"注解标幽赋"一篇，"天星十一穴歌诀"十二首，人神、尻神、太乙日游九宫血忌歌诀各一首，"六十六穴治证"，子午流注心要秘诀等内容。本书文义浅近易明，内容切合实用，多为临床经验之精华，流传很广。

十二、《十四经发挥》

元末滑寿在元太医院针灸教授忽泰《金兰循经取穴图解》一书的基础上加以补注、改编而成，3 卷，原本初刊于元至正初年（1341 年），但久已亡佚，传世各本均为据明代薛铠校刊本刊刻。卷上为"手足阴阳流注篇"，概述经脉的流注次序，循行方向以及经脉的功能；卷中为"十四经脉气所发篇"，详述十四经脉的循行路线及其病候。上、中卷正文均录自《金兰循经》，由滑氏逐节注解，并于各经之前编写相应的经穴歌一首。卷下为"奇经八脉篇"，论述奇经八脉的循行、腧穴及功能。内容基本上抄自《圣济总录》卷一百九十二。本书的主要学术特点：一是按经脉的流注次序和循行方向来排列腧穴，不同于《甲乙经》《铜人》按部排列腧穴的系统；二是在《金兰循经》和《圣济总录》的基础上，将 354 个穴位分别归入其相应的经脉，并首提"十四经"概念，把督任二脉提高到与十二正经同等的地位，是对经络学说的一大发展。

第三节　明清时期的针灸推拿类文献

明代针灸理论仍呈发展态势，出现一大批有影响的著作，徐凤的《针灸大全》、汪机的《针灸问对》、高武的《针灸聚英》、杨继洲的《针灸大成》、李时珍的《奇经八脉考》、吴崑的《针方六集》、徐春甫的《经穴发明》等影响很大的针灸名著也相继问世。综合性著作中，《普济方·针灸门》、张介宾《类经图翼》卷三至卷十一中，也载有很多的针灸资料。明代是针灸学史上的重要发展阶段。清代医学界重药而轻针，道光二年（1822 年）朝廷又废除了太医院针灸科，针灸学的发展逐渐转入低潮。这一时期的针灸专著主要有吴谦的《医宗金鉴·刺灸心法要诀》、李学川的《针灸逢源》、廖润鸿的《针灸集成》等。临床方面，医家更为注重针灸方法的改进，提高了操作的安全性和简便性。

明代推拿文献渐成规模，现存的第一部推拿专著即产生于明代。自明代太医院重新将推拿列为专科后，推拿在学术上也日趋成熟。明代龚居中《红炉点雪》卷四中"却病一十六句之术"中载有"梦失封金柜""搓涂自驻颜""闭摩通滞气"等法。明代李梴的《医学入门》中详细介绍了各种按摩姿势。此外，清代尤乘的《寿世青编》、张映汉的《尊生导养编》、叶志诜的《颐生集》、潘霨的《卫生要术》和《内功图说》等皆有丰富的按摩内容。另有诸多佛、道养生家涉及的导引按摩书，如《道藏精华录》有"古仙导引按摩法"，明代养生家高濂《遵生八笺》中有"延年却病笺"，清代曹庭栋的《老老恒言》（1773 年）中有导引篇；清代吴师机的《理瀹骈文》中有自我按摩法、防病却病导引法等内容。

明清小儿推拿学，发展迅速，成绩卓著。小儿推拿专著成为明清推拿文献的主体部分，出现了如《小儿按摩经》及《小儿推拿秘旨》《小儿推拿秘诀》《推拿广意》《幼科推拿秘书》《推拿三字经》《动功按摩秘诀》《小儿推拿直录》《小儿推拿辑要》《保赤推拿法》《厘正按摩要术》《推拿法》《推拿指南》等书，而相关的儿科著作中也有不少有关推拿的内容，如《幼科铁镜》《幼幼集成》等。

推拿疗法是中医骨伤治疗学中不可分割的部分。明清时期记载用推拿方法正骨和医治外伤的文献不少，明代朱橚的《普济方·伤折门》即记有骨科整复手法，王肯堂的《疡医准绳·损伤门》中也对骨科手法进行了总结。清代吴谦等的《医宗金鉴·正骨心法要诀》对推拿手法治疗骨伤疾病作了较为系统的总结，把摸、接、端、提、按、摩、推、拿列为伤科八法，沿用至今。另外，清代胡延光的《伤科汇纂》、钱秀昌的《伤科补要》等书中，推拿手法不但用于整复骨折，而且用于筋伤、劳损等疾病的治疗，扩大了推拿的应用范围。

一、《针灸大全》

明代徐凤编撰，约成书于明代正德年间（1506 ～ 1521 年）。早期刊本又有《徐氏针灸》《针灸捷要》《针灸捷法大全》等名。共 6 卷，卷一集针灸歌赋 22 首；卷二为徐氏对窦杰《标幽赋》的注解；卷三载周身折量法及分部分经取穴歌诀；卷四为"窦文真公八法流注"；卷五载录泉石心的刺法名篇《金针赋》及论子午流注之法；卷六为腧穴和灸法方面内容。本书主要特点：①学术上推崇窦杰，对子午流注和八法流注颇为重视；②选用了大量简明扼要的针灸歌赋，极便理解记诵；③书末所录一穴多名、一名多穴等内容别具一格，利于后学辨识。

二、《针灸集书》

又名《针灸详说》，2 卷，明代杨珣编辑，成书于正德十年（1515 年）。卷上主要集录针灸歌赋、各家针论，卷下为循经考穴专篇。由于杨氏曾任职太医院，能够接触到较多珍贵医书，因此在编辑《针灸集书》时参考了大量明以前的针灸文献，其引用文献有《针灸资生经》《十四经发挥》《素问要旨论》《圣济总录》《铜人图经》《内外二景图》及王履的相关针论内容等，其中《内外二景图》和王履《小易赋》等均为国内已佚的珍贵针灸文献，赖此书得以传世。有一些文献所据版本与现有版本不同，故此书具有较高的文献价值。

三、《针灸节要聚英》

为明代高武所编《针灸节要》和《针灸聚英》的合刊本，成书于嘉靖八年（1529 年）。全书 3 帙，上帙为《针灸节要》3 卷，中、下二帙为《针灸聚英》4 卷，后二书或分作两部独立专书而流传。

《针灸节要》又名《素难节要》《针灸要旨》，日刊本作《针灸素难要旨》，系节录《内经》和《难经本义》中有关针灸论述类编而成，内容广涉九针、刺法、补泻、经脉、腧穴等多个方面。

《针灸聚英》又名《针灸聚英发挥》，是一部汇编性的针灸著作。卷一论经络腧穴，卷二集录各家针灸临床取穴法，卷三为刺法、灸法和避忌，卷四为针灸歌赋。其收录文献十分丰富，具有较高的文献价值，成为一部流传较广的针灸名著。尤值一提的是，高氏对金元以来发展的按时选穴学说虽很重视，但并不拘泥于此说。他认为"《素》《难》井荥俞经合主病，人多不明五行生克，故不能行，今以诸经是动所生病补泻生克，细为制定，以便针刺"。并创立了一种"十二经是动所生病补泻迎随说"（或称"十二经病井荥俞经合补虚泻实"法），即近人所称"子午流注纳支（子）法"。高氏在书中还十分重视李东垣在针灸学上的成就，多处引述其说，并特立"东垣针法"于卷二之中，认为"东垣针法深得《素问》之旨，人多忽之，各书亦不能载，今于脾胃论中表章于此。"有学者认为《针灸聚英》对后世针灸学影响最大的在于卷一"经络腧穴类聚"部分，高氏以元代杜思敬《济生拔萃》"于十二经井荥俞经合穴，萃集各书主治，其余腧穴则未之及"，故广搜《素问》《千金要方》《资生经》《针经摘英集》等书"而补辑之"，这是继汉代医家编《明堂经》，首次全面总结腧穴主治证之后，又一次系统的针灸腧穴文献整理工作，对于腧穴理论的发展作出了重大贡献。

四、《针灸问对》

又名《针灸问答》，明代汪机撰，3 卷，刊行于明嘉靖九年（1530 年）。该书以问答的形式阐述了经络、腧穴、刺法、灸法等针灸学的基本问题，全书共设 85 问。上卷 60 问，主要为《内》《难》中有关针灸论述的节要和发挥。中卷 15 问主要讨论补泻迎随等针刺法。下卷 10 问主要论述灸法。书中也有一些内容未用问答形式，如中卷中的"三才法""候气法"及针刺"十四法"，下卷中所载针灸歌赋等。本书主要为编辑性质，对答内容多选自他书，部分前加"机按"者为汪机自注之文。虽然汪机自撰的文字不多，但所辑文献的取舍也体现了作者的学术倾向，例如灸法补泻多取朱丹溪和虞抟之说，尤其是观点鲜明地支持丹溪"针法浑泻而无补"之说。反映了汪机与丹溪学派的学术渊源。书中还转述了《子午流注针经》中养子时刻注穴法的内容，详述了此法的开穴规律，并与纳甲法进行了比较，主张删去纳甲法，存养子法。

五、《针灸大成》

明代杨继洲编著，10卷。本书是在杨氏家传《卫生针灸玄机秘要》的基础上，类集了二十余种文献资料增辑而成。书中凡注有"杨氏""杨氏集""杨氏注解""玄机秘要"字样的篇目皆出自杨继洲《玄机秘要》，据王雪苔统计，杨氏原著约占全书篇幅的44%。本书卷一为《内》《难》针灸理论；卷二、卷三为针灸歌赋；卷四为针刺法；卷五为子午流注及灵龟飞腾八法；卷六、卷七为经络、经穴及经外奇穴；卷八为针灸证治；卷九集名医治法和名家灸法，末附杨氏的31个医案；卷十为《陈氏小儿按摩经》。自明万历二十九年（1601年）首次刊行，至清末300余年间，重刊、重印40余次，对普及针灸学起了十分重要的作用。

《陈氏小儿按摩经》又名《小儿按摩经》，据述为四明（今浙江宁波）陈氏所作，也有称为《保婴神术按摩经》。此书是我国现存最早的小儿推拿专书，书中"保婴神术篇"认为婴儿急惊除内服药外，外用掐揉按穴之法，无有不愈之理。至于慢惊，更要内外结合，用推拿才能治愈。其"手法歌"和"治小儿诸惊推揉等法"两篇，谈及推拿手法及具体应用，列有32种不同惊风证候的具体推拿手法。另外还有推三关、推手足、推掌面的具体治法及歌诀，并附图30幅。本书有关小儿推拿的论述系统全面，奠定了明清时期小儿推拿疗法的临证基础。该书无单行本，赖杨氏此书得以传世。随着《针灸大成》不断地翻刻出版，对整个推拿学术也产生了较大影响。

六、《小儿推拿秘旨》

又名《小儿推拿活婴秘旨全书》《小儿推拿活婴全书》，2卷。明代龚廷贤撰，清代姚国祯辑，刊于1604年，为现存最早的推拿专著，作者在总结明代以前有关小儿推拿经验的基础上，结合本人经验心得编成本书。卷一首论小儿病因及生理特点，接着介绍了变蒸、惊风、诸疳、吐泻4种推拿适应证及小儿诊法，其次叙述了小儿推拿手法及其临床应用，如十二手法诀、二十四惊推拿法，并附有虎口三关察纹图、推拿穴位图等7幅，以及关于小儿推拿法的二十四人物图。卷二主要叙述儿科杂证及辨证用药。书末载小儿活婴奏效方43首。本书对推拿穴位、手法、主治记述颇为详尽，增加了新穴位和搓、笃、打、拍、开弹等新手法，并多以歌赋、图解形式编集，使学者易记易诵，一目了然，便于掌握应用。

七、《秘传推拿妙诀》

又名《小儿推拿秘诀》，明代周于蕃纂辑前人著作而成，2卷，刊行于万历四十年（1612年）。内容与《小儿推拿秘旨》相类。周氏原著前部分为诊法及手法总论，创造性地将推拿手法归纳为按、摩、掐、揉、推、运、搓、摇八法，至今仍为推拿基本手法。后部分列诸病症状及推拿治法的处方，有推拿穴位图、手法图等，有许多特殊穴位是首次出现，治法均简明扼要。此书后经清代钱汝明（1776年）予以参订重刊后，附有钱汝明的《秘传推拿妙诀补遗》1卷，内容为杂论手法口诀、小儿诸病的药物疗法、经络、诊候等。其后张振鋆撰写《厘正按摩要术》时，即以此书为蓝本。曹炳章在《中国医学大成总目提要》中评价此书："凡一切症候看诀，穴道手法字义，逐一为之支分节解，而疑惑难明者，更为图画辨释，俾人人展卷，无不了然。"1936年，曹氏将此书亲自重新点校，并收入《中国医学大成》丛书中准备出版，惜因抗战爆发未能刊行。

八、《针方六集》

明代医家吴崑所撰，6卷，刊于万历四十六年（1618年）。全书共分六集，依次为神照集、开蒙集、尊经集、旁通集、纷署集和兼罗集，故名《针方六集》。内容涉及经穴、手法、针灸处方，以及对《内经》《标幽赋》《金针赋》等经典的阐释。尤其是卷四的"旁通集"，通过以药明针的比较方法，论述了针灸基本理论，颇具特色。他的"药之多，不如针之寡也"之说，实际上是强调了针刺简便快捷的作用效果。如后溪申脉四穴并刺尽表邪，其效如桂枝、麻黄、葛根、大小青龙诸方；通圣散之治风热，可与五十九刺争美。在手法方面，同样认为汤药有君臣佐使，针灸之方亦然。药物经炮炙后可以引药至病所，而选穴如不施以适当手法，就如同选用没有经过适当炮炙的药物。在组方上更是指出"药有轻剂、重剂、平剂、调剂，因病而为之轻重也；针有巨刺、缪刺、微刺、分刺，亦因病而为之浅深也""针药犹兵，小方不足以去病，可合方连衡"，即针刺当仿汤药治病，小方平剂调之无效，就应立重方，一般的针刺法难以祛邪扶正时，就群刺之，犹如集中兵力制敌取胜，可谓是第一部针灸处方学的著作。

九、《类经图翼》

明代张介宾撰，刊于明天启四年（1624年）。共11卷，其中第3～11卷为针灸内容。主要包括经络腧穴、针灸要穴歌及诸证灸法要穴等内容，意在补充、发挥《类经》对《内经》针灸理法阐释未尽之处。本书虽非针灸专书，但对清代的针灸学产生了深远影响。清初《医学原始》《循经考穴编》《医宗金鉴·刺灸心法要诀》等均大量引录了《类经图翼》的文字及附图，廖润鸿撰《勉学堂针灸集成》和凌云撰《经学会宗》等书的腧穴部分，也基本录自《类经图翼》。徐灵胎《经络诊视图》、陈廷桂《罗遗编》、翁藻《经穴图考》、张衍思《传悟灵济录》、吴亦鼎《神灸经纶》等书，大部取材于《类经图翼》。

十、《推拿广意》

又名《小儿推拿广意》，清代熊应雄辑，3卷，约刊于康熙十五年（1676年）。卷一先总论推拿在儿科治疗中的作用，次述儿科病的诊断方法；卷二分述各种儿科常见病的推拿疗法；卷三附方，选录小儿病的内服、外治药方180余首。本书的特点在于：①进行推拿治疗时，比较注意囟门、面部、虎口、指纹、神情、声音等的变化，然后再结合各种具体疾病，分列出各种推拿手法，并附图20多幅；②手法中重视推与拿两类手法，列专章详述；③此书选取明代小儿推拿疗法的诸多精华而有所发挥，强调推拿与方药并重；④此书能结合临床实际，自始至终均围绕临床需要解决的问题进行阐述，详细而实用。曹炳章评此书："凡手术外治，汤药内服、设治之法，应有尽有，洵儿科推拿法中要籍也。"故流传较广，是清代重要的推拿文献。

十一、《动功按摩秘诀》

清代汪启贤、汪启圣编撰，2卷。成书于康熙十五年（1676年）。本书先述成人推拿治疗，介绍了中风、面瘫、劳伤、遗精、疝气、盗汗、癫痫、痔疮、脱肛、鼓胀、水肿、呕吐、黄疸、噎嗝、瘰疬、眼目昏花、青盲、牙痛、耳鸣、咽喉肿痛、鹅掌风、背痛、腰痛、胁痛、肩痛、腿痛、膝痛、足跟痛、胃脘痛、泄泻、感冒、疟疾、哮喘、咳嗽、肺痈、头痛、赤白带下、月经不调、不孕等内、外、妇、五官科病证的推拿治疗，每症之下分述取穴方法、按摩手法、气功疗法及养生调摄；然后专述小儿推拿疗法，介绍小儿诊法、小儿推拿复式操作法及各种惊风的推拿治法。此书专用气功、按摩之法治疗疾病，主治范围广泛，方法简便易行，并强调自我保健，是一部特色鲜明、全面实用的推拿专著。

十二、《针灸逢源》

清代李学川编于嘉庆二十二年（1817 年），初刻于道光二年（1822 年），6 卷。卷一、卷二为《内经》相关经文及历代名家注释；卷三为名家医论汇编和历代针灸名赋；卷四为头背胸三部折量法、同身寸法、十二正经及奇经八脉经穴考辨等内容；卷五载述各科病证及针灸处方，尤以儿科病诊治及小儿推拿为亮点；本书系李氏积 40 余年之力，广征博采而编成。与一般节录汇编者不同，李氏采用合编的方式，取诸家之长合于一编，并作了大量的考证及发挥，因而具有较高的学术价值。经穴 361 之数，以本书为完备。书中所确定的腧穴归经规范及穴位定位标准迄今沿用，是国家标准《经穴部位》（GB12346－90）制定时的主要参考文献。卷六为方药证治，主张针药合治，方可"左右逢源"。针灸强调辨证取穴，使之与用药"合归一致"。

十三、《神灸经纶》

清代医家吴亦鼎编著，4 卷，是一部具有总结性质的灸治专著，成书于咸丰元年（1851 年），仅在咸丰三年（1853 年）刊行过一次，故传本较少。书中凡灸法大义，几无不备。卷一、卷二首言灸之法，自蓄艾下火、点穴补泻，至灸疮候发、灸后调养等内容详备，颇切实用；次述经与穴，兼及周身各部位，内容多采自《医宗金鉴·刺灸心法》，唯文字有所增删。卷三、卷四均为灸法的临床应用，对于各部证治，言简意赅，条分缕析，特别是分部辨证，更具新意，为一般针灸书所未见。

十四、《理瀹骈文》

清代医家吴师机著，原名《外治医说》，1 册，不分卷，刊于同治九年（1870 年）。是我国第一部特色外治学专著。书以骈文的形式写成，内容由略言、续增略言、正文、膏方、治心病五部分组成。《略言》总论外治之法；正文分述伤寒、中风、痹证等多种病证的外治法；膏方介绍外治常用膏药的配方与治法；末附"治心病"一文。吴氏在精心研究前贤外治经验，结合自己有效临床实践的基础上，对外治法特色、机理、适应证、组方制剂等进行了系统的整理论述，可谓外治发展史上的一个里程碑。尤其是他将众多内服名方运用于炒熨煎抹外治法中，成为中医治疗史上一大奇观。吴氏提出"外治之理即内治之理，外治之药亦即内治之药，所异者法耳。医理药性无二，而法则神奇变幻"，强调"虽治在外，无殊治内也"，故内服方外用，或擦、或抹、或熨、或摩等，手法极为丰富。如桂枝汤治"伤寒项强，中风口㖞"，煎药"拓项背及面部"；枳实青皮汤治"阳明便秘"，将药物"用布浸汤，铺腹上，手盘旋摩之"等。外用部位涉及颈项、胸、腹、背、全身、脐、四肢、手足心、足背、气海、齿、心、目、头顶、腰、乳、面、胃脘、命门、期门、足三里等穴部。但其中百分之八十以上以胸腹背为常用部位。外治方药剂型有丸、散、膏、丹、汤、粉等，而以膏剂为主。

十五、《针灸集成》

又名《勉学堂针灸集成》，清代廖润鸿编撰，4 卷，成书于同治十三年（1874 年）。此书是由历代针灸文献类编而成。卷一概述针灸学的基本知识，包括针法、灸法、点穴、辨穴，以及十四经穴位置和针刺补泻等；卷二论骨度法及诸病的针灸疗法；卷三、卷四详述十四经穴和经外奇穴的位置、主治及腧穴配伍的治疗作用。此书大量引录针灸文献，持论公允，对"别穴"（指《铜人》不载者）"奇穴"（指《灵枢》不载者）考证审慎，解决了不少存疑问题，是一部具有重要参考价值的针灸专著。

十六、《保赤推拿法》

又名《推拿精要保赤必备》，清代夏云集撰于光绪十一年（1885 年）。作者认为自古有推拿一术，效验极灵，但世无善本。因曾供职于育婴堂，深感此术对幼儿的作用。故在总结族人推拿经验的基础上，博览群书，集成 1 卷，此书主要特点为专论操作，介绍了 45 种操作方法，配图 4 幅，"语极浅近，义极显明，图极清晰"，是一部简易实用的推拿著作。1933 年经许敬舆增释、秦伯未校勘，重刊时更名为《增图考释推拿法》，2 卷，1949 年前后均有出版。

十七、《厘正按摩要术》

又名《小儿按摩术》，清代张振鋆撰，刊于光绪十四年（1888 年），4 卷。本书以明代周于蕃的《推拿秘诀》为蓝本整理而成，"重者汰之，繁芜者删之，颠倒者理之，俚俗者易之，更博采旁搜，附会以明之"，更名为《厘正按摩要术》。卷一"辨证"介绍四诊法及新增的"按腹胸法"；卷二"立法"辑录治法及推拿手法；卷三"取穴"详述十四经穴和小儿推拿的特定穴，列述各种复式操作手法并附图解；卷四"列证"介绍 24 种小儿常见病的辨证、推拿和方药治疗。全书引录广博，又结合了作者二十余年丰富的临床经验，在继承的基础上有所创新。书中论诊法除详于一般望、闻、问、切外，结合推拿特点，更增腹部按诊一法，是其诊法上的一大特点。治法专以手法为主，极少使用药物。本书图文并茂，使学者极易领会和理解全身按摩穴位的所在和按摩手法。尤其书中所辑前人资料，均载明出处，治学严谨，是清代比较好的一部推拿临床专著。

第四节　近现代的针灸推拿类文献

近代以来，西学东渐，西医随之传入，包括针灸学在内的中医学的发展受到很大冲击，针灸文献在内容和形式上渐次发生了较大变化：理论研究方面常结合西医的解剖学、生理学考订经络腧穴；临床方面多参照西医病名开展治疗。据初步统计，民国时期中国针灸医籍数量约有 200 种，较为著名的有赵熙、孙祥麟合著的《针灸传真》、黄竹斋的《针灸经学图考》、焦会元的《古法新解会元针灸学》、赵尔康的《针灸秘籍纲要》等。1949 年以后，党和政府对中医传统文化极力保护和扶持，所以中医事业始终处在发展过程中，无论是针灸文献、针灸实验、针灸临床都有了全方位的进展，针灸文献大量涌现，涉及针灸学的方方面面，全书、类书、理论、临床、教材、工具手册、论文汇编等不胜枚举。这里仅举一些有影响者：陆瘦燕《针灸正宗》、朱琏《新针灸学》、承淡安《中国针灸学》、王雪苔《中国针灸大全》、石学敏《石学敏针灸学》、程莘农《中国针灸学》、邱茂良《中国针灸治疗学》等综合针灸专著；承淡安《经穴图解》、陆瘦燕和朱汝功《针灸腧穴图谱》、杨甲三《针灸腧穴学》等经络腧穴专著；以及吴绍德整理的《陆瘦燕针灸论著医案选》、承为奋等整理的《承淡安针灸选集》、杨依方等整理的《杨永旋中医针灸经验选》、石学敏的《石学敏针灸学论著医案选》、陈佑邦等主编的《当代中国针灸临证精要》、王雪苔等主编的《中国当代针灸名家医案》等名老中医临证经验；承淡安《子午流注针法》、刘冠军《中医针法集锦》、周楣声《灸绳》、章逢润等人的《中国灸疗学》等针法灸法专著。还有山东中医学院《针灸甲乙经校释》、王雪苔主编的《中国针灸荟萃》、赵京生《针灸经典理论阐释》，以及黄龙祥《黄帝明堂经辑校》《针灸名著集成》和《中医必读百部名著·针灸卷》等针灸典籍整理研究著作。此外，黄龙祥还撰写了《中国针灸学术史大纲》，这是我国首部全面论述中国针灸学术发展史的专著。

推拿学术方面，民国时期的文献多以推广普及类为主。如中华书局编写的《推拿易知》、涂蔚生的《推拿抉微》、马君淑的《推拿捷径》、彭慎的《保赤推拿秘术》、陈景岐的《小儿百病推拿法》等。也有少量专著和古籍整理著作，如前述许敬與增释的《增图考释推拿法》、杨华亭的《华氏按摩术》、曹炳章整理收入《中国医学大成》中的推拿著作等。1949 年后推拿学术研究同样迎来了全面发展的新时期，文献方面也得到较快的发展。20 世纪 50 年代，人民卫生出版社、上海卫生出版社、上海科学技术出版社及江苏人民出版社等铅印和影印出版了一批推拿名著，对推拿学术的发展起到了很大的促进作用。推拿新著也随之不断问世，不仅有理论与临床相结合的普及性、实用性书籍，还有各类相关教材等大量出版，促使推拿按摩理论向保健按摩、家庭按摩、美容按摩、康复推拿、健美减肥、运动保健等领域不断全面拓展。尤值一提的是反映老中医推拿学术理论与经验的著作不断涌现，逐渐形成了全国各地的推拿学术流派特色，如陈宇清编著的《新推拿法》及《新推拿十八式详解》、马秀堂编著的《点穴疗法》、王雅儒口述王振闰整理的《按摩疗法脏腑图点穴法》、闻正怡等编的《朱金山推拿集锦》、李英华等整理的《杨清山按摩经验集》、李墨林等编著的《李墨林按摩疗法》及袁靖编著的《袁氏按导学》等。

小儿推拿专著始终独树一帜，有江静波编著的《小儿推拿法新编》、范仰五编著的《小儿按摩新法》、张汉臣编著的《小儿推拿学概要》、李志明编著的《小儿捏脊》、金义成编著的《小儿推拿》等。此外，陈宇清编著的《胃病推拿法》、郑怀贤编著的《伤科按摩术》、葛长海编著的《捏筋拍打疗法》、牛淑平等主编的《中国药摩疗法》也皆各具特色。还有专门整理汇集古今各种推拿手法流派的著作，如骆竟洪主编的《中华推拿医学志——手法源流》、李茂林编著的《按摩推拿手法萃锦》等。

2010 年 11 月 16 日中医针灸入选《人类非物质文化遗产代表作名录》，针灸成为中医药走向世界的助推器，相关研究书籍更是层出叠见。据初步统计，仅 2017 年以来出版社公开发行的这类著作已达 700 余部之多，种类之丰富前所未有。如石学敏等主编的《中华医学百科全书·中医药学·针灸学》、杨金生主编的《中医针灸传承保护丛书》、金义成主编的《中国推拿全书》、王富春等主编的《临床灸法备要（中国针灸临床技法丛书）》和《中国近现代针灸文献研究集成·教材卷》、中国针灸学会主编的《中国针灸学学科史》等。

一、《中国针灸治疗学》《中国针灸学》

二书均由承淡安主编，较系统地反映了承淡安的针灸学术思想和特色。他首先强调经络学说是基础，认为中医学术的基本学理是建立在营卫气血和阴阳五行上面。而营卫气血、阴阳五行的凭借，则在人体组织的脏腑经络上。营卫气血的循行路线即经络，经络不但为营卫气血的循行道路，并且对所管之领域内所有组织脏腑器官等之新陈代谢都有调整平衡、补给缺损的作用。正由于经络的这样一个主要作用，所以能够处理百病，而决定预后的生死。其次承氏强调治神是针灸取效的关键，他将古今中外一切治疗，分为精神治疗、药物治疗和器械治疗三种。而针效的主体有三大要点，第一是精神的感应，第二是心理的专注，第三是物理的刺激。只有三者配合，方能奇功立显，这实际上是《内经》治神理论的一种现代解释。此外承氏还建立了伤寒针灸处方学，认为针药一理，而针灸之法，能通经脉、调气血，从而达到治疗之目的。伤寒各症，皆可用针或灸代替药剂治疗，其收效往往能随手见功，较药剂迅速而无偏弊。但亦有不及药剂之处，如滋补剂、泻下剂等，则略逊一筹。故将仲景《伤寒论》中所有的汤剂治疗方，全补入针灸治疗配穴方，建立了一套系统的伤寒针灸处方。俾学者采用，以解药剂之不及。

二、《针灸正宗》

陆瘦燕撰，2集，第一集"中风预防法""金针实验录"，第二集"金针心传""穴位释义"。其中"针灸实验录"记录了作者的临证验案与心得及113验例，"金针心传"是对"标幽赋"的新释，"穴道释义"按释义、解剖、部位、主治、提要、经验、手术7项著录。作者认为穴名之释义为前所未有者，列入其中，以见古人取名之苦心；部位、主治、提要、经验及手术，参考各书，再加己意，以为读者之研究与选择。陆氏曾于1948年和夫人朱汝功医师共同创办"新中国针灸学研究社"及针灸函授班，并改进针具，创制了"瘦燕式"毫针，制造了与人体等大的针灸经络穴位模型，亲自编写了讲义，函授学员遍及国内外，并在东南亚创办了"新中国针灸学研究社"分社，为针灸医学的开拓和传播作出了贡献。

三、《中国针灸荟萃》

王雪苔主编。全套书共16个分卷：针灸源流、现存针灸医籍、基础理论、经络、腧穴、诊断、刺灸法、针灸治疗上册（传统病证分类）、针灸治疗下册（现代病名）、针灸医案、针刺麻醉、针灸原理、子午流注、针灸歌赋、针灸器材、兽医针灸。本书是文献类编性质，为便于检索，不划分章节，而是采取条目排比。每一条目下，罗列古今文献。清代以前的文献，一般是原文照录，现代文献则多采取文摘形式。本书为研究针灸学提供了系统的专题资料，是针灸学重要的工具书。

四、《中国针灸治疗学》

邱茂良主编，是1949年以来集针灸临床研究大成之作。全书本着继承与发扬并重的原则，突出中医理论，并吸收现代医学内容和科研成果，分总论、各论两部分。总论对针灸临床治疗的发展、针灸治疗原则与辨证论治、刺灸法的研究和针灸治病原理等基本理论作了概要的介绍；各论采用西医病名和分类方法，分内、外、妇、儿、眼、耳鼻喉、口腔、皮肤等科，对120余种病证分别作了介绍。每一病证分概述、病因病机、临床表现、诊断要点、治疗方法、实验研究、古今治法选萃、按语等项目，是一部比较全面而切于实用的针灸治疗学专著。

五、《中华推拿大成》

王云凯主编，为大型工具书，共10卷，卷一为推拿史略；卷二至卷四为基础理论、诊断概要、经络与腧穴等属于推拿学的临床专业基础；卷五为推拿手法，包括复式、复合、运动关节类、部位类、特殊操作类及小儿推拿类六大类计400余种手法，甚为详细；卷六为推拿练功；卷七至卷九为治疗总论、药摩方选及临床各科200余种疾病的推拿治疗方法。最后一卷为推拿保健，介绍了70余种病证的保健方法，绘有图表600余幅。本书的编撰者力求融合前人经验，汇集今人成果，使之从理论到临床达到全、新、精的目的，是1949年以来大型的推拿文献，资料翔实，内容丰富。

六、《中国药摩疗法》

牛淑平、朱长刚主编。药摩疗法是根据患者病情辨证组方，将药物制成适宜剂型，均匀涂敷于体表穴位，再行按摩擦熨等手法，促进药物吸收，以调整经络脏腑气血，达到治病防病目的的一种综合方法，集药物、按摩于一体，适用于内、外、妇、儿、五官、美容等各科疾病的治疗保健。中国药摩疗法历史悠久，本书收集了历代古籍中的药摩方 400 余首，详细介绍了组方、适应证、按摩手法、制剂方法、出处等。

七、《针灸古典聚珍》

王雪苔、黄龙祥主编，为大型针灸典籍丛书。全书分三大部分：第一总论，由《中国针灸学术史概论》《针灸古典聚珍总目提要》《针灸古典聚珍存目书考》三部专著组成。开篇先总览针灸学形成与发展的轨迹，意在向人们展现针灸学术史的总画卷，以便更准确、更容易把握丛书所收各书。继而仿照《四库全书》之例，对于本丛书所收载的全部 59 种针灸典籍加以详尽考辨。最后对于本丛书未予收录的针灸古籍，选录那些对于考察针灸学术源流或版本源流有特殊意义者加以考辨，以正本清源，索隐发微，集中展现作者十余年系统研究针灸文献的成果。第二为全书的主体部分，收载 59 种针灸古籍，均为学术价值高的历代代表性针灸典籍。所采用版本均为国内现存最早或最佳版本。第三是全书的总索引。

八、《陆瘦燕针灸医案医话》

王佐良、徐玉声、陆焱垚整理。本书所收医案主要为陆瘦燕于 20 世纪 50 年代后期与 60 年代初的著作和经验，代表了他晚年较成熟的学术思想和医疗经验。医案部分共收载 32 病 52 案例，并精选 8 则医话，为陆瘦燕先生针灸手法的精华及临床经验的荟萃。

九、《中国针灸史图鉴》

黄龙祥主编，上下册。全书由分部总论、类图概说、组图考证、图注说明 4 个层次构成。卷前有"前言"对整个针灸古图古物演变过程作总体介绍，每一门类前有"概述"，后有"结语"，每一组图又有源流考，这样将所有的图串联成一个整体，再通过摄影与编排的技巧，使局部与整体、表象与深层等关系得到最佳的处理与表现。经过这样的总体设计与巧妙编排，本图集不再是集录一幅幅孤立的图片簿，而是由一组组图片（包括辅助图）构成的一个完整的系列图集，构成一部活的中国针灸发展史。

十、《中国针灸学术史大纲》

黄龙祥著。本书是首部研究中国针灸学术史的专著，全书由"引论""经络部""腧穴部""刺灸法部""治疗部"五部分组成，全面阐述了中国针灸学术发展的历史进程，系统考辨了针灸发展史上的重要学术问题。

十一、《中国推拿全书》

金义成主编。本书以循序渐进的方式，对推拿史话、推拿基础、经络腧穴、推拿技能、成人推拿、小儿推拿、康复推拿、保健推拿、简易推拿、药物推拿、医话诗文歌赋等内容进行叙述，全方位地介绍了中国推拿疗法的发展历史、学科基础、手法功法、临床应用，以及新的研究进展和操作技能等知识。

十二、《中国针灸学学科史》

中国针灸学会编著。本书为中国学科史研究报告系列丛书中的一册。学科史系统总结了针灸学科的认识结构、知识结构、学术建制、学科特征，梳理学科发展的里程碑事件，对于当代针灸学术的传承发展具有重要意义。此书以学科制度化进程为线索，针对针灸学科发展中的主要问题、著名人物、重要事件、学术团体等，充分运用科学技术史、哲学等研究理论和方法，真正体现学科孕育、创立、发展的全过程，提炼梳理针灸学科的发展脉络和规律。

十三、《临床灸法备要》

王富春、王朝辉主编。此书为"中国针灸临床技法丛书"之一，由上、中、下3篇组成。上篇为灸法基础，介绍灸法起源与发展、灸法的特点及其适应证、灸法的基本操作、艾炷灸、艾条灸、温灸、器灸、天灸、非艾灸、其他灸、保健灸法；中篇为灸法名家，介绍古今医家灸法；下篇为灸法临床，全面、系统筛选和整理了临床各类疾病的灸治方法。全书内容丰富且全面，学术性强，具有较高的参考价值。

十四、《中国近现代针灸文献研究集成·教材卷》

王富春、杨克卫主编。中国近现代针灸文献研究一直处于针灸史及针灸文献研究的空白状态，本书是迄今对这一时期针灸文献最集中、最全面的收集整理，抢救性保护了近现代针灸文献，有力地填补了民国针灸文献学术研究的空白。以王富春教授为首的专家团队对收集到的1000余种文献分类整理出教材类文献，然后从数百种教材类文献中选择来源可靠、实用性强、学术价值高、文献意义大的54种教材书籍作为项目第一辑进行影印出版；同时，对每一种文献进行深入研究，撰写了专业性较强的内容提要。本项目以基础理论、临床、技法、综合分卷，每一卷下又按地域进行分类，对54种文献进行清晰划分，充分展示近现代教材类针灸文献的全貌。

【复习思考题】

1. 我国秦汉时期有哪些重要的针灸推拿类文献？其主要内容和学术价值有哪些？

2.《黄帝内经》在建立针灸学理论体系方面作出了哪些贡献？

3. 我国现存最早且较为完整的针灸学专著是哪部？简要说明其主要内容与学术成就。

4. 历史上首次由国家组织的经穴整理工作发生在哪个朝代？其间出品了哪些著作或模型？该项整理有何重要的历史意义？

5. 我国现存最早的推拿专著是哪部？简要说明其内容及学术成就。

针灸推拿类主要著作及推荐版本

1. 足臂十一脉灸经［M］// 马王堆汉墓帛书整理小组. 五十二病方. 北京：文物出版社，1979.

2. 阴阳十一脉灸经［M］// 马王堆汉墓帛书整理小组. 五十二病方. 北京：文物出版社，1979.

3. 黄龙祥. 黄帝明堂经辑校［M］. 北京：中国医药科技出版社，1987.

4. 黄帝虾蟆经［M］. 北京：中医古籍出版社，1984.

5. 张灿玾，徐国仟. 针灸甲乙经校注［M］. 北京：人民卫生出版社，1996.

6. 王惟一. 铜人腧穴针灸图经［M］// 黄龙祥，主编. 针灸名著集成. 黄龙祥，黄幼民，校注. 北京：华夏出版社，1997.

7. 王执中. 针灸资生经［M］. 上海：上海科学技术出版社，1959.

8. 闻人耆年. 备急灸法［M］. 北京：人民卫生出版社，1955.

9. 窦桂芳. 针灸四书［M］. 北京：人民卫生出版社，1983.

10. 王国瑞. 扁鹊神应针灸玉龙经［M］//黄龙祥，主编. 针灸名著集成. 黄幼民，黄龙祥，校注. 北京：华夏出版社，1997.

11. 滑寿. 十四经发挥［M］. 承淡安，校注. 上海：科技卫生出版社，1958.

12. 徐凤. 针灸大全［M］. 北京：人民卫生出版社，1958.

13. 杨珣. 针灸集书［M］//黄龙祥，主编. 针灸名著集成. 黄龙祥，黄幼民，校注. 北京：华夏出版社，1997.

14. 高武. 针灸节要聚英［M］//黄龙祥，主编. 针灸名著集成. 黄龙祥，李生绍，校注. 北京：华夏出版社，1997.

15. 汪机. 针灸问对［M］. 上海：上海科学技术出版社，1959.

16. 杨继洲. 针灸大成［M］. 北京：人民卫生出版社，1983.

17. 龚云林. 小儿推拿秘旨［M］. 姚国祯，补辑. 江静波，校订. 南京：江苏人民出版社，1958.

18. 周于蕃. 秘传推拿妙诀［M］. 清乾隆二十四年（1759 年）文奎堂刻本.

19. 吴崑. 针方六集［M］//黄龙祥，主编. 针灸名著集成. 黄龙祥，董秀琴，点校. 北京：华夏出版社，1997.

20. 张介宾. 类经图翼［M］. 北京：人民卫生出版社，1965.

21. 熊应雄. 推拿广义［M］. 北京：人民卫生出版社，1956.

22. 汪启贤，汪启圣. 动功按摩秘诀［M］. 傅景新，点校. 北京：中医古籍出版社，1986.

23. 李学川. 针灸逢源［M］. 上海：上海科学技术出版社，1987.

24. 吴亦鼎. 神灸经纶［M］//曹炳章. 中国医学大成续集 40. 上海：上海科学技术出版社，2000.

25. 吴尚先. 理瀹骈文［M］. 北京：中国医药科技出版社，2018.

26. 廖润鸿. 针灸集成［M］. 北京：人民卫生出版社，1956.

27. 夏云集. 保赤推拿法［M］. 清光绪乙酉年（1885 年）刻本.

28. 张振鋆. 厘正按摩要术［M］. 北京：中国书店，1986.

29. 承淡安. 中国针灸学［M］. 北京：人民卫生出版社，1955.

30. 承淡安. 中国针灸治疗学［M］//陆拯，主编. 近代中医珍本集·针灸按摩分册. 杭州：浙江科学技术出版社，2003.

31. 陆瘦燕. 针灸正宗［M］. 上海：新中国针灸学研究社，1951.

扫一扫，查阅本章数字资源，含PPT、音视频、图片等

中医养生学是中医学的重要组成部分。数千年来，中医养生学为中华民族的繁衍与健康作出了杰出的贡献，并在世界范围内产生了深刻的影响。中国历代养生学家、医药学家和广大劳动人民通过长期的养生实践，不断丰富和拓展养生内容，逐步形成了较为完整的中医养生方法和养生学理论体系。中医养生学的理论渊源最早可追溯到先秦时期，当时的诸子文史著作即记载有大量的养生学思想与方法。后世养生学说进一步发展，内容不断丰富，在中医文献中不仅有养生学内容，而且出现了养生学专著。据现存中医书目统计，从先秦到现代，各类养性、养生专著书籍多达200余部，其中各种版本约有500种流传于现代。这些珍贵的养生类文献，为当代保障健康、延年益寿的研究奠定了基础。

第一节　唐代以前的养生类文献

先秦时期尚无养生专著，养生内容主要散见于文史著作中。"养生"一词首见《庄子·养生主》，典出"庖丁解牛"，含义与现时略有差异。同时代的《论语》《孟子》《荀子》等著作中都有养生内容的涉及。此外，《庄子》中还有"吹呴呼吸，吐故纳新，熊经鸟申，为寿而已矣。此导引之士，养形之人，彭祖寿考者之所好也"的记载，可见养生方法之一的"运动导引"在此时已经开始传播。

自秦统一至汉代，国土面积辽阔、人口增多、政治稳定，经济发展较快，为我国古代第一个繁荣阶段，涌现出不少养生文献典籍。1976年湖南马王堆汉墓出土大量简帛，其中《马王堆导引图》共绘44幅小图，人物形象涵盖男女老幼，是当时运动养生的翔实记录。另外，《合阴阳》《天下至道谈》这两部房事养生专著的出土，说明房事养生是当时贵族阶层养生的一大内容。汉代道教兴起，开始出现《周易参同契》这样的炼丹著作。西汉淮南王刘安的《淮南子》在继承先秦道家思想的基础上，糅合了阴阳、墨、法和一部分儒家思想，从生命的角度阐释养生，《汉书·艺文志》将之列为杂家类，梁启超盛赞其为"汉人著述中第一流"。《内经》和《伤寒杂病论》，更是将养生观寓于医理，奠定了中医学的理论基础。

至魏晋南北朝时期，出现了不少著名的养生大家。竹林七贤之一的嵇康，著有《养生论》，之后又写了《答难养生论》。葛洪著有《抱朴子》和《肘后备急方》。陶弘景著有《养性延命录》。唐代孙思邈的《备急千金要方》《千金翼方》在中医养生史上具有重要的地位，这两部著作虽为综述性医药著作，但其中不乏治未病与养生的学问，特别是"食养"知识对后世影响较大。此外，唐代还出现了食疗专著《食疗本草》，茶道养生专著如《茶经》，房事养生专著如《玄女房中经》《天地阴阳交会岳赋》《素女经》《素女方》《玉房秘诀》《洞玄子》等，运动养生

专著如《养生辨疑诀》《灵剑子》等。

一、《内经》中有关养生的论述

《内经》是集先秦医疗养生经验大成之巨著，它对人体的生长发育过程和生理、病理现象，进行了深入观察与精要描述，并对生命的本质和起源进行了探索，它阐明了人体生、老、病、死的规律，确定了整体观念、阴阳平衡和预防为主的思想，强调适应四时阴阳、调理饮食起居以保存精气的养生原则，对后世影响深远。后世历代研究《内经》的医家，均对其养生内容进行了阐发，张景岳《类经》、李中梓《内经知要》、薛雪《医经原旨》、陈念祖《灵枢素问节要浅注》等，都有专门阐释《内经》养生理论的篇目。可以说，在中医养生史上，《内经》的成书是一座里程碑，它奠定了中医养生学的理论基础，对中医养生学的发展具有重要的价值与意义。

二、马王堆汉墓医简有关养生的论述

长沙马王堆三号汉墓出土的竹简《十问》《合阴阳》和《天下至道谈》，论述了男女两性的房室生活、性功能补益，以及性生活过程中的各种注意事项，可说是我国迄今发现的最早房中之法的专著。其中竹简《十问》保存了许多性学佚书内容，并对性功能补益有精辟论述。竹简《合阴阳》专述两性生活和房中保健，出土时本无篇名，和竹简《十问》合卷在一起，帛书整理小组根据简首"凡将合阴阳之方"一语，便以"合阴阳"命名。简中提到的"十动""十节"是指模仿动物姿态的十种性交动作；"十修""八动"则提出了男女性交姿态及技巧问题，同时很注意女方在性交过程中的情绪反应。以上都说明了古人如何把男女交合与养生联系起来。从房事前的准备工作按摩之法"戏道"，到房事活动的全部过程，以及房事养生的意义，都进行了深刻的阐述。竹简《天下至道谈》对房事的"七损八益"有具体论述，可解决《内经》中以往未能作出准确解释的相关疑难问题，其学术价值之高是不言而喻的。

三、《伤寒杂病论》中有关养生的论述

东汉张仲景《伤寒杂病论》序言中，充分强调了养生的重要性，抨击不珍惜生命、肆意损害生命的行为。在《金匮要略》中提出了内养正气、外慎风邪的养生基本方针。

《伤寒杂病论》中包含丰富的养生学思想，涵盖几乎所有中医的养生原则。张仲景从临床疾病中总结的养生理论、方法、思想等，在长期的养生实践中证明了其价值，其中包括饮食、顺天时、避风邪、调神、仁心仁爱、运动导引、房事、守纪、妇人养生、治未病等养生思想。书中所涉及的养生内容范围十分广泛，对养生学的形成影响亦极大，同时对当时乃至后世养生专门文献的出现也有积极的指导意义。

四、《抱朴子》中有关养生的论述

晋代葛洪《抱朴子》今存"内篇"20篇，论述神仙、炼丹、符箓等事，"外篇"50篇，论述"时政得失，人事臧否"。全书总结了魏晋以来神仙家的理论，确立了道教神仙理论体系，并继承了魏伯阳的炼丹理论，集魏晋炼丹术之大成。《抱朴子》的养生思想主要包括葛洪养生思想的哲学基础和葛洪的养生观，以及具体的养生方法。葛洪养生思想的哲学基础主要体现在葛洪以"玄道"为思维起点的宇宙论、本体论认识，重生的神学思想基础和道德哲学三方面。养生观包括"养生以不伤为本"的养生思想原则，"我命在我不在天"的养生主体认识思想和金丹成仙思想。葛洪的养生方法兼容并蓄，以金丹为主，代表了道教金丹派的主要特色。《抱朴子》的养生

思想既是葛洪以玄解道哲学认识的体现，也是其神仙道教实践的归宿，既有对中国传统养生思想的继承，又有葛洪对中国古代科技思想和医学思想的发展，在中国思想史上具有重要影响。

五、《养性延命录》

南朝齐梁陶弘景撰，是系统总结归纳前人养生理论和方法而撰集的一部重要养生著作，堪称魏晋之际道教医学养生集大成之作。共分上下两卷，上卷包括"教诫篇""食诫篇""杂诫忌禳害祈善篇"，下卷包括"服气疗病篇""导引按摩篇"和"御女损益篇"。其中"教诫篇"论述养生的理论与养生的必要性，"食诫篇"论述饮食注意事项，"杂诫忌禳害祈善篇"论述日常起居注意事项，"服气疗病篇"论述行气术，"导引按摩篇"论述导引按摩术，"御女损益篇"论述房中术，全书反映了道教学者对益寿延年的高度重视。

该书虽为辑录性质，但其中不乏陶弘景的养生思想。首先，陶弘景认为养生即是修道，他在《养性延命录》中引经据典，从贵人重生的道教生命哲学观出发，反复论述了养生在修道中的意义和必要性，强调养生与修道是统一的；其次，陶弘景还突出强调了积极预防养生的思想，认为修道之人如果平时能加强身心修养，注重生活禁忌，善于运用各种手段、方法进行调整，就能使身心处于健康状态，防止疾患萌生；第三，讲求饮食卫生、起居宜禁的养生思想；第四，重视服气疗病的自然疗法思想；第五，论述"御女损益"的房中养生思想。特别值得注意的是，《养性延命录》卷下首次完整记载了汉代医家华佗所创的五禽戏导引功，十分珍贵。

六、《备急千金要方》有关养生的论述

《备急千金要方》是一部百科全书式的医学典籍，其中在养生学方面也有突出成就。作者提出了"积德行善""恬淡寡欲""顺时摄养"等养生原则，并将这些养生原则贯穿在《备急千金要方》的养生活动之中，成为其指导思想。该书特别重视饮食养生，认为饮食是生活中最日常的活动，所以掌握饮食的规律非常必要，并认为药物的性质过于刚烈，所以要尽量避免首先使用，性情平和的食物应该作为调理身体的首选。书中专门列有食疗篇，后世将之单列出版而为《千金食治》。《备急千金要方》中论述了传授房中术的必要性，并介绍了性生活节欲的根本原则和传授房中术的年龄要求。在生活起居方面，认为养生并不是复杂的事情，应该体现在日常的生活中。

七、《食疗本草》有关养生的论述

唐代孟诜撰，张鼎增补。3 卷，收载食物药至少 260 种。所录食疗经验多切实际，药物来源广泛，充分顾及食品毒性宜忌及地区性，是我国现存最早的营养学和食疗专著，集唐以前食疗之大成。该书以中华民族历来的贵生重食理念为依托，确立未病先防、食疗为主的饮食养生原则，具体包含有食疗的方法、配伍禁忌、因地制宜、因人制宜等方面内容，对后世的食疗、营养及美容都有重要的指导作用。

第二节 宋金元时期的养生类文献

宋代经济文化高度发达，文人参与的养生著作比重变大，许多养生家都是文人出身，如苏轼、陆游、王安石、欧阳修、司马光、沈括等。其养生文献中主张以"仁"为立身之本，以"道"为养生原则，以"预防"为养生宗旨。这些思想体现在其著作当中，如苏轼著《问养生》

《续生论》《上张安道养生诀》《养生颂》《养生偈》等，沈括和苏轼的医药随笔合集而成的《苏沈良方》，欧阳修著《删正黄庭经序》等。宋代社会的官医、慈济制度相对完善，出现许多官修医书、方书，如《太平圣惠方》《太平惠民和剂局方》《圣济总录》，老年养生的专书也出现在此时，如《寿亲养老新书》《养老奉亲书》等，其内容详尽、方法具体，为老人养生提供了简便易行、实用有效的养生之道。

一、《太平圣惠方》有关养生的论述

北宋大型方书《太平圣惠方》专辟"食治论"两卷，强调"病时治病，平时养生"包含了丰富的中医养生学思想。全书共提供食疗方 459 个，应用食物 115 味。食治范围涉及了内、外、妇、儿诸科及通用药方等多方面。有纲有目，条理清晰，剂型种类包含粥、羹、饼、茶等多种剂型，构成了较为完整的中医养生体系，在养生学上具有特殊地位。

二、《饮膳正要》

元代蒙古族忽思慧撰。自问世以来就以我国现存的首部营养和食疗学专著著称。共 3 卷，主要有论、方和食物本草三部分组成，它记载了皇室贵族的饮食谱，并介绍了很多饮食养生的方法，如饮食的制作、宜忌及食后漱口、睡前刷牙等。该书的养生保健观点和饮食养生的经验之谈，与当今医学、养生学、营养学和卫生学的要求是一致的，具有一定的学术价值和实用价值。书中强调"夫安乐之道，在乎保养，保养之道，莫乎守中，守中，则无过与不及之病"，也即要想安乐，达到长寿的目的，就要保养身体。保养身体要守中，按照养生原则，调顺四时，起居有常，饮食有节，营养调配，五味调和，精神健爽，心志安定。

三、《寿亲养老新书》

元代邹铉（约 1237—1320）在宋代陈直（1078—1085）的《养老奉亲书》的基础上修订续增而成。全书共 4 卷，第 1 卷为宋代陈直所撰，后 3 卷为元代邹铉增补。该书全面讨论了老年养生问题，是老年养生保健的重要专书。书中详细记载了老年人的饮食宜忌、食疗、药物调理、四时调摄、颐养性情等内容。强调饮食禁忌，认为老人日常调理当以食疗为先，药饵不可轻尝；老人用药当平和，注重脾肾调理，依据四季特点调节用药和起居。本书尤其重视老人的精神心理调节，认为子女应悉心照料，为老人创造良好的生活环境，并常陪伴左右，不使孤独。老人自己也应摒弃俗务，培养一些兴趣爱好，怡情易性。无聊时，可"召年高相协之人，日陪闲话，论往昔之事"；天气晴好时，可适当外出，欣赏花木，登高远眺。

四、《摄生消息论》

金元时期全真教领袖长春真人丘处机（1148—1227）撰。该书广泛吸取了道教、中医典籍中的养生理念，并在此基础上将人体脏腑变化与四时、五行等联系，对四季精神调养、起居饮食、疾病防治等进行了具体阐述。全书分为春、夏、秋、冬四部分，每一部分又分三节，介绍各个季节具体的摄生消息，对应的脏器情况及相脏病法，全面阐述了天地阴阳变化与人体脏器的关系。

五、《泰定养生主论》

元代王珪（1264—1354）撰。本书是一部医道结合论述养生祛病的著作，对养生祛病之法作了较为详尽的叙述，并涉及导引、按摩之法。序言中即云："首以原心为发明之始；次序婚合、

孕育、婴幼、童壮、衰老宜摄避忌，以御未然之病；次论运气、标本、阴阳、虚实、脉病、证治，以为全生去病之法；然后类方对证，以为规矩之用。"

六、《山居四要》

元代汪汝懋（1308—1369）编，在前人杨瑀所作基础上增广而成。分为摄生之要、养生之要、卫生之要、治生之要四部分。摄生即论四时起居之宜；养生即载服药忌食、饮食杂忌、解饮食毒诸内容；卫生即述人与牲畜常见病证治，方药多取常用之品；治生即言四时节气粮食、蔬菜、花卉、树木栽种之事。书中记述多为居家养生保健之要言，通俗易晓，简便易行。

第三节　明清时期的养生类文献

明代出版业的繁荣涌现出不少养生丛书，明代胡文焕校刊《寿养丛书》，此书收集前人养生学佳作与自己编纂辑校养生学文献共 34 种，68 卷，是集明以前养生学之大成。该书内容非常丰富，既有养生理论，又有养生实践，既有养生原则，又有养生方法，对动功、静功、气功导引、食疗食补、起居调摄都有详尽介绍，具体文献包括《食物本草》《养生食忌》《养生类纂》《摄生集览》《三元参赞延寿书》《养生导引法》《保生心鉴》《修真秘要》《摄生要义》《锦身机要》等，其中《摄生集览》《锦身机要》侧重论述调气养性以及导引的理论和方法。另外，明代尹真人撰述《性命圭旨》、王蔡传撰《修真秘要》皆以阐发调息、导引之法为主。高濂的《遵生八笺》是一部内容广博又切实用的养生专著，美国学者曾于 19 世纪末将此书译成英文，流传国外。清代继承明代，养生文献著作量巨大，但与明代相似，多数是在摘录、收辑前人著述，也有一些创新。

一、《遵生八笺》

明代高濂（1573—1620）撰。本书以主题明确的"八笺"组成，此八笺并非相互平行、游离的单元，而是以"遵生"为一个共同的核心。其中"清修妙论笺"为人的品性、情操、道德修养之总纲；"尘外遐举笺"收录上古至唐的著名隐士共 100 名，作者认为历代高隐既是养生家学习对象，亦是"遵生"的理想人物和实践典范；"四时调摄笺"以自然四时为脉络，分述合于当季之形养方式，"延年却病笺""饮馔服食笺""灵秘丹药笺"可视为"四时调摄笺"之横向扩展补充；"起居安乐笺"则以居住空间为脉络，呈现遵生的人生态度以及落实于日常生活中的具体行为；"燕闲清赏笺"更进一步以"闲情"为前提，呈现出日常生活中的寄情于清赏活动，进而陶冶情操的思想特点。

二、《寿世保元》

《寿世保元》是明代太医院吏目、著名医学家龚廷贤（1522—1619）所撰。龚氏认为，人衰老的主要机理是"真阳元精内乏"和"脾胃气弱"。治疗老年病多以补益立论，独专脾肾，尤重肾阳；对老年人的摄养方法，发先哲之微，承后世之说，特别强调饮食卫生与养生，并注意到早婚和纵欲对人的寿命有一定影响。基于对衰老机理的认识，龚廷贤进而提出了摄生养性以防衰老的具体主张，且重视通过"养内"以"养外"。他还善于应用饮食和运动调养来摄生养性，按摩、呼气、缓行的简易功法，集导引、行气、按摩于一体，能消食导滞，健脾强胃。另外，还总结了呼吸静功及六字诀等练功法，论述详尽，既有原理，也有具体方法和适应病证，表述层次清晰。

三、《养生四要》

又名《万氏家传养生四要》，明代万全（1499—1582）撰。万氏广泛收集前代长寿典籍，结合自身之实践经验，提出养生之法有"寡欲""慎动""法时""却疾"四要。寡欲谓坚忍其性，慎动谓保定其气，法时谓和于阴阳，却疾谓慎于医药，对古代长寿医学理论有独到见解。再者，作者着眼于优生优育，主张适龄婚姻、择偶而配等。并提出生命在于动静结合，反对主动主静走向极端；指出人可延年益寿，但不可成仙，从而摒弃佛道"绝谷食柏""休妻鳏居"弃人伦、灭生理之说教；并总结长寿在于屏嗜好、适寒暄、顺翕张、调滋渗。

四、《老老恒言》

清代曹廷栋（1700—1785）撰。本书是作者汇集清代以前各家养生思想，并结合其切身体会，总结编纂而成的老年养生专著。本书在养生思想方面突出强调"道贵自然"，提倡顺应自然变化、起居寝食求之、养生以适为度、各随禀气所宜。曹氏紧密结合老年人自身的特点，分别从饮食起居、运动导引、预防疾病等方面，阐述"以起居饮食调摄于未病"的具体养生方法。全书论述细致入微，切实可行，且大都经作者亲身体验，值得信赖。

五、《寿世传真》

清代徐文弼（1644—1711）。全书分为修养宜行外功、修养宜内联功、修养宜宝精宝气宝神、修养宜知要知忌知伤、修养宜四时调理、修养宜饮食调理、修养宜提防疾病、修养宜护持药物八卷。该书主张气功导引应与综合调摄并重，在外功方面，有针对五官、四肢、腰背的按摩之术，以及提倡应用十二段锦、八段锦和六字真言。内功则是静坐运气方法。本书内容涉及广泛，收罗前人经验甚多，对后世的保健养生有一定的影响。

六、《寿世青编》

清代尤乘编著。尤氏博采《内经》、老子、庄子、孙思邈等各家的养生论述，自饮食起居、四时调摄至劳逸情志、气功、按摩等均详尽阐发。收载了150余种药物炮制方法，总结了病后的食疗方、饮食宜忌。作者重视养生和预防，提出清心寡欲、修养性情是"却病良方、延年好法"。书中所载的"食疗不愈，然后议药。不特老人小儿相宜、凡颐养及久病厌药者，亦未为不可也"；睡眠要"先睡心，后睡眼"；"发宜多梳，面宜常擦，目宜常运，耳宜常筝，舌宜低腭，齿宜常叩，津宜常咽，背宜常暖，胸宜常护，腹宜常摩。谷道宜常撮，足宜常擦涌泉。一身皮肤，宜常干浴"，以及所列十二段动功、十六则健身方法，极有价值。

第四节　近现代养生类文献

近代以来，西医学以较快的速度传入我国，严重冲击中医学。历史学家唐德刚将我国鸦片战争后的社会变革称之为中国历史上的第二次政治社会制度大转型。近代丁福保在论及西医学对于中医学的巨大冲击时，认为"西人东渐，余波撼荡，侵及医林，此又神农以后四千年以来未有之奇变也"。正是在这种社会条件下，对中医学质疑的声音越来越多，中医学屡遭摧残。不过因受西医学的影响，部分中医养生书籍引入西方保健内容，开始中西合璧的养生尝试。1949年后，中医学重获新生，党和国家高度重视预防对保障人民健康的重要作用，确立了"预防为主"为卫生工作的总方针，养生保健事业列入党和政府的议事日程，中医养生学得到发展，许多有关养生学的珍本、善本得到校勘整理，同时出版了不少与现代临床经验结合的现代养生学专著。

一、《中外卫生要旨》

清代郑观应（1842—1921）编撰。本书是一部融入西方保健内容的中医养生书籍，体现作者中西医融合的思想，既重视中医养生理论，同时又吸取西医预防及保健学的内容。该书共 4 卷，书名"卫生"一词典出《庄子·庚桑楚》，晋代李颐在《庄子集解》中把"卫生"理解为"防卫其生，令合其道也"，义为"保卫生命，维护身体健康"。本书前两卷为中外先哲的养生要语，后两卷分别论述日常食物的效用和导引方法，是中西合璧养生主张的具体尝试。

二、《长生不老秘诀》

清末民初李青云及弟子养鹤轩主人辑录汇编，成书于 1935 年。全书共 5 编，每编 1 章。首编为"长生大道章"，包括长生总诀、养生篇、治心篇、净明篇、呼吸篇、答炼霞子问；次编为"长命初基篇"，包括长命初基说、静坐之法、调息之法、安神之法、行功之法、行动坐卧亦当有法、全身关窍脉络总名；第三编为"达道章"；第四编为"心性章"；第五编为"青云老人语录"，概论止念、养气、全神、还虚奥旨。末附真心息妄法 10 种，即觉察息忘、休歇息妄、泯心存境、泯境存心、泯心混境、存境存心、内外全体、内外全用、即体即用、透出体用诸法。

三、《卫生生理学明指》

晚清和民国时期道教内丹清修派丹法代表人物赵避尘（号千峰老人，1860—1942）撰。本书全 1 册，分为 3 章，每章分为 6 节，共成 18 篇专论，成书于 1933 年。主要介绍明清道家修习内丹的炼精、炼气、炼神的三个阶段，首论炼精，包括炼后天五谷之精、炼真阳舍利之精；次述炼气，包括论先天呼吸气、炼后天呼吸气、炼内外呼吸之气；后为炼神，论述后天身体之神、炼后天精神之神。2011 年宗教文化出版社出版《千峰老人全集》中收录该书影印本，另尚译有法语版和意大利版。

【复习思考题】

1. 唐代以前养生类文献的基本特点有哪些？
2. 《养性延命录》在养生学上有哪些贡献？
3. 宋金元时期有哪些代表性养生类文献？
4. 《中外卫生要旨》的养生学思想及其特点有哪些？

养生类主要著作及推荐版本

1. 葛洪. 抱朴子内外篇校注［M］. 上海：上海古籍出版社，2018.
2. 陶弘景. 养性延命录［M］. 王家葵，注. 北京：中华书局，2014.
3. 孙思邈. 备急千金要方校释［M］. 李景荣，校释. 北京：人民卫生出版社，2014.
4. 孟诜. 食疗本草［M］. 尹德海，评注. 北京：中华书局，2011.
5. 王怀隐. 太平圣惠方［M］. 郑金生，校点. 北京：人民卫生出版社，2016.

6. 陈直. 寿亲养老新书 ［M］. 王均宁，评注. 北京：中华书局，2013.

7. 忽思慧. 饮膳正要译注 ［M］. 张秉伦，译注. 上海：上海古籍出版社，2017.

8. 王珪. 泰定养生主论 ［M］. 顾宁一，校注. 上海：上海科学技术出版社，2014.

9. 汪汝懋. 山居四要 ［M］. 李崇超，校注. 北京：中国中医药出版社，2015.

10. 胡文焕. 寿养丛书全集 ［M］. 李经纬，点校. 北京：中国中医药出版社，1997.

11. 高濂. 遵生八笺 ［M］. 倪青，评注. 北京：中华书局，2013.

12. 龚廷贤. 寿世保元 ［M］. 古典医籍编辑部，主编. 北京：中国中医药出版社，2021.

13. 万全. 养生四要 ［M］. 范崇峰，校注. 北京：中国中医药出版社，2016.

14. 曹廷栋. 老老恒言 ［M］. 黄作阵，评注. 北京：中华书局，2011.

15. 徐文弼. 寿世传真 ［M］. 吴宇峰，编. 北京：中国医药科技出版社，2017.

16. 尤乘. 寿世青编 ［M］. 马新平，评注. 北京：中华书局，2013.

17. 郑观应. 中外卫生要旨 ［M］. 广州：广东科技出版社，2014.

18. 董沛文. 千峰老人全集 ［M］. 北京：宗教文化出版社，2011.

19. 周贻谋. 马王堆简帛与古代房事养生 ［M］. 长沙：岳麓出版社，2006.

第十九章

医案医话医论类文献

扫一扫，查阅本章数字资源，含PPT、音视频、图片等

　　医案是中医诊疗活动的记录，医话是不拘体裁的医学随笔，医论为中医学术论著。它们虽非构成中医文献的核心或主体部分，但其作用和价值却不可忽视。清末医家余景和云："医书虽众，不出二义：经文、本草、经方，为学术规矩之宗；经验、方案、笔记，为灵悟变通之用，二者并传不朽。"（《外证医案汇编》）医案、医话、医论当属后者，能启迪心智、拓宽视野、增广见闻。由于三类著作种类众多、内容丰富、形式活泼、特点鲜明，故而受到历代习医、研医、业医者的喜爱和重视。

　　医案、医话、医论，三者既有区别，又有联系，内容上常相互交融，写作时亦多有关联。如医案中常发议论，或兼记医家轶闻趣事，是案中有论、有话；医话信笔写来，亦记医案，亦发议论，是话中有案、有论；医论或以案证论，或叙医家医事，是论中有案、有话。因此，单就具体的一案、一话、一论而言，有时三者不易区分，亦不必细分。若就著作而言，古今学者亦多将其归为一个大类。

第一节　医案类文献

　　中医医案类文献数量众多，现存医案著作当在一千种以上。由于医家所处时代、环境、地域不同，学识、爱好、修养各异，历代医案的数量、形式、体裁、风格等亦不尽相同。现按中医医案发展脉络，对历代医案类著作简介如下。

一、先秦至隋唐

　　中医医案起源很早，其萌芽约可追溯到周代。据《周礼·天官》记载，当时的医生已有关于疾病名称及治疗结果的记录。在《左传》及先秦诸子著作中，也有散在的关于医家诊治疾病的记载，均可视为医案之雏形。现今所见最早有实际内容的医案，为《史记·扁鹊仓公列传》中所载扁鹊治赵简子、虢太子、齐桓侯三案与淳于意（仓公）的"诊籍"。扁鹊医案尚有史家加工，"诊籍"则为医家自述。故仓公"诊籍"被公认为典型的中医医案。仓公"诊籍"共有25则，每则载有患者姓氏、性别、住址、职务、病名、病因、病状、脉象、治法及预后等内容，涉及内、外、伤、妇、儿各科病证23种。诊法以脉诊为主，治法有药物、针刺、熏洗等。"诊籍"真实反映了淳于意的诊疗情况，其中还记录了10个死亡病案，这种实事求是的态度，反映了早期医案朴实无华的风格特点。总之，淳于意的"诊籍"是我国现存最早的医案文献，它不仅反映了西汉初年我国医学发展的水平，而且还保存了西汉以前的部分医学文献。同时，其体例内容，实开后世医案之先河，对中医学术的发展起到了积极的促进作用。

秦汉以降，医学发展注重经验积累，崇尚搜集医方，理论研究及医案记叙则进步相对缓慢。直至隋唐五代，医案未能取得明显进步与发展。这一时期，医案主要散见于各类医籍和文史著作中，数量较少且内容简略。如《备急千金要方》所载数案，或为孙思邈自治医案，或为孙氏所引前贤医案，目的主要是用以证明某方、某药的疗效，缺乏对病证的详细描述及理论分析，学术性不强。其他如《肘后备急方》《脉经》《外台秘要》等书所载医案亦多简略或不够典型。

二、宋代至金元

宋元时期各家争鸣，医案也呈现了前所未有的繁荣景象。其特点是医案专著开始出现，医籍附案逐渐增多，医家立案蔚然成风，医案风格异彩纷呈。

宋代许叔微的《伤寒九十论》，是我国现存最早的伤寒专科医案，也是现存第一部医案专著。该书将常见伤寒病证分为 90 种，每证首列一案，次以《内经》《伤寒论》等经典著作为依据，对医案加以剖析，或阐释病机，或类证鉴别，或分析用药，或阐明辨证要点。本书理论联系实际，剖析详明，充分反映了许氏尊古不泥、通常达变的特点，其中亦不乏作者独到的心得体会。清代医家余震认为许叔微对仲景《伤寒论》的研究具有很高造诣，曾说："自晋迄今，善用其书者，惟许学士叔微一人而已。所存医案数十条，皆有发明，可为后学楷模。"（《古今医案按》）可见本书在医案发展史上具有重要意义。此外，许氏在其《普济本事方》中附有不少治验，属典型的医籍附案之作。

医籍附案起源较早，至晚在唐代即已出现，但早期的医籍附案较为零散、简略，比较集中且典型的医籍附案实始于宋。除上述《普济本事方》外，钱乙的《小儿药证直诀》卷中载有儿科医案 23 则，涉及病证十几种，或分析病因病机，或阐明方药运用，充分体现了钱乙的儿科学术特点。该书不仅是医籍附案的先行者，而且可视为儿科专科医案之嚆矢。此外，宋代医家陈自明、寇宗奭、王执中等在其著作中亦附有数量不等的医案，杨介、孙兆、史堪等医家亦有医案传世。另外，宋太医局在对医学生进行考试时，有些命题如"假令法"（假设某一证候，分析其脉象、治法、方药等）、"运气"（分析某年五运六气及当用何方药）等，颇类似于病案分析，从中可见宋代医学对医案的重视。

金元时期，医学流派纷呈，出现了刘完素、张子和、李东垣、朱丹溪、王好古、罗天益、滑寿、倪维德等一批著名医家，他们竞相著书立说，并在其著作中大量引录各自的治验，不仅大大推动了中医学术的发展，而且使医案的积累和利用得到了进一步提高。随着医案数量的增加，其形式、风格及叙案方式亦有较大变化。如《儒门事亲》中的医案，记叙病因、辨证、治法、方药较详，用药多主寒凉，擅用汗、吐、下三法，体现了张子和以攻邪为主的学术特点。李东垣医案散见于《脾胃论》《兰室秘藏》《东垣先生试效方》等书，引经据典，叙案周详，辨证确切，擅用升阳益气之法，反映了李东垣扶正祛邪、顾护正气的学术风格。朱丹溪医案流传较多，多以夹叙夹议的写法，阐明其滋阴降火的学术观点和临床经验。上述各家医案，充分反映了医家各自不同的学术观点和丰富的临床经验，具有以案明理的特点。其他各家医案如王好古《阴证略例》、罗天益《卫生宝鉴》所附医案等，亦各具特点，足资启悟。

三、明代

医案发展至明代，各方面均渐趋成熟。个人医案专著及医籍附案大量增加，汇集多家医案的专著已经出现，并开始出现对医案的专门研究，是这一时期医案成熟的重要标志。

（一）个人医案

据不完全统计，现存明代单独个人医案专著有 30 余种。较有代表性的有如下几种。

1.《石山医案》 明代汪机著，3 卷，附录 1 卷。全书以医案为主，兼有部分论述及答病人书。上卷除论述营卫气血外，主要为内科杂病医案；中卷为外、妇、儿科医案；下卷除卷首为银台宋公问病之答书外，多为汪氏读书和临证见闻的随笔记录。汪氏学宗丹溪，施治灵活。其临证特点一是善用补气，尤擅用参、芪，认为参、芪"不惟补阳，而亦补阴"。二是重视四诊合参，长于脉诊与望诊，案中于患者形体、色泽等记述尤明。附录载其门人陈桷总结的参、芪用法 2 则及李汛所撰汪机小传 1 篇，有助于对其学术思想及医案的理解。

2.《孙文垣医案》 又名《生生子医案》《赤水玄珠医案》。明代孙一奎撰，门人余煌、其子泰来、明来同编，5 卷。书中收载医案 290 余则，按经治地区分为三吴、新都、宜兴三编，每编下列病证子目。该案于脉因证治叙述详明，尤以辨证为精。用药师古而不泥，既能融前人学术经验，又有个人见解。阐释医理每以问答形式，持论有据，辨证灵活，于临证多有参考之处。

3.《奇效医述》 明代聂尚恒撰，2 卷。收载验案 50 余则，取"医而效，效而奇者详述而录之"之意名书。每案详载时间、姓氏、证候、诊断、辨证、方药及炮制服法，末附经验方 6 首。本书叙案清晰完整，"俾览者咸知某病已危，用某药得宜而获安；其病濒死，用某药中窾而回生，庶令后之病证有相类者，可以触类而通，合宜而用"，对临证有一定参考价值。

4.《医学穷源集》 明代王肯堂撰，殷宅心辑释，6 卷。卷一、卷二为运气图说，卷三至卷六收载作者以运气学说指导临床辨治的医案百余则，以逐年中运木、火、土、金、水为纲分类编排。每案记患者姓氏、年龄、症状、脉象、辨证论治及方药，后为殷氏释解。本书为运气方面的专题医案，对研究运气学说具有重要参考意义。

5.《易氏医案》 明代易大艮撰，1 卷。载产后呕吐、血崩、寒热、膈满等 18 则验案。每案详述证候、病史、诊断、辨证、方药，据脉求因，审因辨证，据证立方。案后自拟问答以剖析病情，分析病因、病机、病位、脉理、辨证要点等，阐释精详缜密，尤精于脉理。治法以开郁为先，补益随后。末附自制方 11 首，亦有参考价值。

6.《医验大成》 明代秦昌遇撰，4 卷。分为 26 章，每章收录验案数则，兼附医论多篇，内容以内、儿两科为主。每案记述主证、病机及治法，辨证精确，处方常煎膏、煎丸、煎方、食疗等并用。其辨证之精细，立法之得当，方药之轻清，足资临证参考。

此外，周之干《周慎斋医案》、程从周《程茂先医案》、卢复《芷园臆草存案》、程仑《程原仲医案》、施沛《云起堂诊籍》、李中梓《里中医案》、胡慎柔《慎柔医案》等亦多有参考价值。除医案专著外，医籍附案的数量和种类也大大超过前代，如《医学正传》《景岳全书》《医宗必读》《本草纲目》《针灸大成》《外科正宗》《一草亭目科》《济阴纲目》《幼科发挥》等书，所附医案数量可观，涉及方书、本草、针灸及临床各科，亦不可忽视。在医案数量增加的同时，质量也有了明显提高，就个案而言，主要表现在：①内容完整而客观；②格式多样而规范；③说理透彻而详明；④文笔秀美而流畅。

（二）汇集类医案

《名医类案》 明代江瓘编著，12 卷。为我国第一部汇集类医案著作。汇集明代以前历代医家医案及经史百家中所载医案近 3000 例，以病证分为 205 门。所载医案以内科为主，兼及外、妇、五官各科。每案记医者姓名及患者年龄、体质、症状、诊断、治法、方药等，而且许多医案附有夹注或按语，以"宣明往范，昭示来学，既不诡于圣经，复易通乎时俗"。该书不仅开我国医案类书编纂之先河，而且也是第一部研究古代医案的专著。《四库全书总目提要》称赞本书："可为法式者固十之八九，亦医家之法律矣。"

明代除了对医案的广泛性研究外，一些医家还开始对医案的书写格式与规范进行研究。首先是韩懋在《韩氏医通》中提出医案要"望、闻、问、切、论、治六法必书"，并示以格式。其后吴崑在《脉语》中对此又作了修改和补充，提出了"七书一引"的书写方法，对医案的书写内容和格式做了更为详细的说明。这些观点的提出，起到了促进医案向规范化、科学化发展的作用，对后世医案及中医学术的发展，产生了积极而深刻的影响。

四、清代

清代是医案发展的鼎盛时期。在这一时期，不仅有大量的医案问世，而且书写和编纂出现了百花齐放的局面，理论与临床的结合更加紧密，从而进一步推动了中医学术的发展。清代医案的特点有以下三个方面：其一，医案大量涌现，形式种类多样。而且门类俱全，风格多样，既有个人医案、汇集类医案、医案丛书，又有专科医案、专题医案、会诊医案、宫廷医案及医案评注等。其二，医家重视医案，立案已成风尚。清代医案之所以有所成就，在于医家对医案的普遍关注。一方面医家对前贤医案倍加珍视，如更多地对前人医案加以汇集、评注；另一方面医家对个人撰写医案格外重视，而且出现了许多临证随诊随记之医案，较以往以追忆为主的写作手法有很大不同。第三，重视医案研究，倡导书写规范。明末清初医家喻嘉言在《寓意草》中撰有"与门人定议病式"。此"议病式"在韩懋、吴崑等医家的基础上，对撰写医案的内容与格式提出了更高的要求，即态度应认真，内容应详尽，理法应有据，方药应齐备。这一设想不仅具有较高的实用价值，而且对于医疗经验的总结、医疗效果的提高、医学理论的发展，以及医疗档案的保存，均十分有益，至今仍有借鉴意义。现将清代主要医案著作简介如下。

（一）个人医案

1.《寓意草》　明末清初医家喻昌撰，1 卷。收载内科杂病及伤寒等疑难病证 60 余则。其中有处方者 30 余案，用《伤寒论》方者 20 余案。每案采用追忆式笔法，详述病因、病情，剖析辨证、治疗，并层层设问，阐明案中的关键和疑难之处。其"大气论""秋燥论"于案中亦有体现。

2.《印机草》　又名《马氏医案》，清代马俶撰，1 卷。以证分类，其中以伤寒、杂病及妇科医案为多。每案叙证全面，理法精密，辨证精细，用药严谨。其治伤寒受其师张石顽影响，长于苦辛温散。该书后经周学海评点，题为《评点印机草》，对原案多有阐发。

3.《临证指南医案》　清代叶天士撰，门人华岫云等整理，10 卷。以病为纲分为 89 门，载案 2500 余则。医案述证虽简，但能充分反映叶氏丰富的临床经验和独到的学术见解。其辨证、立法、处方、选药的纯熟技巧和平淡轻清的用药风格，深受后世医家推崇。本书流传极广，影响极大。

4.《洄溪医案》　清代徐大椿撰，1 卷。收载内、妇、外科 50 余种病证，80 余则医案。每案详述病史、病因、病证、治法及预后，说理有所本源，遣药切于病情，每能独出心裁而不拘成法，反映出徐氏丰富的临床经验和灵活多变的治法。

5.《吴鞠通医案》　清代吴鞠通撰，4 卷（一作 5 卷）。卷一为温病、伤寒，卷二、卷三为杂病，卷四为妇科、儿科。该书按病分类，每病列案若干则，充分反映了吴氏的证治经验。该案特点：一是收载温病医案较多，每能注意舌脉变化，治以调畅气机为主；二是收载复诊医案较多，从中可以看出吴氏常能根据病情变化而处以相应的方药。

6.《吴门治验录》 清代顾金寿撰，4卷。所辑医案以内科杂病为主，共计107则。每案先记诊治过程，案后以问答形式，详析病因病机及方药，重在阐明立法之理。其临证经验丰富，治法灵活，勘病脉证合参，谈理探本寻源，用药巧思灵变。清代医家陆定圃认为该书以灵巧见长，可与《续名医类案》《古今医案按》相提并论。

7.《程杏轩医案》 清代程文囿撰，3卷。卷一名《杏轩医案初集》，收案78则；卷二名《杏轩医案续集》，收案51则；卷三名《杏轩医案辑录》，收案67则。医案书写方式灵活，或先列叙证候，或先引述经典，均能围绕病因病机详加辨析，对真寒假热、阴极似寒等疑难病证，辨析尤为精详，颇具启发意义。

8.《王氏医案》 清代王孟英撰，10卷。全书分为正、续二编。正编2卷，原名《回春录》，主要为内科杂病医案；续编8卷，原名《仁术志》，主要为湿热、暑湿等病医案。王氏精于辨证，擅长以平淡之药愈危重之证。医案中或议病，或论药，分析细致，多可师法。另有《王氏医案三编》，体例同前，俱宜玩味。

9.《得心集医案》 清代谢星焕撰，子甘澍整理，6卷。分20门，收作者"得乎心斯应乎手"的医案261则。其案的特点：一是详述病机，善辨错杂、真假之证；二是诊断精于脉理，擅以脉诊决疑释难；三是治疗法度严谨，善于化裁古方。

此外，吕留良《东庄医案》、郑重光《素圃医案》、高鼓峰《四明医案》、尤怡《静香楼医案》、薛雪《薛氏医案》、沈源《奇症汇》、陈念祖《南雅堂医案》、齐秉慧《齐氏医案》《王九峰临证医案》、方略《尚友堂医案》、蒋宝素《问斋医案》《费伯雄医案》《王旭高临证医案》《柳宝诒医案》《张聿青医案》、陈菊生《诊余举隅录》、余景和《诊余集》《陈莲舫医案秘钞》等，亦颇具影响。

（二）汇集类医案

1.《续名医类案》 清代魏之琇编，36卷。该书收集清乾隆及以前医案5000余则，分为345门。本书为续补《名医类案》之阙漏而编，体例与《名医类案》相似，选案以明以后各家医案为主，收录温病医案较多。每病常列数家医案，以示变法多端，颇能启发临证思路。魏氏所加按语亦精当切要。

2.《三家医案合刻》 清代吴子音编辑。此书收载清代苏州著名医家叶天士《叶天士医案》1卷、缪遵义《缪宜亭医案》1卷、薛雪《薛生白医案》1卷。附《医效秘传》1卷、《温热赘言》1卷。三家医案均以杂证为主，辨证精详，用药纤巧灵活，按语秀美，反映了三位医家的学术思想和治疗经验，同时可见清代吴医之用药风格。

3.《柳选四家医案》 清代柳宝诒选评。包括尤在泾《静香楼医案》2卷、曹仁伯《继志堂医案》2卷、王旭高《环溪草堂医案》3卷和张大曦《爱庐医案》24则。所收医案以内科为主，取材严谨，按语精辟，并在各家医案前介绍其生平及医案来源。

此外，合刊类医案尚有《陆氏三世医验》《龙砂八家医案》等，亦较有影响。

（三）评注类医案

在医案评注方面，许多医家运用注疏、评点等方式对前人医案加以研究整理，出现了一批相关著作，如《薛案辨疏》《王氏医案绎注》《古今医案按》等即属此类。其中俞震的《古今医案按》为评注式汇编医案的代表。该书选辑历代名医 60 余家的千余则医案，以病证分类，类下以年代先后编次，案后选加按语 530 余条，"辨其真伪，别其是非，析其同中之异，表其青出于蓝。或综数事为数语，以隐括其大概；或纂述旧说新说，以补诸案之未逮。"因此，本书对于研习古今医案大有裨益。

五、近现代

清末至民国时期，整个中医学的发展受到了严重阻碍，尽管如此，学者对医案的认识和评价，较前代有过之而无不及。如章太炎先生曾说："中医之成绩，医案最著。欲求前人之经验心得，医案最有线索可寻，循此钻研，事半功倍。"又如张山雷在《古今医案平议》中说："多读医案，绝胜于随侍名医，直不啻聚古今之良医，而相与晤对一堂，从上下其议论，何快如之！"基于对医案的高度重视，本时期的许多著名医家都留下了自己的医案，以至成为最能反映和代表这一时期医学成就的一类医学著作。如《丁甘仁医案》《金子久医案》《曹沧洲医案》、张锡纯《志诚堂医案》、曹颖甫《经方实验录》、周小农《惜分阴轩医案》、汪逢春《泊庐医案》等，堪称其中的代表。在撰写风格上，或继承明清两代的特点，或对传统医案的撰写加以变革，采用中西汇通的观点叙述医案。后者以张锡纯的《志诚堂医案》和《医学衷中参西录》附案为代表。曹颖甫的《经方实验录》，处方以仲景为宗，说理则中西兼融，亦颇具特色。在医案类编方面，徐衡之、姚若琴所辑《宋元明清名医类案》、秦伯未所辑《清代名医医案精华》及何廉臣《全国名医验案类编》等用力较多，影响亦大，堪称佳作。此外，本时期所编大型医学丛书，亦多收录医案著作，如《三三医书》收录 16 种，《珍本医书集成》收录 15 种，《中国医学大成》收录 9 种，亦可资学习和研究参考。

1949 年后，由于对名老中医学术经验的总结和继承给予了足够的重视，故医案类著作大量出现。主要特点表现为以下四方面：其一，通过广泛搜集整理当代名老中医学术经验，出版了一大批名老中医个人医案，如《冉雪峰医案》《蒲辅周医案》《赵炳南临床经验集》《岳美中医案集》《章次公医案》《程门雪医案》《施今墨临床经验集》《孔伯华医案》等。近年来，一些健在的名老中医也纷纷出版自己的医案专集，直至今日出版医家个人医案之风仍盛行不衰。其二，在个人医案大量涌现的基础上，出现了一批当代医家医案的汇编、类编性著作，如余瀛鳌主编的《现代名中医类案选》、董建华主编的《中国现代名中医医案精华》、蔡谷荣主编的《中国当代名医类案》以及各省市整理的当地名老中医经验集等，均收罗宏富，代表了当代医家的医疗和学术水平。其三，除了重视整理当代医家医案外，对古代医案的研究整理也取得丰厚成果，一是对部分古代医案著作进行了点校整理，一是对古代医案和古今医案加以汇集整理，先后出版了《历代儿科医案集成》《历代无名医家验案》《历代针灸名家医案选注》《二续名医类案》《清官医案研究》《明清十八家名医医案》《中国古今医案精粹选评》《医案医话医论名著集成》等著作，为研究历代医案奠定了良好基础。其四，在医案著作形式方面，出现了伤寒、奇证、救误、老年病、疑难病等一批专科或专题医案，评注类医案的数量也大大增加。此外，还出现了以指导医案学习为主的著作，如施杞、萧敏材主编的《中医病案学》和黄煌的《医案助读》等。

上述各个历史时期众多医家不同风格的医案，不仅是我国历代医家临床实践经验的结晶，也是中医学伟大宝库中的瑰宝。在众多的医案中，既有丰富的医学理论，又有大量的医疗经验；既有辨证方法，又有处方用药；既有成功的经验，又有失败的教训；既有详明者令人百读不厌，又有简要者令人寻味无穷；既有一般病而诊疗别具一格，又有疑难症而处治独辟蹊径。总之，中医医案不仅是医疗活动的真实记述，而且还反映了医家的临床经验及思维活动。它不仅是中医理、法、方、药综合运用的具体反映形式，而且浓缩、涵盖了中医基础理论和临床各方面的知识，可谓博大精深。学习和研读医案，不仅能丰富和深化理论知识，而且可以提高临床诊疗水平，开阔视野，启迪思路。

第二节　医话类文献

医话是医生的笔记或随笔，也是临证的总结，多记录个人临床治病的心得、治病的思路和对医学问题的讨论。医话在中医文献中可谓"小品"，它通常篇幅短、部头小。但尽管如此，医话仍是医家、学者颇为喜爱的内容之一。其原因有①形式活泼，体裁不拘。医话是有关医事的随笔记录，或摘抄转引，或论说评议，行文不拘一格；或分类，或不分类，无严格要求；或有题目，或无题目，无统一体例。②内容丰富，无医不话。由于无所拘束，故医话所及，几乎涉及中医学的各个方面，举凡谈古说今、评书论人、读书心得、考证纠错、掌故丛谈、轶闻箴言、临证所获、用药心得、验方举隅、医事杂记，不一而足。③言而有据，俱出心裁。医话看似信手拈来皆文章，但却"必有事实，乃有是文"。或古书所载，或师朋所述，或亲眼所见，或亲身所历，一言一语有所本，一论一说有所凭。④医文兼通，文字流畅。医话之作，不限于医家，历代文人名士之随笔杂著，亦多涉于医，其中多有医话佳篇。由于医文交融，故医话之作，多具文采，并以文字简练、语言流畅而见长。因此，医话向被视为零金碎玉，弥足珍贵。因其具有较强的知识性、趣味性和可读性，故多读医话能增长知识、广开视野，可谓开卷有益。

何廉臣先生曾云："唐王勃撰《医话序》一卷，即医话之鼻祖也。宋张杲《医说》十卷、明俞弁《续医说》十卷，即医话之导师也。迨前清作者如林。"（《存存斋医话稿》序）因《医话序》今佚，故医话著作始于何时，现尚不可详考。目前所能见到的唐代医话，散见于唐代段成式《酉阳杂俎》、封演《封氏闻见记》、柳宗元《龙城录》等许多文人随笔中，较为零散。

一、宋代

现存最早的医话专著，为宋代张杲所撰《医说》。该书共 10 卷，分为 49 门。前 7 门记叙历代名医、医书、本草及针灸、诊视等内容，次将伤寒、诸风、劳瘵、鼻衄吐血等临床病证分为 30 门论述，再次为食忌、服饵、养生等 6 门，再次为妇人、小儿、疮 3 门，最后为五绝、疝疸及医功报应 3 门。该书广泛收集南宋以前我国文史著作中有关医药的资料，以及个人经历或耳闻之医事，内容丰富，所涉广博，有很高的史料价值。所集资料分类编排，且注明出处，亦其所长。除《医说》外，宋代大量的医话还散见于文人学士的笔记随笔中，如沈括《梦溪笔谈》、洪迈《夷坚志》、叶梦得《避暑录话》、庄季裕《鸡肋编》、江少虞《宋朝事实类苑》等，所载医学资料，翔实可信，颇有参考价值。

二、金元至明代

元明之际，医话著作较少而散见医话较多。医话著作存世者主要有《续医说》《折肱漫录》《上池杂说》《裴子言医》等，其中《续医说》与《折肱漫录》影响较大。

1.《续医说》　明代俞弁撰，10 卷。该书仿《医说》体例，将耳目所及之医事辑而成书。分37 门，载医话 228 则。卷一原医，记述明代医学、古代良医、医儒同道等，并评述 10 部宋元医书；卷二记古今名医；卷三辨惑，论述脉诊、三焦、方药等；卷四释异法方宜、正治反治等医学术语；卷五为养生杂言；卷六至卷九论述内、妇、儿等各科病证；卷十述药性，专论 23 种药物性味功用。全书内容丰富，叙述简练，编排有序，出处明确，既补《医说》之未备，又多加阐发。

2.《折肱漫录》　明代黄承昊撰，7卷。卷一至卷三为医药篇，卷四至卷六为养形篇，卷七为续医药篇。黄氏一生多病，自云六十多年"药品十尝四五，无日不在病中"，故而知医，并将其见闻心得辑为本书。学术上推崇李东垣、薛立斋，主张以脾胃为本，脾肾并重，力倡温补，反对应用苦寒之药。本书内容虽为短篇杂论，但观点鲜明，可资借鉴。

除医话专著外，医话还散载于元代陶宗仪《辍耕录》，明代焦竑《焦氏笔乘》、李诩《戒庵老人随笔》、龙遵叙《食色绅言》、冯梦祯《快雪堂漫录》等笔记杂文中，而其中以养生内容居多。

三、清代

医话著作的崛起在清末民初，此时不仅涌现出一批医话著作，而且质量亦有明显提高。较著名者，清代有魏之琇《柳洲医话》、计楠《客尘医活》、王孟英《潜斋医话》与《归砚录》、史典《愿体医话》、陆定圃《冷庐医话》、赵晴初《存存斋医话稿》、毛祥麟《对山医话》、黄凯钧《友渔斋医话》等。其中《冷庐医话》《存存斋医话稿》等质量较高，影响较著。

1.《冷庐医话》　清代陆以湉撰，5卷。共分69门。卷一论述医范、医鉴、保生、诊法、用药等；卷二评述古今医家、医书；卷三至卷五叙述多种病证的治法、方药，以历代医家为主，间附自己的经验，涉及内、外、妇、儿、五官各科。该书内容广博，凡古今医家、医事、医籍等，无所不有，或评得失，或论利弊，尤重医德，其旨在于以古鉴今，为学医者示以门径，为业医者示以准则，为养生者示以方法，为求医者示以途径。其论病证，每结合具体病例，推究虚实原委，深入浅出，有理有据。临证倡言四诊合参，尤以舌诊为最可凭。治疗博采众长，善用单方、验方。该书以内容博雅、言而有据、说理明畅、经验丰富为特点，是医话类著作中颇有影响的一种。

2.《存存斋医话稿》　清代赵彦辉撰。本书原为5卷，流传者仅上、下2卷，共载医话74则，内容广泛，涉及医家、医德、病机、辨证、方药等方面。各条标以序号，不分类别，不立标题，不拘体例。该书之论朴实无华，有许多观点为后人所重。如认为"医非博不能通，非通不能精，非精不能专"，又如治病应"随证以立方，非立方以待病"，确有见地。陈锦于该书序中云："晴初之话医也，暴其短，不炫其长；幸其得，犹悔其失，粹然儒者之言。"

清代散见于笔记杂文中的医话亦多不胜数，著名学者如顾炎武、梁章矩、王士禛、纪昀等，多有医事别录，而且质量上乘，足资一览。

四、近现代

现存清末至民国时期的医话著作虽数量较多，但质量及其影响则不及金元明清时期。在编写风格方面，除继承了以往医话的部分特点外，由于中西汇通的影响，本时期的医话著作多兼融中西之说。较有影响的医话著作有陆锦燧的《景景医话》、杨熙龄的《著园医话》、陆士锷的《士锷医话》、许勉斋的《勉斋医话》、罗止园的《止园医话》及续集等。

1949年后，医话多散见于报纸杂志，虽各地有结集出版者，但数量不多。唯中华全国中医学会中医理论整理研究会组织编写的《长江医话》《黄河医话》《南方医话》《北方医话》和《燕山医话》规模较大，涉及当代医家众多。个人医话著作如《岳美中医话集》影响较著。此外，沈洪瑞、梁秀清主编的《中国历代名医医话大观》，点校整理明清至民国时期医话著作60

种，为整理古代医话著作较全面者。

纵观历代医话，其制虽"小"，但切于用而博于学，无论考订历代医事制度，或评述医家人物，或搜采佚文轶事，或发挥诸家理论，或记述临证经验，均足以补群经之缺，正先贤之误，发前人未发，启研究之思，广临证之野。

第三节　医论类文献

医论亦属医学文献中的"小品"，但与医话又有不同。其特点：一是体裁以论为主。医论为篇幅短小的医学论文，或阐发经旨，或辨别是非，或提出新论，或质疑旧说，均为专题讨论文章，重在探赜发隐，颇似学术争鸣。二是内容以学术为主。医论的主题是学术探讨，如基础理论、辨证诊法、治疗原则、处方用药、临床各科证治等。偶亦论及医德医事、医家医著，但并非主流，即有所论亦多围绕学术。三是形式统一。医论主题明确，一论一题，各自独立成篇。

医话多散见于文史杂著中，而医论则散见于各种医籍之内。除医论专著外，医经、诊法、本草、方书、医案、医话以及临床各科医著中，均夹有大量医论。如《黄帝内经》实际上即是汇辑秦汉以前许多医论而成，只是因其被奉为经典，一般不作医论看待罢了。由此看来，医论的起源可上溯到秦汉之际。其后如《千金方》《三因方》《儒门事亲》《本草纲目》等众多医籍均载有医论，其数量、种类、质量等，不在医论专著之下。

一、唐宋至金元

目前所能见到的医论专著，最早为南齐褚澄所撰的《褚氏遗书》。隋唐之际，尚未见有典型的医论著作。宋代，程迥《医经正本书》及太医局所编《太医局诸科程文》为该时期医论著作之代表。金元医家之医论，多散见于各家医学著作中。以著作行世者，主要有朱震亨《格致余论》与《局方发挥》，王履《医经溯洄集》。

1.《格致余论》　元代朱丹溪撰，1卷。全书载医论42篇，内容涉及中医基础理论、临床各科及养生、老年医学等，其中包括能够反映丹溪主要学术思想的"阳有余阴不足论"和"相火论"等名篇，是学习和研究丹溪学术的重要资料。

2.《局方发挥》　为朱丹溪的另一部医论著作，1卷。本书以问答形式对《太平惠民和剂局方》只列各方主治证候而不论述病因病机，以及用药偏于香燥等三十多个问题进行辩驳，并从理论上对其方药加以探讨，力倡重养阴、戒燥热的学术观点。本书与《格致余论》可谓异曲同工，互有阐发与补充，较完整地体现了丹溪相火论和重养阴的学术思想。

3.《医经溯洄集》　元代王履撰，1卷。本书有对医学探本溯源之义，内载医论21篇，内容涉及经典研究心得、温病与伤寒辨析、临床问题探讨等。其中"亢则害，承乃制论""伤寒温病热病说""内伤余议"等篇，论点鲜明，说理有据，对后世影响较著。

以上三种医论著作，所论观点鲜明，精切不凡，许多观点发前人所未发，对后世影响较大，被视为现存医论著作刊行较早、质量较高和较为典型者。

二、明代

明代医论著作流传较广者，有戴思恭《推求师意》、韩懋《韩氏医通》、孙一奎《医旨绪余》、王肯堂《灵兰要览》与《肯堂医论》、赵养葵《医贯》、缪希雍《先醒斋医学广笔记》、张景岳《传忠录》与《质疑录》等。此期医论，不仅数量明显增加，而且论及的学术范围及深刻程度亦有明显进步。医家们尤其注重对医学理论的阐发，并刻意突出个人的学术特点。

1. 《推求师意》　明代戴思恭撰，2卷。卷上论述消渴、喉痛、疝、肠痈等27种病证，卷下论述大风、痛风、内伤、小儿脉、安胎等31种病证。所论各科病证的病因、病机、治法等，均本于其师朱丹溪之意，并予以推求阐释，发其未发。

2. 《韩氏医通》　明代韩懋撰，2卷。上卷为绪论、六法兼施、脉诀、处方、家庭医案五章；卷下为悬壶医案、药性裁成、方诀无隐、同类勿药四章。卷帙虽少，但要言不烦，切于实用，所述医案书写格式及所创三子养亲汤、七味保婴汤等均为后世推崇。

3. 《质疑录》　明代张景岳撰，1卷，载论40余篇。重点在于质正前贤之误，认为古代医家之论不可能毫无错误，如一言之谬，每遗祸于后人，于是将前贤论中之可疑者，一一搜剔，依据《内经》《伤寒论》等经典著作，对其质疑和辩论，撰成本书，反映出张氏的学术功力和治学特点。

三、清代及其后

自清以降，医家立论进一步增多，涉及范围进一步扩大，学术价值进一步提高，医论著作层出不穷。较著名者如张志聪《侣山堂类辨》、尤在泾《医学读书记》、徐大椿《医学源流论》与《医贯砭》、吴鞠通《医医病书》、王学权《重庆堂随笔》、莫文泉《研经言》、石寿棠《医原》、王燕昌《王氏医存》、周学海《读医随笔》等。此外，唐大烈撰辑的我国现存最早的医学期刊《吴医汇讲》，也是一部医论杂著。

清代医论不仅数量多，而且出现了一些质量高、影响大的典型医论著作，其中最有代表性的当属《医学源流论》。该书上、下两卷，分经络脏腑、脉、病、方药、治法、书论、古今7门，计99论。其中"经络脏腑"9论，主要论述经络脏腑之生理、病理及与证治的关系；"脉"3论，主要论述脉证关系；"病"16论，主要论述病因病机及辨证方法；"方药"24论，主要论述用药及用方之法；"治法"24论，主要论述治病方法及治法要点；"书论"13篇，评述《难经》《脉经》诸书，附论妇、幼、祝由各科；"古今"10论，评论古今医家，兼及投医须知。书中各论每不过千言，但阐理深刻，精凿有据，不仅反映了作者对中医学理、法、方、药的见解，而且体现了其广博的学识和丰富的临证经验。在学术上，极力推崇《内经》《伤寒论》《神农本草经》等经典著作，"言必本于圣经，治必遵乎古法"，学有根基；在诊断上，重视四诊相参，反对单凭于脉，主张因人审证、审证求因；在治疗上，提倡辨证用药、内治外治并重，不偏废单方、验方、针砭、按摩诸法，重视煎法、服法等细节。总之，本书所论，内容广泛翔实，或探索经旨、阐明医理，或驳正诸说、指斥时弊，每有卓见，颇能启迪后学。如"药性专长论""用药如用兵论"等诸多篇章被后人视为名篇佳作。但也有些医论著作，论辩性不强，形式以随笔为主，内容较杂，介乎医论与医话之间，或可视为不足之处。

民国以来，医论著作的数量逐步减少，甚至未再出现较有影响的医论著作。究其原因，或许是由于各类中医杂志的不断出现，单篇医论多通过杂志发表，故典型医论著作愈来愈少，而代之以各种论文集。

历代医论的共同特点是以学术为中心，以辩论为手段，以争鸣为特点，以提高为目的。通过辩论，不明者得以阐发，讹误者得以纠正，正确者得以弘扬。因此，医论对于推动中医学术的发展起了极为重要的作用。

【复习思考题】

1. 如何将医案文献进行分类？分别举例说明。
2. 何为医话类文献？试介绍三部清代医话类文献的主要内容。
3. 何为医论类文献？试举例说明之。

医案医话医论类主要著作及推荐版本

1. 许叔微. 伤寒九十论［M］∥许叔微伤寒著作三种. 北京：人民卫生出版社，1993.

2. 张杲. 医说［M］. 上海：上海科学技术出版社，1984.

3. 朱震亨. 局方发挥［M］. 北京：人民卫生出版社，1956.

4. 汪机. 石山医案［M］∥高尔鑫，主编. 汪石山医学全书. 北京：中国中医药出版社，1999.

5. 江瓘. 名医类案［M］. 北京：人民卫生出版社，1957.

6. 孙一奎. 孙文垣医案［M］. 许霞，张玉才，校注. 北京：中国中医药出版社，2009.

7. 聂尚恒. 奇效医述［M］. 北京：中医古籍出版社，1984.

8. 王肯堂. 医学穷源集［M］∥陆拯，主编. 王肯堂医学全书. 北京：中国中医药出版社，1999.

9. 易思兰. 易氏医案［M］. 清乾隆三十年（1765）宝笏楼刻《医林指月》本.

10. 秦昌遇. 医验大成［M］. 北京：中医古籍出版社，1985.

11. 俞弁. 续医说［M］. 清宣通三年（1911）文明书局本. 上海：上海科学技术出版社，1984.

12. 黄承昊. 折肱漫录［M］. 清乾隆五十九年（1794）敬修堂刻本.

13. 戴思恭. 推求师意［M］. 左言富，点校. 南京：江苏科学技术出版社，1984.

14. 韩懋. 韩氏医通［M］. 丁光迪，点校. 北京：人民卫生出版社，1989.

15. 张介宾. 质疑录［M］. 王新华，点校. 南京：江苏科学技术出版社，1981.

16. 喻昌. 寓意草［M］. 上海：上海科学技术出版社，1959.

17. 马俶. 印机草［M］. 清康熙五十二年（1713）观成堂刻本.

18. 叶桂. 临证指南医案［M］. 上海：上海科学技术出版社，1959.

19. 徐大椿. 洄溪医案［M］∥北京市卫生干部进修学院中医部，编校. 徐大椿医书全集. 北京：人民卫生出版社，1988.

20. 顾金寿. 吴门治验录［M］. 清光绪十二年（1886）扬州文富堂刻本.

21. 吴瑭. 吴鞠通医案［M］. 北京：人民卫生出版社，1960.

22. 程文圃. 程杏轩医案［M］. 合肥：安徽科学技术出版社，1960.

23. 王士雄. 王氏医案［M］. 杨俊杰，校注∥刘更生，主编. 医案医话医论名著集成. 北京：华夏出版社，1997.

24. 谢星焕. 得心集医案［M］. 清咸丰十一年（1861）延寿堂刻本.

25. 魏之琇. 续名医类案［M］. 北京：人民卫生出版社，1997.

26. 俞震. 古今医案按［M］. 达美君，点校. 北京：中国中医药出版社，1998.

27. 吴金寿. 三家医案合刻［M］∥曹炳章，原编. 中国医学大成36. 上海：上海科学技术出版社，1990.

28. 柳宝诒. 柳选四家医案［M］. 上海：上海科学技术出版社，1959.

29. 王士雄. 潜斋医话［M］∥曹炳章，原编. 中国医学大成40. 上海：上海科学技术出版社，1990.

30. 陆以湉. 冷庐医话［M］. 刘更生，点校∥刘更生，主编. 医案医话医论名著集成. 北京：华夏出版社，1997.

31. 赵晴初. 存存斋医话稿［M］. 董建华，胡玉珍，校注∥刘更生，主编. 医案医话医论名著集成. 北京：华夏出版社，1997.

32. 徐大椿. 医学源流论［M］∥北京市卫生干部进修学院中医部，编校. 徐大椿医书全集. 北京：人民卫生出版社，1988.

33. 唐大烈. 吴医汇讲［M］∥越医汇讲·附. 北京：人民卫生出版社，1994.

下　篇
中医文献的研究与利用

扫一扫，查阅本章数字资源，含PPT、音视频、图片等

第一节　中医文献的辨伪

一、辨伪概说

辨伪包括辨伪书、伪本、伪事、伪史、伪说等。中医文献的辨伪主要是通过文献考据的方法辨识古典医籍中的伪书。伪书是指作者署名不真、成书年代标记不实及内容造假的古籍。所谓"作者署名不真""成书年代标记不实"，是指在书名项、作者项、序跋等处明确标明的作者和著作年代是不真实的；所谓"内容造假"，即书中全部或部分内容不是题记撰人所作。版本作伪是与伪书相关的一个问题，假冒或错定的古籍版本，称为伪本。

文献辨伪萌芽较早。《孟子·尽心》："尽信《书》则不如无《书》，吾于《武成》取二三策而已矣！"已经对《尚书》内容的真实性进行了甄别。随着历史的发展，辨伪作为一门学问逐渐发展成熟。顾颉刚《中国辨伪史略》对辨伪的发展作了总结，认为："辨伪工作，萌芽于战国、秦、汉，而勃发于唐、宋、元、明，到了清代濒近于成熟阶段。"早期中医文献辨伪见于古代的官私书目中，如《隋书·经籍志》、宋代晁公武的《郡斋读书志》中已有对医书的辨伪。今人谢仲墨自1935年起，专门对中医文献辨伪，陆续撰写《中医伪书考》系列文章，至1937年撰成《中国历代医学伪书考》三卷，考证医书140种，这一系列著作的问世，使中医文献辨伪从一般文献辨伪中独立了出来。

（一）伪书产生的原因

古籍作伪是一种较为普遍的文化现象。中国古代文献浩如烟海，其中真伪相杂，时代混淆。在中医古籍中，亦不乏伪书，有的是真伪相参，有的则全系伪作。

产生伪书的原因十分复杂。因托名而产生伪书的情况比较多。汉代刘安在《淮南子·修务训》中就说："世俗之人，多尊古而贱今，故为道者，必托之于神农、黄帝而后能入说。乱世暗主，高远其所从来，因而贵之。为学者，蔽于论而遵其所闻，相与危坐而称之，正领而诵之。此见是非之分不明。"在《汉书·艺文志》中，称为黄帝君臣、神农、伏羲、尧舜等的著作达40余种之多，正是这种情况的体现。

在中医古籍中，伪书的形成主要有以下几种情况：①依托上古，以迎合世俗厚古而薄今的心理，如《神农本草经》《黄帝内经》；②托名仙家隐逸，以神秘其由来，如南朝齐龚庆宣《刘涓子鬼遗方》；③前书已佚，托名先世之作而伪造，如所谓桂林古本《伤寒杂病论》；④因别出新

义而托言名人或古人，如旧题华佗编集之《元门脉决内照图》；⑤因声名不显，伪托于名家以重之，如陈修园《医学三字经》，始曾托名叶天士；⑥批驳名著而托名名家，如托名叶天士之《景岳全书发挥》；⑦不便署真名而伪造姓名或托名古人者，如房中术诸书；⑧为避政治嫌疑而托名别传者，如陈士铎《石室秘录》，据何高民考证，是书传自于傅青主，而托言岐伯、华佗、张仲景等。另外，书贾为了牟利而造伪的现象也十分普遍。有些古籍在流传过程中，经过多次多人传抄或整理，也造成真书之中有伪文的情况。

古籍在刊刻印刷环节还存在伪本的问题。伪本产生的原因主要有二：第一，书商为了射利而作伪，手法大体有四种：①剜改书名、刻书年代、书坊牌记等；②伪造序跋、题记、名人批注和名家藏印；③伪造蛀痕和把书纸染黄；④利用丛书本冒充单行本、新刻本，或撤去目录以残本充全本。第二，因鉴定失误而导致伪本产生，这种现象在中医古籍中比较普遍。

（二）辨伪的意义

辨伪是进一步研究和整理文献的基础。清代辨伪名家姚际恒《古今伪书考》序有云："造伪书者，古今代出其人，故伪书滋多于世。学者于此真伪莫辨，而尚可谓之读书乎？是必取而明辨之，此读书第一义也。"明确提出了辨伪为读书第一要义。梁启超在《古书真伪及其年代》一书中强调："因为有许多……伪书所误，研究的基础先不稳固，往后的推论更不用说……几千年来，许多学问都是在模糊之中不能得到忠实的科学根据，固然旁的另有关系，而为伪书所误实为最大原因。"因此，古籍只有经过辨伪的过程，才能作为学术研究的资料，否则不准确的、真伪混杂的资料，有莫如无。

中医古籍辨伪的意义概括起来大致有以下几点：①辨伪是确定古籍价值的基础。一部中医古籍，只有在确定作者和成书年代、明确内容是否有附益改窜的情况下，才能正确地评定其价值。②辨伪是古籍整理工作的首要任务。深层的古籍整理工作是多种历史文化知识的综合运用，古籍的辨伪尤为重要。中医古籍整理前，必须明辨真伪，找出书中夹杂有的伪文、伪篇，务使真者得其用，伪者另有所归，以免造成错乱。③辨伪是正确认识学术源流的前提。中医古籍真伪与学术源流的关系最为密切，只有在对中医古籍辨伪的基础上，才能实现学术研究"辨章学术、考镜源流"，依据它来认识中医学术的演变和发展，分析中医流派的传承分合。

二、辨伪的方法

辨伪工作一开始便和校书工作联系在一起，汉代的学者就是通过校书来考定古书的真伪和时代。自从汉代学者在这方面做了一些发凡起例的工作之后，历代学者文人都十分注意这一问题。唐代文学家韩愈在《答李翊书》中，自述为学次第，将古书分为三类：一类是真（正）的，一类是假（伪）的，一类是书虽真而价值不大（不至）的。可知韩氏读书，是认真进行了辨伪工作的。到了宋代，这种风气更盛，如欧阳修、程颐、朱熹等，都对辨伪工作提出了不少见解，取得了很多成绩。

将辨伪的理论和方法加以系统化，总结其中的规律性认识的，当首推明代的文献学家胡应麟。他在所著《四部正讹》一书中，首次总结了伪书产生的原因，并第一次系统地提出考核伪书之法有八：核之《七略》，以观其源；核之群志，以观其绪；核之并世之言，以观其称；核之异世之言，以观其述；核之文，以观其体；核之事，以观其时；核之撰者，以观其托；核之传者，以观其人。这八条归纳出了文献辨伪从目录著录中查证、从共时和历时文献中查证、从文体查证、从史实查证、从撰人和传人查证等5种文献辨伪路径。

近人胡适在《中国哲学史大纲》中提出审定伪书的证据有五，即史事、文字、文体、思想、旁证。近代对辨伪方法进行系统总结的，还有著名学者梁启超。他在《中国历史研究法》中，谈到辨识伪书的十二条公例，被认为是集古今辨伪方法大成。具体如下：

（1）其书前代从未著录或绝无人征引而忽然出现者，十有九皆伪。

（2）其书虽前代有著录，然久经散佚，乃忽有一异本突出，篇数及内容等与旧本完全不同者，十有九皆伪。

（3）其书不问有无旧本，但今本来历不明者，即不可轻信。

（4）其书流传之绪，从他方面可以考见，而因以证明今本题某人旧撰为不确者。

（5）其书原本，经前人称引，确有佐证，而今本与之歧异者，则今本必伪。

（6）其书题某人撰，而书中所载事迹在本人后者，则其书或全伪或一部分伪。

（7）其书虽真，然一部分经后人窜乱之迹，既确凿有据，则对于其书之全体须慎加鉴别。

（8）书中所言确与事实相反者，则其书必伪。

（9）两书同载一事绝对矛盾者，则必有一伪或两俱伪。

（10）各时代之文体，善有天然界画，多读书者自能知之。故后人伪作之书，有不必从字句求枝叶之反证，但一望文体即能断其伪者。

（11）各时代之社会状态，吾侪据各方面之资料，总可以推见崖略。若某书中所言其时代之状态，与情理相去悬绝者，即可断为伪。

（12）各时代之思想，其进化阶段，自有一定。若某书中所表现之思想与其时代不相衔接者，即可断为伪。

"十二公例"并非文献辨伪之圭臬，针对不同文献辨伪，"十二公例"也有局限。

现根据前人提出的辨伪方法，结合中医古籍的特点，对中医古籍的辨伪方法作以下介绍。

（一）查考历代书目

即查考历代书目对某书的著录情况，从流传源流上辨别医籍的真伪。具体方法包括考察早期目录著录、后世书目著录，以及前代目录解题、题记等，以帮助辨识古籍真伪。如《仙授理伤续断秘方》一般认为是唐代著作，但有人认为，该书作为一部正骨名著，若流传于唐代，则唐宋书目应有著录。然而此书非但在官修的唐宋史志书目中未见著录，而且在宋代著名私人书目《郡斋读书志》与其《附志》，以及《直斋书录解题》中也无著录，其最早著录始见于明《国史经籍志》，可知该书在宋以前未见流传，旧题唐人著作值得商榷。

需要注意的是，利用书目辨伪并非绝对可靠，无论是官修书目还是私藏书目都不能录尽一个时期的所有图书。如《昭明文选》李善注引书一千余种，就有不少在《隋志》中没有记载。因此尽管历史上某一著作未被当时书目所著录，也不能仅凭此一点而定其为伪书。

（二）分析书中内容

通过分析医书的内容来辨别伪书，是最重要且最可靠的方法，也是颇显辨伪者功力的一种方法。它要求辨伪者认真阅读原著，并有较为丰富的医学、史学及文化知识。具体可从以下几个方面着手。

1. 从药名考辨　若书中所载药名为后世才开始使用，其书必伪或有部分伪篇。如《内照法》旧题汉代华佗著，但书中有些药物如青黛、肉豆蔻、荜茇、荆三棱、骨碎补等都是唐代以后才开始使用的，最早见载于宋代的《开宝本草》，汉代的华佗不可能使用唐代以后才开始使用的药物。

因此《内照法》不可能出自华佗之手。又如《华佗神医秘传》一书中有"华佗神膏"，方中有三七、儿茶两味药。三七首载于明代李时珍《本草纲目》，为时珍新增药物，称"此药近时始出，南人军中用为金疮要药，云有奇功"；儿茶首载元代忽思慧《饮膳正要》，可知两药均为晚出之药，不可能为汉代华佗所用，故可推断《华佗神医秘传》亦非华佗之作。

2. 从病名考辨　若书中所载病名为后世才出现，其书必伪或有部分伪篇。如《咽喉脉证通论》曾被认为是宋人著作，但书中有关于"棉花疮"（即杨梅疮）的记载，此病是 15 世纪前后从国外经广东传入我国的，因此该书至少是明代以后的著作，而不可能成于宋代。又如《华佗神医秘传》有治青腿牙疳神方，考"青腿牙疳"之名出自《医宗金鉴·外科心法》，谓"此证自古方书罕载其名，仅传雍正年间，北路随营医官陶起麟颇得其详"，可见"青腿牙疳"之名出自清代雍正年间，该书不可能为华佗所著。

3. 从方剂考辨　若书中所载方剂为后世所创，其书必伪或有部分伪篇。如《银海精微》旧题唐代孙思邈撰，但书中有凉膈散、双解散、八正散、川芎茶调散、导赤散诸方，其中凉膈散、双解散为宋金刘完素方，八正散、川芎茶调散出于《太平惠民和剂局方》，导赤散出自《小儿药证直诀》，唐代孙思邈不可能预知宋金医方，足证该书是后人伪托之书。又《仙授理伤续断秘方》旧题唐人著作，但从其医方特点来看，具有宋代方剂的特征，如丸剂"穿衣"为唐代医方所无，最早见于北宋方书，而该书中大红丸、小红丸均以朱砂为衣，大活血丹则用挪漆为衣，显示了宋代医方的特征。故该书非唐人著作，应成于宋代。

4. 从地名考辨　州郡的分合和改名，古今不同，有些地名具有一定的时代特征，故可以利用书中所载的地名来考定其成书年代。如《雷公炮炙论》一般认为成书于南北朝刘宋年间，但从书中所提及的 8 个州县名考证，发现其设置年代大部分在唐代，无一是刘宋时地名。同时使用这些地名，最早是在唐武后垂拱二年（686 年），因此该书著作年代的上限为 686 年。

5. 从避讳考辨　古籍中的避讳字，具有明显的时代特征和规律性，对于古医籍的辨伪具有重要意义。如有些学者根据《太素》避唐讳（如书中为避唐高祖李渊讳将"太渊"改为"太泉"，为避唐太祖李昺讳将"甲乙丙丁"改为"甲乙景丁"），而不避隋讳（书中"其见浮而坚者"，"足长尺二寸，广四寸半"，不避隋文帝杨坚、隋炀帝杨广之名讳），认为该书成于唐初。又如《西方子明堂灸经》一般认为是元代著作，但书中共有三次出现"大敦"穴名，但均改作"大训"，这在其他医籍中鲜有记载，显然是避讳字。查宋代皇帝，光宗名惇。惇，都昆切，音敦。书中避"敦"，显然是为了避光宗之嫌名，这说明该书当属南宋成书，因为元人是不可能为宋代皇帝避讳的。

6. 从器具考辨　如《雷公炮炙论》书中共有 18 处使用瓷器。虽然已有零星的考古报告表明隋唐以前就有瓷器，但瓷器的大规模烧制和广泛使用却是在隋唐以后，据此有人认为《雷公炮炙论》成书年代不会早于唐代。

7. 从学术观点考辨　因时代不同、思想各异，古医家的著作往往带有鲜明的时代烙印和个体特征。从思想内容入手，考察其体现的学术观点，揭示异同以辨求真伪，是更高层次的辨伪方法。如《银海精微》旧本题孙思邈著，但该书与《备急千金要方·目病第一》比较，二书治目病的学术观点迥然不同。《备急千金要方》治目病重在治肝，不外补肝与泻肝两大法门；而《银海精微》治目病重在清热，突出祛邪，所用之方，多以清热祛风之品组成。可见两书非出自一人之手。《千金要方》为孙氏之作历代无疑，《银海精微》显然为托名孙氏之伪书。

此外，还可从人名、官名、朝代名、历法、度量衡等方面进行考辨，若书中出现后代的人名、官制、朝代名以及使用后世的历法、度量衡等情况，那么此书若非全伪，至少也经过后人改审或增益，其中杂有部分伪篇。

（三）研究语言特点

历史的发展，时代的更迭，总要给语言以影响，每一历史时期的语言文字有一定的时代特征，因此利用古医籍中的语言特点来分析其成书年代，也是一种行之有效的方法。这可从医籍的文体、文法及音韵等角度去进行考辨。

如从文体的角度考察《黄帝内经》即可知晓，其中长篇大段论理的篇章，不独三代以前，即使春秋时亦无此种文体，用《论语》《老子》等可作反证，故此书不可能成书于春秋之前。再如钱超尘教授曾从音韵的角度对《内经》的成书年代进行考察，先秦时"鱼""侯"，"真""文"，"质""物"分为两部，而在汉代已经合用。《内经》中"鱼""侯"两部合用在 70 例以上，"真""文"合用的数量超过分用的数量，"质""物"也有一些合用的例证，并且"质""物"都有大量与"月"部合韵的例子，这些都是汉代音韵的特点，说明《内经》的某些篇章形成于汉代。又"明"字在西汉虽有与"耕"部字相押的情形，但还不多，到东汉已转入"耕"部。《内经》中"明"字与"耕"部相押主要出现在七篇大论中，这说明七篇大论当是东汉之作。

（四）考辨引用文献

人们在著述时一般要引用各种文献，从被引文献的写作年代也可辨别医籍的真伪或推测伪书的成书年代。如《西方子明堂灸经》一书引录文献共有六种，这些文献均为北宋以前的作品，其中最晚者为《铜人》，而南宋时期流传较广的《资生经》则未见引录，提示此书可能成书于《铜人》（1027 年）之后、《资生经》（1220 年）之前。又如《银海精微》中的八廓是经《世医得效方》（1343 年）改革后的八廓，并在此基础上加入了八卦正名；而在《原机启微》（1373 年）中曾引用过该书对小儿角膜软化症（小儿疳积上目）病因的论述及救苦汤、金花丸、拨云散等方，这说明该书系 1343～1373 年的作品，约成书于元末明初。

（五）考订作者生平

古人对著作很重视，有立言之称，与立德、立功合称三不朽，因此凡是某人在史书或方志上有传或有碑铭之类者，都会提到或详列其著作名称，故考订作者生平传记也是考辨医书真伪的一条重要途径。

有学者考辨朱丹溪著作的真伪即是从考查作者生平开始的。据不完全统计，题名"丹溪"的医学著作不下 30 余种。但根据宋濂《故丹溪先生朱公石表辞》和戴良《丹溪翁传》记载：丹溪亲撰医书计有 5 种，其余题名丹溪之医著或为后人整理成书，或为托名丹溪之伪书。宋、戴二氏与丹溪过从甚密，故他们关于丹溪著作的记载当属可靠。

除上述辨伪方法之外，还可以利用版刻特征、出土文献等考辨医书的真伪，在此不一一详述。

（六）综合应用举例

在实际文献工作中，古医籍的辨伪往往需要数种方法综合运用。

如民国十五年上海大成书局出版《本草易读》，内封署为"汪切庵先生秘本，徐灵胎、叶天士先生藏本，清御医吴谦审定"。该书存在如下疑点：①卷前例文有："我朝徐洄溪，江南宿儒也"云云。详汪切庵，名汪昂，生于明万历四十三年。徐洄溪，名大椿，生于清康熙三十二年，晚于汪昂七十八年，汪昂不可能言及洄溪。②吴谦生于乾隆元年，又晚于徐大椿四十三年，不可能审定汪书。③该书"元胡"条名后云："本名玄胡索，宋时避真宗讳，改玄为延，今后避庙讳，改玄为元也。"此言避庙讳改玄为元，必圣祖康熙之后，故该书作时，至早亦应在雍正或乾隆年间。④此前目录著作未见著录。故该书绝非汪昂秘本，定系依托人或商贾有意作伪。

又如针灸专著《琼瑶发明神书》，有学者认为其成书于宋代崇宁元年，为刘党所撰。辨伪思路如下：第一，从内容考辨，出现后世人名。书前有崇宁间序，提及"许昌滑君伯仁"。滑伯仁，即滑寿，为元末明初人，约生活于元仁宗延祐元年（1314年）至明太祖洪武十九年（1386年）之间。若书成于崇宁元年（1102年），是绝不可能论及二百年之后的人名的。第二，从目录学考查，宋元官私目录，均未见著录是书。自宋四百多年中，非但在《宋史·艺文志》《明史·艺文志》中未见著录，而且在《郡斋读书志》《直斋书录解题》《遂初堂书目》等私人藏书书目中亦无载录。最早著录是书的为明代朱睦㮮的《万卷堂书目》。第三，考订生平。《万卷堂书目》载刘党为明人，著有《琼瑶发明神书》，同时代目录学家焦竑的《国史经籍志》亦载，刘党为明代人。考之清代钱曾《读书敏求记》，琼瑶真人所著《琼瑶真人八法神针紫芝春谷全书》录于元顺帝至正十五年（1355年）仲秋，由峨眉山人黄士真序而传之，可知此书成书必在1355年以前。而《琼瑶发明神书》卷一有宣德十年（1435年）字样，可知成书必在1435年之后，二者时间跨度至少为80年。推情度理，二书皆出于琼瑶真人之手颇为可疑。《琼瑶发明神书》极有可能是托琼瑶真人之名而行世的伪书。第四，考辨引用文献。《琼瑶发明神书》在宋、元、明较长的历史过程中，在同类著述中既无征引又未见转录，明代著名的针灸著作，如徐凤的《金针赋》、杨继洲的《针灸大成》均未提及是书。特别是《针灸大成》一书，论述"针道源流"及针刺补泻手法时，收罗备至，注明出处，颇为详尽，亦未见引录《琼瑶发明神书》。可推测是成书年代不可能早于明代。综合以上四点，认为《琼瑶发明神书》不应为宋代之书，大致可推断出是托名前人，成书于明代，清代又编造序言而献出的伪书。

三、辨伪的注意事项

古医籍辨伪是一项复杂、细致的学术工作，必须坚持实事求是的科学态度，综合运用多种考辨方法。切忌主观武断或有门户之见，尤其要克服以偏概全的倾向。有些古医籍产生时代较早，但经过流传、增补、润色，难免与原貌有所出入，我们不能抓住书中某一点，就断定该书为伪。辨伪最忌以孤证下结论，必须要对考辨之书作深入全面的分析。要认真鉴别真伪程度，是全伪还是混有伪篇，是半真半伪，还是真伪杂糅，其伪作部分是否出于后人之所增益等，都要尽可能作出实事求是、恰如其分的判断。

最后需要指出，辨别书籍真伪的目的，在于恢复其历史上的本来面目，对其学术地位和价值作出客观、准确的评价，以利于正确运用这些资料，对于其理论渊源与学术流派作出正确的判断和辨析，以利于深入理解不同学术流派争鸣的实质与时代背景，为中医药学术史的研究和中医药理论与方法的正确应用奠定基础。伪书有无价值，要作具体分析。书的真伪和书的价值是两个完全不同的问题，书的价值取决于内容的高下，与其真伪程度不成比例。有些医书虽非伪书，但其内容平平，学术价值不大；而有些医书虽属伪书（如《内经》托名于黄帝，《本草经》托名于神农，均属伪书之列），但它们记录了古代医家丰富的医学理论和珍贵的临床经验，决不能因其系伪书而否定或无视其学术价值。至于那些书贾为牟利而抄袭拼凑、转托于名人名下的伪书，当作别论。

第二节　中医文献的辑佚

一、辑佚概说

（一）辑佚的含义

佚，通"逸"，即散失之意。我国有极为丰富的宝贵医学遗产，其中许多有价值的著作被保存下来，但由于兵燹战乱、政治因素、自然灾害、收藏不善、学术发展等原因，也有不少重要医学文献在流传过程中散失了。如《汉书·艺文志》所载医书900余卷，现在存世的只有《黄帝内经》18卷，还是残阙改编本。这种原有其书而后世毁亡、散失不传的书，即为佚书，亦作"逸书"。

有许多古籍虽然已经散佚，但并非无迹可寻。某些佚书的内容曾被同时代或后代的古籍抄录、引证和整理，有的甚至还保留了原书的体例或目录，这些被保存下来的文字，文献学上称为佚文，其中属于医学范畴者即为医学古籍佚文。

大量古籍佚文的存在，为这些佚书的"复原"提供了一定的依据。于是，历代均有学者致力于此，根据现存文献中存留的各种古籍佚文（如一句话、一段文字，或一篇文章），通过搜集摘录、考校整理、汇聚编排等工作，佚书全书或部分得以复原。这一工作称为辑佚，也作"辑逸"。清代叶德辉《书林清话》对"辑佚"的含义概括为"古书散佚，复从他书所引，搜辑成书"。如《神农本草经》一书，是目前已知最古的本草著作，该书的早期传本在隋唐以前尚有所存，但时至北宋流传渐少，乃至亡佚。然而，该书的内容却被《本草经集注》《新修本草》《开宝本草》《证类本草》《本草纲目》等书收录，并随之辗转传抄和刊刻，较完整地保留了下来。这就为后世的辑佚工作提供了依据。现存最早的辑佚本是明代卢复的辑本。此后又相继出现了多种辑本和辑注本，如孙星衍、顾观光、森立之（日本）、马继兴等人的辑本。通过其他本草著作引用的材料，辑录出《神农本草经》的内容，重新编排成书，这一过程就是辑佚，被辑出的佚书，就是辑佚书。

辑佚有狭义和广义之别：狭义的辑佚，即单纯的辑佚书，也就是原书完全散佚，如有佚文可供辑录，则将其辑出，以存其书于万一。如南朝宋代陈延之的《小品方》早已全佚，后人复辑而成书。广义的辑佚，除上述辑佚书外，还包括辑佚文。其一是辑补缺佚。即原书尚存，但已残缺不全，非原书全貌，也可称作部分佚书。如《刘涓子鬼遗方》，原书共10卷，宋代以后仅存5卷，也即现存流传本。但该书尚有大量佚文存在，于《肘后备急方》《外台秘要》《证类本草》等书中均可见到。其二是辑校脱佚。即原书似乎完存，但在校勘过程中，时有较多佚文出现，逐一辑出。其三是辑拾漏佚，指有些辑佚书虽有辑本，但不完整，现存古籍中仍有佚文可供辑补。

（二）辑佚的目的与意义

辑佚是整理古代文献的方法之一，在中医文献的整理研究中具有重要的意义。

其一，辑佚使许多亡佚之书复见于世。如清代撰修《四库全书》，据《四库全书总目》载从《永乐大典》中辑出佚书385种，计有经部66种，史部41种，子部103种，集部175种，合4946卷，四库馆臣将辑佚书收入《四库全书》中，大大丰富了《四库全书》的内容。

其二，有些年代不清或作者不详的佚书，通过辑佚考证与分析，可以判断其准确或比较准确的历史面貌，有助于明确古籍的历史价值，正确分析学术的源流、传承。

其三，辑佚为学术研究提供了重要资料。辑佚为学术研究提供线索与论证之依据。对于医史文献研究来说，辑佚不仅可以最大限度地恢复医学佚书的原貌，便于深入探讨我国医学在不同历史时期的重大成就与贡献，为进一步研究中医学发展的全过程及其客观规律奠定基础，而且能助力祖国医学的发扬光大，为中医的教学、医疗、科研工作的开展，作出应有的贡献。

二、古医籍辑佚概况

辑佚是与古籍亡佚密切相连的。据学者考证，我国古书的辑佚工作始于宋代。清代章学诚《校雠通义》认为辑佚之事始于南宋王应麟，后来学者多遵此说。宋代的辑佚成就是令人瞩目的。不仅现存宋代辑佚著作达数十种之多，而且在辑佚理论上也有一定的建树。如宋人郑樵《通志·校雠略》中曾有一篇"书有名亡实不亡论"，为古书辑佚提供了理论依据。其中还以已佚古医籍为例，提供了古医籍辑佚的线索："书有亡者，有虽亡而不亡者，有不可以不求者，有不可求者……《名医别录》虽亡，陶隐居已收入《本草》；李氏《本草》虽亡，唐慎微已收入《证类》……李氏《本草拾遗》《删繁本草》、徐之才《药对》《南海药谱》《药林》《药论》《药忌》之书，《证类本草》收之矣；《肘后备急方》《鬼遗方》《独行方》《一致方》及诸古方之书，《外台秘要》《太平圣惠方》中尽收之矣……凡此之类，名虽亡而实不亡者也。"郑氏之所谓"求"与"取"，就是指诸多已佚之书，可以从现存文献中，求而取之。郑樵的辑佚学说，对后世的辑佚理论和方法的建立有很大影响。

就古医籍的辑佚而言，可以上溯到晋人王叔和对张仲景遗书的撰次。张仲景《伤寒杂病论》成书不久，即因战乱等原因散失，后经王叔和"搜采仲景旧论，录其证候，诊脉声色，对病真方有神验者，拟防世急"，重新整理编次成《伤寒论》。晋代皇甫谧《针灸甲乙经·序》中亦云："近代太医令王叔和撰次仲景遗论甚精。" 王叔和所作的"搜采旧论"、撰次整理的过程，即属辑佚的工作。宋以后，古医籍的辑佚工作，亦逐渐展开，并取得了一定成就。如南宋王炎辑《本草经》，名《本草正经》，惜书已佚，惟序文存见于王氏《双溪文集》中。

明代的辑佚活动较宋代有了进一步的发展，特别是天启、崇祯年间，辑佚范围有一定突破，辑佚也颇具规模，开启了清代辑佚的先声。

清代是辑佚发展的鼎盛时期，名家辈出。辑佚对象广涉经、史、子、集四部，数量达数千种之多，辑佚类型多有创获，辑佚的体例、方法也更趋完善。这与清代朴学考据学风的影响不无关系。比较突出的成就是乾隆间修《四库全书》时，从《永乐大典》中辑出的前代佚书。由于《四库全书》的影响，民间也出现了大规模辑佚古书的活动，有人统计辑出的佚书达四五千种，而且涌现出许多辑佚名家，如马国翰、黄奭、严可均、孙星衍等。

古医籍的辑佚也较前代有了很大发展。如清代修《四库全书》时，从《永乐大典》中辑出的医书共21种（包括兽医3种），71卷。其中，宋代外科专书《卫济宝书》、记述医学考试制度的《太医局程文》和王衮的《博济方》等，均具有一定的研究价值。然而，修纂《四库全书》时只收辑了《永乐大典》所存佚书中的一小部分，并未将其中的全部医书辑出。

清代古医籍的辑佚工作除政府的大规模组织外，个人辑佚亦取得了较大成就。如清末陆懋修《世补斋医书》后集收王朴庄《伤寒论注》一书，是从《千金翼方》中辑出。又有李梦云辑《新修本草》等。

近代以来，一些学者、医家做了许多有影响的医书辑佚工作。如1913年前后，经学家廖平撰辑有《六译馆医学丛书》，其中所收《伤寒论》古本3卷，是以《千金翼方》为主，参考《备急千金要方》《外台秘要》等书所作的辑佚本。1932年，中华书局印行了孙鼎宜《孙氏医学丛书》，其中收入了《明堂孔穴》《针灸治要》各1卷，二书均系据《针灸甲乙经》辑出。1932年，张骥据《证类本草》辑录了刘宋时雷敩《雷公炮炙论》3卷（成都刊本）。

1949年以来，医书辑佚取得很大成绩。如尚志钧辑有《名医别录》《神农本草经集注》《雷公炮炙论》《新修本草》《补辑肘后备急方》《图经本草》等多种古本草书，马继兴也有《神农本草经》辑注本。《小品方》辑佚方面，出版了高文柱、汤万春、祝新年等多个辑本。冯汉镛有《传信方集释》《古方书辑佚》《唐宋文献散见医方证治集》问世，萧源《永乐大典医药集》、谢海洲等辑《食疗本草》、黄龙祥辑《黄帝明堂经》等也有较大影响。

三、辑佚书的资料来源和辑录佚文注意事项

辑佚的最基本、最重要的工作就是广搜博采原书的佚文。对保存佚文或可能保存佚文的图书逐一仔细查阅，尽可能做到全面无遗漏。资料的掌握在辑佚过程中至关重要。

（一）辑佚书的资料来源

古医籍的佚文主要存在于下列类别的书中。

1. 现存晋唐古医籍　我国古书，大多佚自宋、元，故古书佚文往往可从宋元以前古书中寻得，现存晋唐古医籍是重要的资料来源之一。如晋代皇甫谧《针灸甲乙经》中有《明堂孔穴针灸治要》佚文，王叔和《脉经》中有《脉法赞》《四时经》等书的佚文，隋代巢元方《诸病源候论》中有《养生方》佚文。

2. 类书中的佚文　类书是辑录若干种图书的有关资料，分门别类编排而成的著作，有人称其为古代文献的渊薮，是辑佚书最重要的资料来源。

（1）医学类书中的佚文　如保存唐宋以前医籍佚文的古籍主要有唐代《外台秘要》、日本《医心方》及宋代《证类本草》《幼幼新书》等。这些古籍在征引原文时，均直接注明了原书名或作者。此外，在唐代《备急千金要方》《千金翼方》及宋代《太平圣惠方》《圣济总录》等书中，虽然大多略去了原书名称，但如果能掌握某些旁证，还是可以找到不少佚书资料的。保留宋元医籍佚文的古书主要有明代《普济方》、清代《古今图书集成·医部全录》、朝鲜《医方类聚》等。

（2）非医学类书中的医学佚文　除了医学类书外，其他大型综合性类书中也有大量的医籍佚文存在，如宋代《太平御览》中，曾引有亡佚古医籍十余种。再如三国时期《吴普本草》的佚文，在唐代《北堂书钞》《艺文类聚》《初学记》及宋代《太平御览》《事类赋》等书中均有保留，可资参考。而明代大型类书《永乐大典》，保留的医籍佚文更为丰富，仅现在可考的就有百种以上。

另外，日本、朝鲜的医学类书也是重要的辑佚资料来源。如日本丹波康赖《医心方》（984年）辑录隋唐以前中医古籍100余种，大部分已佚；朝鲜金礼蒙《医方类聚》（1445年）、许浚《东医宝鉴》（1610年），均保存了大量明以前的中医古书佚文。

3. 同类著作中的佚文　要辑佚某个专业（或专科）的书籍，则必须查寻该专业现存的各种古籍。尤其是一些标明资料来源的同类书，对于辑佚来说意义更大。如欲辑本草类的佚书，必须利用现存的本草著作，如辑《神农本草经》，则必须利用《证类本草》《本草纲目》等本草著作。欲辑儿科类的佚书，则必须利用现存的儿科类书籍。如在《新唐书·艺文志》中载有唐代王超撰《仙人水镜图诀》一书，该书是记述小儿望指纹诊法的较早文献之一，失传已久，但原书所绘的

指纹仍在《幼幼新书》《保赤金镜录》《幼科证治准绳》《保赤存真》等儿科医籍中得以保留。欲辑佚此书，上述书籍便是重要的资料来源。

4. 古医书注文、校记中的佚文 古书注释、校记中常征引大量古代著作，随着时间的流逝，被引之书多有亡佚，而一些佚文幸赖这些注释引文保存下来，所以古书注释、校记是辑佚的重要资料来源之一。如唐代王冰注本《黄帝内经素问》中有大量已佚古医书的内容，宋代校正医书局在校理《素问》《伤寒论》《外台秘要》等古籍时，也曾在校注中征引了某些古代著作，如林亿《素问新校正》引有全元起《素问训解》的佚文。此外，许多本草著作，如《证类本草》《本草纲目》等，其释语中亦有大量古籍佚文。

5. 金石、简帛、敦煌遗书医药文献中的佚文 如刻于洛阳龙门石窟药方洞的100余首药方，近代以来相继发现的敦煌卷子、马王堆汉墓医学帛书和简牍、武威汉墓医简、张家山汉墓医书等大批出土文物，都保存了一些古代医学佚书、佚文。如敦煌卷子中存有6种《新修本草》的写本，这对于辑佚该书，无疑是非常重要的。

6. 古书传注、杂抄、笔记中的佚文 除上述几类外，在古书的传注以及杂抄杂纂、笔记小说、史书方志中，也有值得重视的资料供辑佚之用。如《三国志·华佗传》裴松之注中就引有《华佗别传》的佚文。

（二）辑录佚文注意事项

1. 注意古医书的省称或别称 有些佚文著录了原书名称，有的还记载了卷数及篇名，这类佚文最为明显，易于辨认。但古人引书是非常灵活随意的，往往一个书名有多种省称或别称。如晋代葛洪《玉函方》一书，在现存的《肘后备急方》《外台秘要》《医心方》及《证类本草》四书中，所存佚文就著录有12个名称，除了著者姓氏外，其中大部分是书的省称或别称：①葛氏方；②葛氏；③葛洪方；④葛稚川；⑤葛洪治金创方；⑥葛；⑦仙翁；⑧玉箱方；⑨玉箱要录；⑩玉筯箱方；⑪玉亟方；⑫玉函方。

另外，古人在引用不同的古医书时，还可能出现相同的略称。如“铜人”一称，最早是指北宋《铜人腧穴针灸图经》，但后来也有人用指唐末无名氏《针经》，故应详察。

2. 注意以医家名号姓氏代书名的佚文 这类佚文，有的直接以原作者的姓名代替书名，如前所说用“葛洪”代替《玉函方》之类。有的则用作者的别号代替书名，如《证类本草》所引“孙真人”，便是用孙思邈的别号代称《千金方》。还有用作者的官职或任职地名代替书名，如《范东阳方》，即《范汪方》等。盖因作者范汪曾任东阳太守，故用“东阳”代范汪之名。后世介绍《内经》，也多以王冰别号“启玄子”代称《黄帝内经素问》王冰注本。有的则仅用姓氏代书名，如《肘后备急方》及《外台秘要》二书所引“姚氏”“姚氏方”，均系指姚僧垣《集验方》。

但某些古书中所录姓名，同一人名可能是几种书的代称，如在《证类本草》中引用“雷公云”字样，医书中“雷公”之称所指含义具体有三：一是北齐徐之才《雷公药对》，二是刘宋雷敩《雷公炮炙论》，三是《素问》中托名“黄帝”时的“雷公”，这就必须视上下文所述具体内容进行分析确定。查《证类本草》所引“雷公”佚文内容，均系药物炮炙方法，再核以其他有关佐证，则全与《雷公炮炙论》相符。据此可以确定佚文的所属。又如《难经集注》一书，共辑录了吕广等五家注文，其中包括了唐代杨玄操和南宋杨康侯二家注文，但在今本《集注》中均写作“杨曰”字样，这就出现了两个杨注混淆不清的现象。鉴别的方法只能依靠同一条文的年代先后次序及具体内容来判断。

此外还有一种情况，即同一作者编有多种不同的医书，均已亡佚，所存佚文必须进行认真具体的分析，才能确定其原书名称。

3. 注意辨识佚文的真伪　古医籍在引用前人文献时，不一定十分严格，有的仅凭记忆而致误，有的随意删削或窜改，有的在引用他文中夹带己文，或由于无准确标记符号，使引文与己文混淆等。因此，对所辑的诸多资料，还需加以辨认，以存其真。另外，有些佚文，有多种古籍予以援引，由于流传既久、抄写有误，或选本不佳等原因，必有许多异文或误文出现。因此，必须加以认真校勘，尽可能纠正误、脱、衍、倒之处。

4. 注意版本的选择　辑书所据的底本应当选用现存最早和最好的，其中包括抄写或刊刻最佳者，目的是使辑出的佚文更接近原书。

5. 注意多级佚文的整理　在古代医籍佚文中，有些是间接引用的。也就是说，乙书引用了甲书的佚文，而丙书又引用了乙书，这种佚文称为"二级佚文"。古籍中尚有"三级"或"多级"佚文。对于多级佚文，应尽可能采用早期引用的，并对不同层次的佚文进行校勘。

6. 注意借鉴前人的辑本　补辑、新辑某一古书，应当充分借鉴和利用前人的辑佚成果，注意补充新的资料，订正原有的讹误，弥补前人辑本的缺陷。

四、医籍辑佚的方法步骤

辑佚是一项非常细致的文献研究工作，绝非单纯地抄录古书。要做好这项工作，辑佚者必须具备相当的学识，包括目录学、版本学、校勘学、辨伪学等古典文献学知识，掌握充分的资料，而且还要有明确的指导思想，严谨的治学精神，并按照严格的方法和步骤进行辑佚，只有这样才有可能把佚书辑好。医籍辑佚工作应从以下几方面着手。

1. 确定辑佚对象　查考和认定所拟辑古籍是否真正亡佚，以保证辑佚工作的实际意义和价值。

2. 广泛深入考证原书　凡欲辑某书，首先应当对该书撰者生平、成书年代、史籍征引情况、书目著录状况以及后人有关评述等问题，作广泛深入地考证，力求全面掌握与原书相关的材料。

3. 探讨原书的体例　体例是指古籍的总体框架、大纲细目、编排款式等。分析原书体例，是为了尽可能弄清这部书籍的外部特征。对体例了解得越具体越详细，辑佚书就越接近原貌。在已佚古籍中，有的略知梗概，如《神农本草经》；有的已知细目，如《小品方》。但对于大多数亡佚古籍来说，体例亡而不存。只有进行深入广泛的研究，寻求蛛丝马迹，才能对体例有所了解和把握。

4. 资料搜集和真伪甄别　资料是基础，资料越多，基础越稳固。反之，如资料很少，即便掌握了体例，也不过是个空架子。因此，搜集资料是辑佚工作最重要的一环。要根据目录书及其他典籍所载，充分掌握古医书散佚的情况及今存古书转引的情况。搜集资料必须广泛，尽可能做到不遗漏。为此，必须注意两点，一是不能只根据一本书的资料，二是不能只限于医书。另外，对于辑录的资料，还须甄别其真伪，在认真校勘的基础上，尽可能纠正其中的衍、脱、误、倒之处。

5. 内容编排必须得体　掌握或基本掌握了原书的体例，在内容的安插编排方面，还要尽可能合宜。如果没有掌握体例，还要拟定体例。拟定的体例要尽可能符合古书的时代特点。比如说有的内容似不合今意或不合今用，就随意将其置之卷末，或作附录，则失去了其时代特点。因此，对内容的编排，必须尽量符合或者接近原貌。

总之，进行古医书的辑佚，要从实际研究出发。古籍浩如烟海，佚书众多，如果为辑佚而辑佚，则不免事倍功半。如在研究某一课题时，按一定线索去搜集资料，发现佚文，随时摘录，以待整理。这样的辑佚，不仅能为科研服务，而且是有利而无弊的。还应知道辑佚中可能产生漏、滥、误、陋等错误，在使用资料、拟定体例、罗列次序时应认真审订，尽可能避免讹误。只有这样，才能保证辑佚书的质量。另外，辑佚也是十分艰苦的工作，要循序渐进，不可急于求成。

五、辑佚工作应避免的问题

1. 以"复原存真"为原则，切忌妄自删改　辑佚的过程是集录散佚的资料进行整理和复原的过程。由于对辑佚方法把握的不同，资料的存亡程度不同，对佚文的搜集难易有别，加上辑佚者个人知识的限制，所以，辑佚书只是尽可能接近原貌，完全的"复原"是不存在的。清代修《四库全书》时，从《永乐大典》中辑出宋代王衮的《博济方》，辑得的内容约为原书的十分之七，已属十分难得。但由于原书体例未详，故仅能将辑得之方分立类别，以次排比。另外，因为某些说法荒诞不经，而将其"编附卷末"，则不符合辑佚书"复原存真"的基本要求。因此，在辑佚过程中要以严谨认真的态度，一丝不苟，尽量做到忠实原书面貌。

2. 综合运用目录学、版本学、校勘学、辨伪学等方法，尽量避免误辑　在以往的辑佚书中，误辑现象十分常见。以《四库全书》对医籍的辑佚工作为例：有些医书并未真正佚失，辑佚者未能详察，而进行了辑佚，如《急救仙方》《济生方》之类，形成了辑佚本与原本并存的局面。又如辑本《博济方》系北宋王衮撰，却辑有南宋陈自明著作中的内容，有漏辑、漏校之处，文字的讹夺现象也出现得较多。这就要求我们在辑佚工作中，运用目录学知识，详加考察，以确定辑佚对象的存佚，并掌握佚文的主要出处，尽可能做到资料全面详尽，避免漏辑。同时运用版本学知识，选择最佳的底本，与校勘学、辨伪学方法相结合，以甄别真伪、校正佚文，掌握真实可靠的资料。

一部书的不同辑本，因为辑佚方法与思路不同，所用素材的不同，所涉范围的不同，对体例理解的差异，而存在诸多的差别。如《神农本草经》，自明末卢复辑本以来，已有十多种辑本，如孙星衍、孙冯翼辑本，顾观光辑本，森立之辑本，曹元宇辑本，马继兴辑注本，等等。目前，对《神农本草经》资料的搜集，经过几代专家多年的工作，内容辑录已近完备，所存佚文漏收较少，但对于本书的卷数、分类、药物序列、经文体例、有关药的生长环境、产地、收集加工等内容是否与经文原貌相符，尚难作出最终结论。除非有新的出土文献发现，否则这些问题仍将难以彻底解决。

【复习思考题】

1. 中医文献辨伪主要包括哪些内容？辨伪的意义是什么？
2. 中医文献辨伪的方法有哪些？
3. 辑佚的概念是什么？它在中医药文献研究中的作用和意义有哪些？
4. 辑佚工作的大致步骤及意义有哪些？

第二十一章
中医文献的现代应用与研究

扫一扫，查阅本章数字资源，含PPT、音视频、图片等

中华人民共和国成立以来，在党和政府的大力支持和推动下，中医古籍整理研究取得了丰硕成果，基本摸清了存世中医古籍的种类数量、版本馆藏等情况，上千种中医古籍得到编目、影印与校勘出版，为现代中医药学术进步打下了坚实的基础。当前中医药事业的传承发展进入了新时代，更需要借鉴融合现代科学方法，整理挖掘中医文献中的学术精髓，服务于临床、科研与教学，推进中医药走向世界。

第一节　本草文献考证

我国古代药物学，又称本草学，是当今世界保持最为完整的传统药学体系之一。本草学相关的资料主要记载于历代存世的本草典籍中。据《中国中医古籍总目》著录现存本草古籍约 400 多种。除此之外，在其他类别的医书以及大量非医典籍中也有丰富的本草资料。本草学的主要治学方法是文献研究，具体内容涉及本草文献的编撰整理与本草考证两大方面。由于中药的使用历史已超过两千年，临床所用中药的品种、产地、采收、加工和炮制均存在不同程度的变迁，加之我国幅员辽阔，不同地域就地取材，中药同名异物、同物异名现象较为普遍。本草考证的方法是以本草文献为依据，追溯中药品种的历史变迁、原动植物的形态、分布区域、药材性状、炮制、药性、功效，等等，以帮助对现今使用中药的品质作出客观的评价。本草考证是确保古代方药现代应用安全性和有效性的必要环节，也是当前发掘药物新功效以及经典名方研发的重要前提。

一、药物基原考证

基原考证是为了明确中药材品种以及入药部位，从复杂的异物同名品种中找出传统的药用品种，为确定药材正品提供文献依据，对继承古人药物生产和临床用药经验有现实意义。基原考证的基本思路是依据古籍中动植物形态、产地、药材、功效等特征信息与当今动植物学理论知识加以比对分析，最终得出最有可能的结论。谢宗万、张瑞贤等对基原考证的方法进行了总结归纳，提出首先运用目录学的方法，全面查找古今相关文献，并对文献进行整理归纳，著录资料出处、形成时间及版本，去芜取菁，确立研究所用文献。再对文献中原植物的形态描述、药图、药物的产地分布、药物功效等信息进行综合分析，参考《中国植物志》《中国高等植物图鉴》《中国动物志》《中国矿物志》及各省市编写的植物志、动物志、矿物志等资料，结合中药考古发现、野外实地调研的结果，通过多重证据支持下的横向分析，以及不同历史时期的纵向分析，形成最终的结论。经典名方的药物基原考证，尤其要注重方剂的时代性及药物基原的历史演变，综合分析才能明确药物的品种。如芍药历代主流的基原为毛茛科芍药（*Paeonia lactifora* Pall.），南北朝时

始分赤白，但未明确分类依据，宋元时期根据根皮颜色、花色或两者结合进行划分，明代提出以加工方式区分，近代确定了以不同的生长模式及加工方式作为区分依据。现代赤芍、白芍的划分沿用了近代的方法，赤芍为野生直接晒干者，白芍为栽培品去皮后略蒸煮，或蒸煮后去皮者。现存古代文献中仍可见组成为"芍药"的方剂，现代研究与应用时，应通过处方功能主治与方义衍变的分析，选用赤芍或白芍。又如，历代所用贝母的品种较多，且存在变迁与发展。宋代以前主流品种来源为葫芦科植物土贝母［*Bolbostemma paniculatum*（Maxim.）*Franquet*］的干燥块茎，唐代开始纳入百合科浙贝母（*Fritillaria thunbergii* Miq.）等多种植物，至明末又将产于四川、青海等地的百合科植物川贝母、暗紫贝母、甘肃贝母或梭砂贝母的干燥鳞茎统称为"川贝母"。经典名方"化肝煎"（明代张景岳《景岳全书》）中的"土贝母"更接近江浙等地习用的浙贝母（*F. thunbergii*）。

二、道地性考证

历代医家都十分重视产地对中药质量的影响。明代李时珍《本草纲目》曰："动植形生，因地舛性。春秋节变，感气殊动；离其本土，则质同而效异。"明代明确以"道地"作为优质药材的标志，对后世产生广泛影响。道地药材，又称为地道药材，是指在特定自然条件和生态环境的区域内所产的药材。道地药材品质和疗效更好且质量稳定，具有较高知名度。这一概念是传统本草学辨别优质中药材质量独具特色的标准。当前，经典名方制剂研发中的药材取样明确要求选取道地或主产区的药材，因此，道地性考证成为研发过程中必不可少的环节。药材的道地产区历史上并非一成不变，由于受到用药传统、社会政治、自然环境等多方面因素的影响，大多数品种存在产区的变迁。如丹参在《神农本草经》中记载为"生川谷"，至《名医别录》言其："生桐柏山及太山，五月采根，暴干。"至宋代《图经本草》则记为："今陕西、河东州郡及随州皆有之。"显然宋代所记丹参的产地明显向西扩展，且生长分布范围更为广泛。至明代，官修本草《本草品汇精要》将随州明确标定为道地产区，但著名医家缪希雍《本草经疏》却记为"北方产者胜"。缪氏所谓"北方"应为历代文献中所记载的山东泰山一带。清代沿用前世之说，强调"近地处处有之"。至民国时期，关于优质丹参的产区出现了分歧，著名医学家曹炳章《增订伪药条辨》提出："出桐柏川谷，今近道处处有之。产安徽古城者，皮色红，肉紫者有纹，质燥体松，头大无芦，为最佳。"香港中药联合会董事陈存仁在《药物出产辨》提出："产四川龙安府为佳，名川丹参；有产安徽、江苏质味不佳。"如今，丹参在全国各地均有种植，山东、四川、河南等主产区与历史记载基本一致。道地性考证要对本草文献中有关中药的产地、道地性记载进行梳理，但不能孤立考证产地及其古今地名问题，还要考虑资源供应情况及大生产的可行性，才能合理确定药材采购或来源产地。如古代升麻的主流基原应为升麻（*Cimicifuga foetida* L.），但该药用资源不断减少，甚至难以保证供给。东北地区所产的大三叶升麻（*C. heracleifolia* Kom.）与兴安升麻［*C. dahurica*（Turcz.）Maxim.］逐渐被纳入使用，时至今日东北地区所产的升麻已成为药材基原的主流。

三、药材炮制考证

中药炮制又称"炮炙""修事""修治"，是指在中医理论的指导下，按临床用药要求将药材加工成中药饮片的传统方法和技术。炮制能够改变药材的四气五味、升降浮沉、归经等特征，达到提高药效、降低药物毒副作用、便于存放和服用的目的。历代医家在临床实践中对炮制方法不断创新发展。从现有文献资料来看，同一药材在不同年代炮制规格不尽相同，在不同地域医家的取材与加工也有差异，有时还因所入方剂、施治对象与用药时间不同而改变炮制方法。炮制考证的主要内容是系统梳理历代本草文献，尤其是《雷公炮炙论》《炮炙大法》《本草纲目》《修事指南》等关于药物炮制方法的记载，理清中药炮制方法的历代变迁情况。在经典名方复方制剂研发过程中，要以原方中药材的炮制方法为依据，探讨炮制方法对药性、药效的影响，并结合当前工业化生产水平，综合分析所选炮制方法的可行性与科学性。如乳香的古代炮制有净制、研制、清炒、酒炒、去油、醋制、煎膏等多种方法，近现代炮制方法日趋简化，沿用的炮制方法主要为净制、清炒、醋制。《中华人民共和国药典》中的规格有生乳香、炒乳香、醋乳香，其中生乳香为净制后的生品，炒乳香为清炒法炮制品，醋乳香为净乳香加醋拌炒的炮制品。经典名方中的乳香应选择乳香树（*B. carterii*）树皮渗出的树脂，原方注明炮制要求的按要求操作，未注明炮制要求的建议以净制后的生品入药。再如，《神农本草经》中仅记有"术"，未见苍白术之分。南北朝之前对于"术"炮制方法的详细记载较少。唐代以后文献中对于白术的炮制记载逐渐丰富和清晰，涉及净制、切制、水制、火制、水火共制 5 类，其中"土炒"法是古代文献中应用较多的炮制方法。白术土炒可以增强健脾止泻功用的说法得到了众多古代医家的认可，现代研究也证实白术土炒可以起到缓和燥性、增强健脾止泻的作用。因此，经典名方白术散研发时宜选用"土炒白术"。

近四十年来，本草文献研究发展迅速，在本草古籍整理、本草著作编撰、本草品种考证、中药新药开发等方面均取得了卓著成绩。尽管如此，依然还存在一些需要加强的方面，今后仍需持续推进本草古籍的整理与研究，加强非本草类古籍、非医学文献中相关资料的整理挖掘。从研究方法来说，传统的本草学主要以目录学、版本学、校勘学、训诂学等方法为主体，但是，有些古代品种仅仅凭据文献考证难以澄清。为此，寻找本草考证的新材料，探索本草考证的新方法一直是现代本草文献研究的目标与方向。19 世纪中叶，钟观光等本草学先辈引入现代分类学方法，将药物基原品种精确到具体的种名，为开拓近现代本草文献考证领域作出了卓越贡献。谢宗万《中药材品种论述》提出了本草考证一整套的理论和方法体系。1999 年出版的《中华本草》，在每项药材的项下设立"品种考证"项，旨在论述古今用药的演变，考订药物品种，以正本清源。近年来，黄璐琦院士创新性地将本草学与考古学交叉融合，建立了"本草考古"这一新的学术领域，为充分研究本草学的直接史料提供了理论基础、方法和技术支持。本草考古借助出土的文物，修正和补充历史文献的错漏、局限和缺佚，将大大促进本草文献考证的发展。

第二节　方剂文献研究

方剂即中医处方，是中医治疗疾病的具体手段。古人在长期的医疗实践中，发现药物各有其偏性与适应证，为了提高药物疗效、制约药物的毒副作用，逐渐学会将几种药物配伍使用，即是最早的方剂。两千多年来，历代医家创立的方剂超过了 16 万首，这是前人临床实践经验的真实记录，是中医理法方药的集中体现，是我国防治复杂性疾病的重大战略资源。古代方剂中一些经过了长期临床验证与现代实验研究，目前仍广泛应用、疗效确切、具有明显特色与优势的方剂，被业界称之为"经典名方"。为推动经典名方的复方制剂开发稳步发展，国家相继推行了一系列鼓励政策，从 2008 年《关于印发中药注册管理补充规定的通知》的印发，到 2017 年《中华人民共和国中医药法》的颁发，再到 2018 年《古代经典名方目录（第一批）》（以下简称《目录》）《古代经典名方中药复方制剂简化注册审批管理规定》（以下简称《规定》）等文件的发布，为研究开发工作提供了一系列的政策支持，明确了经典名方制剂研发、注册的总体方向和措施。当前，经典名方复方制剂的研发已从政策层面进入了落地实施的阶段。为了确保经典名方复方制剂的安全性和有效性，国家药品监督管理局在《规定》中要求新制剂在药品名称、基原、功能主治、用量、制备方法、剂型、给药途径七项内容要与古代文献记载基本一致。同时，要求申报注册资料必须系统梳理古代文献中有关处方来源及历史沿革、方义衍变、临床应用、药材、炮制等方面的相关记载。因此，方剂文献整理与考证成为经典名方复方制剂研发的第一步。科学、严谨和规范的文献研究能引领经典名方的开发走向正确的方向，为确定研发方案、选择实验参数指标提供依据，保障方剂开发、推广和国际化的顺利进行。

一、方剂来源考证

古代医籍往往因辗转抄刻而导致内容变化，且古代医籍中记载的方剂大多不注明来源，使有些方剂的来源不明或错误。以《古代经典名方目录》为例，在遴选过程中，出于实际应用价值、复方信息完整性等考虑，所公布的一些经典名方"出处"并非最早的记载，所以需要以方剂的最早出处及药物组成为线索，搜集相关的文献资料，并按成书时间先后整理排序，梳理文献之间引用关系，对比不同文献所载相关方剂之间组成、用量、功效等方面的差异，明确该方的历史源流及发展演变过程，为处方研发中相关参数的确定提供更多可参考的依据。如续命汤及其类方是唐宋以前治疗中风的主要方剂，《目录》中公布的小续命汤出自唐代孙思邈《备急千金要方·诸风》。文献研究表明小续命汤由续命汤衍变而来，方名最早出现于东晋《小品方》，唐代孙思邈将其纳入《备急千金要方》，后经《外台秘要》等文献转载，被列为治疗中风第一要方。经典名方保元汤，《目录》标注出自明代孙志宏的《简明医彀》，其实"保元汤"方名首见于明代魏直《博爱心鉴》。保元汤的组成最早出处可追溯至金代李东垣《兰室秘藏》，《简明医彀》明确了该方主治元气虚弱的临床功用，并加入肉桂一味，被后世广为传习，故目录选择《简明医彀》为其处方来源。《目录》中的泽泻汤首见于张仲景《金匮要略·痰饮咳嗽病脉证并治十二》，主治水饮停于中焦，浊阴上冒，清阳被遏的眩晕。该方由《素问·病能论》泽泻饮去麋衔演化而来，后世文献中相关记录数百条，但唐代《外台秘要》中的同名方，其药物组成、功用主治均已有变化。在流传过程中，还出现了异名同方的现象，如金代刘完素《素问病机气宜保命集》中的白术散，药物组成与泽泻汤相同，用量比例、剂型不同，虽以白术散为名，但其主治病证的病机特点与泽泻汤同为水饮内停。

二、药物剂量研究

药物剂量是影响方剂功效的重要因素。药物组成相同，但剂量或剂量配比不同，方剂的功效与主治也有差异。如《伤寒论》中桂枝汤、桂枝加桂汤、桂枝加芍药汤三方药物组成相同，但调整桂枝或芍药的用量，则其治疗病机、病证及主治证候均已不同。《伤寒论》中大黄、厚朴、枳实三药通过不同的剂量配比分别组成功效各有侧重的小承气汤、厚朴三物汤、厚朴大黄汤。影响古方剂量变化的因素主要有四个方面：一是不同朝代度量衡制度的变迁，同一方剂在不同时期文献中所记载的剂量不同；二是历代医家的实践经验，古代医家对前世方剂药物用量的调整并非完全依照剂量折算，更多的是结合个人经验以及所治病证的不同而确定的；三是方剂剂型的变化，宋金元时期由于"煮散"流行，用量较之汉唐时期明显减少，及至明清时期又有所增加且与当今临床常用量最为接近；四是原方用量不具体，如原方中药物用量为"一握""一把""一枚"等情况。方剂药物剂量的确定，是临床传承应用古方的重要前提，是经典名方复方制剂研发的关键问题。有学者指出，方剂剂量考证应以方剂出处中各药的原始用量为依据进行古今剂量换算，结

合不同时代的医家观点、度量衡、用药特点等综合考证。古今剂量的换算要重视实物度量衡的换算结果，并参照现代临床常用量进行折算，如折算结果与现代临床常用量差异较大，还应重视相关临床专家共识意见。对于未明确是否为一剂用量的方剂，以原方各药用量比例为参照。对于存在"估量"的方剂应重视实测结果，最好再用实验方法进行证实。

三、制剂用法研究

一首信息完整的古代方剂不仅包括药物组成、炮制、剂量、功效主治，还应有使用方法的记载，其中包括剂型的制备、服用方法（包括服用量、服用频次、服用时间等）等内容。合理的制备与服用方法可以促进药物有效成分的析出，增强疗效，减轻毒性及副作用，是治疗疾病的关键环节和取得疗效的重要保证。历代医家均重视中药方剂的使用方法，如李时珍曰："凡服汤药，虽品物专精，修治如法，而煎药者鲁莽造次，水火不良，火候失度，则药亦无功。"制剂是保证方剂功用的重要因素，药同而剂型不同，其功效主治也有所不同。如《伤寒论》抵当丸与抵当汤，药物组成均为水蛭、虻虫、桃仁、大黄四味药物，制丸用于下焦蓄血的少腹满，煎汤服主治热在下焦，少腹硬满的发狂症。再如，《伤寒论》154 条云："心下痞，按之濡，其脉关上浮者，大黄黄连泻心汤主之。"此条指出其煎服法为"以麻沸汤二升渍之，须臾，绞去滓。分温再服。"大黄、黄连为苦寒涌泄之品，该方之所以采用"麻沸汤法"，是欲取其气而薄其味，就是取大黄、黄连的寒凉之性而以清热，同时避开大黄、黄连的苦寒泻下。再如，白虎汤、白虎加人参汤、白虎加桂枝汤、竹叶石膏汤、麦门冬汤等，方后均注有"米熟成"。米熟则汤成，目的在于取粳米甘平之性，在补脾胃，滋补肺阴的同时，缓和其他药物的寒降之性。

除剂型制备方法之外，服用方法对方剂疗效也有重要影响。如《金匮要略》中汤剂的常规服用方法为日 3 次，若攻邪救危多日服 2 次，长期服药或病轻者则减少服药次数。邪重病急者顿服，并严密注意药后病情变化。治疗慢性病证，或含有毒药物的方剂，均宜较小剂量等。因此，对方剂制剂、用法文献的研究，对于古方新用尤其是经典名方研发具有重要的价值。《规定》中明确提出经典名方制剂的制备原则应以古籍中记载的制备方法为依据。具体工作中应以原方出处中记载的煎服方法为最主要依据，总结处方在历代文献中的煎服法记载，详细考证方剂在古代制备过程加工、煎煮及服用方法。如原始出处中无明确记载，则参照该方的后世记载，亦可参考其同时代的通用煎服方法，还要结合剂型、煎服法对药性的影响、容器的度量衡、不同时代煎煮法演变及现代通用方法综合考量来确定制备和服用方案。

四、功能主治衍变研究

大量古代方剂的功能主治在传承过程中，不断拓展或发生演变。如出自唐代《仙授理伤续断秘方》的四物汤，原方治疗跌打损伤，内有瘀血；至宋代《太平惠民和剂局方》认为该方能调益荣卫，滋养气血，可治冲任虚损，月水不调、胎动不安、产后恶露生瘕聚等妇人疾病；至明代《外科枢要》又将其用于治疗血虚发热和疮疡。因此，通过梳理历代文献中有关方剂适用病证、功效主治、组方理论等内容，系统总结方义衍变情况，有助于明确处方的病因病机、功能主治及其组方配伍原则，从而为一线临床医生提供文献支撑，为复方制剂的功能定位以及解释配伍原理提供依据。如经典名方大秦艽汤，出自刘完素《素问病机气宜保命集》，原方主治中风。历代医家对该方的组方原理及主治病证见仁见智。有研究者通过整理和分析大秦艽汤的相关古今文献，指出该方原治"外风"，后世医家在实践的基础上逐步拓展了主治病证范围，纳入了口眼㖞斜、半身作痛、肢体麻木等症状，还用于筋燥、瘛疭、痉证、痹证等中风之外的疾病。现代临床主要

以"外风"立论，多用于脑血管疾病、周围性面神经麻痹、痛风性关节炎、风湿性关节炎及皮肤疾病等。以上分析结果为经典名方大秦艽汤的研发提供了参考依据。

经典名方功能主治关键信息的确定，应在遵从原方原义的基础上，充分考虑历代方义衍变，尊重广泛认可和应用的"新功能""新主治"，同时结合后世发展及当前临床实际需求来确定。功能主治的具体表述应融汇古今，采用规范的中医术语，以利于经典名方复方制剂的临床应用与推广。

第三节　病证文献研究

现存中医古籍中超过八成是中医临床文献，其中蕴藏着历代医家丰富的实践经验与学术精髓。在中医理论指导下，运用文献学、历史学等方法，对不同时期、不同医家的文献进行梳理分析，对疾病发展源流、病证规律、诊治方法、有效方药、调护措施等内容进行整理研究，探讨疾病发生、发展与演变的规律，是发挥中医药优势，提高临床辨治水平的重要基础。

一、病证名考辨

古代中医病证名十分复杂混乱，表现出明显的时代性、地域性及不规范性。由于不同时期语言文字的变迁，以及历代医家对疾病认识角度的变化，不同时期同一称谓的内涵有变化。如《素问·风论》"饮酒中风……入房汗出中风……新沐中风"；明代楼英《医学纲目·中风》曰："中风，世俗之称也。其症卒然仆倒，口眼㖞斜，半身不遂，或舌强不言，唇吻不收是也。"显然，楼英所谓中风与《素问·风论》所论有本质的区别，而《内经》中所论偏枯、薄厥、煎厥、癫疾、僵仆、偏风、喑痱等病证，虽未有"中风"之名，却与我们今日所论之中风症状相同。此外，同一疾病不同时期的称谓也有变化。如《内经》中就有关于麻风病的记载，时称大风、疠风；隋唐时期的医籍多称其为癞、癞风、恶疾大风；宋代以后开始使用"麻风"病名并沿用至今。

导致病证名复杂的另一因素是地域，不同地域语言习惯各异，致使病名不统一。如晋代郭璞注《尔雅·释诂·瘼》："今江东呼病曰瘵，东齐曰瘼。"齐人称病为"瘼"，江东称病为"瘵"。再者，中医病证传统命名方法不规范，也是导致病证名称复杂、内涵不一的原因。有以患者的主观感受作为命名依据的，如头痛、胃痛、耳聋等；有以病候的临床特点为依据命名的，如黄水疮、水痘、白癜风等；有以诱发疾病的原因作为命名依据的，如漆疮、毒蛇咬伤、破伤风；有以疾病的某一特点命名的，如把具有强烈传染性的疾病命名为传尸、尸注等，根据病候的形态特点命名的蛇头疔、蝼蛄疖；还有些结合病位命名者，如肠痈、肺痈、人中疔、委中毒。《备急千金要方·新校备急千金要方例》指出："凡古今病名率多不同，缓急寻检，常致疑阻，若不判别，何以示众。"中医病证名混乱，同病异名，同名异病，以及病证内涵不明、中西医病证名难以对应的情况，给病证文献古为今用及学术交流带来了困难。因此，病证文献研究的首要环节就是运用文字学、文献学、史学等多种方法，对病证名沿革进行考辨，理清病证名称在不同时期、不同地域、不同文献典籍中的流变情况，结合现代临床研究使用情况，明确古今病证名对应关系，为中西医学两种认知力量的汇聚构架桥梁。

二、疾病证候研究

辨证论治是中医临床的主要模式。目前，某些疾病证候分类还存在不全面、不完善的情况，要全面了解一种疾病的所有临床证型，仅靠一个时期、部分医家的临床观察是不可能完成的，行

之有效的方法是全面搜集整理历代医家的经验资料，进行总结归纳分析，补充现代临床认识的局限性。比如，失眠又称不寐、不得眠、不得卧等，古代文献中的相关记载十分丰富。文献研究发现，失眠的致病因素主要有外感六淫、情志内伤、饮食起居、年老体弱、失治误治、病理产物（痰饮、瘀血）等方面，古籍中常见证候类型有阴虚火旺证、气血不足证、痰湿内盛证、瘀血内阻证、心火亢盛证、肝气郁结证。其中瘀血内阻证在现行教科书及中医诊疗规范中均未提及，但在现代临床并不少见。瘀血内阻型失眠的病因主要有情志内伤、年老体弱、久病外伤等，常见临床表现为失眠久治不愈，伴有心悸或头、胸腹、四肢等不同部位的疼痛，女性常有痛经表现，面色晦暗或萎黄，舌质暗有瘀斑，脉涩等。临床治疗以血府逐瘀汤、桃红四物汤、桂枝茯苓丸等为基本方，再根据患者具体情况进行加减化裁。病证文献研究不仅可以总结归纳传统中医疾病的辨证论治规律，还可以通过古今病证名对应关系的研究，运用中医传统疾病辨证论治的理论与经验指导现代疾病的诊治。如吕仁和国医大师，借鉴经典医籍有关消渴病、癥瘕的理论认识，结合团队三十余年临床实践和相关研究成果，提出消渴病分为脾瘅、消渴、消瘅三期辨治，将糖尿病肾病按消瘅期论治，提出其核心病机是热结气滞，痰食瘀血互结，深伏肾络，瘤结难去，形成微型癥瘕，日久则由瘕聚渐成癥积，以致肾体受损，肾用失司。糖尿病肾病"微型癥瘕"病理假说是吕仁和国医大师发皇古义，融会新知总结凝练的思想结晶。

三、治则治法研究

治则治法理论是中医理论体系重要组成部分之一，是连接中医基础理论和临床治疗的中心环节。治则治法理论在《内经》《难经》成书之际便已成形。当前公认的治病求本、标本缓急、扶正祛邪、三因制宜等治疗原则皆出自《内经》。后世医家在个人实践的基础上，不断充实和完善治则治法理论。中医治则治法理论的研究主要有理论、临床与实验三种类型。其中理论研究，是临床与实验研究的基础，主要是运用文献学的方法，通过相关古今文献进行总结分析，就某一治则治法或某一病种的治则治法进行深入分析。特定病种的治则治法研究主要有两个角度：一是传统病证的治则治法整理挖掘；二是现代疾病的治则治法探索。如湿疫是古代疫病理论体系中的常见证型，具有起病较缓、传变较慢、病势缠绵的特点，主要病机为湿毒疫邪侵袭人体，阻滞气机，损伤肺脾，伤津耗液。有研究者在文献研究的基础上提出应遵循"祛邪逐秽，养阴扶正，全程护阳"三大治则。再如，原发性肝癌是危害严重的常见恶性肿瘤，具有起病隐匿、生存期短等特点。在中医理论指导下，结合现代研究成果，深入探讨原发性肝癌的病因病机，确立有效防治原则与治法方药具有重要意义。有研究者通过系统的文献研究，提出该病属于古代"积""癥""瘤""伏梁"等病证范畴，该病脏腑定位在肝脾，其病因病机不外乎虚实两端，临床应坚持"祛邪扶正"的治疗原则，以清肝解毒通络辅以调和肝脾为基本治疗大法。

四、专方专药挖掘研究

对疾病病因病机、病理损害等环节作用较强，对疾病有特异治疗作用的方药，即为疾病的专方专药。清代徐灵胎在《兰台轨范·序》中说："一病必有主方，一方必有主药。或病名同而病因异，或病因同而病症异，则又各有主方，各有主药，千变万化之中，实有一定不移之法。"说明每个病症都有核心的发病机理，必有相应的主方主药，即专方专药。专方专药治法早在《内经》和《五十二病方》中就已有体现，《神农本草经集注》对药物主治进行了归纳，列有诸病通用药一篇，开创了专病专药经验整理的先河。《名医别录》中记载"（黄连）止消渴"，现代临床实践及药理研究证实，黄连在高血糖治疗中确有疗效；《肘后备急方》中青蒿"渍，绞取汁"治

疟的用法，为解决青蒿素提取工艺的瓶颈发挥了重要作用，也证实了古代专病专药文献的现实价值。

《肘后备急方》和唐以前散佚的许多方书，也采用了专方专药的体例编撰。其后，唐代王焘的《外台秘要》、宋代王怀隐的《太平圣惠方》、明代朱橚的《普济方》、清代赵学敏的《串雅内外篇》，以及近代出版的许多各地验方集都基本属于专方专药治疗体系。临床用于心绞痛的冠心苏合丸、速效救心丸等，均为疗效确切的专病专方。由于专病专方专药治疗既可以病为着眼点，还可针对疾病或疾病某一阶段最常见最主要的证型，有是病（证）用是方，有是病（证）用是药，取效甚捷，便于掌握。岳美中先生一贯主张中医临床应该坚持专病专方专药与辨证论治相结合。当前，我们应以中医临床优势病种为切入点，通过全面系统的文献研究，深入挖掘一批疗效确切、优势突出、具有独特功效的专方专药，针对性地对专方专药进行本草学与方剂学相关内容的系统研究，理清主治病证的古今病证对应关系，规范方药的制备与服用方法，明确专方专药的功能定位，有助于解决临床中"病"的固定性和"证"的灵活性难以统一的矛盾，能够为中药新药的开发与研制提供参考和支撑，为防病治病增添有效的新方法，而且有利于国际的临床医学交流，具有较高的科学性与实用性。

第四节　中医古籍数字化研究

一、中医古籍数字化的基本概念与起步发展历程

（一）中医古籍数字化的基本概念

中医古籍数字化是指利用现代信息技术对中医古籍文献进行加工处理，使其转化为电子数据形式，通过光盘、网络等介质保存和传播，用以揭示中医古籍文献中蕴含的丰富信息知识资源，从而达到保护、利用和挖掘古籍文献的目的。中医古籍数字化是对古籍或古籍内容的再现和加工，属于古籍整理的范畴，是古籍整理的一部分。

与传统的古籍整理相比，虽然在载体形式和工作方式上有所变化，但其保存古籍、便利读者的目的是一致的。在古籍数字化的过程中，如何选择最佳版本，如何处理古籍中存在的衍脱误倒问题，以及对古籍的数字化深加工，仍要在相当程度上借助于传统文献学的研究方法。因此，可以说古籍数字化是传统古籍整理研究工作在数字时代的延续与发展。

（二）中医古籍数字化的起步发展历程

自 20 世纪 90 年代起，日新月异的现代信息技术被广泛应用于古籍整理和开发，改变了传统古籍整理的概念，使古籍整理进入了一个新的阶段。通过数字化手段对中医古籍进行处理，既可以实现中医古籍原图原貌的永久保存和原生性、再生性保护，避免人为利用对古籍造成损伤以及加速古籍老化的风险，又可以通过数字化深加工、多媒体处理和网络传输，优化古籍知识的存取和传播方式，提供更深层次的知识服务，实现古籍知识信息的即时即用和真正意义上的信息资源共享，最大限度地发挥中医古籍的应用价值。

伴随着信息技术的迅速发展，中医古籍数字化的发展过程大致分为 3 个阶段。第一阶段是在 20 世纪 90 年代中期以前，是中医古籍数字化的探索、起步阶段，这一时期主要是探讨新兴的计算机技术与古籍整理和应用的结合，包括古籍机读目录和部分古籍全文索引的编制，用户可以通

过分类、书名、著者等途径检索到相关的古籍信息。由于计算机运算能力的限制，这一时期还未能涉及全文加工和数据库建设。第二阶段是在 20 世纪 90 年代中期到 2000 年之前，是中医古籍数字化的提升、发展阶段。这一时期计算机和网络技术的长足发展促进了中医古籍数字化的发展，数字化的方式涉及图像化、文本化及图文结合，应用形式也扩展到全文数据库、光盘版及网络版古籍。中医古籍数字化的研究也涉及全文检索、数字化输入技术及数据库的建设等。中医古籍数字化的技术与实践都有了全面的进步。第三阶段是在 2000 年以后，是中医古籍数字化的进一步发展和成熟阶段。这一时期古籍数字化主要体现在理论上的逐渐成熟和大规模数字化项目的开展。随着计算机、人工智能（AI）技术的发展，中医古籍数据库在容量、数量、功能等方面都有了极大的提高，中医古籍数字化资源组织形式由基于字词检索的全文数据库开始转向深入知识单元的基于概念检索的知识库系统建设，目的是对中医古籍进行更深层次的挖掘与利用，以消除数据库中的"信息孤岛"，实现中医古籍的知识发现功能。

二、中医古籍数字化资源的主要类型

（一）按信息组织形式划分

从信息组织的形式看，中医古籍数字化资源主要有书目型数据库、全文型数据库、古籍知识库。

1. 中医古籍书目型数据库　书目型数据库是将古籍书名、著者、版本、卷次、摘要、出版年等信息输入计算机而形成的数据库，读者可以通过书名、著者等检索到某古籍的相关信息。是最早建立起来的古籍机读目录数据库，是古籍数字化资源建设的最初阶段。

目前国内的中医古籍书目数据库主要集中在中医高校、科研院所专业图书馆，用以揭示馆藏、服务教学、科研。其中，以上海中医药大学图书馆"中医古籍善本书目提要数据库"、中国中医科学院中医药信息研究所的"全国中医药珍善本古籍档案管理系统""海外古籍书目数据库"，以及中国中医科学院图书馆的"馆藏中医古籍目录数据库"最具特色。

2. 中医古籍全文型数据库　古籍全文数据库是指以计算机可读的字符代码形式或以古籍文献页面扫描的影像形式存贮古籍文献原文中的内容，计算机可进行处理与查询的数据库。根据保存形式的不同，可分为全手工录入、全图像扫描、全图文结合三种方式。

（1）全手工录入方式　全手工录入方式是将古籍资源全文通过手工方式录入，形成电子文本，供用户查阅的数据库。是目前古籍全文型数据库最为常见的类型。优点是经过标引及系统处理，凡录入的文字皆可检索、统计且贮存空间较小，检索速度也快；缺点是没有保持古籍原貌，文字录入难度比较大，容易出错，并且中医药古籍含有穴位、图谱等信息，数字化的困难更大。其中以湖南电子音像出版社出版的《中华医典》光盘版最为典型。

（2）全图像扫描方式　全图像扫描方式是将古籍直接以图像格式扫描，加上简单的标题和分类再存储，运用该方式所构建的数据库称为全图像型数据库。优点是录入方便省力，文字不会产生错讹，能保存古籍原貌，有助于专业研究；缺点是贮存空间大，检索相对困难。由武汉大学出版社开发的"四库全书（光盘版）"，就是以文渊阁本《四库全书》为底本，扫描全书。"千年医典——域外中医古籍丛书库"则是以《域外中医古籍丛书》中的 2376 部古籍为底本，扫描了600000 余页的影像。

（3）全图文结合方式　全图文结合方式是指借助图像处理技术与超链接技术，在古籍书页图像存储基础上，将书中具有检索意义的内容数字化转为电脑可识别的文字，并以适当的软件工具，为用户提供快捷的检索、统计整理和编辑功能，运用该方式所构建的数据库称为图文型数据库。优点是能够文字自动识别，方便快速高效检索，又保存了古籍原貌，是目前建立中医古籍全文数据库的首选方式。由北京爱如生数字化技术研究中心研究出版的"中国基本古籍库——中医典海库"可为此类代表。

3. 中医古籍知识库　中医古籍知识库是人工智能和数据库结合的产物，以统一的形式存储知识。知识库的知识是高度结构化的符号数据，通过多方式检索、数据挖掘、知识聚类、智能呈现等功能，能够呈现出中医古籍的隐性信息，如药物配伍的规律、病证之间的关联、相关病案的诊疗特点等，这些信息的显性化处理需要在中医古籍数据库的数据结构基础上进行数据关联和挖掘，将潜在的知识和规律提取出来，得到有关中医古籍更加深化的知识信息，从而实现中医古籍数据库的高级知识服务功能。

中医古籍知识库的构建由于涉及中医古籍文本语料库构建、文本标注、机器学习等技术，是目前研究的重点和难点。但是这些问题的解决，不但会对保护中医药古籍、改进中医药古籍知识服务模式等工作起到重要作用，也为延续我国宝贵中医药文化传承、促进中医诊疗事业发展提供了新的途径。

（二）按载体形式划分

从载体的形式看，中医古籍数字化资源主要有光盘版和网络版。

1. 光盘版　光盘版中医古籍数字化资源是指将中医古籍的内容存储在光盘介质中所形成的数字化资源。以光盘为载体的中医古籍数字化资源具有信息存储量大、便于携带、易于检索、可长久保存等优点。如湖南电子音像出版社出版的《中华医典》光盘版。

2. 网络版　网络版中医古籍数字化资源是指以网站形式将数字化的中医古籍资源在网络上有偿或无偿发布，供互联网用户使用的数字化资源。网络为中医古籍数字化资源的发布提供了很好的平台，为中医古籍资源的研究和中华优秀传统文化的传播提供了一条新的渠道，是未来中医古籍数字化的发展趋势。

三、中医古籍数字化资源与利用

（一）《中华医典》

由中国中医药学会、湖南电子音像出版社、嘉鸿科技开发有限公司共同开发，是对中医古籍进行全面系统整理而制成的大型中医类电子丛书。

收录中国历代医学古籍1000余部，卷帙上万，共4亿多字，汇集了1949年以前的历代主要中医著作，其中不乏罕见的抄本和孤本，大致涵盖了至民国为止的中国医学文化建设的主要成就。

《中华医典》是以图书馆分类法将收入的历代中医古籍分为医经、诊法、本草、方书、针灸推拿、伤寒金匮、温病、综合医书、临证各科、养生食疗外治、医论医案、其他等十二个大类，条理清晰、经纬分明，涉及了中医学的所有学科，大部分有影响的中医古籍均囊括其中，如长达800余万字的《普济方》，名贯中外的《本草纲目》等巨著均一一收录。

《中华医典》中还设置了内容丰富的辞典，辞典由名医、名言、名词、名著、名药、名方六个部分组成，对200多位古今名医的生平业绩，2500多条中医名言，6000多个中医名词术语，800多部名著内容，1200多味中草药生态、功用及彩色图谱，1000多种临床广泛应用的中成药药方及 1000 多个常用方剂都能快捷地查阅到。

（二）千年医典——域外中医古籍丛书库

数据库主要包括《域外中医古籍丛书》中的 2376 部古籍，60 余万页的影像版。

《域外中医古籍丛书》由日本和中国百余位专家学者历时四十余年，对千余年来流存于日本或撰写于日本的中医古籍进行系统整理而成，内容几乎包括日本现存所有的中医古籍。版本有来自中国的古医书，宋、元、明、清历代刻本、抄本，日本历代和刻本，日本翻刻的中医善本医籍，和刻汉文夹刻日文假名中医典籍，亦有日人撰著注释中医经典、阐发医理、记述临证心得的文集等。对中医经典、中医流派、中医基础理论、中医文献（尤其医籍版本学、学术史考据）诸多领域的研究，均有不可替代的参考价值。同时，对于中医临床领域也同样具有理论研究与实践借鉴意义。

数据库对所收古籍图像资源均进行了专业的目录加工，支持多种检索方式，包括书内篇章名皆可检索，方便用户快速切换至需要的章节。

（三）瀚堂典藏古籍数据库——中医药文献库

中医药文献库是瀚堂典藏古籍数据库的重要组成部分，列于"子部集成库"中。由北京时代瀚堂科技有限公司开发，收录中医古籍 750 余种，共上万册，贯穿宋、元、明、清四朝，涵盖医经、本草、诊断、方剂、通治、伤寒金匮、内外科、五官科、妇儿科、针灸推拿、医理医案、养生、温病和综合医籍等类目，包括日本江户医学影北宋本《备急千金要方》、明代金陵初刻本《本草纲目》，以及《古今图书集成》和敦煌文献中的所有中医药相关内容。

中医药文献库全部典籍采用基于 Unicode 四字节编码和自然语言全文检索的典籍文献数字化构建技术，所有生僻汉字可在微软平台上自由编辑，从根本上突破了古籍整理和研究中生僻汉字数字化的瓶颈，完善了汉字信息网络化的平台，开创性地实现了所有汉字及多语种文献的数字化，从而结束了历史文献和出土文献研究手工抄写、图片替代、生硬造字的历史，极大提高工作效率，更便于学术成果在全球范围内的广泛传播。

（四）中国基本古籍库——中医典海库

中医典海由刘俊文总纂，北京爱如生数字化技术研究中心研制，是汇辑历代中医药典籍的全文检索版大型古籍数据库。其收录自先秦至民国最具学术价值、实用价值和版本价值的历代中医药典籍 1000 余部，内容广及医经、伤寒金匮、本草、诊法、临床诸科、针灸推拿、医理、医案等，同时按照完本、母本和后出转精本标准，慎选宋、元、明、清各级善本，以及日本、高丽刊本，其中孤本和稀见本近三成。采用爱如生独有的古籍数字再造技术制作，还原式页面，左图右文，逐页对照；原书版式及眉批、夹注、图表、标记等无障碍录入，并在原位置非嵌入式显示，全息再现。同时配备爱如生自主研发的检索系统和功能平台，可以进行毫秒级、可导出海量全文检索和校勘、标点、编辑、复制等一站式整理研究作业。

（五）国医典藏

由中国中医科学院中医药信息研究所（图书馆）研发的大型中医古籍全文数据库。

该数据库 I 期精选了先秦至清末民国的历代典籍 500 种（包括综合性丛书 20 种），2500 册。收录内容精良，不乏世所罕见的珍善本及孤本医籍，具有较高实用价值、文献价值和学术价值。

所选书目按《中国中医古籍总目》分类法分类，内容涉及医经、医理、诊断、伤寒金匮、针灸推拿、本草、方书、临证各科、养生、医案医话医论、医史、综合性著作等 12 大类、65 个二级类目。

该数据库收录了古籍原版、彩色扫描图像，能够实现中医古籍的原貌展现和便捷阅览。同时，对古籍内容进行深度标引，实现了古籍图片中知识的精准定位，并基于专业化的后控词表，搭建古籍知识桥梁，实现语义检索。集中医古籍阅读、检索与利用服务于一体。

（六）民国医粹——民国中医药文献数字资源服务平台

由中国中医科学院中医药信息研究所研制开发，在馆藏的民国中医药文献高精度数字化的基础上，收集国内重要的民国相关文献，遴选民国中医药精品医籍 4000 种、民国中医药精品期刊 250 种，内容涉及医经、基础理论、伤寒金匮、针灸、本草、方书、临证各科、医案医语等。

该平台提供跨库检索、快速检索、目录检索、高级检索、科学导航、全文阅读、图书专题检索、期刊专题库检索等，还从个人中心及辅助功能等方面，满足用户各方面要求。有力地解决了民国文献利用率低下的现状，可以满足中医药及其相关领域对民国中医药文献的迫切需求。

除此以外，国外的一些图书馆也能够查阅部分中医古籍，如日本早稻田大学古典籍综合 (https: //www. wul. waseda. ac. jp/kotenseki/furyofuryobunko/index. html) 、日本国立国会图书馆(https: //www. ndl. go. jp/zh/index. html) 、日本国立公文书图书馆 （日本内阁文库）: (https: //www. digital. archives. go. jp/DAS/meta/default#F2005031812174403109 – sdefault – 1 – leftupd_ F200-5031812174403109 – 1 – 20 – a – n1 – i) 、宫内厅书陵部收藏汉籍集览(https: //db2. sido. keio. ac. jp/kanseki/T_bib_search. search. php) 、哈佛燕京中文善本古籍特藏(https: //gj. library. sh. cn/org/search/harvard) 、哥伦比亚大学东亚图书馆 Chinese Paper Gods (http: //www. columbia. edu/cu/lweb/digital/collections/eastasian/paper_ gods/index. html) 等。

进入数字化时代，中医古籍的保护修复、活化利用、普及传播，都产生了新的变化，但中医古籍中蕴含的学术思想、诊疗方式，能穿过岁月长河，与当代人产生心灵共振。顺应时代发展趋势，发挥数字化技术的优势，深入挖掘古籍的当代价值，就能把祖国宝贵的文化遗产保护好、传承好、发展好，让它们被更多人看见、被更多人喜欢，以蓬勃的生命力活在当下、走向未来。

【复习思考题】

1. 何谓道地药材考证？中医文献对考证有什么帮助与意义？
2. 为什么要进行中药制剂与用法的文献考证？其意义是什么？
3. 为什么要进行中医文献病证考辨？它对临床具有什么意义？
4. 何谓中医古籍知识库？它具有哪些特点？
5. 常用的中医古籍数据库有哪些？

主要参考书目

1. 董洪利. 古典文献学基础 ［M］. 北京：北京大学出版社，2008.

2. 陈垣. 校勘学释例 ［M］. 上海：上海书店，1997.

3. 倪其心. 校勘学大纲 ［M］. 北京：北京大学出版社，2004.

4. 张如青，唐耀，沈澍农. 中医文献学纲要 ［M］. 上海：上海中医药大学出版社，1996.

5. 张舜徽. 中国古代史籍校读法 ［M］. 上海：上海古籍出版社，1962.

6. 郭英德，于雪棠. 中国古典文献学的理论与方法 ［M］. 北京：北京师范大学出版社，2008.

7. 任应秋. 中医各家学说 ［M］. 上海：上海科学技术出版社，1980.

8. 马继兴. 中医文献学 ［M］. 上海：上海科学技术出版社，1990.

9. 中华中医药学会. 中医古籍整理规范 ［S］. 北京：中国中医药出版社，2012.

10. 孙中堂. 中医内科史略 ［M］. 北京：中医古籍出版社，1994.

11. 甄志亚. 中国医学史 ［M］. 北京：人民卫生出版社，2008.

12. 郭宏伟，徐江雁. 中国医学史 ［M］. 北京：人民卫生出版社，2021.

13. 裘沛然. 中国医籍大辞典 ［M］. 上海：上海科学技术出版社，2002.

14. 田代华，董少萍. 中医文献导读 ［M］. 北京：人民卫生出版社，2006.

15. 严季澜，张如青. 中医文献学 ［M］. 北京：中国中医药出版社，2011.

16. 严季澜，陈仁寿. 中医文献学 ［M］. 北京：人民卫生出版社，2016.

17. 张灿玾. 中医古籍文献学 ［M］. 北京：人民卫生出版社，1998.

18. 赵国平，陈仁寿. 中医文献研究与应用 ［M］. 上海：上海科学技术出版社，2005.

19. 李经纬. 中医大辞典 ［M］. 2 版. 北京：人民卫生出版社，2005.

20. 李明杰. 简明古籍整理教程 ［M］. 武汉：武汉大学出版社，2018.

21. 司马朝军. 文献辨伪研究 ［M］. 武汉：武汉大学出版社，2021.

22. 张三夕. 中国古典文献学 ［M］. 3 版. 武汉：华中师范大学出版社，2018.

全国中医药行业高等教育"十四五"规划教材

全国高等中医药院校规划教材（第十一版）

教材目录

注：凡标☆号者为"核心示范教材"。

（一）中医学类专业

序号	书 名	主 编		主编所在单位	
1	中国医学史	郭宏伟	徐江雁	黑龙江中医药大学	河南中医药大学
2	医古文	王育林	李亚军	北京中医药大学	陕西中医药大学
3	大学语文	黄作阵		北京中医药大学	
4	中医基础理论☆	郑洪新	杨 柱	辽宁中医药大学	贵州中医药大学
5	中医诊断学☆	李灿东	方朝义	福建中医药大学	河北中医药大学
6	中药学☆	钟赣生	杨柏灿	北京中医药大学	上海中医药大学
7	方剂学☆	李 冀	左铮云	黑龙江中医药大学	江西中医药大学
8	内经选读☆	翟双庆	黎敬波	北京中医药大学	广州中医药大学
9	伤寒论选读☆	王庆国	周春祥	北京中医药大学	南京中医药大学
10	金匮要略☆	范永升	姜德友	浙江中医药大学	黑龙江中医药大学
11	温病学☆	谷晓红	马 健	北京中医药大学	南京中医药大学
12	中医内科学☆	吴勉华	石 岩	南京中医药大学	辽宁中医药大学
13	中医外科学☆	陈红风		上海中医药大学	
14	中医妇科学☆	冯晓玲	张婷婷	黑龙江中医药大学	上海中医药大学
15	中医儿科学☆	赵 霞	李新民	南京中医药大学	天津中医药大学
16	中医骨伤科学☆	黄桂成	王拥军	南京中医药大学	上海中医药大学
17	中医眼科学	彭清华		湖南中医药大学	
18	中医耳鼻咽喉科学	刘 蓬		广州中医药大学	
19	中医急诊学☆	刘清泉	方邦江	首都医科大学	上海中医药大学
20	中医各家学说☆	尚 力	戴 铭	上海中医药大学	广西中医药大学
21	针灸学☆	梁繁荣	王 华	成都中医药大学	湖北中医药大学
22	推拿学☆	房 敏	王金贵	上海中医药大学	天津中医药大学
23	中医养生学	马烈光	章德林	成都中医药大学	江西中医药大学
24	中医药膳学	谢梦洲	朱天民	湖南中医药大学	成都中医药大学
25	中医食疗学	施洪飞	方 泓	南京中医药大学	上海中医药大学
26	中医气功学	章文春	魏玉龙	江西中医药大学	北京中医药大学
27	细胞生物学	赵宗江	高碧珍	北京中医药大学	福建中医药大学

序号	书　名	主　编	主编所在单位	
28	人体解剖学	邵水金	上海中医药大学	
29	组织学与胚胎学	周忠光　汪　涛	黑龙江中医药大学	天津中医药大学
30	生物化学	唐炳华	北京中医药大学	
31	生理学	赵铁建　朱大诚	广西中医药大学	江西中医药大学
32	病理学	刘春英　高维娟	辽宁中医药大学	河北中医药大学
33	免疫学基础与病原生物学	袁嘉丽　刘永琦	云南中医药大学	甘肃中医药大学
34	预防医学	史周华	山东中医药大学	
35	药理学	张硕峰　方晓艳	北京中医药大学	河南中医药大学
36	诊断学	詹华奎	成都中医药大学	
37	医学影像学	侯　键　许茂盛	成都中医药大学	浙江中医药大学
38	内科学	潘　涛　戴爱国	南京中医药大学	湖南中医药大学
39	外科学	谢建兴	广州中医药大学	
40	中西医文献检索	林丹红　孙　玲	福建中医药大学	湖北中医药大学
41	中医疫病学	张伯礼　吕文亮	天津中医药大学	湖北中医药大学
42	中医文化学	张其成　臧守虎	北京中医药大学	山东中医药大学
43	中医文献学	陈仁寿　宋咏梅	南京中医药大学	山东中医药大学
44	医学伦理学	崔瑞兰　赵　丽	山东中医药大学	北京中医药大学
45	医学生物学	詹秀琴　许　勇	南京中医药大学	成都中医药大学
46	中医全科医学概论	郭　栋　严小军	山东中医药大学	江西中医药大学
47	卫生统计学	魏高文　徐　刚	湖南中医药大学	江西中医药大学
48	中医老年病学	王　飞　张学智	成都中医药大学	北京大学医学部
49	医学遗传学	赵丕文　卫爱武	北京中医药大学	河南中医药大学
50	针刀医学	郭长青	北京中医药大学	
51	腧穴解剖学	邵水金	上海中医药大学	
52	神经解剖学	孙红梅　申国明	北京中医药大学	安徽中医药大学
53	医学免疫学	高永翔　刘永琦	成都中医药大学	甘肃中医药大学
54	神经定位诊断学	王东岩	黑龙江中医药大学	
55	中医运气学	苏　颖	长春中医药大学	
56	实验动物学	苗明三　王春田	河南中医药大学	辽宁中医药大学
57	中医医案学	姜德友　方祝元	黑龙江中医药大学	南京中医药大学
58	分子生物学	唐炳华　郑晓珂	北京中医药大学	河南中医药大学

（二）针灸推拿学专业

序号	书　名	主　编	主编所在单位	
59	局部解剖学	姜国华　李义凯	黑龙江中医药大学	南方医科大学
60	经络腧穴学☆	沈雪勇　刘存志	上海中医药大学	北京中医药大学
61	刺法灸法学☆	王富春　岳增辉	长春中医药大学	湖南中医药大学
62	针灸治疗学☆	高树中　冀来喜	山东中医药大学	山西中医药大学
63	各家针灸学说	高希言　王　威	河南中医药大学	辽宁中医药大学
64	针灸医籍选读	常小荣　张建斌	湖南中医药大学	南京中医药大学
65	实验针灸学	郭　义	天津中医药大学	

序号	书 名	主 编		主编所在单位	
66	推拿手法学☆	周运峰		河南中医药大学	
67	推拿功法学☆	吕立江		浙江中医药大学	
68	推拿治疗学☆	井夫杰	杨永刚	山东中医药大学	长春中医药大学
69	小儿推拿学	刘明军	邰先桃	长春中医药大学	云南中医药大学

（三）中西医临床医学专业

序号	书 名	主 编		主编所在单位	
70	中外医学史	王振国	徐建云	山东中医药大学	南京中医药大学
71	中西医结合内科学	陈志强	杨文明	河北中医药大学	安徽中医药大学
72	中西医结合外科学	何清湖		湖南中医药大学	
73	中西医结合妇产科学	杜惠兰		河北中医药大学	
74	中西医结合儿科学	王雪峰	郑 健	辽宁中医药大学	福建中医药大学
75	中西医结合骨伤科学	詹红生	刘 军	上海中医药大学	广州中医药大学
76	中西医结合眼科学	段俊国	毕宏生	成都中医药大学	山东中医药大学
77	中西医结合耳鼻咽喉科学	张勤修	陈文勇	成都中医药大学	广州中医药大学
78	中西医结合口腔科学	谭 劲		湖南中医药大学	
79	中药学	周祯祥	吴庆光	湖北中医药大学	广州中医药大学
80	中医基础理论	战丽彬	章文春	辽宁中医药大学	江西中医药大学
81	针灸推拿学	梁繁荣	刘明军	成都中医药大学	长春中医药大学
82	方剂学	李 冀	季旭明	黑龙江中医药大学	浙江中医药大学
83	医学心理学	李光英	张 斌	长春中医药大学	湖南中医药大学
84	中西医结合皮肤性病学	李 斌	陈达灿	上海中医药大学	广州中医药大学
85	诊断学	詹华奎	刘 潜	成都中医药大学	江西中医药大学
86	系统解剖学	武煜明	李新华	云南中医药大学	湖南中医药大学
87	生物化学	施 红	贾连群	福建中医药大学	辽宁中医药大学
88	中西医结合急救医学	方邦江	刘清泉	上海中医药大学	首都医科大学
89	中西医结合肛肠病学	何永恒		湖南中医药大学	
90	生理学	朱大诚	徐 颖	江西中医药大学	上海中医药大学
91	病理学	刘春英	姜希娟	辽宁中医药大学	天津中医药大学
92	中西医结合肿瘤学	程海波	贾立群	南京中医药大学	北京中医药大学
93	中西医结合传染病学	李素云	孙克伟	河南中医药大学	湖南中医药大学

（四）中药学类专业

序号	书 名	主 编		主编所在单位	
94	中医学基础	陈 晶	程海波	黑龙江中医药大学	南京中医药大学
95	高等数学	李秀昌	邵建华	长春中医药大学	上海中医药大学
96	中医药统计学	何 雁		江西中医药大学	
97	物理学	章新友	侯俊玲	江西中医药大学	北京中医药大学
98	无机化学	杨怀霞	吴培云	河南中医药大学	安徽中医药大学
99	有机化学	林 辉		广州中医药大学	
100	分析化学（上）（化学分析）	张 凌		江西中医药大学	

序号	书　名	主　编		主编所在单位	
101	分析化学（下）（仪器分析）	王淑美		广东药科大学	
102	物理化学	刘　雄	王颖莉	甘肃中医药大学	山西中医药大学
103	临床中药学☆	周祯祥	唐德才	湖北中医药大学	南京中医药大学
104	方剂学	贾　波	许二平	成都中医药大学	河南中医药大学
105	中药药剂学☆	杨　明		江西中医药大学	
106	中药鉴定学☆	康廷国	闫永红	辽宁中医药大学	北京中医药大学
107	中药药理学☆	彭　成		成都中医药大学	
108	中药拉丁语	李　峰	马　琳	山东中医药大学	天津中医药大学
109	药用植物学☆	刘春生	谷　巍	北京中医药大学	南京中医药大学
110	中药炮制学☆	钟凌云		江西中医药大学	
111	中药分析学☆	梁生旺	张　彤	广东药科大学	上海中医药大学
112	中药化学☆	匡海学	冯卫生	黑龙江中医药大学	河南中医药大学
113	中药制药工程原理与设备	周长征		山东中医药大学	
114	药事管理学☆'	刘红宁		江西中医药大学	
115	本草典籍选读	彭代银	陈仁寿	安徽中医药大学	南京中医药大学
116	中药制药分离工程	朱卫丰		江西中医药大学	
117	中药制药设备与车间设计	李　正		天津中医药大学	
118	药用植物栽培学	张永清		山东中医药大学	
119	中药资源学	马云桐		成都中医药大学	
120	中药产品与开发	孟宪生		辽宁中医药大学	
121	中药加工与炮制学	王秋红		广东药科大学	
122	人体形态学	武煜明	游言文	云南中医药大学	河南中医药大学
123	生理学基础	于远望		陕西中医药大学	
124	病理学基础	王　谦		北京中医药大学	
125	解剖生理学	李新华	于远望	湖南中医药大学	陕西中医药大学
126	微生物学与免疫学	袁嘉丽	刘永琦	云南中医药大学	甘肃中医药大学
127	线性代数	李秀昌		长春中医药大学	
128	中药新药研发学	张永萍	王利胜	贵州中医药大学	广州中医药大学
129	中药安全与合理应用导论	张　冰		北京中医药大学	
130	中药商品学	闫永红	蒋桂华	北京中医药大学	成都中医药大学

（五）药学类专业

序号	书　名	主　编		主编所在单位	
131	药用高分子材料学	刘　文		贵州医科大学	
132	中成药学	张金莲	陈　军	江西中医药大学	南京中医药大学
133	制药工艺学	王　沛	赵　鹏	长春中医药大学	陕西中医药大学
134	生物药剂学与药物动力学	龚慕辛	贺福元	首都医科大学	湖南中医药大学
135	生药学	王喜军	陈随清	黑龙江中医药大学	河南中医药大学
136	药学文献检索	章新友	黄必胜	江西中医药大学	湖北中医药大学
137	天然药物化学	邱　峰	廖尚高	天津中医药大学	贵州医科大学
138	药物合成反应	李念光	方　方	南京中医药大学	安徽中医药大学

序号	书 名	主 编		主编所在单位	
139	分子生药学	刘春生	袁 媛	北京中医药大学	中国中医科学院
140	药用辅料学	王世宇	关志宇	成都中医药大学	江西中医药大学
141	物理药剂学	吴 清		北京中医药大学	
142	药剂学	李范珠	冯年平	浙江中医药大学	上海中医药大学
143	药物分析	俞 捷	姚卫峰	云南中医药大学	南京中医药大学

（六）护理学专业

序号	书 名	主 编		主编所在单位	
144	中医护理学基础	徐桂华	胡 慧	南京中医药大学	湖北中医药大学
145	护理学导论	穆 欣	马小琴	黑龙江中医药大学	浙江中医药大学
146	护理学基础	杨巧菊		河南中医药大学	
147	护理专业英语	刘红霞	刘 娅	北京中医药大学	湖北中医药大学
148	护理美学	余雨枫		成都中医药大学	
149	健康评估	阚丽君	张玉芳	黑龙江中医药大学	山东中医药大学
150	护理心理学	郝玉芳		北京中医药大学	
151	护理伦理学	崔瑞兰		山东中医药大学	
152	内科护理学	陈 燕	孙志岭	湖南中医药大学	南京中医药大学
153	外科护理学	陆静波	蔡恩丽	上海中医药大学	云南中医药大学
154	妇产科护理学	冯 进	王丽芹	湖南中医药大学	黑龙江中医药大学
155	儿科护理学	肖洪玲	陈偶英	安徽中医药大学	湖南中医药大学
156	五官科护理学	喻京生		湖南中医药大学	
157	老年护理学	王 燕	高 静	天津中医药大学	成都中医药大学
158	急救护理学	吕 静	卢根娣	长春中医药大学	上海中医药大学
159	康复护理学	陈锦秀	汤继芹	福建中医药大学	山东中医药大学
160	社区护理学	沈翠珍	王诗源	浙江中医药大学	山东中医药大学
161	中医临床护理学	裘秀月	刘建军	浙江中医药大学	江西中医药大学
162	护理管理学	全小明	柏亚妹	广州中医药大学	南京中医药大学
163	医学营养学	聂 宏	李艳玲	黑龙江中医药大学	天津中医药大学
164	安宁疗护	邸淑珍	陆静波	河北中医药大学	上海中医药大学
165	护理健康教育	王 芳		成都中医药大学	
166	护理教育学	聂 宏	杨巧菊	黑龙江中医药大学	河南中医药大学

（七）公共课

序号	书 名	主 编		主编所在单位	
167	中医学概论	储全根	胡志希	安徽中医药大学	湖南中医药大学
168	传统体育	吴志坤	邵玉萍	上海中医药大学	湖北中医药大学
169	科研思路与方法	刘 涛	商洪才	南京中医药大学	北京中医药大学
170	大学生职业发展规划	石作荣	李 玮	山东中医药大学	北京中医药大学
171	大学计算机基础教程	叶 青		江西中医药大学	
172	大学生就业指导	曹世奎	张光霁	长春中医药大学	浙江中医药大学

序号	书 名	主 编		主编所在单位	
173	医患沟通技能	王自润	殷 越	大同大学	黑龙江中医药大学
174	基础医学概论	刘黎青	朱大诚	山东中医药大学	江西中医药大学
175	国学经典导读	胡 真	王明强	湖北中医药大学	南京中医药大学
176	临床医学概论	潘 涛	付 滨	南京中医药大学	天津中医药大学
177	Visual Basic 程序设计教程	闫朝升	曹 慧	黑龙江中医药大学	山东中医药大学
178	SPSS 统计分析教程	刘仁权		北京中医药大学	
179	医学图形图像处理	章新友	孟昭鹏	江西中医药大学	天津中医药大学
180	医药数据库系统原理与应用	杜建强	胡孔法	江西中医药大学	南京中医药大学
181	医药数据管理与可视化分析	马星光		北京中医药大学	
182	中医药统计学与软件应用	史周华	何 雁	山东中医药大学	江西中医药大学

（八）中医骨伤科学专业

序号	书 名	主 编		主编所在单位	
183	中医骨伤科学基础	李 楠	李 刚	福建中医药大学	山东中医药大学
184	骨伤解剖学	侯德才	姜国华	辽宁中医药大学	黑龙江中医药大学
185	骨伤影像学	栾金红	郭会利	黑龙江中医药大学	河南中医药大学洛阳平乐正骨学院
186	中医正骨学	冷向阳	马 勇	长春中医药大学	南京中医药大学
187	中医筋伤学	周红海	于 栋	广西中医药大学	北京中医药大学
188	中医骨病学	徐展望	郑福增	山东中医药大学	河南中医药大学
189	创伤急救学	毕荣修	李无阴	山东中医药大学	河南中医药大学洛阳平乐正骨学院
190	骨伤手术学	童培建	曾意荣	浙江中医药大学	广州中医药大学

（九）中医养生学专业

序号	书 名	主 编		主编所在单位	
191	中医养生文献学	蒋力生	王 平	江西中医药大学	湖北中医药大学
192	中医治未病学概论	陈涤平		南京中医药大学	
193	中医饮食养生学	方 泓		上海中医药大学	
194	中医养生方法技术学	顾一煌	王金贵	南京中医药大学	天津中医药大学
195	中医养生学导论	马烈光	樊 旭	成都中医药大学	辽宁中医药大学
196	中医运动养生学	章文春	邬建卫	江西中医药大学	成都中医药大学

（十）管理学类专业

序号	书 名	主 编		主编所在单位	
197	卫生法学	田 侃	冯秀云	南京中医药大学	山东中医药大学
198	社会医学	王素珍	杨 义	江西中医药大学	成都中医药大学
199	管理学基础	徐爱军		南京中医药大学	
200	卫生经济学	陈永成	欧阳静	江西中医药大学	陕西中医药大学
201	医院管理学	王志伟	翟理祥	北京中医药大学	广东药科大学
202	医药人力资源管理	曹世奎		长春中医药大学	
203	公共关系学	关晓光		黑龙江中医药大学	

序号	书 名	主 编		主编所在单位	
204	卫生管理学	乔学斌	王长青	南京中医药大学	南京医科大学
205	管理心理学	刘鲁蓉	曾 智	成都中医药大学	南京中医药大学
206	医药商品学	徐 晶		辽宁中医药大学	

（十一）康复医学类专业

序号	书 名	主 编		主编所在单位	
207	中医康复学	王瑞辉	冯晓东	陕西中医药大学	河南中医药大学
208	康复评定学	张 泓	陶 静	湖南中医药大学	福建中医药大学
209	临床康复学	朱路文	公维军	黑龙江中医药大学	首都医科大学
210	康复医学导论	唐 强	严兴科	黑龙江中医药大学	甘肃中医药大学
211	言语治疗学	汤继芹		山东中医药大学	
212	康复医学	张 宏	苏友新	上海中医药大学	福建中医药大学
213	运动医学	潘华山	王 艳	广东潮州卫生健康职业学院	黑龙江中医药大学
214	作业治疗学	胡 军	艾 坤	上海中医药大学	湖南中医药大学
215	物理治疗学	金荣疆	王 磊	成都中医药大学	南京中医药大学